安徽省高等学校"十一五"省级规划教材

卫生保健

（可供护理专业高职高专使用）

主　编　陈建中

副主编　姜新峰　王万荣

编　者　（以姓氏笔画为序）

王万荣（安徽医学高等专科学校）

朱　霖（安徽医学高等专科学校）

陈建中（安徽医学高等专科学校）

杨传林（安徽省淮南职业技术学院）

李济平（安徽省安庆卫生学校）

吴艾鸣（安徽省芜湖地区卫生学校）

吴晓红（安徽医学高等专科学校）

苏　英（安徽省宿州卫生学校）

张五七（安徽省铜陵职业技术学院）

姜新峰（安徽省宿州卫生学校）

主　审　徐伏牛

东 南 大 学 出 版 社

内容提要

本书主要介绍了健康及其相关因素与健康教育、健康促进和健康咨询、卫生保健及不同主客体的保健、人群健康调查与统计的基本知识和方法、重要疾病及伤害的防治等。书后安排7个实用性较强的实习,以强化对理论课的理解。本书内容丰富、实用性和可操作性强。

本书可供护理专业中高职、成教、自学考试使用,同时可供各级护理人员参考。

图书在版编目(CIP)数据

卫生保健/陈建中主编;姜新峰,王万荣副主编.
南京:东南大学出版社,2006.7(2016.1重印)
安徽省高等学校"十一五"省级规划教材
ISBN 978-7-5641-0422-1

Ⅰ.卫… Ⅱ.①陈…②姜…③王… Ⅲ.卫生保健—高等学校:技术学校—教材 Ⅳ.R161

中国版本图书馆CIP数据核字(2006)第064282号

卫生保健

出版发行	东南大学出版社
社　址	南京市四牌楼2号
邮　编	210096
电　话	(025)83793328
印　刷	南京工大印务有限公司
开　本	787mm×1092mm　1/16
印　张	20.5
字　数	509千字
书　号	ISBN 978-7-5641-0422-1
版　次	2006年7月第1版　2016年1月第8次印刷
印　数	17001—18000
定　价	34.00元

安徽省五年制护理专业高职规划教材编审委员会
成　员　名　单

序

随着社会经济的发展和医疗卫生服务改革的不断深入，对护理人才的数量、质量和结构提出了新的更高的要求。为加强五年制高职护理教学改革，提高护理教育的质量，培养具有扎实基础知识和较强实践能力的高素质、技能型护理人才，建设一套适用于五年制高职护理专业教学实际的教材，是承担高职五年制护理专业教学任务的各个院校所关心和亟待解决的问题。

在安徽省教育厅和卫生厅的大力支持下，经过该省有关医学院校的共同努力，由安徽省医学会医学教育学分会组织的安徽省五年制护理专业高职规划教材编写工作，于 2005 年正式启动。全省共有 10 余所高校、医专、高职和中等卫生学校的多名骨干教师参加了教材的编写工作。本套教材着力反映当前护理专业最新进展的教育教学内容，优化护理专业教育的知识结构和体系，注重护理专业基础知识的学习和技能的训练，以保证为各级医疗卫生机构大量输送适应现代社会发展和健康需求的实用型护理专业人才。在编写过程中，每门课程均着力体现思想性、科学性、先进性、启发性、针对性、实用性，力求做到如下几点：一是以综合素质教育为基础，以能力培养为本位，培养学生对护理专业的爱岗敬业精神；二是适应护理专业的现状和发展趋势，在教学内容上体现先进性和前瞻性，充分反映护理领域的新知识、新技术、新方法；三是理论知识要求以“必需、够用”为原则，因而将更多的篇幅用于强化学生的护理专业技能上，围绕如何提高其实践操作能力来编写。

本套教材包括以下 30 门课程：《卫生法学》、《护理礼仪与形体训练》、《医用物理》、《医用化学》、《医用生物学》、《人体解剖学》、《组织胚胎学》、《生理学》、《病理学》、《生物化学》、《病原生物与免疫》、《药物学》、《护理心理学》、《护理学基础》、《营养与膳食》、《卫生保健》、《健康评估》、《内科护理技术》、《外科护理技术》、《妇产科护理技术》、《儿科护理技术》、《老年护理技术》、《精神科护理技术》、《急救护理技术》、《社区护理》、《康复护理技术》、《传染病护理技术》、《五官科护理技术》、《护理管理学》和《护理科研与医学文献检索》。本套教材主要供五年制高职护理专业使用，其中的部分职业基础课教材也可供其他相关医学专业选择使用。

成功地组织出版这套教材，是安徽省医学教育的一项重要成果，也是对安徽省长期从事护理专业教学的广大优秀教师的一次能力的展示。作为安徽省高职高专类医学教育规划教材编写的首次尝试，不足之处在所难免，希望使用这套教材的广大师生和读者能给予批评指正，也希望这套教材的编委会和编者们根据大家提出的宝贵意见，结合护理学科发展和教学的实际需要，及时组织修订，不断提高教材的质量。

卫生部科技教育司副司长 孟群

2006年2月6日

前　言

“卫生保健”是研究预防疾病、维护健康和促进健康的一门学科，属于预防医学范畴。其主要任务是以健康新概念为基本理论，以保护和促进健康为主线，以提高保健能力为重点，改善环境，建立科学生活方式，预防和控制疾病，综合应用现代科学技术，把各项卫生保健技术与措施落实到社区、家庭和各类群体、个体中。

五年制护理专业是属于高等职业教育的范畴，她培养的是能够适应各类卫生服务机构中护理工作需要的实用型人才。开设“卫生保健”一课的目的不仅要使学生切实地树立起适应新时期卫生服务的理念，而且应使他们具有满足各类不同人群的保健需求的素质与能力。

“卫生保健”课程安排了72个学时，其中理论课教学58个学时，实践课安排14个学时。全书共分十六章，概括起来包含四个部分，第一部分为第一至第四章，介绍健康及其相关因素与健康教育、健康促进和健康咨询等内容；第二部分为第五至第九章，阐述卫生保健及不同主、客体的保健；第三部分为第十、十一章，介绍人群健康调查与统计的基本知识和方法；第四部分为最后五章，为重要疾病与伤害的防制。为帮助学生有重点地学习，还安排了7个实用性较强的实习，以强化对理论课的理解。

在本书的编写过程中，得到了编者单位的大力支持和帮助，得到了安徽医学会教育学分会的指导与关心，特此致谢。由于编者水平所限，教材中不妥或疏漏之处在所难免，敬请读者不吝赐教。

编　者

2006年3月

目　录

绪论 ……………………………………………………………… (1)

第一节　卫生保健的性质与任务 ……………………………… (1)

一、卫生保健的性质 …………………………………………… (2)

二、卫生保健的基本任务 ……………………………………… (2)

第二节　卫生保健的基本内容 ………………………………… (3)

一、健康概述及影响健康的因素 ……………………………… (3)

二、卫生保健策略及不同主、客体的卫生保健 ……………… (3)

三、人群健康调查的基本方法与技能 ………………………… (3)

四、危害严重的重要疾病与伤害的防制 ……………………… (4)

第三节　学习卫生保健的意义与要求 ………………………… (4)

一、卫生保健在医学与教育中的地位 ………………………… (4)

二、学习卫生保健的意义 ……………………………………… (5)

三、学习卫生保健的要求 ……………………………………… (6)

第一章　健康概述 ………………………………………………… (8)

第一节　健康概念及其标准 …………………………………… (8)

一、健康的概念 ………………………………………………… (8)

二、健康的标准 ………………………………………………… (9)

三、健康观的演变 ……………………………………………… (9)

第二节　影响健康的因素 ……………………………………… (11)

一、环境因素 …………………………………………………… (11)

二、行为生活方式因素 ………………………………………… (15)

三、生物学因素 ………………………………………………… (16)

四、医疗卫生服务因素 ………………………………………… (16)

第三节　健康与疾病 …………………………………………… (17)

一、健康与疾病之间的关系 …………………………………… (17)

二、疾病的三级预防 …………………………………………… (18)

第四节　健康的测量与评价 …………………………………… (19)

一、群体健康状况测量与评价 ………………………………… (20)

二、个体健康状况测量与评价 ………………………………… (21)

第二章　环境与健康 ……………………………………………… (23)

第一节　环境 …………………………………………………… (23)

一、环境的基本概念 …………………………………………………………… (23)
二、环境污染 …………………………………………………………………… (25)
三、空气污染 …………………………………………………………………… (29)
四、生活饮用水卫生 …………………………………………………………… (32)
五、废弃物的卫生管理 ………………………………………………………… (36)
第二节 食源性疾病与食物中毒 ……………………………………………… (38)
一、食源性疾病 ………………………………………………………………… (38)
二、食物中毒 …………………………………………………………………… (39)
第三节 职业性有害因素与职业性损害 ……………………………………… (44)
一、职业性有害因素 …………………………………………………………… (44)
二、职业性损害 ………………………………………………………………… (45)

第三章 健康咨询 ……………………………………………………………… (54)

第一节 概述 …………………………………………………………………… (54)
一、健康咨询的概念 …………………………………………………………… (54)
二、健康咨询的形式和内容 …………………………………………………… (55)
三、健康咨询的对象和目的 …………………………………………………… (56)
第二节 健康咨询的基本程序和技巧 ………………………………………… (56)
一、健康咨询的基本程序 ……………………………………………………… (56)
二、健康咨询的常用技巧 ……………………………………………………… (58)
第三节 心理咨询和遗传咨询 ………………………………………………… (59)
一、心理咨询 …………………………………………………………………… (59)
二、遗传咨询 …………………………………………………………………… (62)

第四章 健康教育与健康促进 ………………………………………………… (65)

第一节 健康教育与健康促进的概念 ………………………………………… (65)
一、健康教育的概念 …………………………………………………………… (65)
二、健康促进的概念 …………………………………………………………… (66)
第二节 健康教育 ……………………………………………………………… (68)
一、健康教育的理论 …………………………………………………………… (68)
二、健康教育的内容与方法 …………………………………………………… (69)
第三节 健康教育实施 ………………………………………………………… (71)
一、健康教育计划的设计 ……………………………………………………… (71)
二、健康教育计划的实施 ……………………………………………………… (73)
三、健康教育计划的评价 ……………………………………………………… (75)
第四节 健康传播 ……………………………………………………………… (76)
一、健康传播的概念 …………………………………………………………… (76)
二、人际传播与技巧 …………………………………………………………… (77)
第五节 医院健康教育 ………………………………………………………… (78)

一、医院健康教育的概念 …………………………………………………… (78)
二、医院健康教育的内容、实施和评价 ………………………………………… (79)

第五章 卫生保健策略与措施 ……………………………………………… (83)

第一节 卫生保健策略 ……………………………………………………… (83)
一、全球卫生策略 …………………………………………………………… (83)
二、中国卫生事业发展策略 ………………………………………………… (86)
第二节 卫生服务体系与医疗保障制度 …………………………………… (89)
一、卫生系统概述 …………………………………………………………… (89)
二、我国的卫生组织机构 …………………………………………………… (89)
三、医疗保障制度 …………………………………………………………… (90)
第三节 初级卫生保健 ……………………………………………………… (92)
一、初级卫生保健概述 ……………………………………………………… (92)
二、初级卫生保健的基本原则 ……………………………………………… (93)
三、初级卫生保健的任务 …………………………………………………… (93)
四、初级卫生保健的基本工作内容 ………………………………………… (93)
五、我国农村初级卫生保健 ………………………………………………… (94)
第四节 社区卫生服务 ……………………………………………………… (95)
一、社区卫生服务的概念 …………………………………………………… (95)
二、发展社区卫生服务的指导思想与工作目标 …………………………… (96)
三、实施社区卫生服务的基本原则 ………………………………………… (96)
四、社区卫生服务特点 ……………………………………………………… (97)
五、社区卫生服务的内容与方式 …………………………………………… (98)
第五节 全科医学与社区护理 ……………………………………………… (99)
一、全科医学概述 …………………………………………………………… (99)
二、社区护理概述 …………………………………………………………… (101)

第六章 社区卫生保健 ……………………………………………………… (103)

第一节 社区概述 …………………………………………………………… (103)
一、社区的定义 ……………………………………………………………… (103)
二、社区的构成要素 ………………………………………………………… (103)
三、社区的分类 ……………………………………………………………… (104)
第二节 社区卫生保健概述 ………………………………………………… (105)
一、人生三阶段的卫生保健 ………………………………………………… (105)
二、社区卫生保健的特点 …………………………………………………… (105)
三、社区卫生保健的意义 …………………………………………………… (106)
四、社区卫生保健的内容 …………………………………………………… (107)
第三节 社区诊断 …………………………………………………………… (109)
一、社区诊断的概念 ………………………………………………………… (109)

二、社区诊断的目的 …………………………………………………… (109)
三、社区诊断的步骤 …………………………………………………… (110)
第四节　社区卫生保健计划…………………………………………… (113)
一、社区卫生保健计划的制订 ………………………………………… (114)
二、社区卫生保健计划的实施 ………………………………………… (115)
三、社区卫生保健计划的评价 ………………………………………… (116)
第五节　长期照料……………………………………………………… (117)
一、长期照料的概念 …………………………………………………… (117)
二、长期照料的服务对象 ……………………………………………… (117)
三、长期照料服务的组织提供方式…………………………………… (118)
四、长期照料的基本服务内容 ………………………………………… (118)

第七章　家庭卫生保健………………………………………………… (119)

第一节　概述…………………………………………………………… (119)
一、家庭的概述 ………………………………………………………… (119)
二、家庭保健的概念及意义 …………………………………………… (122)
三、家庭保健与个人健康及社区保健的关系 ………………………… (123)
第二节　家庭保健的内容与措施……………………………………… (123)
一、家庭保健的内容 …………………………………………………… (123)
二、家庭保健的措施 …………………………………………………… (127)

第八章　自我保健……………………………………………………… (129)

第一节　概述…………………………………………………………… (129)
一、自我保健的概念 …………………………………………………… (129)
二、自我保健的意义 …………………………………………………… (129)
三、自我保健的主要内容 ……………………………………………… (130)
四、自我保健中需要注意的问题……………………………………… (130)
第二节　自我保健的措施……………………………………………… (131)
一、合理膳食 …………………………………………………………… (131)
二、体育运动 …………………………………………………………… (132)
三、行为干预 …………………………………………………………… (134)
四、心理保健 …………………………………………………………… (135)
第三节　慢性疾病的自我保健………………………………………… (137)
一、慢性支气管炎 ……………………………………………………… (137)
二、心脑血管疾病 ……………………………………………………… (138)
三、消化系统疾病 ……………………………………………………… (139)
四、恶性肿瘤 …………………………………………………………… (139)

第九章 社区特殊人群保健……(141)
第一节 社区儿童保健……(141)
一、儿童保健的重要性……(141)
二、儿童生长发育的生理、心理特点……(141)
三、社区儿童保健的措施……(142)
第二节 社区青少年保健……(144)
一、概述……(144)
二、青少年常见疾病的防制……(147)
第三节 社区妇女保健……(152)
一、妇女卫生保健概述……(152)
二、妇女不同生理时期的卫生保健……(152)
第四节 社区老年保健……(157)
一、概述……(157)
二、社区老年保健的措施……(159)
第十章 统计学在卫生保健中的应用……(161)
第一节 统计工作的基本步骤……(161)
一、统计设计……(161)
二、资料搜集……(163)
三、资料整理……(163)
四、资料分析……(164)
第二节 计量资料常用分析方法……(165)
一、计量资料常用统计指标……(165)
二、分布及其应用……(170)
三、u 检验和 t 检验……(174)
第三节 计数资料常用分析方法……(179)
一、相对数的常用指标……(179)
二、率的抽样误差和总体率的估计……(181)
三、率的假设检验……(182)
第四节 统计表和统计图……(187)
一、统计表……(187)
二、统计图……(190)
第五节 统计软件应用简介……(193)
一、常用统计软件介绍……(194)
二、统计软件的应用步骤……(195)
第十一章 流行病学在卫生保健中的应用……(197)
第一节 疾病的分布……(197)

一、疾病频率的测量指标 …………(197)
二、疾病的地区分布 …………(200)
三、疾病的人群分布 …………(201)
四、疾病的时间分布 …………(202)
五、疾病流行的强度 …………(203)
第二节 病因分析…………(203)
一、传统病因观…………(204)
二、现代病因观…………(206)
第三节 流行病学调查研究基本步骤…………(206)
一、明确调查研究目的 …………(206)
二、选择合适的调查研究方法 …………(207)
三、确定调查研究对象 …………(207)
四、设计流行病学调查表 …………(208)
五、预调查 …………(209)
六、资料收集 …………(209)
七、资料处理及分析 …………(209)
第四节 常用流行病学调查研究方法…………(210)
一、个案调查 …………(210)
二、暴发调查 …………(211)
三、现况调查 …………(214)
四、筛检 …………(216)
五、病例对照研究 …………(219)
六、队列研究 …………(222)
七、流行病学实验 …………(225)

第十二章 传染性疾病的防制…………(228)

第一节 传染病的流行过程…………(228)
一、传染源 …………(228)
二、传播途径 …………(228)
三、易感人群 …………(229)
四、影响传染病流行过程的因素…………(229)
五、疫源地及其消灭条件 …………(230)
六、传染病的特征 …………(230)
第二节 传染病的预防和控制…………(230)
一、传染病预防控制策略 …………(230)
二、传染病的预防控制措施 …………(231)
第三节 重要传染性疾病的防制…………(235)
一、性传播疾病…………(235)
二、艾滋病 …………(236)

三、病毒性肝炎 …… (237)
四、血吸虫病 …… (238)
五、结核病 …… (239)
六、传染性非典型肺炎 …… (240)
七、人感染高致病性禽流感 …… (240)

第十三章　慢性非传染性疾病的防制 …… (242)

第一节　概述 …… (242)
一、慢性非传染性疾病的概念、分类与危害 …… (242)
二、慢性非传染性疾病流行的主要危险因素 …… (244)
三、慢性非传染性疾病的防制措施 …… (246)
第二节　心脑血管疾病的防制 …… (246)
一、心脑血管疾病的流行特征 …… (246)
二、心脑血管疾病的主要危险因素 …… (247)
三、心脑血管疾病的预防控制 …… (248)
第三节　恶性肿瘤的防制 …… (250)
一、恶性肿瘤的流行特征 …… (250)
二、恶性肿瘤的主要危害因素 …… (251)
三、恶性肿瘤的预防与控制 …… (252)

第十四章　医源性疾病的防制 …… (254)

第一节　医源性疾病概述 …… (254)
一、医源性疾病的概念 …… (254)
二、医源性疾病的发病因素 …… (254)
第二节　医源性感染 …… (256)
一、医源性感染的概念及分类 …… (256)
二、医源性感染的影响因素 …… (256)
三、医源性感染的预防与控制 …… (257)
第三节　药源性疾病 …… (258)
一、药源性疾病的概念及分类 …… (258)
二、药源性疾病的影响因素 …… (259)
三、药源性疾病的预防与控制 …… (261)

第十五章　心身疾病的防制 …… (263)

第一节　心身疾病概述 …… (263)
一、心身疾病的概念 …… (263)
二、心身疾病的特点 …… (263)
三、心身疾病的范围 …… (264)
四、心身疾病的分布 …… (264)

第二节　心身疾病的危险因素…………………………………………………（265）
一、社会因素 ………………………………………………………………（265）
二、心理因素 ………………………………………………………………（265）
三、生理因素 ………………………………………………………………（266）
四、情感障碍 ………………………………………………………………（266）
五、人格类型 ………………………………………………………………（266）
六、遗传 ……………………………………………………………………（267）
第三节　心身疾病的防制……………………………………………………（267）
一、心身疾病的预防 ………………………………………………………（267）
二、心身疾病的治疗 ………………………………………………………（268）

第十六章　伤害的防制…………………………………………………………（270）

第一节　伤害的概念与分类…………………………………………………（270）
一、伤害的概念……………………………………………………………（270）
二、伤害的分类……………………………………………………………（270）
第二节　伤害的流行概况与危害性…………………………………………（272）
一、伤害的流行概况 ………………………………………………………（272）
二、伤害的危害性 …………………………………………………………（273）
第三节　伤害的预防干预……………………………………………………（273）
一、伤害的三级预防 ………………………………………………………（274）
二、伤害预防的四项干预措施（四 E 干预） ………………………………（274）
三、哈登模型 ………………………………………………………………（274）
四、哈登伤害预防的十大策略 ……………………………………………（275）

实习指导…………………………………………………………………………（277）

实习一　个体健康状况的评价………………………………………………（277）
实习二　医院健康促进计划的设计…………………………………………（285）
实习三　心理健康状况调查与分析（A 型性格调查） ………………………（287）
实习四　健康咨询模拟训练…………………………………………………（290）
实习五　统计软件在医学上的应用…………………………………………（291）
实习六　统计表与统计图的制作……………………………………………（301）
实习七　流行病学暴发调查分析……………………………………………（306）

主要参考文献……………………………………………………………………（309）

绪　论

医学是人类为生存和发展在与各种危害健康及生命的危险因素的斗争中逐步发展起来的科学，也可以说是伴随着人类社会的发展日趋丰富、成熟起来的科学。早在远古时期，人们在与疾病抗争中已经认识到疾病预防的重要性，并在长期的实践中逐步积累起预防疾病、增进健康的知识与经验。古希腊医学家希波克拉底注意到外界因素对疾病的影响，他在著作中指出，作为一个医生首先要研究气候、土壤、水以及居民生活方式等生活条件，并强调知道什么样的人患病，比知道这个人患什么病更为重要。我国《易经》里早就提出“君子以思患而豫防之(豫同预)”，《黄帝内经》亦指出“圣人不治已病治未病，不治已乱治未乱”，“夫病已成而后药之，乱已成而后治之，譬如临渴而穿井，斗而铸锥，不亦晚乎”。这些哲学观构成了预防医学的基础，并体现在预防保健的实践中。古罗马利用奴隶修建城市水道、下水道和浴场；我国夏商时代的凿井而饮和挖掘排水道记载，元代“清旦用盐刷牙，无齿疾”的记载等，都是预防医学的萌芽。从此各国传统医学逐渐形成了包含疾病的预防与治疗两大领域。

历史进入19世纪下半叶，科学技术的进步促进了医学快速发展，医学微生物学等方面研究获得重大突破，传染性疾病也得到了有效的控制。20世纪40年代以后，科学技术快速进步，促进了社会发展的加速，公众健康需求持续增加，极大地推动了医学的发展，在形成现代医学体系的同时，医疗卫生保健事业应运而生且取得了长足的进步。与此同时，医学观念不断更新，医学内涵日渐丰富，从以疾病为中心到以病人为中心，从治疗疾病发展到预防控制疾病，从保护健康进入主动促进健康，从重视延长寿命转为注重提高生活质量和延长寿命并重。现代医学的社会功能不断拓展，涉及健康促进、疾病预防、疾病治疗、伤残康复、提高人口素质等多个领域。

根据全球卫生服务的需求，世界卫生组织(WHO)提出卫生服务要向社区方向发展，而社区卫生工作的核心则是突出预防保健。无论是国际或国家的组织机构，还是有远见卓识的科学家，都在不断强调和呼吁，应该把注意力更多地集中在保健，而不是治疗。因此卫生保健不仅是现代医学的重要组成部分，且已跃居于战略地位，成为医学的未来。

第一节　卫生保健的性质与任务

保健是指在疾病出现和发展之前所采取的有利于保持健康的措施和行为的总和。卫生保健(health care)的概念涉及范围很广。现代医学认为，卫生保健是一门应用科学，它立足于预防，研究健康及影响健康的决定因素，综合应用社会医学、健康教育、行为医学、医学心理学、环境医学等现代医学的理论和原理，提出增进健康的策略、措施和方法，从而达到预防疾病、保护与增进健康、延长寿命和提高生活质量的目的。

从广义上讲，卫生保健是疾病预防的先导，疾病预防特别是第一级预防的许多原则和方法，为卫生保健所遵循和使用，但卫生保健更加积极、主动，如果说预防主要是针对疾病而言，卫生保健则更侧重于健康的促进。

一、卫生保健的性质

卫生保健在医学教育中属于预防医学范畴，整个内容贯穿了“预防为主”的方针，体现了“健康为人人，人人为健康”的理念，在工作性质上具有多重性。卫生保健的性质具体体现在以下几个方面。

1. 工作的主动性　卫生保健立足于疾病的预防，无论是在开展三级预防，还是在实施社区保健、家庭保健、个人保健以及健康教育、健康干预等措施时，都充分体现了工作的计划性与主动性，表现为工作的有计划、有目的地主动进行。

2. 服务的整体性　卫生保健注意到人具有自然、社会多重属性，这些属性与人的生存状态、健康与疾病有关。决定人的健康状况的因素有人的自然生物属性，同时还有社会的、环境的、心理的因素。WHO 报告指出，人的健康长寿，与遗传关系约占 15%，社会因素占 10%，气象因素占 7%，而 60%取决于各自的生活方式和行为嗜好。因此，在实施卫生保健中，要按照现代生物-心理-社会医学模式，从整体论角度出发，对社会、环境、心理和生物各个环节给予充分的关注。

3. 措施的超前性　卫生保健的目的在于促进健康。因此，要求卫生保健必须从战略的高度看待健康与疾病问题，所采取的措施往往要有超前性和预见性，它不仅要考虑到局部健康利益，更要考虑到整体健康利益，不仅要顾及当代人的健康，而且要考虑到子孙后代。卫生保健实施的是标本兼治，且更注重治本。

4. 参与的社会性　卫生保健是以群体为目标，是一项涉及范围很广的社会性工作。要充分利用社会力量开展疾病预防、健康教育、改善生产生活环境、心理咨询、康复保健等多种增进健康的工作。卫生保健的实施不仅仅是卫生部门的职责，更是政府各部门的义务和职责，需要社会服务机构、社会保障机构、科学研究部门的支持和参与，需要社会公众的共同参与，这就是人人参与的大卫生观念。大卫生观念决定了卫生保健的社会性。

5. 效果的滞后性　防患于未然是卫生保健工作的重心。卫生保健通过一些前瞻性、有计划的工作来保障人类的健康，其实施的许多措施和办法在短时间或一段时间内很难看出其效果，随着时间的推移和措施的不断落实，卫生保健所产生的健康效果才能逐渐显现出来。卫生保健对于疾病的预防和人类健康的保证虽然具有预见性，但保健措施的效果往往具有滞后性。

二、卫生保健的基本任务

卫生保健的任务很广，总体上说是以健康的新概念为基本理论，以保护和促进健康为主线，以提高人们的保健意识和保健能力为重点，通过改善生活、生产环境，建立科学的生活方式，提高生活质量，预防和控制疾病，进行伤残康复和健康教育，把各项卫生保健落实到社区、家庭和个人，涵盖了各类个体与群体。概括起来，其基本任务主要体现在以下几个方面。

1. 阐明人类健康的新观念　阐述医学模式的转变，建立整体论的人类健康的新观念，充分认识健康对人与社会发展的重要性；从环境、社会、心理、生物等多个层面来阐述健康与疾病的关系，阐述人与环境的平衡观念，健康与疾病的连续性观念和“大卫生”的观念。

2. 建立起科学健康的行为生活方式　通过大众传播媒体，开展社区教育、学校教育等形式多样的广泛的健康教育和社会动员，开展健康咨询及有效的健康教育促进活动，帮助个人与群体掌握卫生保健知识，摈弃陋习，改变不良的生活和行为方式，自觉养成良好的卫生习惯，建立起科学文明的行为生活方式。

3. 综合应用现代医学技术开展卫生保健服务　充分利用现代科技发展成就，综合应用医学技术成果，将预防、保健、治疗、康复结合起来，将求助与自助结合起来，将医学与社会、文化结合起来，将传统方法和现代技术结合起来，开展重要健康问题的调查研究，开展个人、家庭、社区乃至社会保健，开展保健技术服务与重大疾病的防制，以维护和增进个人和群体的身心健康，提高生命质量。

第二节　卫生保健的基本内容

卫生保健的内容涉及预防医学、临床医学、康复医学等医学的各个领域，涉及社会学、心理学、行为学等医学相关领域与学科，其内容十分广泛，概括起来可以归纳为以下四个方面：一是健康概述及影响健康的因素；二是卫生保健策略及不同主、客体的卫生保健；三是人群健康调查的基本方法与技能；四是危害严重的重要疾病与伤害的防制。

一、健康概述及影响健康的因素

一是阐述健康的概念、影响健康的因素、健康与疾病的关系及三级预防的概念和健康的测量与评价。二是探讨环境与健康之间的关系，包括环境及其污染与预防；食源性疾病与防制；职业性有害因素与防制。三是围绕着健康咨询、健康教育和健康促进的基本内容展开，主要包括基本概念、原则、内容、形式、基本措施与方法。切实地树立起人类健康的新观念和疾病与健康连续性动态变化观念，掌握损害健康的主要因素和有效促进健康的有益因素及相应措施，对于维护和增进健康具有重要的指导意义，并为疾病预防和健康促进提供了理论依据。

二、卫生保健策略及不同主、客体的卫生保健

卫生保健策略是实施卫生保健的基本指导方针，内容包括卫生保健策略的历史沿革、成就、目标和主要任务和实施卫生保健的基本措施，包括卫生服务与医疗保障、初级卫生保健、社区卫生服务和全科医学等，个人、家庭、社区是卫生保健中不同层面的主体，内容涉及保健的工作特点、基本内容、措施与方法等。切实地理解“人人享有卫生保健”的卫生战略目标的重要意义，树立全方位、全社会的大卫生观念，实施从多维健康入手的群体综合预防保健，对于维护和增进健康具有现实的指导意义，为疾病预防和健康促进提供了策略和措施。

三、人群健康调查的基本方法与技能

卫生保健中健康调查主要从统计学和流行病学两个方面进行。内容涉及调查设计、调查的基本步骤、常用的数据处理方法以及常用统计软件的应用。卫生保健服务工作要贯彻

“预防为主”的方针，做好卫生保健服务，必须了解人群的基本健康状况，掌握疾病动态分布和健康的主要问题，因此需要开展相应的健康调查和疾病监测工作。这些调查与监测工作需要科学地加以设计，需要应用流行病学调查方法去观察、分析，调查所得数据也需要借助统计学的方法和相应的计算机软件去处理，经过整理、统计、分析与推理，才能把握住事物或现象的本质特征和内在规律，得出正确可靠的结论，这对于把握主要健康问题及提出预防保健策略与措施具有科学的指导意义，为疾病预防与健康促进提供了有效的研究方法和手段。

四、危害严重的重要疾病与伤害的防制

严重危害人类健康的重要疾病与伤害的防制是卫生保健的重要内容，包括传染性疾病、慢性非传染性疾病、心身疾病、医源性疾病和伤害。我国人民正面临着多重疾病的负担，一些老的传染病如肝炎、结核病、血吸虫病等依然严重地危害着人民的健康，一些新发现的传染病，如艾滋病、传染性非典型肺炎、人感染高致病性禽流感病毒等近几年来给人民健康造成了巨大威胁；随着人口老龄化不断加快和社会环境因素与行为生活方式改变，慢性非传染性疾病如心脑血管疾病、代谢性疾病及肿瘤等的发病率在不断攀升，已成为人类的主要死因，其疾病负担占到全球疾病总负担的46%；心理健康已是当今世界人群健康的重要组成部分，心身疾病的发病率在不断升高，精神卫生问题在本世纪内将更为突出，所有这些引起了全球社会及医学界的广泛关注。医源性疾病和伤害的发病(发生)率也在不断增加，成为危害人类健康的重要因素，这些疾病不但给人类的健康和生命安全造成了巨大的威胁，而且造成了巨大的社会经济负担，困扰了社会经济和谐发展。因此需要了解这些疾病的发生、流行及其影响因素、危险因素和相关防制措施，掌握如何实施有效的三级预防方法，为疾病预防与健康促进提供有效的方法与措施。

第三节　学习卫生保健的意义与要求

作为专科层次的实用型护理人才应该具备初步应用卫生保健的基本方法与技能的能力，能够按照人的基本需求和生命发展的不同阶段的健康需要，针对健康的主要问题，向个体、家庭、社区、医院提供保健和护理服务，能够具备初步开展健康教育与组织健康促进活动的基本能力。而卫生保健是培养实用型护理人才的一门主干课程，也是贯彻“预防为主”的方针，实现“健康为人人，人人为健康”目标的一门重要课程。

一、卫生保健在医学与教育中的地位

1978年9月，世界卫生组织(WHO)、联合国儿童基金会(United Nations Internatinal Children's Emergency Fund，UNICEF)在哈萨克斯坦共和国首府阿拉木图召开国际初级卫生保健大会，明确地提出了初级卫生保健概念，指出实施初级卫生保健是实现“人人享有卫生保健”战略的关键和基本途径。1988年，WHO提出“人人为健康，健康为人人”的口号。同年8月WHO、UNICEF和联合国开发计划署(United Nations Development Program，UNDP)联合召开了世界医学教育会议，会议发布了著名的“爱丁堡宣言”。这一宣言指出：“医学教育的目标是造就能促进全人类健康的医生，而不是造就仅将治疗服务于能付得起钱或准备接受治疗的人们的那种医生”，同时又指出：“医学教育必须适应当今时代的新挑战和健康的新

要求。必须将更多的注意力放到预防疾病和促进健康的措施上来”。这一重要的宣言，明确了当代医学教育的发展方向，同时也确立了卫生保健在医学教育中的重要地位。

从20世纪中期以来，随着社会、经济的发展，人口的年龄结构发生了重大变化，老龄化社会已基本形成，疾病谱和死亡谱也发生重大变化。随着居民生活水平的提高，人们对健康需求也愈来愈高，人们不仅要求能够医治疾病，而且要求不生病、少生病，要求健康与长寿。科学技术的快速发展，也促进了现代医学的加快发展，学科之间不断分化、交叉和融合，医学模式也发生了重大的变化，医疗卫生事业已逐步进入了综合保健时代，要求医学要从全人群多维健康角度出发，对人的生命周期采取包括健康促进、预防保健、合理治疗和残疾康复的全面保健措施，并发动全社会的参与和支持，以达到延长健康寿命、提高和维护人的生活质量的目标。医学的社会需求改变和自身的发展，促进了医学教学上的变革，卫生保健工作在其中的地位愈来愈重要，一是体现在卫生保健内涵的不断扩大，成为现代医学的重要组成部分；二是体现在社会对于卫生保健需求的不断增加，因而卫生保健也受到医学教育界的广泛关注。

根据世界卫生发展趋势，结合我国国民经济和社会发展的长远目标以及构建和谐社会的需要，我国医疗卫生服务体制逐步向预防保健型转变，具体表现为卫生工作重点向农村和城市社区转移，突出了疾病的预防和卫生保健。因此，突出卫生保健在教学中的地位，培养具有卫生保健能力的医学人才，是实现“人人享有卫生保健”战略的根本保证。

二、学习卫生保健的意义

1. 学习卫生保健是适应医学模式转变的需要　由于医学模式的转变，社会对护理人员的要求不仅仅停留在满足于发药打针的临床护理工作，而是要求他们从人的整体性角度和群体角度开展工作。护士不仅应减轻人们生理和躯体上的疾病的痛苦，而且要求能抚慰人们心理和精神上的创伤。护理工作服务的不仅仅限于病人，而且应该为大多数健康人和亚健康人群服务，应该参与到传染性疾病和慢性非传染性疾病的预防控制中去，能够从多方位、多角度开展健康教育、健康干预等卫生保健服务，指导人们认识和掌握科学的行为生活方式。

2. 学习卫生保健是适应新时期卫生工作方针的需要　建国以来，“预防为主”一直是我国卫生工作方针中的重要内容。50多年的实践表明，我国用十分有限的经费，因地制宜，较好地解决了12亿人口的卫生保健问题，取得了举世瞩目的成就。尽管如此，由于我国人口众多、经济基础比较薄弱，疾病防治能力也相对较弱。从目前情况来看，我国的疾病负担十分沉重，传染病防治工作的任务依然繁重，而慢性非传染性疾病防治工作亟待加强，此外精神健康、伤害防制、医源性疾病的防治等都需要放到重要的位置上，卫生工作的重点应该进一步转移到预防和保健上来。新时期卫生工作方针进一步强调了“预防为主”的方针，强调了卫生服务要面向农村和基层，强调了卫生工作要依靠科技和教育，强调了中西医并重和全社会的参与，这是我国现时期卫生保健事业发展的需要。卫生保健课程的设置符合新时期卫生工作方针的精神，适应现阶段卫生服务的需要。

3. 学习卫生保健是推行素质教育、适应护理职业教育改革的需要　五年制的护理教育是专科层次的职业教育，培养的是面向基层和农村的高级护理人才，侧重强调的是实际工作能力。既往的中等专业教育中的护理教学方案是为了适应以护理程序为核心的整体护理而设计的。为了适应新时期卫生服务的需要，有必要对课程设置进行调整和改革。作为面向基层的高级护理人才，必须有适应现时期卫生服务的新理念，有较宽的知识面和满足各种卫生服务需求的实际工作能力。卫生保健知识与技术不仅在大中型医院护理工作中是必需的知识和技能，而且在基层卫生服务机构能够发挥更大的作用。本课程定名为“卫生保健”，其内容是在中等护理教学中的卫生保健课的基础上，综合了本科教学中相关的知识体系，结合了当前相关学科的进展与卫生服务新的需求编写的，目的在于使护理人才能够更好地满足基层卫生服务机构护理工作的需要，使得卫生保健服务更好地面向个人、家庭、社区和医院的需要。

三、学习卫生保健的要求

卫生保健是依据现代医学模式、人的健康需要、卫生服务需求和护理岗位工作内涵的拓展而设置的课程。在学习这门课程时要求学生能够做到以下几点。

1. 确立以人为中心的服务理念　卫生保健课程的研究对象是以具有社会、心理、生理等综合属性的社会人为中心的，这里的人不仅包括病人，也包括健康人。课程围绕着这个中心，以健康为主线，较为系统地介绍了卫生保健的基本知识和技能。学习过程中，应按照人的基本需求和生命发展不同阶段的健康需要，努力学习健康保健基本理论、基本知识、掌握适宜的保健技术，向社区、家庭、个人提供卫生保健服务。

2. 树立整体论的健康观念　卫生保健基于现代医学模式，特别强调对新的健康概念的认识和理解，改变“无病就是健康”的陈旧观念，树立起整体论的健康观念。在有了完整与正确的新的健康概念的基础上，进一步掌握人与环境的关系，理解社会和自然环境的因素在疾病发生、发展和治疗过程中的作用，树立起人与环境平衡的观念和健康与疾病的连续性的观念。所谓人与环境平衡的观念，是指人与环境相互依存的关系，环境可以影响人类的健康，同时环境又是可以为人类所改造、所利用，人与环境保持相对平衡有利于维护和增进人类的健康。而所谓的健康与疾病的连续性动态的观念，是指健康与疾病不存在明确的界线，而是连续动态的过程，据此可将消除影响健康的危险因素与增进维护健康的积极措施及对疾病的预防、控制有机地联系起来。

3. 强化预防的观念　强化预防为主的观念是现代医学的一个显著特点。现代预防观念彻底地扭转过去那种单纯生物的、疾病的、个体的预防观念，进一步增强全面的预防观念，由自然因素的预防扩大到社会因素的预防；由生理预防扩大到心理预防；由技术预防扩大到社区预防；由重点预防扩大到全面预防等等。现代保健观也有很大改变，过去的观念认为保持健康必须依靠医生、药物和先进的技术，近年认为，保健应从教育入手，让人们懂得自我保健，保健工作已从个体扩大到群体，从生理、病理扩大到心理行为，从医院扩大到社会，采取综合措施，调节和保持生态平衡，增进和保护健康。强化和更新护理专业人员的预防保健的观念，是医学发展的必然，是护理工作的需要，也是学好卫生保健的基础。

4. 明确护理工作的职业角色　在医学模式转变的新形势下，护理在预防保健中的作用已发生了变化，虽然执行医嘱、照护病人是护士的重要任务，但是在病人的心理与精神护理、健康教育与咨询、康复指导上，护理工作将发挥越来越重要的作用。随着护理专业的发展和社会对于健康的需求，护理工作不仅局限于对个体的照顾，同时也承担了家庭护理和社区护理的工作。因此，作为面向基层的护理人才不仅应该具备整体护理的能力，同时还需要具备保健护理的能力，将承担着多种职业角色，这些角色包括：一是健康的照顾者，即医疗照顾和生活照顾；二是健康的教育者，即健康教育及服务指导；三是健康的咨询者，提供卫生保健及疾病防治的咨询服务；四是健康的管理者，组织开展维护和促进健康的活动；五是健康的协调者，协调与服务对象相关的各类人群，共同促进和维护健康；六是健康的研究者，开展与维护和促进健康的相关研究，不断提高自身卫生保健的服务能力。

综上所述，卫生保健课程具有丰富的教学内容，对于维护和促进健康具有重要的作用，也是学生将来更好地适应不同护理岗位需要的基础。因此，护理专业的学生应该认真学习、深刻理解健康的新概念，增强对病人和人群健康的责任感，认识健康教育与预防保健的重要性，掌握卫生保健的基本理论、基本知识和基本技能，提高自身的服务能力，为人民群众做好卫生保健和疾病预防工作。

（陈建中）

第一章 健康概述

健康是人类永恒的话题，是反映人类生存质量必不可少的基本要素。健康更是人类的一项基本需求和权利，也是社会进步的重要标志和潜在动力。人们虽然总是期望健康，然而各种疾病往往悄然缠身，给人类健康构成威胁，因此人们应重视健康的价值，树立“人人为健康，健康为人人”的正确观念。

第一节 健康概念及其标准

一、健康的概念

由于所处时代、环境、条件不同，人们对健康的认识也不尽相同，健康观是随着历史的发展而发展的。人们在与疾病的不断抗争中，逐步认识到健康不单纯是躯体无病无痛，还与精神状态、社会适应能力有关。1948 年，WHO 提出健康新概念——健康不仅仅是没有疾病或不虚弱，而是在身体、精神和社会适应方面的完好状态。

（一）躯体健康

指身体的结构完好和功能正常。人类社会在发展，科学在进步，人们对疾病的认识不断深化，因而不可能对身体健康定下永恒的标准。目前人们认为的躯体健康只是限于利用当代科技手段对人体进行观察和测定，若未发现异常即认为躯体健康。

（二）精神健康（心理健康）

指人的心理处于完好状态。包括正确认识自我，正确认识环境，及时适应环境。

（三）社会适应能力良好

指人们进行社会参与时的完好状态。当一个人的行为能为社会所接受，其角色功能与社会功能同人们对其期待的相一致时，即可称之为社会适应能力完好。一个人虽身心都健康，但在社会交往和家庭生活中不适应、不和谐，也不是一个健康的人。从这一点出发，健康不仅仅涉及个人问题，而且还涉及社会群体问题。

WHO 在宪章中提出这一科学的健康定义以来，已受到人们的广泛认同和高度重视，它不但考虑了人的自然属性，更重要的是还考虑了人的社会属性，因而具有高度的概括性和全面性。

二、健康的标准

世界卫生组织在宪章中提出健康概念的同时，还提出了健康的参考标准：①精力充沛，能从容不迫地应付日常生活和工作；②处事乐观，态度积极，乐于承担责任，事无巨细，不挑剔；③善于休息、睡眠良好；④应变能力强，能适应环境的各种变化；⑤对一般性感冒和传染病具有抵抗力；⑥体重适当，体形匀称，站立时头、肩、臀位置协调；⑦眼睛明亮，反应敏锐，眼睑不发炎；⑧牙齿清洁、无空洞、无痛感，牙龈颜色正常，无出血现象；⑨头发有光泽，无头屑；⑩肌肉、皮肤富有弹性，走路轻松。

最近，世界卫生组织又提出了身心健康的通俗标准，即“五快”、“三良”。躯体健康可用“五快”来衡量：①快食：快食并非狼吞虎咽，不辨滋味，而是指进餐时，有良好的食欲，不挑剔食物，并能很快吃完一顿饭。如果出现持续性无食欲状态，则意味着胃肠或肝脏可能出了问题；②快眠：上床后能较快入睡，睡眠舒畅，醒后头脑清醒，精神饱满，睡眠质量好。如睡的时间过多，且睡后感觉乏力不爽，则是心理及生理的病态表现。神经系统兴奋、抑制功能协调，内脏无病理干扰，是快眠的重要保证；③快便：能快速畅快地排泄大小便，且感觉轻松自如，在精神上有一种良好的感觉，便后没有疲劳感，说明胃肠功能好；④快语：说话流利，头脑清楚，思维敏捷，没有词不达意现象，且中气充足，心肺功能正常；⑤快行：行动自如、协调，迈步轻松、有力，转体敏捷，反应快速，动作流畅，证明躯体和四肢状况良好，精力充沛旺盛。因诸多疾病导致身体衰弱，均先从下肢开始，人患有内脏疾病时，下肢常有沉重感；心情焦虑，精神抑郁，则往往感觉四肢乏力，步履沉重。心理健康可用“三良”来衡量：①良好的个性：性格柔和，言行举止得到公众认可，能够很好地适应不同环境，没有经常性的压抑感和冲动感。目标坚定，意志坚强，感情丰富，热爱生活和人生，乐观豁达，胸襟坦荡；②良好的处世能力：办事都能以现实为基础。与人交往能被大多数人所接受。不管人际风云如何变幻，都能始终保持稳定、永久的适应性；③良好的人际关系：言谈举止恰到好处，与人相处自然融洽，不孤芳自赏、寂寞独处，具有交际广、知心朋友多的特点。

三、健康观的演变

健康观是随着医学模式（medical model）的转变而演变的。医学模式是在不同的历史阶段和科学发展水平下，人类与疾病作斗争时观察和处理医学领域各种问题的思想和方法，也是人类对健康及疾病观察与处理方法的宏观概括，其核心是医学观。历史上，人类健康观的发展经历了六个阶段。

（一）神灵主义医学模式的健康观

由于古代生产力水平低下，人们的认识水平有限，所以对健康和疾病的认识也是超自然的，认为人类的生命与健康是上帝神灵所赐，死亡和疾病是鬼神作怪、天谴神罚。因此人们对健康的保护、疾病的治疗主要依靠求神问卜和祈祷驱邪。这就形成了唯心的神灵主义的健康观。虽然在当时有些植物或矿物也曾作为药物使用，但人们这些早期的医药知识和防治疾病的经验都被蒙上了迷信的色彩。

（二）自然哲学医学模式的健康观

随着社会生产和文化的进步，人们的科学知识水平进一步提高，对一些自然现象逐渐有了粗浅的认识和理性概括，人们的医学观念也有了进步，形成了自然哲学医学模式。西方著名的“医学之父”希波克拉底提出“四体液”学说，认为机体的生命决定于血液、黏液、黄胆汁和黑胆汁这四种体液的量和比例，认为医疗技术包含三个因素，即病人、疾病和医师。从而将鬼、神、巫想方设法逐出了医学领域，体现了鲜明的唯物主义和整体思想。我国古代中医学以《内经》的问世为标志，形成了完整的理论体系，“天人相应”为其主要观点，阴阳五行学说为其理论基础，将病因归结为“六淫”、“七情”，体现了一种朴素的辩证唯物主义的健康观，使中医学源远流长，至今仍兴盛不衰。

(三)机械论医学模式的健康观

15世纪欧洲文艺复兴运动推动了生产力的发展，近代自然科学的兴起给医学带来了生机，在培根“用实验方法研究自然”的观点影响下，机械学与物理学有了很大的进步，拉美特利提出了“人是机器”的观点，把人看作是能自己发动自己的机器。当机器正常运转时，人体处于健康状态，而发生疾病则是机器出了故障，需要修理，这就是机械论的健康观。在这种健康观指导下，哈维(Harvey)创立了血液循环学说，魏尔啸(Virchow)提出了细胞病理学说，因而该健康观促进了医学科学的发展。但由于这种医学模式把人视为机器，忽视了人体结构的生物复杂性和人体活动的社会复杂性，因而该观点对人体健康与疾病的认识具有表面性、片面性和机械性，即形而上学思维的局限性，影响并阻碍了医学的进一步发展。

(四)生物医学模式的健康观

20世纪以来，科学与技术的进步促进了生物学、解剖学、生理学、病理学、细菌学等基础医学学科的快速发展，形成较完善的生物科学体系，不仅在保障人类健康方面作出了贡献，也为生物医学健康观的提出打下了基础。Flexner于1910年提出生物医学模式，他认为每一种疾病都可找出特定的生理或病理变化。医学是以医生为中心，重视高、精、尖仪器的使用，医生根据病人症状，经过实验检查对疾病作出诊断，再根据病理、生理机制，给予适当治疗的全过程。生物医学模式对现代医学的发展起着积极的推动作用，人类开展了以消灭和控制传染病、感染症和营养性疾病为主要目标的有关病原体、免疫方法、抗菌药物和公共卫生措施的研究，取得了重大成就，这就是医学史上第一次卫生革命。但是随着疾病谱和医学科学的进展，生物医学模式逐渐暴露了其片面性和局限性，单纯用生物医学模式的观点指导非传染性疾病的防制已不适用，因为这些疾病的病因除受生物医学因素支配外，还受病人的心理和社会因素的制约。

(五)社会生态学模式的健康观

随着慢性疾病及非传染性疾病的增加，人们对病因的认识有了进一步发展，许多慢性疾病与自然环境、社会环境有密切联系，某些行为和生活方式可以与生物遗传因素综合作用于机体而产生疾病。在这种思想指导下，人们认识到病因与宿主因素(如性别、年龄、遗传因素、免疫等)及环境因素(如自然环境、社会环境等)相互作用才能导致疾病的发生或流行。从社会生态学角度研究人体健康与疾病，形成了社会生态学模式的健康观(图1-1)。

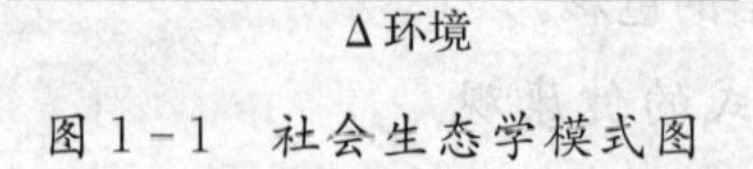

图1-1 社会生态学模式图

（六）生物-心理-社会医学模式的健康观

1977 年美国精神病学和内科学教授恩格尔（G. L. Engel）首先提出生物-心理-社会医学模式，他认为“为了解疾病的决定因素以及达到合理的治疗和卫生保健模式，医学模式必须考虑到病人及其生活环境并通过医生的作用和卫生保健制度来对付疾病的破坏作用”。因此，生物-心理-社会医学模式包括了疾病、病人和社会环境三个方面。这种从系统论出发提出的现代医学模式符合医学发展规律，因而日益成为人们观察和认识医学领域中各种问题的思想方法。世界卫生组织提出的健康新概念，就充分体现了这一现代医学模式的健康观含义。

生物、心理、社会三因素相互作用、相互影响、高度统一，任何一方出现问题都会牵涉到另外两方面，如躯体疾病可以引发心理问题，而心理问题引发的适应不良可导致社会功能障碍，社会因素如人际关系紧张、矛盾冲突、压力等又可以导致心理困难出现，表现为紧张、焦虑、抑郁、困惑、烦恼等，而长期的心理矛盾又是身心疾病产生的原因。所以应从生物、心理、社会三轴系统着手全面地对疾病进行诊断、治疗、预防、康复和护理。随着医学模式的转变，护理的中心也由过去的疾病护理转移到现代的心身整体护理，从而拓展到面向群体的社区护理。

第二节　影响健康的因素

健康是一个复杂的现象，其影响因素非常广泛，概括起来分为环境、行为生活方式、生物遗传与卫生服务四大类（图 1－2）。这四个因素彼此之间相互依存。

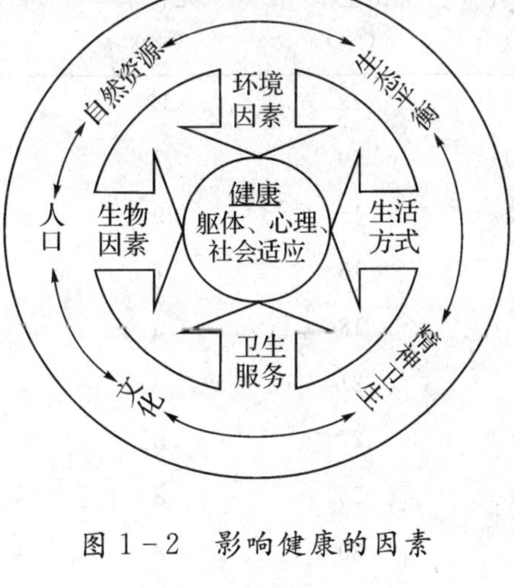

图 1－2　影响健康的因素

一、环境因素

环境是人类社会赖以生存和繁衍的重要条件。环境包括自然环境和社会环境。自然环境指人类周围的客观物质环境。由于人类对自然环境的过度利用与改造，严重破坏了我们赖以生存的生态系统，导致大量的环境危险因素进入我们人类生存的环境，从而对人类健康产生影响。有关自然环境对健康的影响将在第二章阐述；社会环境主要是指人的外界非物质的环境因素如社会经济、制度、文化教育等，随着人类社会化、网络化、信息化步伐的不断加快，社会因素对人体健康影响的重要性，越来越受到人们的重视。

（一）自然环境因素

1. 化学因素　环境中的化学因素是指天然形成与人工合成的各种化学物质。如人工合成的各种工业化学品、农药、家用化学品、交通工具产生的废气等，这些化学物质是工业化、现代化带来的环境危险因素，是日益严重的健康威胁。

2. 物理因素　环境中的物理因素包括人们生活和工作环境中接触到的各种物理条件。如气温、湿度、气压、声波、振动、辐射等，这些物理因素超过某一限度时将对人体的健康产生危害。

3. 生物因素　环境中的生物因素指存在于环境中的各种动物、植物和微生物。自然环境中的细菌、病毒、寄生虫、生物毒物等，是传染病、寄生虫病和自然疫源性疾病的直接致病原。如病原微生物引起霍乱、伤寒、鼠疫、病毒性肝炎等传染性疾病，误食河豚引起的中毒等。

（二）社会环境因素

1. 社会经济因素　社会经济的发展是提高人群健康水平的根本保证，社会经济发展可明显改善人们的生活水平和生活质量，促进人群健康水平提高。经济发达国家的生产力水平高，科学技术先进，物质生活丰富；而在经济不发达国家，许多人衣、食、住、行及医疗保健诸方面都存在较大困难。不同经济水平的国家之间，健康水平存在显著差异（表1-1）。

表1-1　部分国家居民健康指标与经济水平的关系

国　家	人均GNP（美元）	出生率（‰）	死亡率（‰）	婴儿死亡率（‰）	平均期望寿命（岁）
瑞　典	24 830	13	12	4.8	78
日　本	31 450	10	7	4.3	79
美　国	24 750	15	9	8.0	76
澳大利亚	17 510	15	7	6.1	68
中　国	490	18	6	44.0	69
斯里兰卡	600	21	6	19.4	73
墨西哥	3 750	27	5	34.0	72
巴　西	3 020	25	8	58.0	66
埃　及	660	30	8	62.0	64
印　度	290	29	9	74.0	60
坦桑尼亚	100	45	15	92.0	49

资料来源：美国人口咨询局编印《1995年世界人口数据表》

社会经济发展在促进人类健康水平提高的同时，也给人类带了新的健康问题，如环境污染和破坏严重，不良行为和心理压力突出，社会负性事件增多，以及社会流动人口的增加使得大批劳动人口流入城市，增加了城市生活设施的负担，同时带来了许多健康问题。

经济对健康产生巨大影响的同时，健康也促进经济发展。人群健康水平的提高一方面有利于延长劳动力的工作时间，创造更多的社会财富，促进社会经济的发展。另一方面，人群健康水平的提高有利于减轻卫生事业的负担，促进社会经济的稳定、快速发展。

2. 社会发展因素

(1)社会制度：是指在一定历史条件下形成的社会关系和社会活动的规范体系。社会制度对健康的影响是非常明显的，现在世界各国的政治制度、法律制度以及与之相关的政策不同，被认为是造成国家、地区间居民健康水平差异的重要原因之一。我国实行社会主义制度，人民是国家的主人，尽管卫生服务的公平性和可用性不尽完善，但总体来说，卫生服务是面向人民大众的；尽管我国经济水平与发达国家相比还有较大差距，但居民健康水平较高(表 1-1)，充分体现政治制度在保护人群健康方面的优越性。

(2)人口发展：世界卫生组织指出："健康、人口与发展是相互不可分割的。成功发展取决于资源的平衡。迅速的人口增长威胁着这种平衡，因为它使人口增长与资源分配的差距加大。人口的规模、年龄结构及性别结构、区域分布，既取决于生育率、死亡率、人口流动情况，又对健康及保健工作产生重要影响。"

人口增长过快会加重社会、教育及卫生事业负担，影响人群生活质量与人口质量，同时还加重环境污染和破坏，从而影响人类社会的持续发展。

人口的结构也会对人群健康产生影响。联合国规定 60 岁或 65 岁及以上人口为老年人口，60 岁及以上人口超过 10%或 65 岁及以上人口超过 7%的国家为老年型社会。目前人类面临重大问题之一即人口老龄化问题。老年人患病率高，卫生资源消耗大，加重社会负担。人口性别结构比例失调也是滋生社会问题的根源之一。

人口素质是身体素质、文化素质和思想道德素质的综合体现。人口素质的提高对健康具有促进效应，公民素质始终是综合国力和国际竞争力的核心组成部分。

人口流动是指人口在地理空间位置上的变动和阶层职业上的变动。人口流动可促进经济繁荣及社会发展，给居民健康带来益处，也会出现一些特殊的卫生问题，给医疗卫生工作提出新的要求，如传染病的控制、计划生育工作等。

(3)家庭：是以婚姻和血缘关系组成的社会基本单位。结构、功能和关系处于完好状态的家庭有利于增进家庭成员的健康。反之，则可能危害家庭成员的健康。

家庭结构主要是指家庭的人口构成。最常见且最基本的家庭类型是由父母和未成年子女组成的核心家庭。由三代以上或两代以上的核心家庭组成的家庭称为扩大家庭。最常见的家庭结构破坏及缺陷有离婚、丧偶、子女或同胞死亡等。

家庭功能对健康的影响主要表现在生育、生产和消费、赡养、休息和娱乐等方面。在生育方面，通过优生、优育，有利于控制人口数量，提高人口质量；家庭经济状况良好、消费方式正确，可保障儿童健康生长发育，有利于防止营养不良、传染病及慢性病等；对老人及儿童的关怀照料，是他们身心健康的保障。家庭功能失调主要是因提供物质文化生活的微环境遭到破坏，这将对人体健康产生不良影响，尤其是儿童及老年人在缺乏家庭支持的情况下，将会出现诸多健康问题。

家庭关系协调，家庭气氛和谐，有利于家庭成员生理、心理调节的控制处于稳定状态，促进身心健康。家庭关系失调主要表现为夫妻关系失调、父母与子女关系失调等。这些都会有损家庭成员的身心健康。

3. 文化因素 广义的文化是指社会物质财富和精神财富，狭义的文化即精神文化，包括思想意识、宗教信仰、道德规范、习俗、教育、科学技术和知识等。文化渗透到人类生活的各个方面，在某种程度上决定着人群对健康和疾病的认识，就医行为和对健康维护的态度，也影响人群的生活习惯、行为方式和自我保健能力，因此文化对人群生理和心理健康有重要的影响。

(1)教育：是人的社会化过程和手段，它不仅包括学校教育，而且包括家庭、社会、自我(学习)教育。教育的职能，一是按社会需要传授知识，即对人的智能规范；二是传播社会准则，即对人的行为规范。也就是说，成功的教育是使人能承担一定的社会角色并有能力执行角色功能；失败的教育将导致人的角色承担障碍及角色功能障碍，即人的社会功能不全，是不健康的重要表现。

教育对健康的影响是明显的。一般认为，接受良好的教育者，卫生知识较多，注重自我保健，注意培养良好的生活习惯，有利于保持和促进健康。有研究资料表明，人群的文化教育水平与死亡率成反比，父母受教育程度与婴幼儿死亡率之间呈负相关关系。

(2)风俗习惯：是人们在长期的共同生活中约定俗成的、规范的一种继承性行为，主要通过作用于人们的日常生活活动和行为而影响人们的健康。

有益于健康的风俗习惯在日常生活中随时处可见，如中国人饮开水的习惯，西方人的分餐进食方式等。不利于健康的风俗习惯则更应引起人们的注意，并加以改变。如“节日病”、不良的衣着习惯与饮食习惯等。

风俗是人们自发的习惯行为模式，涉及面广。移风易俗，保护健康，要采取法律禁止、行政命令结合说服教育的方式。但更多的是要说服教育，让人们分清良莠，自觉地移风易俗、维护健康。

(3)宗教：是以神的崇拜和神的旨意为核心的信仰和行为准则的总和。宗教伦理及教义以观念意识注入人们的思想，通过作用人们心理过程与行为而影响人们的健康。

宗教对健康的影响具有双面性，一方面宗教活动给人们提供信仰支持或有益于健康的行为习惯；另一方面宗教可使人们产生错误的疾病因果观和健康信念模式，导致不良的就医行为。

4. 社会心理因素 是社会环境中普遍存在的，能导致人的心理应激，从而影响健康的各种社会因素。人生活在社会环境中，具有各种心理活动，社会环境中的各种因素必然要影响人的一切心理活动，导致情绪变化，影响健康。

(1)个性心理特征：个性也叫人格，个性心理特征是心理过程在不同的人身上具体表现时所呈现出来的比较稳定的个体差异，包括能力、气质与性格。

能力是指直接影响活动效率、使活动得以顺利完成的个性心理特征，主要是指人的智力和技能。目前对个性心理特征与健康研究较多的是气质和性格。

气质是指在人的心理活动和行为中表现出的稳定的动力特征。气质无好坏之分，不同的气质类型对人的身心健康有不同的影响，许多疾病有明显的气质分布。如我国曾对确诊为精神分裂症病人的前期心理特征进行调查，发现抑郁型气质者占40%。

性格是指表现在人对现实的态度和行为方式中的较为稳定而有核心意义的心理特征。即为人处事的态度和方式，有好坏之分，具有社会评价意义。现代医学研究表明，人的性格和行为与身心健康和疾病的发生有关。

美国学者弗里德曼在仔细研究大量冠心病病人后发现，这类患者易恼火(Aggravation)和发怒(Anger)，由于两个英文单词的第一个字母皆为A，就称这种性格为A型性格。A型性格特征为个性倔强，极好胜，易冲动，抱负过重，追求执著，人际关系紧张。这类人长期处于应激状态，交感神经兴奋，容易促发高血压、高血脂。医学研究显示，A型性格是引发冠心病的危险因素之一，也是高血压发病的重要动因之一。

美国霍普金斯医学院的托马斯教授对1 337位学生进行了长达18年的观察，发现性格内向、性情孤僻、感情抑郁的C型性格的人往往长期处于孤独、矛盾、失望、压抑的状态，这种状态会影响人体内环境的平衡，从而破坏免疫系统的监督功能，减弱人体的抵抗力，使人易患上癌症。

二、行为生活方式因素

生活方式是指个人和社会行为模式，是指人们日常生活中与健康有关的行为，如饮食、运动、吸烟、酗酒、不良性行为等。研究表明，造成人类死亡的前十位死因中，与行为生活方式有关的占37.7%，不良行为生活方式对健康的危害程度正日益突出。中国疾病预防控制中心营养与食品安全所于2006年1月10日在北京公布了《中国居民营养与健康状况调查系列报告之九——行为和生活方式》。报告显示，我国约40%的居民不吃杂粮，不吃早餐的比例也较高，18岁之前的青少年开始饮酒的比例有增加的趋势，居民参加锻炼的比例仅为14.1%，中小学生课业负担仍然较重、睡眠时间不足。报告提出，我国居民的行为和生活方式亟待改善，个人、家庭、政府及社会各界应积极行动起来，倡导人们改变不健康的行为和生活方式。

(一)促进健康的行为

1. 积极的休息与睡眠　是机体恢复其生理功能的一种有益健康的行为，可全面消除疲劳，提高机体的免疫力。

2. 合理营养和平衡膳食　合理营养是人体健康的重要物质基础，平衡膳食是合理营养的重要途径。营养状况和人体健康密切相关，如果营养不良或摄食过多都会损害人体健康。平衡膳食是指全面达到营养素供给量的膳食。

3. 体育锻炼　适度的体育锻炼可增强体质，防病治病。经常参加体育锻炼不仅可以预防肥胖症，而且可以提高心脏的储备功能，增加血管弹性；增加肺活量，改善肺功能；提高消化吸收能力；增加运动系统功能。

(二)危害健康的行为

1. 吸烟　研究表明吸烟可导致癌症、呼吸系统及心脑血管疾病。吸烟可使人的期望寿命缩短。吸烟不仅危害本人健康，由于其所散发的烟雾污染空气，可使不吸烟者被动吸烟而受其危害。孕妇吸烟可影响胎儿的健康，致使死胎、自发性流产、早产。吸烟与职业接触有害物质，具有致病的协同作用。吸烟的防治措施主要有政府宣传、行政干预、加大健康教育宣传力度以及戒烟治疗等。

2. 酗酒　是指由于饮酒过多且已对个人健康或完成本职工作产生了不良影响，也是一种不良的行为生活方式。它的危害分为：①急性危害：酒精中毒，轻者情绪改变，重者精神恍惚、神志不清，不仅对身体有直接损害，而且是车祸、犯罪、斗殴、家庭不和的重要根源。②慢性危害：引发酒瘾综合征、胃溃疡、肝硬化、心脑血管疾病、神经精神疾患、消化系统癌症等。特别是酗酒的同时大量吸烟，对心脑血管疾病和癌症的发生则有协同作用。

3. 不良饮食习惯　不良饮食习惯的形成与自然环境、经济条件、文化素质等因素有关。我国居民的不良饮食习惯如就餐不规律，暴饮暴食，偏食，进食过快，喜食硬、烫食物，以及经常食用高盐、腌制和烟熏(烤)食物等。

4. 缺乏体力活动　现代医学认为“生命在于运动”。运动可以提高机体新陈代谢，使各器官充满活力，推迟各器官的衰老。由于现代交通工具的高速发展，脑力劳动增加而体力劳动不足以及缺乏体育锻炼等因素，促使了人体各种疾病和早衰的发生，已成为当今人们普遍关心的问题。由于缺乏运动可导致高血压、冠心病和肥胖症等，故适当运动对中老年的健康显得更为重要。

5. 药物滥用　有两种情况，一是习惯性，二是成瘾性。吸毒主要是随意使用麻醉品和精神药物等，吸毒者不仅损害其健康和形成毒瘾，而且还破坏社会风气、危及社会安定。吸毒者共用针具静脉注射毒品，也是艾滋病和乙型肝炎的重要传播途径。孕妇滥用药物，可致胎儿畸形。杜绝药瘾对人体的危害关键在预防，不乱用药、合理用药、及时更换药物是医务人员的责任。

6. 不良性行为　是引起性传播疾病的主要原因。性传播疾病是典型的“社会病”，它所涉及的问题不仅是公共卫生问题，而且是一个重大的社会问题；它不仅对个人及家庭造成危害，而且对整个社会的安定和经济发展有着广泛的不良影响。

基于行为生活方式因素同疾病发生发展的关系和它的易干预性，采取措施改善服务对象人群的健康行为，无疑有利于促进人群的健康。作为护理工作者应加强对服务对象人群健康行为的指导，教育人们采取促进健康的行为。

三、生物学因素

随着分子生物学和遗传基因研究的进展，遗传特征、家族发病倾向、成熟老化和复合内因学说等都有了新的科学依据，即人类生物遗传因素是影响健康的重要因素。目前已发现有三千多种疾病与遗传致病基因有关，而且遗传性疾病不仅影响个体终身，也是重大的社会问题，给家庭、伦理、道德、法制和医疗康复方面带来麻烦。针对遗传性疾病的主要预防策略是提倡科学婚配、优生优育，并用法制来管理婚姻和生育，这是民族世代繁衍、增强国民体质、获得健康美好生活的基本措施之一。

四、医疗卫生服务因素

医疗卫生服务因素是指医疗卫生服务系统中存在的影响健康的因素，包括预防、保健、医疗及康复等方面。卫生服务体系不健全，卫生资源分配不合理，医疗服务质量低下，误诊、漏诊，滥用抗生素和激素，医疗事故和医院内感染等都是不利于人群健康的因素。从保护、促进和维护健康的目的出发，应加快卫生事业发展，建立多层次的社会医疗保障体系，使卫生系统良性运作，提高卫生人员素质与工作水平，保障人民健康。

第三节　健康与疾病

一、健康与疾病之间的关系

健康与疾病是医学的核心问题，人类对健康与疾病的认识随着医学模式的转变而不断深化。目前的观点以相对论为基础，即健康与疾病是两个相对的概念。两者不存在截然的分界线，健康和疾病是一个动态连续的过程，良好的健康在一端，死亡在另一端，两端之间存在着中间过渡状态，健康与疾病可以在同一个体身上共存（图 1－3）。除了健康与疾病之外，还包括“亚健康”与“亚临床”状态。

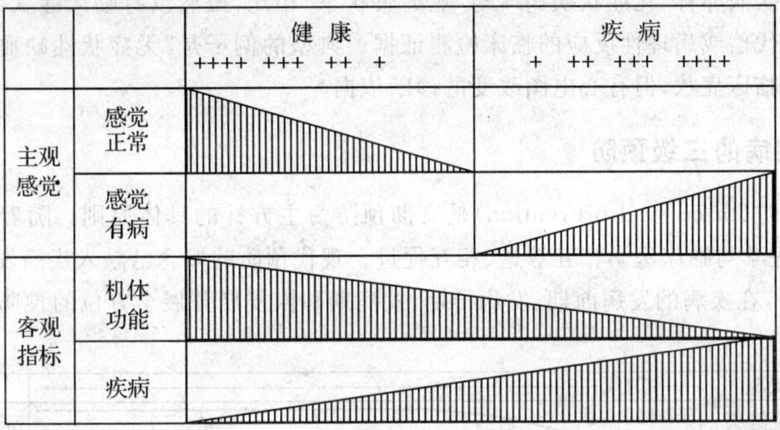

图 1－3　健康与疾病的连续谱

健康与疾病分四级，健康（＋＋＋＋）级为健康水平的最高级，而疾病（＋＋＋＋）级表示疾病程度最严重

亚健康状态是指机体虽无明确的疾病，却表现活力降低，适应能力减退的一种生理状态。亚健康状态是由机体各系统的生理功能低下和代谢过程缓慢导致的，是介于健康（第一状态）与疾病（第二状态）之间的一种中间状态，有人称之为“第三状态”或“灰色状态”。除意外伤害外，人体的代谢、结构和功能从健康到疾病都有一个从量变到质变的或长或短的过程，包括其间身体上、心理上的不适感在相当长时期内存在并难以确诊为哪种病症。现代医学研究表明，造成亚健康的原因是多方面的，例如过度疲劳造成的精力、体力透支；人体自然衰老；心脑血管及其他慢性病的前期、恢复期和手术后康复期出现的种种不适；人体生物周期中的低潮时期等等。据统计，我国亚健康人群达 70％左右，衰老、疲劳综合征、神经衰弱、更年期综合征、经前期综合征等均是常见的亚健康状态。表 1－2 列出了 24 种常见亚健康状态表现。从亚健康状态既可以向好的方向转化恢复到健康状态，也可以向坏的方向转化而进一步发展为各种疾病，这是一个从量变到质变的准备阶段。

表 1-2　24 种常见“亚健康”状态表现

表现部位	精神感受	头部、五官感受	肢体感受	其他
	浑身无力	头痛	手足发凉	便秘
	容易疲倦	耳鸣	手掌发黏	颈肩僵硬
	精神涣散	面部疼痛	手足麻木感	胸闷不适
表现状态		眼睛疲劳		睡眠不良
	坐立不安	视力下降		心悸气短
	心烦意乱	鼻塞		容易晕车
		眩晕		起立时眼前发黑
	头脑不清爽	咽喉异物感		早晨起床有不快感

亚临床疾病亦称“无症状疾病”，与“亚健康状态”相比，虽然没有临床症状或体征，但存在着生理性代偿或病理性反应的临床检测证据。典型的例子是“无症状性缺血性心脏病”，患者可以无临床症状，但有心电图改变的诊断依据。

二、疾病的三级预防

三级预防(three level prevention)是贯彻预防为主方针的具体原则。随着现代医学的发展，预防医学与临床医学相互渗透、相互促进。现代预防的概念已融入疾病发生的各个阶段(图 1-4)，在疾病的发病前期、发病早期、发病期和恢复期开展全方位的预防工作称为三级预防。

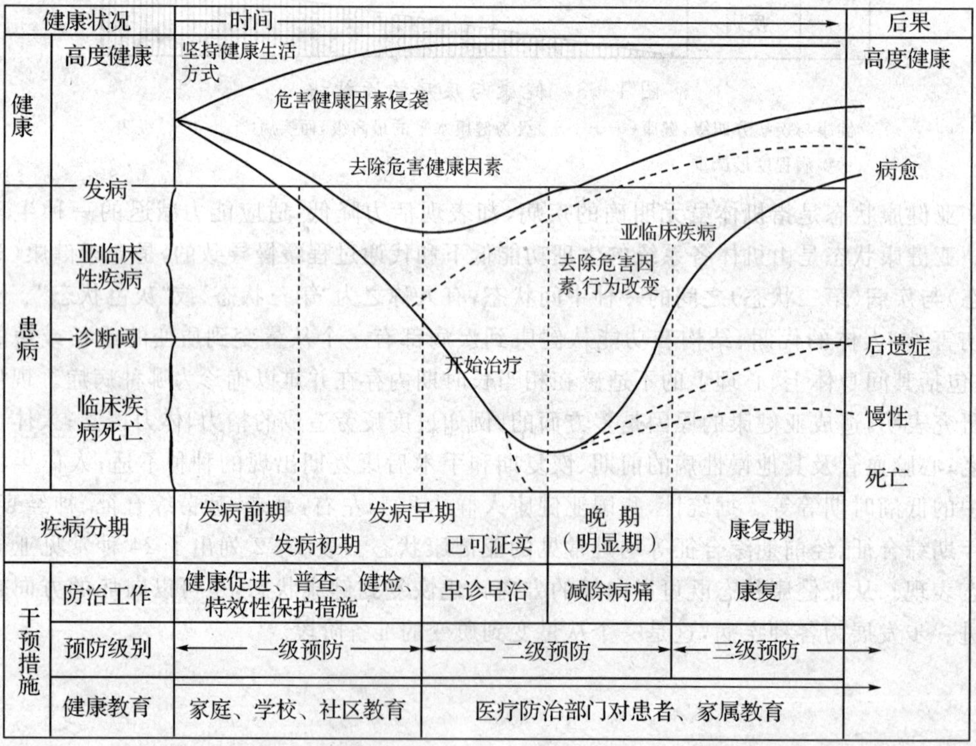

图 1-4　疾病过程与三级预防

(一)第一级预防

第一级预防又称病因预防，是针对致病因素所采取的根本性预防措施，目的是控制或消除疾病的危险因素，预防疾病发生和促进健康，包括增进人体健康和改善社会和环境的措施。

1. 增进人体健康措施

(1)进行人群健康教育，增强自我保健意识，培养良好的生活方式和卫生习惯，合理营养，加强体育锻炼，注意心理健康和精神卫生。

(2)开展预防接种，提高人群免疫水平，预防疾病。

(3)开展婚前检查，禁止近亲结婚，做好优生优育工作，预防遗传性疾病。

(4)某些疾病高危个体的预防性服药，即化学预防。

2. 改善社会和环境措施　制定与执行有关政策，保护环境、防止环境污染；改善生产环境、防止职业性危害。如提供清洁安全饮用水，保证食品安全，公共场所禁止吸烟等。

(二)第二级预防

第二级预防又称临床前期预防，即在疾病的临床前期做好早期发现、早期诊断、早期治疗的“三早”预防工作，及时处理疾病的早期症状或症候，阻断疾病向临床阶段发展，减轻疾病可能出现的严重程度，防止伤残。早期发现疾病的方法有普查、筛查、定期健康检查、高危人群重点项目检查，以及设立专科门诊等。对传染病，除了“三早”，还应做到疫情早报告、病人早隔离，即“五早”，以防疾病的进一步传播。

(三)第三级预防

第三级预防又称临床预防，即对已患病者，给予及时、有效的治疗，防止其病情恶化。目的在于促进康复，防止病情恶化、预防并发症与续发症，防止伤残。对慢性病患者通过医学监护，减少疾病的不良作用，预防并发症和伤残；对已丧失劳动力或残疾者通过康复医疗措施，使之能参加社会活动并延长寿命。三级预防具有重要的社会意义。

三级预防在疾病防制过程中是一个有机整体，不同类型疾病三级预防的策略和措施应有所区别，有所侧重。这主要决定于病因是否明确，病变是否可逆。对病因明确，病变不可逆的疾病，一定以一级预防为主，如职业因素所致的疾病、医源性疾病。对病因尚不够明确，一级预防效果尚难肯定的疾病，在做好一级预防的基础上，重点做好二级预防，如肿瘤的预防；对已患病的晚期病人，也要尽力做好第三级预防，促使病人早日康复。

三级预防措施的落实，可根据干预对象是群体或个体，分为社区预防服务和临床预防服务。社区预防服务是以社区为范围，以群体为对象开展的预防工作。临床预防服务是在临床场所，以个体为对象实施个体的预防干预措施。社区预防服务的主体是公共卫生人员，而临床预防服务的提供者则是临床医务人员。

第四节　健康的测量与评价

健康的测量是对健康概念及相关事物进行分解、量化，通过特定的测定工具或其他医学检测手段，收集被测对象的有关数据资料，描述其个体和群体健康状况和特征的过程。在这一过程中，需确定健康的指标。健康指标是衡量健康的尺度，可以客观、全面反映和评价个体和群体的健康状况及其发展趋势，可以探索影响健康的因素，解决健康问题，寻求有效地促进健康的途径。

一、群体健康状况测量与评价

群体健康是指人群整体的健康水平。人群健康状况评价涉及死亡、疾病、生长发育等躯体健康，也与心理状况、社会功能相联系，这些指标既有单一型的又有复合型的。单一指标指仅测量健康某一方面的指标（表 1－3）。复合指标是通过某种方法或法则将多个单一指标结合起来所产生的一个新指标，其特点是将反映健康状况的多方面资料概括起来，用一个数值来表示，以提供对个体或群体健康状况的多维测量和简单评价。

表 1－3　人群健康状况的主要单一指标

指标名称	计算方法
粗出生率（‰）	同年活产总数/某年平均人口数或年中人口数×1 000‰
粗死亡率（‰）	同年死亡人口数/某年平均人口数或年中人口数×1 000‰
婴儿死亡率（‰）	同年不满 1 周岁婴儿死亡数/某年活产总数×1 000‰
新生儿死亡率（‰）	同年未满 28 天新生儿死亡数/某年活产总数×1 000‰
5 岁以下儿童死亡率（‰）	同年 5 岁以下儿童死亡数/某年活产总数×1 000‰
孕产妇死亡率（$1/10^5$）	同年孕产妇死亡数/某年活产儿总数×100 000/10^5
平均期望寿命（岁）	根据寿命表计算
发病率（%，‰，$1/10^4$，$1/10^5$）	该期间新发生的某病病例数/一定时期内可能发生某病的平均人口数×100%（或×1000‰、10 000/10^4、100 000/10^5）
患病率（%，‰，$1/10^4$，$1/10^5$）	检查时发现的某病现患病例（新、旧病例）数/某时点（期间）受检人口总数×100%（或×1000‰、10 000/10^4、100 000/10^5）
病死率（%）	因某病死亡人数/同期某病病人数×100%
新生儿低体重百分比（%）	新生儿出生体重低于 2 500 g 的人数/同期活产儿总数×100%
6 岁以下儿童年龄别、性别低体重百分比（%）	6 岁以下儿童低于同年龄、同性别健康儿童体重均值减去 2 个标准差的数值的人数/6 岁以下儿童总数×100%
6 岁以下儿童年龄别、性别低身高百分比（%）	6 岁以下儿童身高低于同年龄、同性别健康儿童身高均值减去 2 个标准差的数值的人数/6 岁以下儿童总数×100%

（一）单一指标

1．人口统计指标　主要有人口粗出生率、粗死亡率、婴儿死亡率、新生儿死亡率、5 岁以下儿童死亡率、孕产妇死亡率和平均期望寿命等。

2．疾病统计指标　主要包括发病率、患病率、病死率等。

3．生长发育指标　常用指标包括新生儿低体重百分比，年龄别、性别低体重（身高）百分比。

4．社会心理卫生指标　常用的有青少年犯罪率、自杀发生率和离婚率等。

（二）复合指标

1．减寿人年数（PYLL）　指某一人群一定时期内（通常为一年）在目标生存年龄（通常为 70 岁或期望寿命）以内死亡所造成的寿命减少的总人年数。标准化减寿人年数可以用于国际比较。减寿人年数是衡量居民健康状况的重要指标，而且可以根据死因损失寿命年数的大小顺位来判断早死的原因。

2. 无残疾期望寿命(LEFD)　以残疾作为观察终点,代替普通寿命表中以死亡为观察终点。它运用现实寿命表的计算原理,通过扣除处于残疾状态下所消耗的平均寿命,从而得到无残疾状态下的预期平均生存年数。无残疾期望寿命综合了死亡率和残疾与活动受限率两个指标。残疾的分类可以采用世界卫生组织的标准,活动受限指饮食、穿衣、修饰、洗澡、如厕等日常生活活动需要帮助和完全依赖帮助。

3. 伤残调整生命年(DALY)　衡量健康生命损失情况的单位,用年数表示,是疾病死亡损失健康生命年与疾病伤残(残疾)损失健康生命年相结合的指标,是生命数量和生活质量以时间为单位的综合性指标。该指标综合反映各种疾病造成的早死与残疾对健康寿命的损失,更全面反映疾病对健康的危害程度。目前,全球疾病负担均以伤残调整生命年为单位进行测算。

4. 健康期望寿命(HALE)　是扣除了死亡和伤残影响之后的平均期望寿命。在《2000 年世界卫生报告》中被称为“健康调整期望寿命”,是评价人群健康状况的正向指标,衡量的是完全健康的期望寿命。该指标客观反映人群的生存质量,还可用于评价卫生体系的运行效果。

二、个体健康状况测量与评价

(一)生理学指标

1. 生长发育指标　包括身高、体重、胸围、心率、血压、肺活量等。

2. 营养状况指标　常用测量指标有血清蛋白、血清胆固醇、血色素、血清三酰甘油和皮脂厚度等。

3. 疾病史和疾病家族史　常见疾病如心脏病、脑血管病、糖尿病、肝脏疾病、恶性肿瘤等的患病史和家族史。

(二)心理学指标

1. 人格　又称个性,是指一个经常表现出来的比较稳定的个性心理特征的总和,包括个性倾向性和个性心理特征,像需要、动机、信念、理想、兴趣、爱好、人生观和能力、气质、性格等都是个性的内容。一般来说,如果一个人与周围环境相适应,人格就正常,少数人不能适应环境,在待人接物、为人处事、情感反应和意志行为等方面,都与正常人不相协调,这就是心理学上所讲的人格障碍。目前人格测量的方法已达数百种,可以进行多种人格的测量。

2. 智力　是一个人的各种基本能力的综合,包括语言理解、词语流畅、数字处理、空间想象、机械记忆、知觉速度及一般推理几种基本因素。智力的测量实际上是对人的各种能力的测量。作为心理健康的标准,一个人的智商应在 70 以上。智力正常可以适应生活环境,能正常生活、工作、学习。

3. 情绪和情感　情绪、情感是在认识的基础上,对于客观对象能否满足自己需要而产生的态度体验。情绪能调节心身健康。一般地说,情绪稳定、心情愉快、充满希望,情绪与具体情境一致,与情绪发生的因素相一致,即该喜则喜,该忧则忧,便为正常。对于焦虑和抑郁等病态情绪可采用多种评定量表来测定。

(三)社会学指标

1. 行为模式　个体在与他人或团体交往中,其思想、情感、动机、行为都有一定的内容结构和排列方式，这就构成了人的行为模式。美国医学家弗里德曼通过研究，把人的行为模式分为A型和B型，其中A型行为模式（又称A型性格）与冠心病的关系已成为医学界十分关注的问题。

2. 生活方式　包括生活的丰度、生活频度、个人活动谱、主导生活内容、不利于健康的活动、生活满意程度和对待生活的态度等指标。

3. 人际关系　是指人类社会中人与人之间相互联系与作用的过程。它包括血缘关系、工作关系、朋友关系、邻里关系等。融洽的人际关系可以获得情感上的支持，从而利于身心健康。

4. 个人地位　主要包括经济地位与政治地位两方面。个人在家庭中的经济地位可以用经济负荷系数（LC）来度量，其计算方法为：LC＝（个人月收入－本家庭人均收入）/本家庭人均收入。

（四）健康危险因素评价

健康危险因素评价是研究危险因素与慢性非传染性疾病发病及死亡之间数量依存关系及其规律性的一种技术方法。它研究危险因素对死亡的概率的影响，以及通过改变生产和生活环境、改变人们的不良生活方式、降低危险因素的作用后，可能延长的寿命。具体方法是收集个人生活方式、所处环境中存在的危险因素、有关的疾病史及家族史、健康检查结果作为疾病发生的诱发因素，与当地同年龄同性别组的疾病别死亡率进行比较，预测个人发生某种疾病而死亡的概率。根据总预测死亡率，按照死亡率与年龄之间存在的函数关系推算出评价年龄。如果根据医生的建议降低危险因素，可达到的预期年龄称为增长年龄。根据实际年龄、评价年龄和增长年龄之间不同的量值，评价结果可分为四种类型。

1. 存在危险因素Ⅰ型　评价年龄大于实际年龄，且评价年龄与增长年龄差值大。评价年龄大于实际年龄，说明个体危险因素较平均水平高；评价年龄与增长年龄相差较大，说明这些危险因素属自创性，通过降低危险因素，有可能延长预期寿命。

2. 存在危险因素Ⅱ型　评价年龄大于实际年龄，且评价年龄与增长年龄差值较小，说明危险因素主要来自于生物遗传因素与既往及目前疾病史。通常这些因素不易于改变，因此，降低这类危险因素的可能性较小，延长预期寿命的余地不大。

3. 基本健康型　评价年龄接近实际年龄，增长年龄和评价年龄接近，说明个体危险因素接近平均水平，死亡率与当地平均水平大致接近，因此危险因素接近于轻微危害程度，降低危险因素的可能性有限，延长预期寿命的余地不大。

4. 健康型　评价年龄小于实际年龄，说明个体危险因素低于平均水平，预期健康状况良好。当然进一步降低危险因素不是没有可能，但进展有限。

复习思考题

1. 试述健康的内涵。
2. 影响健康的因素有哪些？举例说明。
3. 何谓三级预防？有哪些具体措施？

（吴晓红）

第二章 环境与健康

随着人们对生存质量要求的不断提高，环境问题越来越引起了社会的重视。目前，某些社会环境、生活环境、学习环境、生产工作环境的变化，直接和间接地危害了人类健康，导致各种疾病的发生。因此，必须坚决贯彻新时期卫生工作方针，以预防为主，改变环境的组成和结构，改善环境质量，创造清洁舒适的生活、学习、工作和生产环境，提高生活质量，促进健康。

第一节 环 境

人类离不开环境，人类利用和改造环境的能力、规模越大，环境质量发生的变化也越大，环境对人类产生的不良影响也就越大。本节主要讨论人类的环境与健康的关系，充分利用有利的环境因素，控制和消除不利的因素，从而保证人类拥有健康的生存环境。

一、环境的基本概念

环境(environment)是指围绕着人群的由物理、化学、生物及社会的各种因素构成的整体状态。人类的环境按其属性又分为自然环境和社会环境。

(一)自然环境

自然环境(natural environment)也叫物质环境，是指存在于人类周围的客观物质世界，如空气、水、食物、土壤和其他生物等。按照自然环境与人类活动的关系，又可分为原生环境(primary environment)和次生环境(secondary environment)。原生环境即天然形成的环境条件，它与人类活动所造成的环境污染无关。严格地说，只有人迹罕至的荒漠、原始森林、海洋深处才是原生环境。原生环境中有许多适量分布的自然因素，它们都对健康起促进作用，如正常化学组成的大气、水、土壤以及微小气候、太阳辐射等。但是，原生环境也有不利的因素，有些地区水或土壤中出现某些元素含量过多或过少，导致生物发生地球化学性疾病，如地方性甲状腺肿、地方性氟中毒、克山病等。次生环境是指由于人类生产、生活以及社会交往等活动的影响，引起人类生存条件的改变，这种改变后的环境称次生环境，如城乡居民点、厂矿、公园等。与原生环境相比，次生环境中物质的交换、迁移和转化，能量信息的传递等都发生了重大的变化。人类在改造环境的活动中，保持物质、能量的平衡，就会带来良好的影响，否则就会使次生环境的质量恶化，对人类健康产生不良影响。

(二)社会环境

社会环境(social environment)属于非物质环境，是指人类在生产、生活和社会交往活动中相互间形成的生产关系、阶级关系与社会关系的总和。它包括社会政治制度、经济制度、文化教育水平、人口状况、行为生活方式及医疗卫生服务等。社会环境不但可直接影响人的健康状况，而且还可以通过影响自然环境和人的心理，间接影响人的健康，已成为心脏病、脑血管病和恶性肿瘤等发生和死亡的重要原因。因此，社会环境对人类健康的影响正日益受到重视。

（三）生态系统与生态平衡

1. 生态系统　在一定的时间和空间里，生物与生物之间、生物与环境之间，通过食物链不断地进行物质的交换和能量的转移以及信息的传递，这种生物与环境的结合体，叫做生态系统(ecosystem)。它是一个有独立功能的基本单位。自然界就是由各种各样、大大小小的生态系统所组成。如一个湖泊、一条河流、一片森林、一个城镇等都可构成一个生态系统。例如，一个池塘中有水、浮游动植物、微生物和鱼类，它们之间通过物质、能量的交换，相互依赖、相互制约，构成一个生态系统。生物圈本身也是一个巨大的生态系统。

2. 生态平衡　各种生物都生活在生态系统之中，它们之间不断发生着能量、物质和信息的交换转移，在一定条件和时间内，保持着自然的、暂时的、相对的平衡状态，这种状态叫做生态平衡(ecological balance)。它是一种动态的平衡，一旦外界和内部因素变化，平衡可能遭到破坏。在一定限度内，生态系统可以进行适当调节，直至建立新的平衡。例如一旦大量有机物进入了水体，由于营养物质过多，会使藻类和其他水生生物大量繁殖，大量消耗了水中氧气，鱼类等动物会因为没有足够的氧气而死亡，水体变黑变臭，生态平衡破坏。如果有机物不再被排入河流，其中的有机物完全分解，水体又将逐步恢复原貌。生态系统总是处在平衡—不平衡—平衡的变化过程中，进行着物质和能量的转移，推动生物的进化和发展。

（四）环境与人类健康的关系

人与环境是相互依存、相互影响和对立统一的整体，主要表现在下列三个方面。

1. 人与环境间物质的交换和能量的转移　人与环境之间最本质的联系就是物质的交换和能量的转移。新陈代谢是物质交换和能量转移的基本方式。一方面，人体通过摄食的方式从环境中摄取生命活动所必需的物质，如空气、水、食物等，它们在人体内经过分解和同化作用，合成细胞和组织的各种成分，并产生能量，以维持机体的生长发育和健康，并从事生产活动等；另一方面，人体将不需要的代谢产物，通过各种途径排入周围环境，在环境中进一步转化，成为其他生物的营养物质而被吸收利用，再成为食物而为人体所摄取，如此反复循环。

2. 人对外界环境的适应能力　在长期的发展过程中，人体组织的各种生理功能已能适应外界环境的变化。但是，人体的适应能力是有限度的，一旦环境发生异常变化，如大量工业“三废”和生活废弃物污染环境，并超过了一定限度就会使人发生病理性改变，甚至造成永久性的健康损害。例如，适量的紫外线照射能促进体内维生素D的形成，但过强的紫外线照射则会增加患皮肤癌的危险。

3. 人类改造环境的主观能动作用　人在社会中，有适应环境、保护自己免受侵犯的能力，而且有主动地认识环境和改造环境的能力。例如，改良土壤、驯化野生动物等。但是在这一过程中，人类若对环境过度改造，则会引起反作用。例如，大量的煤炭和石油的开发使用，使大气中二氧化碳的浓度不断增高，全球变暖，冰川融化，海平面上升。因此人们在改造环境时，应尽可能地运用自然规律，避免或减轻其对人类的危害，使环境向着对人类有利的方向发展。

二、环境污染

(一)概述

由于人类生产和生活活动排出的废弃物使环境的构成或状态发生了变化，扰乱和破坏了生态系统，影响了正常的生产、生活条件，对人类及其他生物造成有害影响，称为环境污染(environmental pollution)。严重的环境污染叫环境破坏或称为公害(public nuisance)。由于公害而造成的地区性疾病叫公害病(public nuisance disease)。

(二)环境污染物的种类和主要来源

1. 环境污染物的种类　造成环境污染的物质称为环境污染物(environmental pollutant)。按照属性把环境污染物分为生物性污染物、化学性污染物和物理性污染物三大类。

(1)生物性污染物：包括各种病原微生物、寄生虫、有害的动、植物等。

(2)化学性污染物：包括有害气体、重金属、有机化合物、无机化合物、农药以及高分子化合物。

(3)物理性污染物：如噪声、电离辐射、非电离辐射以及热污染等。

在一般生活条件下，生物性污染物是主要的，但随着工业生产的发展，化学性污染物成为另一重要污染物。污染源直接排放进入环境，其物理和化学性状未发生改变的污染物，称一次污染物(primary pollutant)。一次污染物在物理、化学因素或生物因素的作用下发生变化或与环境中其他物质发生反应形成的新的污染物，称二次污染物(secondary pollutant)。无论是一次污染物还是二次污染物，都可能直接或经过一系列生物转化和生物富集，通过各种途径进入人体，对人体造成损害，严重时可危及生命。

2. 环境污染物的来源

(1)生产性污染：工农业生产可向环境中排出大量污染物，主要是化学性污染物。例如，工业“三废”(表 2－1)、农业生产中农药残留，都可污染空气、水、食物和土壤，危害人体健康。

(2)生活性污染：垃圾、粪便、污水以及医院污水、医疗废弃物，如未经处理或处理不当都可污染空气、水、土壤和食物，并可孳生蚊、蝇，传播疾病。生活炉灶燃煤可造成二氧化硫、烟尘及其他污染物对室内空气的污染，刺激眼睛、鼻、口腔、咽喉，对人体产生危害。另外，吸烟也会污染室内与公共场所空气，并使同室人被动吸入烟雾，危害其健康。

(3)其他污染：交通运输工具产生的尾气、噪声和振动，广播、电视和微波通讯等设备产生的电磁辐射，核能的开发和利用排放的放射物质等，均可造成环境污染。

表 2-1 工业“三废”中主要有害物质及其来源

三废	有害物质	污染来源
废气	烟尘及粉尘	火力发电厂、工业锅炉、交通工具、水泥厂、粮食加工厂、金属冶炼及加工工业、磷肥制造等
	有毒粉尘：铅、砷、锰、氟、镉、磷及其化合物等	
	有害气体：二氧化硫、氮氧化物、二氧化碳、硫化氢等	煤燃烧、化工、印染、合成纤维工业等
废水	化学毒物：酚、氰、铅、汞、铬、砷及其化合物，有机磷，苯及其硝基化合物、酸、碱等	化工、机械、冶金、印染、采矿、造纸工业等
	有机物质：油脂、有机悬浮物、细菌及其他病原体	造纸、皮革、屠宰、生物制品、食品加工、制糖、石油化工及医院污水等
废渣	无机废渣：矿石、炉渣、灰烬，含无机毒物的金属矿渣、化学工业生产废渣等	采矿、冶炼、化工、锅炉等
	有机废渣：食品加工厂废渣，动植物尸(残)体、动物内脏及皮、毛、骨等	生物制品、屠宰、食品加工、皮革工业等

(三)环境污染的特点

环境污染一般具有以下特点：

1. 广泛性　表现在两方面，一方面是影响的区域范围广，即环境污染可使大范围的空气、土壤、水、食物都被污染。另一方面是影响人群面广，接触的人群不仅是青壮年，还包括老、弱、病、幼甚至胎儿。

2. 长期性　环境污染物可以长时间作用于人体，甚至是终身，而且多数剂量和浓度一般较低，有害作用在短时间内不易显现，容易被忽视，但会造成严重的后果。

3. 多样性　由于污染物种类多，成分复杂，它们对人体的影响，有特异性危害，也有非特异性危害；有急性的，也有慢性的；有全身的，也有局部的；有近期的，也有远期的。

4. 复杂性　进入环境的污染物种类繁多，性质各异，各种污染物既可以单独产生作用，又可以联合产生作用。

(四)环境污染对人体健康的损害

根据环境污染对人体健康危害性质可将其分为特异性损害和非特异性损害。

1. 特异性损害

(1)急性危害(acute hazard)：是由于环境污染物在短期内一次大量进入人体所造成的危害。主要急性危害有：

①煤烟型烟雾：由于生活、生产用煤的燃烧，排出大量的烟尘和二氧化硫。二氧化硫在空气中被氧化，与水蒸气作用可生成硫酸雾，对呼吸道有很强的刺激性。硫酸雾与降水结合，可以形成 pH 值小于 5.6 的酸雨，影响环境质量。由于地区气象条件变化，影响污染物扩散，或工厂事故性排放，可致烟尘或二氧化硫在短期内一次大量排放，造成严重的环境污染，引起急性中毒和死亡事件，这种事件称为烟雾事件。英国伦敦从 1873 年至 1965 年共发生了 12 次烟雾事件，最严重的一次发生在 1952 年 12 月上旬，4 天内竟死亡 4 000 余人。美国、德国等国也发生过类似的烟雾事件。

②光化学烟雾：以石油为能源产生的废气与工厂烟囱排放的废气相混合，经太阳紫外线照射，产生光化学反应，形成的一种浅蓝色烟雾，称为光化学烟雾(图 2-1)。这种烟雾的

成分复杂，其中主要是臭氧、过氧酰基硝酸酯类（PANs）和醛类。光化学烟雾具有强烈的刺激性，可以引起流泪和红眼症，同时对鼻、咽、喉、气管及肺均有强烈的刺激作用。美国的洛杉矶、纽约和日本的东京、大阪等大城市均曾发生过光化学烟雾事件。

③其他急性中毒：例如，1984 年 12 月 3 日，印度博帕尔市一农药厂 45 吨异氰酸甲酯毒气泄漏，造成该市 20 多万人受害，2 500 多人死亡，5 万多人双目失明。又如 2005 年 11 月 17 日，吉林一石化公司双苯厂发生连环爆炸，苯、硝基苯泄露，工厂附近的空气和松花江下游水源受到严重污染，哈尔滨市停止供水 4 天，致使自来水厂不得不对水源进行去除苯及硝基苯的特殊处理。

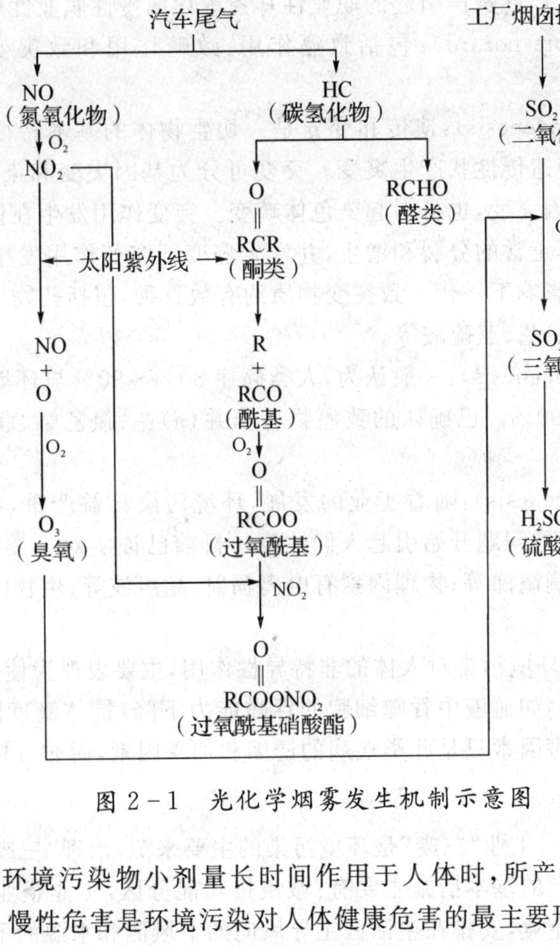

图 2－1　光化学烟雾发生机制示意图

（2）慢性危害：环境污染物小剂量长时间作用于人体时，所产生的危害称为慢性危害（chronic hazard）。慢性危害是环境污染对人体健康危害的最主要形式。常见慢性危害有：

①水俣病：是世界上第一个报告的公害病，也叫慢性甲基汞中毒。1953 年首次在日本九州南部熊本县的水俣镇发现了一种以神经系统症状为主的奇病，当时病因不明，故名水俣病。通过将近 10 年的环境流行病学调查，1962 年才查明是由于无机汞污染水体后，沉积在水底淤泥中，经微生物转化作用，形成甲基汞，水中甲基汞经生物富集作用，通过食物链使鱼贝类体内甲基汞含量均超过标准。人长期食用这种鱼贝后，甲基汞在体内蓄积，引起慢性中毒。1953—1960 年，水俣病造成 111 人严重残疾，其中 43 人死亡，当地实际受害人数达 1 万人。

②痛痛病：人们长期食用含镉的食物和饮水，引起以全身疼痛为临床特点的一种公害

病，称痛痛病，也就是慢性镉中毒。它最早发生在日本富山县神通川两岸地区，是由于神通川上游某铅锌矿的含镉选矿废水和尾矿渣污染了河水，使下游用河水灌溉的稻田土壤受到污染，该地区农民长期食用含镉的米与蔬菜而致病。本病主要症状是腰痛、背痛、关节疼痛，疼痛程度可逐渐加剧，范围扩大遍及全身。病人开始走路步态蹒跚，以后随疼痛加重而不能步行，长期卧床。严重者由于长期卧床可发生肌肉萎缩、病理性骨折、消耗衰竭或合并其他疾病而死亡。

③慢性职业性危害：在生产环境中存在的各种有害因素所引起的危害，绝大多数属于慢性危害。例如，工人吸入厂矿空气中含矽粉尘引起的矽肺；生产环境中接触铅、苯、汞等有毒物所引起的职业中毒；生产性噪声引起的职业性耳聋等均属慢性职业性危害。

(3)远期危害(remote hazard)：包括致癌作用、致畸作用和致突变作用，统称为“三致”作用。

①致突变作用(mutagenesis)：遗传和变异是一切生物体的基本特征，环境因素可以影响生物体的遗传性质，使遗传性状产生突变。突变可分为基因突变和染色体畸变两种。环境污染物质既可引起基因突变，也可引起染色体畸变。突变作用发生在体细胞，不具有传递性质，而是使细胞发生不正常的分裂和增生，并发生癌变。突变作用发生在生殖细胞，可以产生遗传特性的改变而影响下一代。致突变物质约有数百种，包括药物、工业毒物、农药、食品添加剂、其他如苯并(a)芘、亚硫酸等。

②致癌作用(carcinogenesis)：一般认为，人类癌症80%～90%与环境因素有关，其中由化学因素引起的肿瘤占90%。已确认的致癌物有苯并(a)芘、氯乙烯、联苯胺、苯、石棉、黄曲霉毒素 B_1 等。

③致畸作用(teratogenesis)：随着工业的发展，环境污染日益严重，各种化学物质进入人类环境，人类出现畸胎的问题开始引起人们注意。目前已证实对人类有致畸作用的化学物质有甲基汞、反应停、滴滴涕等；物理因素有电离辐射、超声波等；生物因素有风疹病毒、梅毒等。

2. 非特异性损害　环境污染对人体的非特异性作用，主要表现为使一般疾病的发病率增高，人体免疫功能下降，如血液中吞噬细胞的吞噬能力下降，抗体滴度降低以及溶菌酶水平下降等。但是环境有害因素只是此类疾病的诱因和加重因素，而非直接的致病因素。

(五)环境保护

1. 治理工业“三废”　工业“三废”是环境污染的主要来源，治理“三废”是防治环境污染的主要措施。治理“三废”的基本措施主要有：城镇按功能分区，工业企业合理布局，把可能产生“三废”危害的工矿企业，安排在生活区主导风向的下风侧和水源的下游，并与居民区保持一定的距离；一切新建、扩建、改建的工矿企业要将防治“三废”污染的工程项目和主体工程同时设计、同时施工、同时投产；改革工艺，综合利用，对于暂时还没有适当方法进行综合利用的“三废”，为了避免排放后污染环境，应采取经济、有效的方法加以净化。

2. 控制农药污染，发展生态农业　合理使用农药，减少农药残留。加强农药管理，做到安全使用农药，推广高效低毒低残留的农药；提倡综合防治，推广生物治虫；将化学防治、生物防治和物理防治方法结合起来使用，既能减少农药用量，又能提高杀虫效果。发展生态农业，大力开发无污染的安全、优质的营养食品，即绿色食品，国外称为无污染食品或生态食品。

3. 预防生活污染　生活性污染主要指垃圾、粪便、污水对环境的污染。垃圾是生活中经常性排放的固体废弃物，其中往往含有许多有用的物质，可以回收综合利用。但是一些用作肥料的垃圾，尤其是粪便中含有多种寄生虫卵和病原微生物，必须经过无害化处理才能施用。

4. 防止噪声污染　凡是干扰人们正常休息、学习和工作的声音，即不需要的、使人厌烦的声音，都称为噪声。噪声主要有工业噪声、交通噪声、社会生活噪声等。一般声级为30～40 dB(A)是比较安静的正常环境，超过40～50 dB(A)的噪声就会影响休息和睡眠，长期工作或生活在85～90 dB(A)以上的噪声环境中，会造成听力损伤，严重时可引起噪声性耳聋。噪声还能导致其他疾病，如神经衰弱、高血压、消化性溃疡等。防止噪声污染的主要措施有：贯彻执行环境噪声标准，控制噪声声源和防止噪声传播。

5. 加强环境保护教育，增强环境保护意识　对学生进行环保知识教育，并利用传媒广泛宣传，使群众懂得环保对健康的意义，从而增强环保意识。

6. 完善环保法规，强化环境管理　要有效地遏制环境污染，必须健全法制。我国先后颁布了“环境保护法”、“大气污染防治法”等多部环保法规，是依法治理污染，强化环境管理的体现。

7. 提倡“可持续发展”　“可持续发展”是指既满足现代人的需求又不损害后代人满足需求的发展模式。换句话说，就是指经济、社会、资源和环境保护协调发展，它们是一个密不可分的系统，既要达到发展经济的目的，又要保护好人类赖以生存的大气、淡水、海洋、土地和森林等自然资源和环境，使子孙后代能够永续发展和安居乐业。而循环经济是一种以资源的高效利用和循环利用为核心，以“减量化、再利用、资源化”为原则，以低消耗、低排放、高效率为特征的可持续经济增长模式。即在经济发展中，遵循生态学规律，将清洁生产、资源综合利用、生态设计和可持续消费等融为一体，实现废物减量化、资源化和无害化，使经济系统和自然生态系统的物质和谐循环，维护自然生态平衡。发展循环经济，可以减轻经济增长对资源供给的压力，从根本上解决资源约束的矛盾；发展循环经济，推行清洁生产，可以减轻环境污染；发展循环经济，是提高经济效益，增强竞争力的重要措施。

三、空气污染

（一）空气卫生

空气是一切生命存在的必要条件。良好的空气有利于人体生长发育、增进健康和提高工作效率，污浊的空气则有害健康甚至引起疾病。工业生产的发展和城市人口密度的增加，给空气带来了严重污染。

1. 空气的化学特性与健康　自然状态的空气无色无味，主要的化学成分为氮、氧、氩，三者约占空气总量的99.9%。空气中还混有其他气体及杂质，如二氧化碳、水蒸气、冰晶、尘埃、花粉和孢子等。一般情况下，正常成人每天吸入空气量为10～15 m^3。

(1)空气中的氧含量：空气中氧含量的波动范围很小，一般在0.5%左右。空气中氧的含量降至14%～15%时；对正常人群并无明显影响；降至12%时，人体可发生代偿性呼吸困难；若降至10%时，可使人恶心、呕吐、智力减退等；当降至7%～8%时即可引起死亡。但氧含量浓度过高时，也可以对人体造成损害。

(2)空气中的二氧化碳含量：空气中二氧化碳浓度一般相对恒定，但在一些公共场所，由于人员密集，通风不良等，可导致二氧化碳浓度升高。人体对二氧化碳较动物敏感，如二氧化碳含量升至2%～3%时，可刺激呼吸中枢引起呼吸运动增强和心脑血管扩张；升至8%时，引起呼吸抑制；若超过8%可致呼吸麻痹而死亡。因此，二氧化碳可作为评价空气卫生清洁程度的重要指标之一。

2. 空气的物理特性与健康　空气的物理特性主要包括气温、气湿、气流、气压、太阳辐射和空气离子等。

(1)气温：是最重要的物理特性之一。人体对气温变化的适应有一定的范围，昼夜温差过大，人体的体温调节中枢就可发生障碍，甚至影响健康。如高温可致中暑，低温可致冻伤，低温伴高湿可引发关节炎、陈旧性软组织损伤的复发和腰背疼痛等。

(2)气湿：是由地面水和植物表面水分的不断蒸发形成的水蒸气使空气保持的一定湿度。在任何气温条件下，潮湿的空气对人体的健康都是不利的。潮湿适于细菌、霉菌的繁殖，低温潮湿易使机体着凉，发生支气管炎和风湿性疾患。高温潮湿影响机体蒸发散热，更容易引起中暑。但过分干燥的空气往往使口腔、皮肤、黏膜干燥，甚至发生皲裂。干燥还会使空气中尘埃增多，促使上呼吸道疾病传播。

(3)气流：又称风。气流的状态，通常以风速和风向来表示。气流作用于人体，可以加速体表的散热和加强机体内物质代谢。一般认为在室内气流不宜大于0.5 m/s，超过此速度将会影响人体的体温调节中枢和主观感觉。

(4)气压：是空气以其本身的重量对地球表面产生的压力。气压的微小变化对健康人无不良影响，但对某些患神经痛、关节炎、风湿性疾病的人或有旧伤口、手术瘢痕者，可能引发局部症状加剧或旧伤口疼痛现象。

(5)太阳辐射：是指来自太阳的以电磁波形式散布在宇宙空间的一种物质，它是生命的源泉，也是产生各种天气现象的根本原因。适量的太阳辐射能增进代谢，增强对疾病的抵抗力。如太阳辐射中的紫外线具有抗佝偻病作用，且具有杀菌作用；红外线主要有生物学热效应，可使组织均匀加温，血管扩张，促进新陈代谢，有消炎和镇痛作用。但是，过强的太阳辐射对人体有害，可引起日光性皮炎、日光性眼炎、白内障、皮肤癌和中暑等。

(6)空气离子：空气中各种气体分子和原子受外界某些理化因子的作用，失去外层电子而变为阳离子；游离的电子附在另一个中性原子上成为阴离子。这些阳离子和阴离子均称为轻离子。空气中离子含量一般比较恒定，但轻离子在运动过程中遇到空气中的灰尘、烟雾，则会变成重离子。清洁的空气中轻离子多、重离子少；污染的空气中轻离子少而重离子多。一定浓度的阴离子对机体有良性刺激，可改善自主神经功能，降低血压、减慢呼吸、提高工作效率。阳离子则相反。一般在树林、瀑布、风景区等自然环境中阴离子较多，有利于健康。

以上这些空气的物理因素对机体的影响，多是综合性的，因此在评价过程中不能以单因素进行评价，须从整体出发进行综合评价。

3. 空气污染的主要来源及对健康的危害

(1)空气污染(atmospheric pollution)的主要来源

①工业企业：是空气污染的主要来源。主要有两方面，一是燃料的燃烧，煤炭和石油是目前我国企业的主要燃料，燃料燃烧完全的产物主要有二氧化碳、二氧化硫、烟尘等，燃烧不完全常含一氧化碳、醛类、碳粒和多环芳烃等；二是生产过程中排出的废气和产生的粉尘。

②交通运输：主要指汽车、飞机、火车、轮船、摩托车等交通工具。这些交通工具绝大多数使用汽油、柴油等液体燃料，可排出CO、NO_x、HC、SO_2、焦油、多环芳烃和四乙基铅等。

③生活炉灶：主要以煤炭、煤气、液化石油气和天然气为燃料，可排出烟尘、SO_2、CO_2、多环芳烃等。

(2)空气污染对人体健康的危害

①急性中毒：当空气污染的浓度在短期内急剧增多，导致周围人群吸入大量污染物而引起的毒害。如震惊世界的伦敦烟雾事件，比利时马斯河谷烟雾事件，美国洛杉矶光化学烟雾事件等。

②慢性中毒：长期吸入污染物导致的呼吸系统慢性炎症，如鼻炎、咽喉炎、气管炎等，严重者可引起慢性阻塞性肺部疾患。

③致癌作用：空气污染是肺癌发生的重要原因之一。

④变态反应：空气中某些污染物如甲醛等，可以使机体发生变态反应。

⑤非特异性损害：如机体免疫力下降等。

(二)室内空气卫生

室内主要是指居室内，广义讲也包括办公室、会议室、教室、公共建筑物及公共场所等。人类75%以上的时间是在室内度过的，室内污染物不易扩散，使室内污染的程度往往较室外更严重，因此可能对人体健康有更直接、更严重的影响。常用二氧化碳浓度、细菌总数、悬浮颗粒及空气离子等评价室内空气清洁程度。室内空气污染主要来源有如下几个。

1. 生活炉灶　是我国室内空气污染的主要来源。各种炉灶、火坑、火盆被用来做饭取暖，所用的各种燃料在燃烧过程中均可产生有害气体、金属离子及悬浮颗粒。此外，还有烹调油烟的污染，如煎炸等高温烹调则更易造成污染。

2. 人的活动　人体呼吸向空气中排放CO_2、氨类等多种有害气体、水蒸气等，并使空气中氧含量减少。呼吸道传染病患者及病原携带者谈话、咳嗽、打喷嚏、吐痰时，随飞沫可排出病原体。人体排汗，皮肤脱落碎屑，亦可散发出气味。

3. 烟草烟雾　含有数百种有害成分，如大量的焦油、尼古丁、酚、醛、多环芳烃类、砷、铅等。

4. 建筑材料及家具　近年来，大量的新化学物质被引入建筑材料以及室内装饰和家具中，若处理不当则可污染居室。例如，人造板、化纤地毯、多种黏合剂、油漆涂料等，均可释放出残留的甲醛；氡主要来自矿渣砖、石材、房基地，它是一种确认致癌物。

5. 其他　室内喷洒各种杀虫剂、清洁剂、除臭剂等，可造成醛、苯等挥发性有机物污染。微波炉、电视、电脑等家用电器，可增加人们接触电磁辐射的机会。空调使用不当亦会造成室内空气质量下降。另外，工业生产、交通运输等形成的排放物，以及植物花粉、孢子、动物毛屑、昆虫鳞片等变应原也可以造成室内污染。

(三)空气卫生防护

1. 大气卫生防护

(1)规划措施：全面规划，合理布局。同时加强绿化以净化空气。

(2)工艺措施：控制燃料污染，加强工艺改革。

(3)管理措施：加强居住区局部污染的管理，执行大气卫生标准，加强大气卫生监测。

2. 室内空气卫生防护

(1)设置卫生防护带:住宅区应远离工业区或交通要道口及其他污染源,在间隔的防护距离内进行绿化。同时,必须加强大气卫生防护,以防对室内空气的污染。

(2)科学设计,合理布局:房屋内应有不同的功能分隔区,内部设计布局合理。例如,应防止厨房的煤烟、油烟进入客厅、卧室;居室应有足够的净高和容积,以保证足够的日照、采光和通风。

(3)经常开窗、通风换气:可安装除油烟机和排风扇,以降低局部污染物浓度。坚持定期清扫制度,必要时进行空气消毒以杀灭病原菌。刚装修的房间或新家具放置后,需经一定时间充分通风后再居住。

(4)正确选择建筑材料和装饰材料:这是降低室内甲醛及其他挥发性有机物浓度、减少建筑材料中氡逸出的关键措施。我国《装修材料有害物限量标准》已于2002年1月1日起正式实施。《标准》对人造板、涂料、胶黏剂、地毯、壁纸等共10项材料中所含有害物质作出了限量规定。

(5)改善炉灶和取暖设备:保证烟道畅通,注意改进燃烧方式,提高燃烧效率,以降低室内污染物的浓度;改进燃料结构,电力供应充足地区推广电热烹调;以集中式取暖取代分散式取暖。

(6)改进个人生活习惯:改掉油炸、油煎等烹调习惯,加强健康教育,劝导吸烟者戒烟,定期清扫,培养良好的个人卫生习惯。

四、生活饮用水卫生

(一)生活饮用水水质卫生要求

1. 饮用水的基本卫生要求　安全的生活饮用水(domestic drinking water)应符合以下三项基本卫生要求:

(1)水中不得含有病原微生物和寄生虫虫卵,以防止介水传染病的发生和传播。

(2)水中所含化学物质及放射性物质不得危害人体健康。

(3)水的感官性状良好。

2. 生活饮用水的水质标准　是以基本卫生要求为原则规定的水质检验与评价的具体指标。它是水卫生工作的准绳,也是评价饮用水是否可以安全饮用的主要依据。在2001年水质标准的基础上,卫生部于2001年制定了我国《生活饮用水卫生规范》,将96项生活饮用水的水质指标分为34项常规检验项目(表2-2)和62项非常规检验项目。

表2-2　生活饮用水水质常规检验项目及限值

项　目	限　值
感官性状和一般化学指标	
1　色	色度不超过15度,并不得呈现其他异色
2　浑浊度	不超过1度(NTU)①,特殊情况下不超过5度(NTU)
3　臭和味	不得有异臭、异味
4　肉眼可见物	不得含有
5　pH值	6.5～8.5

续表 2-2

	项目	限值
6	总硬度(以 $CaCO_3$ 计)	450 mg/L
7	铝	0.2 mg/L
8	铁	0.3 mg/L
9	锰	0.1 mg/L
10	铜	1.0 mg/L
11	锌	1.0 mg/L
12	挥发酚类(以苯酚计)	0.002 mg/L
13	阴离子合成洗涤剂	0.3 mg/L
14	硫酸盐	250 mg/L
15	氯化物	250 mg/L
16	溶解性固体	1 000 mg/L
17	耗氧量(以 O_2 计)	3 mg/L，特殊情况下不超过 5 mg/L②
毒理学指标		
18	砷	0.05 mg/L
19	镉	0.005 mg/L
20	铬(六价)	0.05 mg/L
21	氰化物	0.05 mg/L
22	氟化物	1.0 mg/L
23	铅	0.01 mg/L
24	汞	0.001 mg/L
25	硝酸盐(以 N 计)	20 mg/L
26	硒	0.01 mg/L
27	四氯化碳	0.002 mg/L
28	氯仿	0.06 mg/L
细菌学指标		
29	细菌总数	100 CFU/mL③
30	总大肠菌群	每 100 mL 水样中不得检出
31	粪大肠菌群	每 100 mL 水样中不得检出
32	游离余氯(适用于加氯消毒)	在与水接触 30 分钟后应不低于 0.3 mg/L，管网末梢水不应低于 0.05 mg/L
放射性指标④		
33	总 α 放射性	0.5 Bq/L
34	总 β 放射性	1 Bq/L

注：①NTU 为散射浊度单位。② 特殊情况包括水源限制等情况。③CFU 为菌落形成单位。④放射性指标规定数值不是限值，而是参考水平。放射性指标超过规定的数值时，必须进行核素分析和评价，以决定能否饮用。

(1)感官性状和一般化学指标

①色：清洁水浅时无色，深时为蓝色。沼泽地带的地面水因含腐殖质呈棕色，池塘水有藻类繁殖时呈绿色，含铁盐的地下水汲出地面后因低铁氧化成高铁呈黄褐色。水受到工业废水污染时，可呈现该废水特有的颜色。标准规定饮用水色度不超过 15 度，并不得呈现其他异色。

②浑浊度：水的浑浊是因水中含有悬浮物所致，如泥沙、黏土、水生生物等。浊度为 10 度时，即可出现肉眼可辨别的浑浊，同时可能含有某些有害的污染物质。水的浑浊度高，还

将影响氯化消毒效果。标准规定浑浊度不超过1度，特殊情况下不超过5度。

③臭和味：水若有异臭、异味，会引起人们厌恶而难以接受，同时表明水被有机物污染，《标准》规定饮用水不得有异臭和异味。

④肉眼可见物：经净化处理后的饮用水不应该含有肉眼可见物。

⑤pH值：天然水pH值多在7.2～8.6。工业废水污染可使水pH值发生明显变化。酸性水可腐蚀输水管道影响水质，碱性水则会降低氯化消毒的效果。标准规定饮用水的pH值为6.5～8.5。

⑥总硬度：是指水中钙、镁盐的总量，以$CaCO_3$(mg/L)表示。标准规定饮用水的总硬度应小于450 mg/L。水的硬度过高对日常生活影响较大，如促使水垢形成、影响茶味、消耗肥皂等，同时，可引起胃肠道功能紊乱，出现腹胀、腹痛、腹泻等。

⑦铝、铁、锰、铜、锌、挥发性酚类、阴离子洗涤剂、硫酸盐、氯化物及溶解性固体。当这些物质在水中超过一定量时，可使水呈色，有异味而影响其生活饮用。例如，铁、铜或锰可使洗涤的衣物着色；锌超量使水产生金属涩味或浑浊；酚含量过高的水在加氯消毒时，会形成有异臭的氯酚；阴离子洗涤剂含量超标可使水发生泡沫和异味；硫酸盐和氯化物超量则使水有苦味或咸味，并有致腹泻作用。

⑧耗氧量(以O_2计)：它代表水中可被氧化的有机物和还原性无机物的总量，为有机污染物的主要化学指标之一，标准规定不超过3 mg/L，特殊情况下不超过5 mg/L。

(2)毒理学指标

①氟化物：适量的氟可以预防龋齿发生，而长期饮用高氟水可引起氟中毒。饮水氟标准为不超过1.0 mg/L。

②砷、硒、汞、镉、铬、氰化物、硝酸盐等物质多具有明显毒性。这些物质在饮用水中的含量如超过标准限量，可引起急、慢性中毒。

③氯仿、四氯化碳等有机化合物均具有诱发动物肿瘤的作用，如果水中的含量超出标准限量，对人类有潜在的致癌危害。

(3)细菌学指标

①细菌总数：是指1 ml水样在普通琼脂培养基上，于37℃培养24小时后所生长的细菌菌落总数。《标准》规定不超过100个菌落形成单位，即每毫升水不超过100 CFU。

②总大肠菌群和粪大肠菌群：检出表明饮水已被粪便污染，其意义是有可能存在肠道致病菌和寄生虫等病原体的危险。《标准》规定在随机的100 ml水样中不得检出总大肠菌群和粪大肠菌群。

③游离性余氯：为使饮水具有持续消毒能力以确保其饮用安全性，饮水消毒所加入的含氯消毒剂，在发挥杀菌作用及与杂质反应而消耗之后，应有一定量的剩余，称为游离性余氯。《标准》规定，加氯消毒持续接触30分钟以上，游离性余氯不小于0.3 mg/L，管网末梢水不低于0.05 mg/L。

上述三项指标都是间接指标，符合标准的饮用水在细菌学上是安全的，但是由于病毒对氯的抵抗力大于细菌，因此氯化消毒的自来水不宜提倡直接饮用。

(4)放射性指标：天然水源中可存在微量的天然本底放射性物质。放射性核素的开采、应用等，可使水源遭受放射性废水、废渣的污染，而存在放射性损伤的危险。故水质标准规定，总α放射性不超过0.5 Bq/L，总β放射性不超过1 Bq/L。

需注意的是，上述《生活饮用水卫生标准》适用于城乡供生活饮用的集中式给水（包括各单位自备的生活饮用水）和分散式给水。而对于广大农村居民点的集中式给水和分散式给水需执行“农村实施《生活饮用水卫生标准》准则”。该准则对水质的要求更低，共20项指标，把水质分成三级，一级水质的指标值与《生活饮用水卫生标准》所规定的值相同，二级与三级则降低了要求，“准则”规定农村给水的水质应达到二级以上，但是在特殊情况下，如水源选择和处理条件受限制的地区，允许按三级水质要求处理。

3. 水源的选择及卫生防护

(1)水源的选择：根据不同水源的卫生特征，选择饮用水的水源。一般首选地下水，其次选择地面水，最后考虑降水。选择水源时，依照下列三项基本卫生要求：

①水量充足，能满足居民点总用水量的需求。

②水质良好，水源水的毒理学和放射性指标直接符合生活饮用水水质标准规定。

③便于卫生防护，应选择环境卫生状况较好，且取水点易于防护的水源。

(2)水源的卫生防护：因给水方式不同而有所不同。集中式给水是指由水源集中取水，通过输配管网将水送至用户，即自来水。分散式给水是指居民各自直接由水源分别取水。

①集中式给水的防护：控制污染源，工业废水、生活污水等必须充分进行无害化处理，按国家标准和规定排放；设置卫生防护地带：取水点周围 30 m 范围内不得有污染源，河水取水点上游 1 000 m 至下游 100 m 范围为集中式给水卫生防护地带；最佳时空取水：采取分段或分时取水，宜在上游段或清晨取水饮用。集中式取水的进水口应设在水面以下 1.5 m 和河床以上 1 m 之间，避免进水浑浊。

②分散式给水的防护：分散式给水以井水最为常见。井水的主要防护措施主要为合理选择井址，井址地势要高，位于污染源上游，取水方便，周围 30 m 内不得有渗水厕所、粪坑、垃圾堆、畜圈等污染源；水井结构要合理，应设有井台、井栏、井盖、排水沟，井底用砂石铺装；加强水井管理，建立水井管理制度，保持周围环境清洁，设立公用水桶，定期消毒和淘洗。目前大力普及集中式供水，尤其是农村地区，并把自来水普及作为普及安全饮用水的重要措施。

（二）生活饮用水的净化与消毒

水源的正确选择与防护为保证量足、质优的饮用水提供了有利条件，但天然的水源水往往还达不到饮用水水质标准的要求。因此，必须进行净化和消毒处理，除去悬浮物质，以改善水的感官性状，同时去除或杀灭可能存在的病原体，使之达到生活饮用水的水质标准要求。水的净化包括混凝沉淀和过滤。

1. 混凝沉淀

(1)原理：天然水中含有细小的悬浮颗粒如硅酸、腐殖质等胶体粒子，因表面带负电荷而相互排斥，不易形成自然沉淀（precipitation）。在水中加入化学混凝剂，使之与水中重碳酸盐生成带正电荷的胶状物，与上述带负电荷的胶体相互吸附凝集形成絮状物，此絮状物表面积大，吸附能力强，能吸附水中悬浮物质、细菌及其他溶解物，重量增加而加速重力沉降过程，称为混凝沉淀（coagulative precipitation）。混凝沉淀一般可以使水的浑浊度降低 98%，细菌总数和大肠菌群降低 80%以上。由于絮状物还能吸附腐败的植物残粒从而使水脱色，色度可降低 80%以上。

(2)常用混凝剂：有明矾、硫酸铝、三氯化铁和碱式氯化铝等。碱式氯化铝的优点较多。

(3)影响混凝沉淀的因素：混凝沉淀的效果受水的温度、pH、浑浊度、重碳酸盐含量的影响，还受混凝剂的种类和用量、投加方式、搅拌强度及反应时间等因素的影响。

2．过滤

(1)原理：过滤(filtration)是使水通过滤料去除水中悬浮物的净水过程。过滤的原理有：

①筛除作用，即水通过滤料时，大于滤料间隙的悬浮颗粒不能通过而被机械地阻留在滤料表面。

②接触凝聚作用，即水中细小的胶体微粒、絮状物因与滤料接触碰撞而被吸附。

(2)常用滤料：有沙子、木炭、棕皮、石子等。

(3)影响因素：净水效果主要受进水水质、滤层厚度、滤料粒径和滤池类型等因素影响。当砂层日久堵塞严重，滤速减慢时则应洗砂后再用。

3．饮水消毒　消毒(disinfect)的目的在于杀灭水中病原微生物，保证流行病学上安全。饮用水的消毒方法有物理消毒法和化学消毒法两种。加热煮沸是最简便有效的消毒方法，水温加热至100℃持续2～5分钟即可杀灭一般肠道致病菌和寄生虫卵。在化学消毒法中使用最广的是氯化消毒法。

(1)氯化消毒的原理：各种含氯化学消毒剂，在水中均可水解成次氯酸(HClO)。HClO是电中性的小分子，易于扩散到带负电的细菌表面并穿透细胞膜进入菌体。HClO可影响细菌的多种酶体系，导致糖代谢障碍等。同时HClO是强氧化剂，能损害细菌的细胞膜，改变其通透性，使蛋白质、RNA、DNA等物质释出而致细菌死亡。次氯酸根(ClO^-)也具有杀菌作用，但因带负电难于接近细菌，其杀菌力仅为HClO的1/80。

(2)方法：

①常量加氯消毒：加氯量＝需氯量＋余氯量。一般污染较轻的水加氯量为1～2 mg/L，污染较重的水为3～5 mg/L。加氯量是否适宜主要以《生活饮用水水质标准》为依据。

②超量加氯消毒：加氯量通常约为常量加氯消毒法的10倍。主要用于以下情况：新井启用、旧井淘洗、介水传染病流行以及野外、战时紧急用水。

(3)影响氯化消毒效果的因素：

①水的pH，HClO在水中可解离形成ClO^-使杀菌力减弱，降低pH可减少HClO的解离。为加强消毒效果，消毒时水的pH不宜过高。

②水温高，杀菌速度快，故水温低时要适当延长消毒时间。

③水质浑浊，水中有机物等悬浮杂质多，会消耗有效氯，细菌包裹在悬浮物内不易被杀灭，同时会形成较多的氯化副产物如氯仿等，并有潜在的致癌作用，故浑浊度高的水必须强化混凝沉淀和过滤处理。

④适当增加加氯量和接触时间可提高消毒效果，水质恶劣、污染严重的水可采用超量加氯消毒法。一般要求氯与水的接触时间在30分钟以上。

五、废弃物的卫生管理

粪便包括人、畜粪尿，垃圾包括生活垃圾、农业生产垃圾、工业生产垃圾和建筑垃圾。因此，搞好粪便、垃圾的卫生管理，对于改善城乡卫生面貌，控制肠道传染病、寄生虫病的发生，保障居民健康有着非常重要的意义。

我国环保部门拟定的《全国小康环保行动计划》已明确,“十一五”期间国家将投资50亿元整治农村环境,用15年左右时间基本解决农村“脏、乱、差”问题。根据这一“行动计划”,“十一五”期间我国将完成1万个行政村的农村生活垃圾收运-处理系统和生活污染处理设施的建设;创建2 000个省级以上环境优美乡镇;完成200个县的环保能力建设等。

(一)粪便卫生管理

人畜粪便中含有的大量氮、磷、钾是植物生长不可缺少的元素,被称为肥料的“三要素”。但人畜粪便中也含有多种病原体,如果不经妥善处理或管理不当,就会污染土壤和水源,造成疾病传播,危害居民健康。所以搞好农村粪便卫生管理,使粪便无害化,对卫生、防病和促进农业发展,建设文明新农村是一项重要举措。

1. 粪便的收集 厕所和粪池是收集和贮存人畜粪便的主要场所。厕所和畜圈禽舍的位置应选择地势较高、土质干燥、远离灶房和水源的住宅区的下风向,要有防蝇、防鼠、防臭、防淹、防漏和防外逸的设施,通风采光好,照明充足,墙壁地面坚固、平整、光滑,利于清洗。在管理上要有专人负责,定期清扫,清除粪便,保持整洁,以防污染环境。

农村小厕所可以根据上述建厕要求,结合实际情况,因地制宜参照建造,有条件的可以建造联式猪圈、厕所三格化粪池,粪便可达到无害化的目的。有自来水的农村还可建造各种水冲厕所。

2. 粪便的无害化处理 是指通过物理或化学方法,杀灭粪便中的病原菌和寄生虫卵,以达到防止苍蝇孳生,避免污染环境的目的。无害化处理常用的方法有密封发酵法、化粪沉卵法、沼气发酵法、高温堆肥法和药物处理法。化粪沉卵法是粪便无害化处理的最常用方法,其主要原理有阻留作用、重力沉降作用、氨气毒杀和微生物拮抗作用。经过处理,粪便中的病原菌、寄生虫卵、蝇蛆等全部会被杀死。

(二)垃圾的卫生管理

1. 垃圾的收集 为了防止垃圾污染环境,必须建立收集制度。应在广场、街道等人口密集的公共场所设置垃圾箱。垃圾箱结构应严密、坚实,能防蝇、防鼠、防漏、防淹,容积不宜过大以防止垃圾贮存过多过久而腐烂发臭。加强管理,专人负责,定时定点,及时清扫。在大、中城市提倡和推广流动垃圾收集车,方便整洁,效果较好。

2. 垃圾的处理 提倡和推广对垃圾分类收集处理,对于废旧物品和塑料、废纸、碎玻璃等可作为再生资源回收利用。建筑垃圾、锅炉煤渣、发电粉煤灰等可填沟造地或回收处理后制作建筑材料。

医疗垃圾因其巨大的危害性和处理的特殊性被人们称为头号危险弃物。医院产生的医疗垃圾除无机垃圾外,还有一次性输液器、注射器、手术器具、人体组织等,以及治疗用的纱布、脱脂棉等,这些垃圾含有大量的病原微生物、寄生虫等有害物质。医疗废物含有大量致病微生物及化学药剂,具有传染性等危险,其病毒、病菌的危害是普通城市生活垃圾的几十倍甚至数百倍。因此,自行处置医疗废弃物的,应当符合下列要求:①使用后的一次性医疗器具应当消毒并作毁形处理。②能够焚烧的,应当及时焚烧。③不能焚烧的,消毒后集中填埋。

第二节　食源性疾病与食物中毒

人体通过食物每天与外界环境进行物质和能量的交换。当食物在生产、储存、运输和加工制作等过程中受到环境中有害化学物质和病原微生物的污染，就会给人们的健康造成不良影响，食源性疾病及食物中毒就是最常见的危害。

一、食源性疾病

食源性疾病（foodborne disease）是当今世界上分布最广泛，也是最为常见的疾病之一。人可因摄入了被生物性、化学性、物理性致病物污染的食物和饮水，导致致病物进入机体而发病。绝大多数食源性疾病发病的病理基础为中毒或感染，在临床上呈轻度自愈性。由于这类疾病的发生与食品和饮用水有关，随着食品原料生产的全球化，新食品加工技术的应用，使食品及饮水生产的安全性成为大多数国家政府及卫生部门关注的焦点。

（一）食源性疾病的概念

食源性疾病通常是指摄取了随食物或饮用水进入人体的生物性、化学性、物理性的有害物质而引起的疾病。包括最常见的食物中毒、与食物有关的变态反应性疾病、经食品而感染的肠道传染病、人畜共患病（动物源性疾病）、寄生虫病及由食物中有害污染物所引起以慢性毒害为主要特征的疾病。而广义的食源性疾病还包括营养不平衡引起的营养不良、心脑血管疾病、糖尿病，以及饮食不当导致的癌症等。

（二）食源性疾病的病原

食源性疾病的病原包括生物性、化学性、物理性三大类。其中以生物性病原种类最多，引起的食源性疾病也最为常见。

1. 生物性病原　污染食物的微生物、寄生虫及其虫卵都可引起人类食源性疾病。

（1）细菌及其毒素：是食源性疾病中最重要的病原。常见的有沙门氏菌、葡萄球菌、霍乱弧菌、志贺菌属等。

（2）病毒：轮状病毒、柯萨奇病毒、埃可病毒、腺病毒、冠状病毒、甲肝病毒等。

（3）真菌：镰刀菌属、曲霉菌属、毒蘑菇等。

（4）寄生虫及其虫卵：蛔虫、绦虫、旋毛虫及华支睾吸虫等。

（5）动植物中存在的天然毒素：如河豚毒素、苦杏仁及木薯中含有的氰苷类、粗制棉籽油中所含的毒棉酚等。

2. 化学性病原　引起人类食源性疾病的化学性病原主要包括污染食品的有害金属、非金属、有机化合物和无机化合物，如汞、镉、铅、砷、有机磷、亚硝酸盐等。这些有毒物质可经多种途径进入动植物体内，最终随食物进入人体。

3. 放射性病原　引起人类食源性疾病的放射性病原主要来源于放射性物质的开采、冶炼及应用时，其废物的不合理排放及意外泄露，最终导致食物被放射性物质污染。

（三）食源性疾病的分类及范畴

1. 分类　食源性疾病一般分为三类。

（1）内因性食源性疾病：由动植物食物中天然存在的有毒成分或有害物质引起的食源性

疾病,如河豚鱼体内的河豚毒素、毒蘑菇中的有毒成分、苦杏仁中的氰苷化合物等,以中毒性疾病为主。

(2)外因性食源性疾病:多指食品在生产加工及贮存过程中受到有害物质的污染而引起的食源性疾病,如细菌、霉菌及其毒素对食品的污染;不恰当使用农药造成对食品的污染;不达卫生标准添加剂的使用使有毒物质进入食品而引起的疾病。

(3)诱发性食源性疾病:多指在食品加工或贮存过程中因化学作用或物理作用产生的有毒物质所引起的食源性疾病。这类有毒物质如烟熏食品时产生的苯并芘;腌制食品中产生的亚硝酸盐;以及油脂加热时所产生的热聚物等。

2. 范畴　根据食源性疾病的定义,食源性疾病主要包括下列范畴:

(1)食物中毒:因摄入了含有生物性、化学性有毒、有害物质的食品或把有毒有害物质当作食品食用后引起的急性、亚急性非传染性疾病。这是最常见的食源性疾病。

(2)食源性肠道传染病:因摄入了被各种细菌、病毒等污染的食物和饮水而引起细菌性及病毒性肠道传染疾病。

(3)食源性寄生虫病:因摄食了感染绦虫、旋毛虫等人畜共患寄生虫的未烧熟煮透的畜肉,或进食了未经彻底加热而感染过吸虫、线虫的鱼、虾等食物后引起的人体寄生虫感染性疾病。

(4)其他:包括食源性变态反应性疾病、暴饮暴食引起的急性胃肠炎、酒精中毒等。

(四)食源性疾病的预防

1. 在食品生产、加工、销售、贮存的各个环节防止各种生物性、化学性有毒、有害物质对食品的污染。

2. 严格执行食品从业人员的健康检查制度,提高食品从业人员的食品卫生知识,防止从业人员传播食源性疾病。

3. 广泛地开展食品卫生知识宣传教育工作,增强消费者的自我保健意识,减少家庭传播食源性疾病的机会。

二、食物中毒

(一)概述

1. 食物中毒的概念　健康人经口摄入正常数量、可食状态的“有毒食物”后所引起的以急性中毒为主的疾病,统称为食物中毒(food poisoning)。食物有毒的原因为微生物污染食品并急剧繁殖或产毒;有毒化学物质混入食品并达到中毒剂量;食品本身含有或产生的天然有毒物质;误食等。食物中毒应注意与以下几种情况区别:①不可食状态的“食物”引起的中毒。②暴饮暴食所致的急性胃肠炎。③个别人吃了某食物而发生的变态反应性疾病。④有毒物质由非经口途径进入机体后产生某些反应。⑤经食物而感染的肠道传染病和寄生虫病等。

2. 食物中毒的特点　食物中毒在流行病学上一般具有以下几个特点:

(1)呈暴发型:食物中毒的潜伏期较短,往往在食用后很快发病,短时间内可能有大量多人发病。

(2)临床表现相似:中毒的病人都有相似的临床表现,一般以急性胃肠炎症状为主。

(3)有共同饮食史:病人都进食过有毒食品,未进食过有毒食品的人不发病,停止食用有毒食品后不再出现新病例。进食有毒食物量越多,病情越重。

(4)人与人之间不直接传染:中毒病人与正常人之间不直接传染,而且发病比较集中,所以发病曲线呈单峰型,无传染病流行时的余波。

3. 食物中毒的分类　按病原学将食物中毒分为:

(1)细菌性食物中毒:如沙门菌属、副溶血性弧菌、致病性大肠埃希菌、葡萄球菌肠毒素和肉毒梭菌毒素等引起的食物中毒。

(2)有毒动植物中毒:如河豚鱼、有毒贝类、鱼类组胺,以及毒蕈、木薯、四季豆、发芽马铃薯等引起的食物中毒。

(3)化学性食物中毒:食物被某些金属、类金属及其化合物、亚硝酸盐、农药等污染,或因误食引起的食物中毒。

(4)真菌毒素食物中毒:如赤霉病麦和霉变甘蔗中毒。

4. 食物中毒的报告　2006 年 1 月 1 日起《国家突发公共卫生事件相关信息报告管理工作规范(试行)》规定,当出现一次食物中毒人数 30 人及以上或死亡 1 人及以上;学校、幼儿园、建筑工地等集体单位发生食物中毒,一次中毒人数 5 人及以上或死亡 1 人及以上;地区性或全国性重要活动期间发生食物中毒,一次中毒人数 5 人及以上或死亡 1 人及以上三种情况时,获得突发公共卫生事件相关信息的责任报告单位和责任报告人,应当在 2 小时内以电话或传真等方式向属地卫生行政部门指定的专业机构报告。具备网络直报条件的同时进行网络直报;不具备网络直报条件的责任报告单位和责任报告人,应采用最快的通讯方式将《突发公共卫生事件相关信息报告卡》报送属地卫生行政部门指定的专业机构。

(二)常见的细菌性食物中毒

1. 沙门菌属食物中毒

(1)病原:引起食物中毒最常见的是鼠伤寒沙门菌、猪霍乱沙门菌和肠炎沙门菌。该菌属于革兰阴性杆菌,生命力较强,在水、肉类及乳类食品中可存活数周或数月,但不耐热,在 100℃下立即死亡,70℃下 5 分钟、65℃下 15～20 分钟即死亡。一般经巴氏消毒法和煮沸可迅速杀灭该菌。此外,沙门菌不分解蛋白质,被污染的食品感官性状无明显变化,容易引起食物中毒。

(2)引起中毒的食品:沙门菌属食物中毒全年皆可发生,但主要发生在夏秋季。引起中毒的食品主要为动物性食品,尤其是畜禽肉、蛋、奶类,其他食品亦可引起。畜、禽在宰前可感染沙门菌,是中毒的主要原因;宰后污染可发生在从宰杀到烹调的各个环节,也是引起中毒的重要原因。此外,蛋类可因家禽带菌而污染,带菌牛羊所产的奶中亦可有大量沙门菌,水产品可因水源污染而带菌。

(3)中毒机制:大量沙门菌进入机体后,可在肠道内繁殖并经淋巴系统进入血液,引起全身感染。同时,沙门菌也可在肠系膜淋巴结和网状内皮系统中被破坏而放出内毒素,活菌及其毒素作用于胃肠道,可使胃肠道黏膜充血、水肿和出血,并引起全身发热、腹痛、腹泻等。

(4)临床表现:潜伏期数小时至 3 天,一般为 12～24 小时。主要症状为呕吐、腹泻,大便次数一天可达 7～8 次,为黄绿色水样便,有恶臭;重者大便可达数十次,有黏液和脓血、里急后重。多数病人有发热,体温可达 38℃以上,重症病人可出现寒战、惊厥、抽搐和昏迷等。病程 3～5 日,大多数患者预后良好。

除上述胃肠炎型外,还可表现为类霍乱型、类伤寒型、类感冒型和败血症型。

2. 副溶血性弧菌食物中毒

(1)病原:副溶血性弧菌为嗜盐性弧菌,革兰染色阴性。在30～37℃,pH 7.4～8.2,含盐3%～4%的培养基上和食物中生长良好,在含盐10%的咸菜中能存活1个月,在淡水中生存不超过2天,在海水中可生存47天以上。不耐热,60℃下5分钟或80℃下1分钟即可灭活。对酸敏感,在20%醋酸或50%的食醋中1～3分钟即可死亡。

(2)引起中毒的食物:引起中毒的食品主要为鱼、虾、蟹和贝类等海产品和咸菜,亦可因食用与污染海产品接触过的肉、禽、凉拌菜等引起。中毒原因为生食污染的海产品,或因烹调加热不够,生熟交叉污染及食物烹调后放置时间较长等。

(3)中毒机制:大量活菌随食物进入人体,在胃肠道内继续繁殖,并侵入肠壁上皮细胞和黏膜下组织,引起黏膜水肿和充血。该菌破坏后可释放肠毒素和耐热性溶血素,引起腹泻、黏液便、血便。

(4)临床表现:潜伏期多为10小时左右,一般为2～40小时。发病初期有上腹部阵发性绞痛,继之腹泻,呈洗肉水样或黏液便,甚至脓血便,每日5～6次,多者达20次以上,里急后重不明显,体温达39℃。多数病人在腹泻后出现恶心、呕吐。重症病人可出现脱水、意识不清、血压下降等。一般病程为3～4日,预后良好。

3. 变形杆菌食物中毒

(1)病原:变形杆菌在自然界广泛存在于土壤、污水和植物以及人和动物肠道中。变形杆菌属根据菌体抗原分为五群,每群中又有数十至上百个血清型,其中可引起食物中毒的有普通变形杆菌、奇异变形杆菌和摩根变形杆菌等。该菌属抵抗力不强,加热55℃下1小时或100℃下数分钟均可杀死。

(2)引起中毒的食品:以动物性食品为主,尤其以熟肉及内脏的熟制品更为多见。也见于凉拌菜、剩饭菜、豆制品和水产品。中毒原因大多是由于熟食品受到污染所致。

(3)中毒机制:摄入被大量活菌污染的食品后,引起感染型急性胃肠炎,其机制基本同沙门菌。摩根变形杆菌可产生脱羧酶,能分解组氨酸形成组胺,而发生过敏型组胺中毒。

(4)临床表现:急性胃肠炎型的潜伏期一般为10～12小时,主要临床表现为恶心、呕吐、头晕、头痛、乏力、脐周阵发性剧烈腹痛、腹泻为水样便伴有黏液和恶臭,1天10余次,体温一般在39℃以下。发病率高,病程较短,一般2～4日,预后良好。

4. 葡萄球菌肠毒素中毒

(1)病原:葡萄球菌为革兰染色阳性,不耐热。引起食物中毒的为金黄色葡萄球菌中某些血浆凝固酶阳性的菌珠,可产生肠毒素,可分为A、B、C、D、E五个抗原型,其中A型毒性最强,引起食物中毒较多见。肠毒素耐热,加热100℃下2小时才可被破坏。

(2)引起中毒的食品:主要为奶类及其制品、肉制品、剩米饭、凉糕等。人和动物带菌率高,尤其是患葡萄球菌化脓性皮肤病和上呼吸道感染者,可通过各种途径污染食品;牛患乳腺炎时所产的奶也大量带菌,被污染的食品如在较高温度和湿度下贮存,病菌极易生长繁殖、产毒。

(3)中毒机制:肠毒素进入人体后,作用于胃肠黏膜,引起充血、水肿、淤血和糜烂,以及水与电解质代谢紊乱,出现腹泻,同时肠毒素刺激迷走神经的内脏支而引起反射性呕吐。

(4)临床表现:潜伏期1～6小时,多为2～4小时。主要症状为恶心、剧烈反复呕吐,上腹部疼痛，腹泻，呈水样便。体温一般正常或稍高。重症病人因剧烈吐泻可造成脱水而致循环衰竭，应及时抢救。病程 1～2 日，预后良好。

5. 肉毒毒素中毒

(1)病原：肉毒梭状芽孢杆菌(简称肉毒梭菌)为革兰阳性厌氧杆菌，有芽孢。广泛分布于土壤、江河湖海污泥、尘土以及鱼类、动物粪便中，借其芽孢可长期存活。污染食品后，在适宜条件下可大量繁殖，同时产生一种以神经毒性为主要特性的可溶性外毒素，其毒性极强。肉毒梭菌芽孢耐高温，干热 180℃下 5～15 分钟或湿热 100℃下 6 小时方可杀灭。而毒素不耐热，80℃下 30 分钟或 100℃下 10～20 分钟可完全被破坏。

(2)引起中毒的食品：因饮食习惯和膳食结构不同而异。我国主要见于家庭自制发酵食品，如豆酱、面酱、臭豆腐、豆豉等，其他罐装食品、腊肉、酱菜等也可以引起中毒。

(3)中毒机制：肉毒毒素为毒性剧烈的神经毒，经消化道吸收后，主要作用于中枢神经系统脑神经核、神经-肌肉接头处及自主神经末梢，抑制神经末梢释放乙酰胆碱，引起肌肉麻痹和神经功能不全。

(4)临床表现：潜伏期 6 小时至 10 日，一般 1～4 日。早期表现为全身乏力、头晕、头痛和食欲不振，以后逐渐出现视力模糊、眼睑下垂、复视和瞳孔散大等神经麻痹症状。重症病人有言语障碍、呼吸困难、颈肌无力、头下垂以及运动失调、心力衰竭等。病死率较高，多死于发病后 10 日内。经积极治疗可恢复健康，一般无后遗症。

(三)非细菌性食物中毒

1. 河豚鱼中毒　河豚又名鲀，是一种味道鲜美但含剧毒的鱼类。我国主要分布在沿海及长江下游。

(1)毒性：有毒物质为河豚毒素(tetrodotoxin，TTX)，是一种神经毒，对热稳定，需加热 220℃以上方可分解，盐腌或日晒都不能破坏。鱼体中含毒量在不同部位和季节有差异，卵巢和肝脏有剧毒，次之为肾脏、血液、眼睛、鳃和皮肤。鱼死后内脏毒素可渗入肌肉，使本来无毒的肌肉也含毒素。产卵期卵巢毒性最强。

(2)中毒机制：河豚毒素主要阻断神经兴奋传导，引起中枢神经麻痹；阻断神经、肌肉间的传导，使随意肌出现进行性麻痹；导致外周血管扩张及动脉压急剧降低；对呼吸中枢有特殊抑制作用；还可刺激胃肠黏膜引起胃肠炎。

(3)临床表现：潜伏期 10 分钟至 3 小时，以发病迅速和剧烈为特征。早期出现感觉障碍，有手指、舌、唇刺痛感，并出现恶心、呕吐、腹痛、腹泻等胃肠道症状，继之加重，出现四肢无力、发冷、口唇和肢端知觉麻痹。重症病人发展到全身麻痹、瘫痪、呼吸表浅而不规则，甚至呼吸困难、血压下降和昏迷。病人多死于呼吸麻痹。

2. 毒蕈中毒　我国有可食蕈 300 余种，毒蕈近 100 种，其中含剧毒的有 10 多种。常因误食而中毒，多散发于高温多雨季节。

(1)毒素：毒蕈毒素成分复杂，往往一种毒蕈含几种毒素，或一种毒素含在几种毒蕈中。在已知的毒蕈中，含毒蕈毒素的主要有肉褐鳞小伞、白毒伞、鳞柄白毒伞、毒粉褶蕈等。由于毒素成分不同，其中毒素类型也不同。

(2)临床表现：①胃肠炎型：潜伏期 10 分钟至 6 小时，以恶心、剧烈呕吐、腹痛和腹泻为主要特点。病程短、预后良好。②神经精神型：潜伏期 1～6 小时。中毒症状除有胃肠炎外，主要以神经兴奋或抑制的精神错乱为特点，如多汗、流涎、脉缓和瞳孔缩小等。严重中毒时可有幻觉、谵妄、抽搐、昏迷等,有的可表现为精神分裂症、木僵症等。多数病人 1～2 日可恢复,无后遗症。③溶血型:潜伏期 6 小时至数日。除胃肠炎症状外,还可出现黄疸、血尿、肝脾肿大、贫血等溶血现象。严重者可致死。④肝肾损伤型:潜伏期 15～30 小时。临床经过一般分为 6 期,即潜伏期、胃肠炎期、假愈期、肝肾损害期、精神症状期和恢复期。如不及时治疗,可因中枢神经抑制或肝昏迷而死亡。病死率高达 50%～90%。经过积极治疗的病例,一般在 2～4 周后进入恢复期。

3. 亚硝酸盐中毒

(1)中毒原因:进食过量的不新鲜蔬菜;食用腌制不久的咸菜;饮用苦井水;过量使用亚硝酸盐或硝酸盐加工肉类;误将亚硝酸盐当作食盐等,均可引起亚硝酸盐中毒。

(2)毒性:亚硝酸盐进入机体后,能将红细胞中血红蛋白上的二价铁离子氧化成三价铁离子,使之失去携氧能力,引起组织缺氧而出现一系列中毒症状。

(3)临床表现:潜伏期 1～3 小时,主要表现为头痛、头晕、乏力、嗜睡、烦躁不安、呼吸急促,口唇、指甲和全身皮肤出现紫绀,严重者昏迷和惊厥,可因呼吸循环衰竭而死亡。

(四)食物中毒的急救和治疗

1. 细菌性食物中毒

(1)迅速排出毒物:如果有毒食物摄入不久,可采取催吐、洗胃以促使其排出,对肉毒毒素中毒的早期病例可用清水或 1∶4 000 高锰酸钾溶液洗胃。

(2)对症治疗:治疗腹痛、腹泻。补充液体和电解质,以纠正水、电解质平衡紊乱和酸中毒。抢救循环衰竭和呼吸衰竭。

(3)特殊治疗:根据中毒情况,合理选用抗生素。一般细菌性食物中毒者可用抗生素。葡萄球菌肠毒素中毒不需用抗生素类药物,以补水和维持电解质平衡等对症治疗为主。肉毒毒素中毒病人应尽早使用单价或多价抗毒血清,注射前要做过敏试验,还要及时应用支持疗法等。

2. 非细菌性食物中毒

(1)排除未吸收的毒物:采用催吐、洗胃、导泻、灌肠等方法排除毒物。催吐多用于中毒早期,病人意识必须清楚。洗胃越早、越彻底效果越好,对中毒食物不明的病人常用 2%～4%温生理盐水和温肥皂水,对硫、磷等有机磷农药中毒(敌百虫除外)用 1%～3%碳酸氢钠溶液洗胃,其他食物中毒可用 1∶4 000 高锰酸钾溶液洗胃。导泻常用硫酸镁。中毒时间较久的病人,可用 1%生理盐水、肥皂水或清水加温至 40℃进行灌肠。

(2)阻止毒物吸收和保护胃黏膜:催吐、洗胃后可能仍有部分毒物残留在胃中,因此应尽快使用拮抗剂,以阻止毒物的吸收,保护胃黏膜。

(3)促进毒物排泄:大量饮用温开水或静脉输液,也可使用甘露醇或山梨醇等利尿剂,以加速毒物排泄。

(4)特殊治疗:如毒蕈中毒可用二巯基丁二酸钠等巯基药物解毒;亚硝酸盐中毒应及时应用亚甲蓝和维生素 C、葡萄糖等。

(5)对症治疗:如毒物已损害脏器,出现症状,必须采取积极有效措施进行对症处理。一般采用纠正脱水和酸中毒、消除炎症和保肝治疗等。

(五)食物中毒的预防

1. 细菌性食物中毒

(1)防止污染:认真贯彻执行《食品卫生法》,加强肉食卫生管理,特别是加强夏秋季肉食和肉制品的卫生监督。做好牲畜宰前、宰后的兽医卫生检验,禁止病死或死因不明的禽畜肉上市。生熟分开,严格防止交叉污染,食具要严格消毒,食物应以新鲜为原则,烧熟煮透,做好食物保藏,消灭苍蝇、老鼠。食品从业人员要进行定期体检,按规定进行带菌检查和卫生知识培训,养成良好的卫生习惯,严格遵守饮食行业和个人卫生制度。患有化脓性皮肤病和上呼吸道感染者,治愈前不能从事接触食品的工作。

(2)控制细菌繁殖和产毒:为控制细菌繁殖及外毒素的形成,食品应低温保存或冷藏。用盐渍的方法,也可控制细菌繁殖及形成毒素,一般加盐量为10%。

(3)杀灭病原菌和破坏毒素:为了彻底杀灭肉类中可能存在的沙门菌属细菌,应使肉块深部温度至少达80℃,并持续12分钟,使肉块中心呈灰色凝固状态;蛋类煮沸8~10分钟;剩饭菜要采用"双加热法";发酵食品用的原料应先经高温灭菌,食用前还应再充分加热;对可疑葡萄球菌肠毒素污染的食品,须加热至100℃并持续2小时后方可食用。罐头食品生产要严格执行灭菌操作规程。

2. 非细菌性食物中毒

(1)加强宣传、防止误食:加强宣传河豚有毒知识,禁止鲜河豚上市销售、集中加工、统一处理。为防止毒蕈中毒,根本的措施是不要采摘和食用自己不能识别的蘑菇。防止误食农药拌过的种子及误把砷化物、亚硝酸盐当食盐食用。

(2)防止食品污染:在食品生产、加工、运输、贮存、销售过程中,防止化学性毒物污染食品。加强农药管理,严格按照规定合理使用农药。蔬菜、成熟期的粮食作物、果树应禁止喷洒剧毒农药。

(3)防止食品霉变:粮食作物要适时收割,及时晒干扬净,注意储藏条件,防止霉变;粮食一旦被霉菌污染后,一定要采用去毒措施,使毒素含量降到卫生标准以下方可食用。

第三节 职业性有害因素与职业性损害

从事一定的职业,进行生产劳动是人类生活的基本前提,也是促进人体健康的必要条件。但在生产环境和生产劳动过程中也常存在各种职业性有害因素,在一定的条件下可对劳动者的健康产生不良影响,严重的可以引起各种与职业有关疾病。

一、职业性有害因素

(一)职业性有害因素的概念

职业性有害因素(occupational hazardous factors)是指在不同劳动条件下产生的危害人体健康和影响劳动能力的各种环境因素。它们对劳动者健康的损害统称为职业性损害。职业性损害包括工伤和职业性疾患,后者包括职业病和职业性多发病两大类。职业性损害可以是轻微的健康影响,也可能是严重损伤,甚至导致伤残或死亡。为了保护劳动者健康,提高劳动生产率,研究影响职业病发生的因素,提出相应的防制措施,对预防职业病的发生有着重要的意义。

（二）职业性有害因素的种类

1. 化学性因素

（1）生产性毒物：种类繁多，在防护不良的情况下可引起各种职业中毒。如铅、苯、汞、二氧化硫、农药等。

（2）生产性粉尘：各种生产性粉尘都可危害人体健康，甚至引起尘肺。如二氧化硅粉尘、石棉尘、煤尘、金属尘及有机粉尘等。

2. 物理性有害因素

（1）异常的气象条件：生产环境中高温、高湿或强热辐射，可引起热射病、热痉挛、热衰竭。

（2）异常的气压：高气压潜水和潜涵作业可引起减压病。登山、航空作业因低气压可引起高山病和航空病。

（3）电离、非电离辐射：电离辐射中的 α、β、γ、X 射线可引起放射性疾病。非电离辐射中如微波和红外线等可引起职业性白内障。

（4）噪声和振动：在生产中噪声和振动往往同时存在。噪声可引起职业性耳聋，振动可引起小动脉痉挛导致振动病。

3. 生物性因素　因职业的原因可能接触的病原微生物和寄生虫。皮革加工和毛纺作业中接触炭疽杆菌，森林作业接触森林脑炎病毒，通过病畜接触布氏杆菌等。

在实际生产环境中，职业性有害因素不是单一存在的，往往是多种有害因素同时存在，它对劳动者的健康将产生综合性影响。

二、职业性损害

职业性有害因素所造成的损害称为职业性损害，包括职业病、工作有关疾病和工伤。

（一）职业病

1. 职业病概念　由职业性有害因素直接引起的疾病，医学上统称为职业病（occupational disease）。根据我国国情，凡列入国家规定范围的职业病称为法定职业病（reportable occupational disease）。它是国家根据经济条件和科学技术水平等实际情况，由法规确定的可以享受劳保待遇的职业病。2001 年 10 月 27 日，第九届全国人民代表大会常务委员会第二十四次会议通过了《中华人民共和国职业病防治法》（以下简称《职业病防治法》）。该法共分七章七十九条，并于 2002 年 5 月 1 日起施行。同时，卫生部、劳动与社会保障部联合下发了《职业病目录》，共 10 大类 115 种。其中包括职业中毒 56 种、尘肺 13 种、职业性放射病 11 种、物理因素所致职业病 5 种、生物因素所致职业病 3 种、职业性皮肤病 8 种、职业性眼病 3 种、职业性耳鼻喉疾病 3 种、职业性肿瘤 8 种、其他职业病 5 种。

2. 职业病的特点

（1）病因明确：职业病是由职业性有害因素直接引起的，因此只要有效地控制和消除病因，就可以预防职业病的发生。

（2）存在剂量-效应关系：劳动者接触职业性有害因素，经过一定的时间后，达到一定的水平时就可发生职业病，即存在接触水平（剂量）-反应（效应）关系。如在短时间内接触大剂量的生产性毒物，常发生急性中毒；长期接触小剂量的生产性毒物，当剂量积累到一定水平时则可发生慢性中毒。

(3)群发性与个案性：一般在同一接触人群中可同时或先后多人发生同种职业病，表现为群发性。但慢性中毒的病人则常以个案出现。

(4)疗效不满意：多数职业病至今尚无特殊的治疗方法，主要以对症治疗为主，如果能早期发现、早期诊断、及时处理则预后较好。

3. 职业病的诊断　是集科学性、政策性和技术性为一体的工作，既关系到劳动保护法令的执行，也涉及现场劳动条件的评价，还涉及国家、集体和个人三方的利益等。因此，必须持认真的态度，根据国家颁布的职业病诊断标准和《职业病诊断管理办法》的有关规定，由诊断机构经过综合分析后集体确诊。

(1)诊断机构：具有诊断权的机构，即由省级以上人民政府、卫生行政部门批准的卫生机构。指国家、省(自治区、直辖市)和市(地、州、盟)级职业病防治机构，或由上述级别的卫生行政部门指定的医疗卫生单位，负责本地区的职业病诊断。诊断时，必须坚持以当地为主和以职业病防治机构(或职业病诊断组织)的集体诊断为准的原则，职业病一经确诊，诊断机构必须出具《职业病诊断书》，方为有效。

(2)诊断依据：应包括以下三个方面资料。①职业接触史：是诊断职业病的先决条件。应全面、系统地了解病人接触职业性有害因素的全过程，如从事的工种、工龄、生产劳动方式、生产环境条件以及症状出现与接触有害因素之间的先后关系和同工种工人有无发生同样疾病情况等。②临床检查资料：包括三个方面。一是询问病史：详细了解病史与接触有害因素的关系，如病人工作前后健康状况的对比、各种症状出现的时间、发展的顺序、严重的程度以及与工种变动的关系等。二是体格检查：因各种有害因素对人体各个组织器官的作用具有“选择性”，所以在对病人进行全面体格检查的基础上，应做针对性的重点检查。例如，对从事苯作业的工人，应重点检查血液系统等。三是辅助检查：根据有害物质对机体毒作用特点，除了进行常规实验室检查外，还应做针对性的检查，如对接触粉尘作业的工人做肺部X线检查，测定生物材料中毒物的含量和对接触工业毒物的工人代谢产物的含量等。③现场调查资料：调查生产环境中有害因素的种类、工艺流程、工人的操作方式、劳动强度、防护设备及使用情况；测定生产环境中有害物质的浓度；收集历年来的环境监测资料和工人的健康、疾病资料。

4. 职业病的处理　在我国，职业病病人依法享受国家规定的职业病待遇，即用人单位必须按国家规定安排职业病病人进行治疗、康复和定期检查；被确认不宜继续从事原有害作业或工作的，在确认之日起的2个月内调离原工作岗位，另行安排工作；对于因工作需要暂不能调离的技术骨干，调离期限最长不得超过6个月。治疗休养期、确定伤残或治疗无效死亡者，按规定给予劳保待遇。除享有工伤社会保险外，依照有关民事法律尚有获得赔偿权利的，有权向用人单位提出赔偿要求。职业病诊断争议由设区的市级以上地方政府卫生行政部门根据当事人的申请，组织职业病诊断鉴定委员会进行鉴定，该委员会由相关专业的专家组成。

5. 职业病报告　2006年1月1日起执行的《国家突发公共卫生事件相关信息报告管理工作规范(试行)》规定，发生急性职业中毒10人及以上或者死亡1人及以上时，获得突发公共卫生事件相关信息的责任报告单位和责任报告人，应当在2小时内以电话或传真等方式向属地卫生行政部门指定的专业机构报告。具备网络直报条件的同时进行网络直报；不具备网络直报条件的责任报告单位和责任报告人，应采用最快的通讯方式将《突发公共卫生事件相关信息报告卡》报送属地卫生行政部门指定的专业机构。

6. 职业病的防治措施　职业病的防治应坚持预防为主的方针，遵循三级预防的原则，采取综合性的组织措施、技术措施和卫生保健措施，以达到保护和促进劳动者健康的目的。

(1)第一级预防：又称病因预防，即从根本上消除或最大可能地减少与职业性有害因素的接触，防止职业病的发生。①技术措施：改进工艺，用低毒、无毒物质代替剧毒、有毒的物质，禁止使用已被证明了的有致癌作用的物质；改进生产过程，使用远距离操作或自动化设备，最大限度地减少工人与有毒、有害物质的直接接触，加强设备的检修，防止有毒、有害物质的跑、冒、滴、漏等；科学地设计厂房，"三建企业"(新建、扩建、改建)应遵守"三同时"(工程项目和主体工程同时设计、同时施工、同时投产)的原则；加强通风、除尘、排毒等措施，做好工业"三废"的综合治理，努力改善劳动条件。②组织措施：合理组织和安排劳动过程，建立健全劳动制度，认真贯彻执行国家制定的卫生法规。③卫生保健措施：做好就业前体格检查，提早发现易感者和就业禁忌证；进行职业卫生宣教，增强职工的自我保健意识，自觉建立科学、文明、健康的行为生活方式，使机体处于良好的状态；注意平衡膳食和保健食品的供给；加强锻炼，提高机体抵抗力。

(2)二级预防：又称临床前期预防或"三早预防"，通过早期发现、早期诊断、早期治疗的预防措施，争取较好的治疗效果，控制职业病的进展。

(3)三级预防：又称临床预防，目的是使病人在明确诊断后，能得到及时、合理的处理，预防并发症，促进康复。

(二)工作有关疾病

工作有关疾病(work-related disease)也叫职业性多发病。它是指与劳动组织、生产场所条件、工作本身和工作时接触的有害因素有关的一组疾病。它的病因不直接取决于职业性有害因素，而是由职业因素、社会因素、生活因素及心理因素等综合作用的结果。常见的工作有关疾病如煤矿工人易患消化性溃疡、风湿病等。

(三)工伤

工伤(occupational trauma)是指劳动者在从事劳动生产过程中，由于外部因素直接作用而引起机体组织的突发性意外损伤。轻工伤可误工误时，或一时性丧失劳动能力，影响劳动者健康。严重的工伤可以致伤、致残、致死。

工伤产生的原因有：①生产设备质量差或维修不善，或缺乏安全防护装置。②劳动组织制度不健全、管理不当。③劳动者的心理素质或健康状况不良等因素。

(四)几种常见的职业病

1. 铅中毒及其防治　铅(lead，Pb)是一种柔软的银灰色重金属，工业上应用金属铅和铅的化合物来制造铅板、铅管、电缆护套、蓄电池等，铅还是颜料、农药和某些医药品的原料之一，日常生活中也可以接触到铅。在生产环境中，当熔铅温度在400℃～500℃时，即可产生大量的铅蒸气，并在空气中迅速氧化形成氧化亚铅，冷凝成铅烟、铅尘，污染生产环境。

(1)进入途径：铅在生产环境中，主要是以铅烟、铅尘或铅蒸气形式经呼吸道吸入。由于呼吸道呈弱酸环境，有利于铅的溶解，再加上肺的弥散作用和吞噬细胞的吞噬作用，致使铅的吸收较完全和迅速。其次，可通过消化道进入，如违反操作规程，在车间内进食、吸烟、饮水或摄取被铅污染的食物。铅一般不能经过完整的皮肤吸收。

(2)体内代谢：①被吸收的铅进入血液循环，大部分与红细胞结合形成可溶性磷酸氢铅而分布全身，以肝、肾内浓度较高，几周后，铅由软组织转移到骨，并以不溶性磷酸铅的形式沉积下来，人体内有90%～95%的铅储存于骨骼。②铅在体内的代谢与钙相似，当机体缺钙或创伤、感染以及服用酸性药物时，体内酸碱平衡失调，可使骨骼内的不溶性磷酸铅转化为可溶性的磷酸氢铅重新进入血液，使血铅浓度升高，而诱发铅中毒或使原有的症状加重。③铅主要随尿排出，少量可随粪便、乳汁、唾液、汗液和月经排出，血铅还可经胎盘作用于胎儿。测定尿铅排泄量可以反映体内铅的水平。

(3)中毒机制：铅中毒可以影响机体内许多生化过程，比较清楚的是卟啉代谢障碍。①铅影响卟啉代谢，导致血红素合成障碍，血红蛋白量减少，是较重要和较早的变化之一（图2-2）。血红素的合成过程，受体内一系列酶的作用。铅主要抑制δ-氨基-r-酮戊酸脱水酶(ALAD)和血红素合成酶。当ALAD受抑制后，δ-氨基-r-酮戊酸(ALA)形成卟胆原的过程受阻，使血ALA增加，而由尿排出；血红素合成酶受抑制后，导致原卟啉形成血红素的过程受阻，血红素合成减少；铅对δ-氨基-r-酮戊酸合成酶(ALAS)、粪卟啉原氧化酶也有抑制作用。

此外，铅也可直接作用于红细胞，使其脆性增加，导致溶血和贫血；铅作用于血管，引起血管痉挛，出现腹绞痛、铅性面容或视网膜小动脉痉挛；铅作用于神经系统，使大脑皮质兴奋和抑制过程紊乱；铅对神经鞘细胞产生毒作用，引起神经纤维节段性脱髓鞘，最终导致"腕下垂"或"垂足症"。

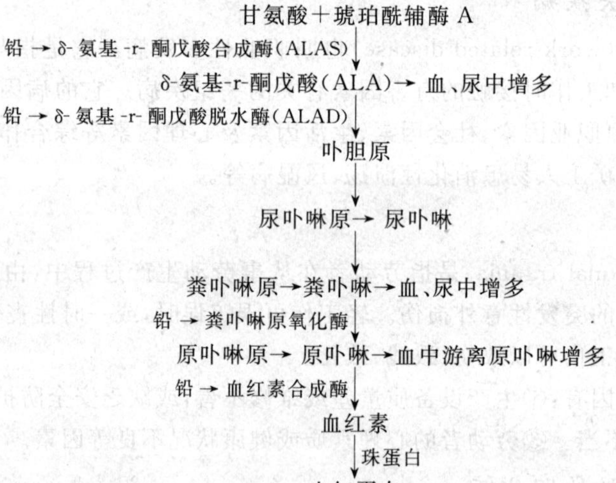

图2-2　铅对卟啉代谢的影响

(4)铅中毒的临床表现：职业性接触中的铅中毒主要为慢性中毒，随着生产条件的改善和定期的健康检查，目前严重和典型的铅中毒病人很少见。慢性铅中毒的病人多以神经系统、消化系统和血液系统症状为主。①神经系统：早期和常见的症状是神经衰弱综合征，如头昏、头痛、乏力、失眠、记忆力下降等症状。周围神经病，表现为感觉型、运动型或两者兼有的混合型症状，感觉型表现为四肢末端呈手套、袜套样感觉障碍；运动型表现为握力下降，伸肌无力甚至麻痹，出现“腕下垂”或“垂足症”；混合型则上述两者皆有。个别严重中毒的病人中，可出现癫痫样发作、精神障碍或脑神经损害的中毒性脑病。②消化系统：口内有金属味，齿龈边缘可有蓝黑色“铅线”，腹胀、腹泻或便秘是慢性铅中毒病人的常见症状。腹绞痛是铅中毒的典型症状之一，常为突然发作，呈持续性绞痛，部位多在脐周，发作时病人面色苍白、大汗淋漓，常伴呕吐、烦躁不安、体位蜷曲，一般止痛药不易缓解。如果出现顽固性便秘，则常是腹绞痛的先兆。检查时腹部平软，无固定压痛点，无反跳痛，肠鸣音减弱，手按压腹部疼痛可缓解。③血液系统：表现为铅性面容和贫血，病人面部及肢端呈灰白色，常呈低色素性正胞型贫血。外周血中可见点彩红细胞、网织红细胞和碱粒红细胞增多等。

此外，女性病人常出现月经不调、流产、早产等。

(5)铅中毒的诊断：根据职业史，结合临床症状、实验室检查、劳动条件调查，必要时可作驱铅试验，早期诊断并不困难。①铅吸收：有密切的铅接触史，尚无铅中毒的临床表现，尿铅含量增高。②轻度铅中毒：出现轻度神经衰弱综合征，口腔有金属味，可伴有腹胀、腹部隐痛、便秘等症状，尿铅和血铅含量增高，尿中 ALA 增多，尿粪卟啉阳性。③中度铅中毒：除上述表现外，还具有腹绞痛、贫血、中毒性周围神经病三种表现之一。④重度铅中毒：除以上表现外，还具有铅麻痹、铅中毒性脑病两种表现之一。

(6)铅中毒的防治：轻度铅中毒，可作驱铅治疗和对症治疗，一般不必调离原工作岗位。常见的驱铅治疗药物首选依地酸二钠钙($CaNa_2$－EDTA)，每日 1 g，加入 25%葡萄糖溶液 40 ml 内静脉注射或加入 10%葡萄糖溶液 250 ml 内静脉滴注，一般 3～4 日为一疗程，两疗程间隔停药 3～4 日。中度铅中毒病人除驱铅治疗外，原则上应调离铅作业。重度铅中毒病人必须调离铅作业，并给予积极治疗和休息。

预防铅中毒，关键在于消除和控制铅粉末发生源，其措施有：用无毒或低毒物质代替铅及其化合物；降低车间空气中的铅浓度；加强个人防护，不在铅作业车间内吸烟、进食，不饮酒或少饮酒等，饭前洗手，下班淋浴，坚持车间内湿式清扫制度；加强监测，定期测定车间空气中铅的浓度；进行就业前健康检查，根据就业禁忌证严格筛选；开展定期健康检查，早发现、早诊断、早治疗，以获得良好的疗效。

2. 汞中毒　汞(mercury，Hg)是常温下唯一呈液态的银白色金属，在常温下即能蒸发，温度愈高蒸发愈快。汞的表面张力大，溅落在地面或工作台面上后立即分散形成细小汞珠，从而增加了蒸发的表面积。汞的吸附性强，极易吸附于不光滑的墙面、地面、工作台等处，造成二次污染。汞的应用十分广泛，生产性接触主要来自汞矿的开采及冶炼、冶金、仪表、电子、化工、医药等行业。外界环境中的汞很容易在微生物的作用下甲基化，产生毒性更大的甲基汞。

(1)进入途径：在生产环境下，汞主要经呼吸道吸入。汞蒸气以及呈气溶胶状态的汞化合物，也可以经消化道、皮肤黏膜侵入。

(2)体内代谢：金属汞进入血液被氧化成二价汞离子(Hg^{2+})后，与血浆蛋白、血红蛋白等结合，形成结合型汞；也可以与低分子巯基化合物如半胱氨酸、还原型谷胱甘肽等结合，形成扩散型汞。这两种汞均可随血流分布于各组织器官，并逐渐转移至肾。肾组织中金属硫蛋白与汞结合，使汞在肾脏蓄积。如果金属硫蛋白与汞结合而耗尽，则出现肾损害。汞主要经肾脏排泄，其次为肠道，少量随唾液、汗液、乳汁、月经排出。

(3)中毒机制：汞中毒机制尚未完全清楚。一般认为进入体内的汞在细胞内被氧化为Hg^{2+}，Hg^{2+}易与蛋白质上的巯基结合，使体内许多重要的含巯基酶活性丧失，进而影响机体正常代谢。脑组织中的汞被氧化转变为Hg^{2+}后，很难通过血-脑屏障返回血液。Hg^{2+}作用于中枢神经细胞，使大脑皮质兴奋、反射活动协调性紊乱，导致慢性汞中毒病人出现一系列神经精神症状。

(4)临床表现：职业性急性汞中毒较少见，一般以慢性中毒为主。慢性汞中毒主要因长期接触较低浓度的汞蒸气引起，主要有汞毒性易兴奋症、汞毒性震颤和汞毒性口腔炎三大典型表现。①汞毒性易兴奋症：在神经衰弱的基础上出现慢性汞中毒特有的神经精神症状，主要表现有烦躁易怒、易激动、无故哭笑等，有的呈抑郁表现，如胆小害羞、孤独沉默、感情脆弱等。②汞毒性震颤：多为意向性震颤，当病人从事精细动作、情绪紧张或注意力集中时震颤更加明显，但在安静或睡眠时消失。病情严重时震颤可波及全身，使病人难以进食、行走等。③汞毒性口腔炎：是汞随唾液排泄过程中对口腔黏膜、牙龈、牙齿造成的损害。初期病人口内有金属味，流涎增多，口腔黏膜充血，牙龈肿胀，易出血，牙齿酸痛等，继之可发展为口腔黏膜和舌肿胀或溃疡，牙龈溃烂萎缩、牙齿松动易脱落等。口腔卫生不良者齿龈边缘处可见暗蓝色的"汞线"。④其他症状：少数病人可出现蛋白尿或红细胞尿等肾脏损害表现，部分病人可有胃肠功能紊乱、肝损害、脱发、妇女月经紊乱等症状。

(5)诊断：职业性汞中毒的诊断主要依据接触汞职业史、现场劳动卫生学调查、临床表现及生物材料汞含量测定或驱汞试验等资料，排除其他疾病后，综合分析而确诊。①汞吸收：系指尿汞量增高，尚无明显的汞中毒临床表现。②轻度中毒：有全身无力、头昏、头痛、失眠、记忆力减退等神经衰弱症候群和急躁、易怒、好哭等情绪改变，可有轻度手指、舌、眼睑震颤及口腔炎或牙龈炎。尿汞量一般超过 0.25 nmol/L(双硫腙法)。③中度中毒：上述临床表现加重，并有精神、性格的改变，震颤明显加剧，可以影响工作能力。④重度中毒：除中度中毒的临床表现外，有明显的神经精神症状，手、足及全身有粗大的震颤，并有共济运动失调等中毒性脑病表现。

(6)防治：①治疗和处理：患者应脱离汞作业，进行驱汞治疗和对症治疗。驱汞治疗的药物有二巯基丙磺酸钠、二巯基丁二酸钠。两者为巯基络合物，可以保护人体巯基酶不受汞的损害，也可以保护被汞作用而失去活性不久的酶，一旦巯基与汞结合后，即由肾脏排出。②预防：改善生产设备、改革工艺流程，达到生产密闭化、自动化；用无毒原料代替汞，如用酒精温度计代替汞温度计；降低车间汞蒸气浓度；加强个人防护，建立必要的卫生制度；有神经系统、肝、肾器质性疾病、自主神经功能紊乱、精神病者均不宜从事汞作业。

3. 苯中毒　苯(benzene，C_6H_6)是一种无色、透明、有芳香气味的芳香烃类化合物。苯在常温下为油状液体，易燃，易挥发，有爆炸性，微溶于水，易溶于乙醇、乙醚等有机溶剂。苯的生产性接触主要是提炼苯及其同系物的生产过程、以苯为原料的化工行业、以苯作为溶剂或稀释剂的工业等。

(1)进入途径：在生产条件下，苯主要以蒸气经呼吸道吸收进入人体，液态苯也可以经皮肤吸收。苯虽可经消化道吸收，但对职业性中毒意义不大。

(2)体内代谢：进入机体的苯迅速随血液循环分布全身，吸收后50%以原形从呼吸道重新排出，40%左右在体内氧化成酚类，与硫酸根或葡萄糖醛酸结合随尿排出，或者进一步氧化分解成二氧化碳排出体外。少量蓄积在骨髓、脑及神经系统等富含脂肪的组织中。

(3)中毒机制：苯的中毒机制目前尚未完全清楚，一般认为苯的急性毒作用主要是对中枢神经系统的麻醉作用。苯具有亲脂性，可吸附于神经细胞的表面，使细胞氧化还原功能受到抑制，ATP合成减少，乙酰胆碱不能形成而导致麻醉作用。苯的慢性毒作用主要表现为对造血功能的损害，一般认为主要由苯的代谢产物酚类等所致。

(4)临床表现：①急性苯中毒：较少见，多由于短时间内在通风不良的场所作业。主要表现为中枢神经系统的症状，轻者表现黏膜刺激症状以及头晕、头痛、恶心、呕吐、面色潮红、兴奋性增高或呈"酒醉状态"；严重时，可出现神志模糊、昏迷、抽搐、瞳孔散大、对光反射消失、血压下降等，甚至可因呼吸中枢麻痹和循环衰竭而死亡。②慢性苯中毒：造血系统损害是慢性苯中毒的主要特征，早期以白细胞总数和中性粒细胞数减少为主要表现，中期可出现血小板减少，病人表现有皮下及黏膜出血倾向，如皮肤紫绀、鼻出血、齿龈出血及月经过多等，严重者可出现骨髓象的改变和再生障碍性贫血，表现为全血细胞减少，甚至可发展为白血病。苯引起的白血病以急性粒细胞性白血病多见。③其他症状：皮肤长期接触苯可引起皮肤干燥、脱屑、皲裂、脱脂性皮炎等，部分病人可有肝损害等症状。

(5)苯中毒的诊断：职业性苯中毒的诊断主要依据短期大量或长期密切接触苯的职业史，以中枢神经系统或造血系统损害为主的临床表现，参考作业环境现场调查及空气中苯浓度测定等资料，排除其他疾病后，综合分析而确诊。

(6)苯中毒的防治：①治疗与处理：急性中毒患者需立即移至空气新鲜处，脱去被污染的衣物，清除体表污染物，误服苯者应及时洗胃。呼吸抑制时给予氧气和辅以人工呼吸，忌用肾上腺素。慢性苯中毒的治疗原则是恢复已经受损的造血功能，发生再生障碍性贫血或白血病者按内科治疗原则进行治疗。苯中毒一经确诊，除积极治疗外，应调离苯作业，并根据病情安排休息。②预防：主要以综合性措施为主。如以无毒、低毒物质代替苯，改革生产工艺，加强通风排毒，并定期监测车间内苯的浓度，做好就业前体检，并开展定期健康检查工作。

4. 矽肺及其防治　在生产环境中，长期吸入生产性粉尘而引起的以肺组织纤维化为主的全身性疾病，称为尘肺。在我国现行职业病名录中，共列入了13种尘肺，其中，矽肺(硅沉着病，silicosis)是尘肺中发病人数最多、危害最严重的一种。

(1)矽肺的病因：矽肺是由于在生产劳动过程中长期吸入含有游离二氧化硅粉尘而引起以肺组织纤维化为主的疾病。游离二氧化硅在自然界中分布广泛，95%以上的矿石中均含有不同比例的游离二氧化硅，因此生产人员接触机会多，尤其是干式作业时，可接触大量的含游离二氧化硅的粉尘。接触含游离二氧化硅在10%以上的粉尘作业，称为矽尘作业。

(2)影响矽肺发生的因素：矽肺的发生与生产环境中粉尘中游离二氧化硅的含量、粉尘的浓度、粉尘的分散度、接尘量、防护措施以及接触者个体状况等因素有关。①生产环境中粉尘的浓度愈高，粉尘中游离二氧化硅的含量愈多，则机体吸入的量越多，发生矽肺的可能性就越大，而且进展快、病情重。②粉尘的分散度是指物质被粉碎的程度，用来表示粉尘粒径大小，分散度的大小与粉尘在呼吸道各部阻留的机会有关。一般认为，直径在0.5～5 μm的尘粒，可到达肺泡，危害最大。③矽肺的发生与发展一般呈慢性过程，多在接尘作业5～10年甚至更长时间才发病。但也有少数病例，可在接尘作业1～2年后发病，称为"速发性矽肺"(acute silicosis)，部分病例在脱离矽尘作业若干年后才发生矽肺，称为"晚发性矽肺"(delayed silicosis)。④其他：工人的健康状况、遗传因素和个体的防护等方面也是影响矽肺发生的重要条件，如患有肺结核或慢性呼吸系统疾病的工人、未成年工人、不注意有效防护的作业工人，则容易患矽肺。

(3)矽肺的病理改变：矽肺是一种进行性疾病，一旦发生，即使脱离粉尘作业，病变仍继续发展，其基本的病理改变是肺组织矽结节的形成和弥漫性间质纤维增生。①矽结节：长期吸入含有较高浓度的游离二氧化硅粉尘，引起肺组织的典型病变是矽结节的形成。肉眼可见肺呈灰褐色，触之硬如橡皮，并有沙粒感。切面可见大小不等的散在的矽结节或融合团块。镜下观典型的矽结节为圆形或卵圆形，纤维组织呈同心圆状排列，横切面似葱头状。②弥漫性间质纤维化：吸入含较低浓度游离二氧化硅的混合性粉尘时，矽肺的发展较慢。其病变特点是在肺泡、肺小叶间隔以及小血管和呼吸性支气管周围，纤维组织呈弥漫性增生，相互连接呈放射状、星芒状，从而使肺泡容积缩小。多数病例表现为混合性改变，既有矽结节的形成，又有弥漫性间质纤维增生。

(4)矽肺的临床表现及诊断：①症状和体征：矽肺病人在早期，由于肺组织的代偿功能很强，多数病人无自觉症状。随着病变的进展出现并发症时，表现为胸闷、气短、胸痛、咳嗽、咯痰等症状，程度与病变的范围和性质有关。矽肺的体征，主要由并发症所引起，如合并感染时，两肺可闻及湿性啰音；合并肺气肿时，可出现发绀、桶状胸等。②X线胸片表现：是矽肺病理改变在X线胸片上的相应反映，在症状和体征尚未出现时即可有典型的改变，是矽肺诊断的主要依据。肺纹理早期表现为增多或增粗、紊乱变形，晚期由于小阴影增多、融合、肺气肿加重，肺纹理反而减少或消失；早期肺门阴影扩大、密度增高、边缘模糊，晚期由于肺纤维组织收缩牵拉和粘连，使肺门上举外移，呈垂柳状或残根状阴影；初期出现直径小于1.0 cm的密度较高的小阴影，呈类圆形或不规则形，晚期出现大阴影，长径超过2 cm，宽径超过1 cm，常对称形成“八”字形；胸膜因广泛粘连肥厚，常见肋膈角变钝或消失，晚期膈面粗糙，并出现“天幕状阴影”。③并发症：矽肺病人的主要并发症有肺结核、肺部感染、自发性气胸、肺源性心脏病等。其中最常见的并发症是肺结核，可促使矽肺病情加速进展、恶化，且肺结核也不易控制，两者相互促进，是造成矽肺病人死亡的主要原因之一。

矽肺的诊断应以接触矽尘的职业史为前提，以质量合格的后前位胸片为依据，根据尘肺X线诊断标准，结合劳动卫生调查和临床特点，由矽肺诊断小组综合分析、集体诊断。

(5)矽肺的治疗和处理：矽肺的处理原则是一经确诊，不论期别，应立即调离接尘岗位，并根据病人的劳动能力，酌情安排工作和进行康复治疗。目前矽肺尚无特效的根治药物，应采取综合治疗措施，主要是对症治疗和防治并发症，以减轻病人痛苦，延缓病情进展，延长寿命。临床上试用的药物有克矽平、柠檬酸铝等。

(6)矽肺的预防：矽肺是一种不可逆的病理改变，目前又无治愈方法，因此矽肺的预防关键在一级预防。我国在多年防尘工作实践中，总结出一套行之有效的经验，称防尘“八字”方针，即“革、水、密、风、护、管、教、查”。①革：技术革新。主要是改革工艺过程和革新生产设备，这是消除粉尘危害的最根本途径。②水：湿式作业。对使用和产生粉尘的作业或工序，尽可能用湿式操作替代干法作业，降低生产环境中粉尘的浓度，这是一种经济易行而有效的防尘措施。③密：密闭尘源。产生粉尘的设备应尽可能加以密闭，以防止粉尘飞扬。④风：通风除尘。根据不同的工作环境，采取局部抽出式机械通风，将工作面含尘空气抽出，并辅以局部送入新鲜空气的机械通风。⑤护：个人防护。矽尘作业时应戴防尘口罩，有效阻止粉尘从呼吸道吸入，必要时可穿戴防尘工作服、送风头盔等防护用具。⑥管：维护管理。建立健全防尘设备管理制度和车间卫生清扫制度，从组织制度上保证防尘工作的经常性。⑦查：测尘检查和健康检查。定期检测车间空气中粉尘的浓度，使之控制在国家规定的容许浓度之下。健康检查包括就业前体格检查，严格掌握就业禁忌证；定期进行体格检查，对矽尘作业接触者每1～3年进行一次健康检查，重点是X线胸片检查，能及早发现病人，使他们得到及时治疗和处理。对从事粉尘作业而调离者，应随访检查。⑧教：宣传教育。对矽尘作业的接触者进行防尘知识和自我保健的教育，增强个人防尘意识。

复习思考题

1. 解释环境和环境污染，叙述环境污染的危害。
2. 简述空气、水、废弃物的卫生要求。
3. 解释食源性疾病、食物中毒，概述常见的食物中毒。
4. 解释职业性有害因素、职业病、矽肺，简述常见的职业性损害及防治。

（苏英　姜新峰）

第三章 健康咨询

健康咨询是医务工作者在开展卫生保健工作时所运用的卫生保健技术，因此，掌握健康咨询的相关理论知识和运用技能，是广大医务人员必须具备的基本素质之一，也是实施卫生保健，更好地为人民群众的健康服务的前提和保证。

第一节 概 述

现代健康观是建立在生物-心理-社会医学模式之上的，对健康和疾病以及影响健康的因素的认识，必须从生物学、心理学和社会学等方面全方位地分析、研究，才能作出科学的解释。健康一直是反映人类生存质量必不可少的基本要素，人们总是期望自己始终拥有健康，而对健康的认识自古以来就是围绕着疾病而展开。虽然各种疾病对人类健康构成不同程度的威胁，但随着社会的进步，人们对那些影响人类自身健康的因素也随之有了进一步的认识。由于对健康和疾病认识的不断变化和深入，人类征服疾病、促进健康的手段和方法也越来越多，应尽可能地利用有限的资源、适当的方法来提高人类最大限度的健康水平，健康咨询就是其中最重要的手段之一。

一、健康咨询的概念

健康咨询是指具有一定的医学专业理论知识和相应的技能水平的咨询员为前来接受咨询的咨询者解答其在日常生活中所遇到的各种各样的健康问题，帮助他们消除和避免生理、心理、行为和社会因素中各种非健康因素对其自身的影响，从而达到促进生理、心理健康，同时又具备完好的社会适应状态的过程。健康咨询也是在医学科学研究和医疗实践活动的基本观念指导下进行的实施卫生保健的一种常用形式。健康咨询是个过程，实施健康咨询反映了人们对健康的认识程度和深度，反映了人们对自身健康的关注程度。通过健康咨询，咨询者可以了解到自己目前的健康状况，了解到影响自身健康的因素，可以获得相关问题的帮助与改变方法，通过咨询人员所提供的全程干预或矫正措施，咨询者的健康问题逐步得到解决，从而及时有效地维护和促进了自身的健康。由此可见，健康咨询在预防疾病、维护和促进健康方面所起的作用和意义是非常巨大的；随着人们物质文化生活水平的提高，随着人们对自身健康要求的提高，健康咨询将会越来越被重视，它所发挥的作用将会越来越明显，在卫生保健工作中的意义会越来越大。

二、健康咨询的形式和内容

(一)健康咨询的形式

健康咨询的形式多种多样,规模有大有小,归纳起来其基本形式有直接咨询、间接咨询、个别咨询和团体咨询。几种基本形式各有优缺点,适用的条件和对象各异,同时又会受到客观条件、主观因素的影响,应根据实际情况来采用合适的形式,尽可能发挥各种形式的优点。

(二)咨询内容

1. 门诊咨询　指在各级医院和卫生保健机构中设立的健康咨询门诊中进行的健康咨询。广义的概念也包括医院门诊医生所提供的有关预防疾病、促进健康的建议。如心理咨询、遗传咨询、儿童保健咨询、青春期咨询、计划生育咨询等。

门诊咨询的形式主要是通过面谈,咨询员仔细地倾听咨询者的诉说,详尽地了解其心中的忧愁、烦恼、焦虑、不安、困惑等,在这个基础上,咨询员与咨询者进行面对面的讨论、磋商和分析等一系列活动过程,了解、诊断咨询者的个性、健康状况、心理问题的严重程度以及造成这些问题的原因等。门诊咨询直接、快捷、较全面、直观地了解咨询者的详细情况的优点,但缺点是由于咨询人员和咨询者之间面对面,咨询者会受到客观环境的影响而产生羞怯等,或者由于个人隐私而不便面对面表达,从而造成咨询员获取的信息不全面,克服这些缺点需要咨询员创造良好的咨询环境,善于科学地引导,获得咨询者的信任。

2. 电话咨询　在各级医院、卫生保健机构中或健康咨询机构开设热线电话咨询健康问题,是一种方便、及时、迅速的咨询方式。比如心理热线电话,在防止由于心理危机而酿成的不良后果方面起到良好的作用;婚育咨询热线电话,在优生优育和计划生育方面所起到的良好作用等。电话咨询虽然具有方便、快捷的优点,但会受到咨询者与咨询员之间的沟通不畅等因素的影响。

3. 广播电视咨询　在广播电视媒体上开设某一时段性专门栏目,由健康咨询专家就某些热点健康问题在媒体上进行解答。一般情况下可以结合电话咨询方式倾听咨询者的诉说,现场连线回答听众(或观众)的咨询提问。这是一种比较常见的健康咨询形式,既可以满足大众对健康知识的了解,又能及时解决个别咨询者的问题。这种咨询形式方便、节约、迅速,可以利用现有的媒体资源,听众(或观众)可以根据自己的健康问题"对症下药",只要条件达到即可以进行。

4. 书信咨询　指由咨询者向咨询员及其机构提请的书面帮助,用于由于客观条件的限制或主观原因的制约,咨询者和咨询员无法实现面对面的交流时。这种形式简单易行,涉及面广,不受咨询环境的影响,它打破了时空的限制,避免了当面交谈时的尴尬局面,咨询者可以尽可能地把自己想要咨询的问题反映在书信中。但缺点是咨询员得不到直观的资料,不能深入了解情况、询问详情,咨询者只能提供一些原则性的问题,所以咨询员难以进行深入的指导;而且也受到咨询者的文化知识、文字表达能力的限制,比如表达不清、陈述不详等情况,结果咨询员无法把握问题的要点以进行分析、指导和帮助;这种咨询形式耗时较长,又容易造成联系中断,比如地址不详、邮政编码不清楚、字迹潦草、无联系电话等。

5. 网络咨询　随着计算机网络技术的发展和普及,计算机技术的运用已经深入到各个领域、各行各业中,医疗卫生保健也不例外。具备一定设备条件和掌握一定计算机技术者即可不受时空限制而进行健康咨询了。具体的咨询方式是从医学、医疗、健康咨询等专业网站上搜寻自己所需相关问题的答案;或者在网站中发相关问题的帖子,向健康咨询专家寻求问题的解决方案;或者直接采用视频技术咨询,即相当于电视咨询水平。网络咨询打破了时空限制,涉及的内容多、范围广,迅速快捷,网络中现有许多资源可查,但会受到条件、设备和咨询者文化水平等因素的制约。

三、健康咨询的对象和目的

社会经济的快速发展,工作中竞争压力加大,生活节奏加快,使人们的生活环境和社会环境发生了很大的变化,这一系列的因素导致人们的生理、心理障碍和社会适应能力下降,需要得到及时的指导和帮助,在感觉自身健康存在问题、产生困惑、出现烦恼时寻求帮助的不一定是病人。因此,健康咨询的对象主要是健康人和亚健康人。健康咨询的目的是为咨询者提供指导和帮助,帮助他找到解决和克服健康障碍的方法,达到生理、心理方面的完好状态和具备良好的社会适应能力。

第二节　健康咨询的基本程序和技巧

一、健康咨询的基本程序

健康咨询是在一定科学理论指导下的实践活动过程。因此要按照其自身的科学规律进行,在实施具体咨询时应采取以下基本程序。

(一)咨询双方建立相互信赖的关系

这是咨询工作的前提。无论是什么形式的咨询,咨询过程首先要做到的是相互信赖,且贯穿于整个咨询过程的始终。要做到这一点,咨询员必须把握住以下几个方面:①平等的原则。咨询员应以平等的身份对待咨询者,不能居高临下。否则,咨询者会产生压抑感和不满,很难做到相互信任。②职业的信任感。咨询员是专业人员,同时咨询过程又是职业活动,要使咨询者感到咨询员热情大方、和蔼可亲、平易近人,同时要让咨询者感到咨询员的专业水平很扎实,这样就容易建立相互信赖的关系。③技巧性的原则。咨询员要善于启发咨询者提出问题,耐心倾听并仔细观察其言谈举止,不轻易打断咨询者的话题,绝对不能流露出丝毫的不耐烦情绪。

(二)资料的收集

这是咨询工作的基础。主要是搜集咨询者健康问题方面的基本信息,要做到全面、准确,为下一步工作打好基础。收集资料时应注意根据咨询者的不同年龄、职业、个性特点等采取相应的方法。可从以下三方面进行。

1. 一般情况　包括姓名、性别、年龄、民族、文化状况、职业及工作情况、家庭状况、兴趣爱好、特长、健康状况等。一般情况可以通过填表或直接询问来了解,也可以通过阅读其自传材料或其他资料、访问其家庭成员或其同事等进行了解。

2. 社会文化背景　包括家庭背景(如家庭成员的职业、文化程度、宗教信仰、健康状况、养育方式、对子女的期望等);学习背景(如学校的自然环境和人文环境等);工作背景(如职业经历、工作单位的人际关系、经济收入等）；社区背景（如社区生活服务设施、治安状况、社区人际关系等）。

3. 咨询者的健康问题　这是资料信息的核心内容，是实施咨询的主要依据，要围绕健康所涉及的方面进行，主要包括咨询者的生理、心理和社会环境方面的各种异常情况。

（三）分析与诊断

这是在前两步工作完成前提下所进行的比较细致的工作。咨询员掌握了第一手资料后，既要求咨询者密切配合，又要求咨询员熟练地运用相应的检测手段进行定性和定量的检测分析。如实验室检测、遗传检测、心理测验量表、家系图分析等。分析与诊断的目的是对咨询者初步判断的问题范围和可能性质作进一步的验证和分析，抓住问题的实质，为咨询目标或治疗目标的确定创造条件。在这个过程中，应注意以下两点。

1. 总体上把握　即要在咨询者诉说、咨询员的感性观察、系统了解和科学检测的基础上，从总体上对咨询者的问题性质作出准确的判断，并作出科学的结论。

2. 细节上具体　在总体上把握了咨询者问题的性质以后，咨询员还应该根据诊断的结果作进一步具体分析，要从细节上对咨询者的问题予以确认并明确咨询和治疗目标。

（四）干预、帮助与改变

这是咨询员在发现问题、明确问题、分析问题的基础上，由此转入实际解决问题的阶段，即实施具体的干预计划、指导、帮助和治疗。

1. 方案的选择　解决健康问题的方案有多种，咨询员要认真地进行比较、筛选，并适当地征求咨询者的意见，根据咨询双方的条件、需要、爱好和成功的可能性，最大限度地避开各种环境因素的影响，作出最佳的选择。

2. 按照选定的方案进行具体实施　一般来说，实施的方案应内容明确，容易领会，操作简单，可以是指导性的建议、认识上的疏导或规劝，也可以是治疗措施。方案内容要分类分步进行，分为咨询机构或咨询员现场解决的问题和咨询者带回自行解决的问题，同时又要考虑到一些复杂的健康问题在解决过程中的效果如何，可能会出现的问题，这样就要求咨询者多次咨询，进行检查、治疗，才能逐渐得到解决。

总之，咨询双方应充分重视咨询过程中的这些特点，相互合作，彼此信任，持之以恒，克服困难，动员所有力量，最终达到预期目的。

（五）追踪调查和信息反馈

这是不可忽略的步骤，是指在咨询工作结束以后，对咨询者进行追踪调查，获取咨询效果的过程。对咨询中的简单问题可以不专门进行追踪，但一些重要的、复杂的问题则必须进行追踪观察，如职业咨询中的典型案例、心理咨询中的重点对象等。这样做的好处是有利于效果的巩固、评价和个案资料的积累和完备。

追踪调查和信息反馈的形式有多种，如通信征询、直接走访、座谈讨论等形式，咨询员再次和咨询者接触，或和其家庭成员、同事好友接触，以利获得比较全面的反馈信息。总之，在追踪调查时应恰当地选择切实可行的方法。

追踪调查与信息反馈的结果有以下四种情况：

1. 咨询效果十分显著，问题得到了解决，咨询者对此表示满意。

2. 咨询效果较好，但问题没有完全解决，咨询者还有新的期望。

3. 咨询效果不大，问题解决不明显，咨询者存在疑虑和不悦。

4. 咨询无效，问题完全没有解决，咨询者感到失望、沮丧。

二、健康咨询的常用技巧

进行健康咨询的过程，实际上是进行人际交流与沟通的过程，既要做到与咨询者进行充分的沟通，又要做到不给对方造成任何伤害，同时，还得解决其健康问题。因此，一定要掌握健康咨询的常用技巧。

(一)交谈时的技巧

1. 目的　通过语言表达这种行为来传递思想感情和认知，获取咨询信息，建立互相信任的关系，向咨询者提供其所需的健康信息。

2. 方法　交谈方法是为了弥补咨询双方的文化差异，方法得当，可以起到事半功倍的效果。

(1)说普通话：要说普通话，语速平缓，吐字、发音清晰。在少数民族地区和农村基层地区，使用民族语言和方言，可能会使咨询者感到亲切，容易拉近咨询双方的距离，便于相互沟通。

(2)通俗易懂：由于双方文化水平和医学知识的差异，要求咨询员在交流时应注意语言通俗易懂，尽可能避免专业化的术语，表达深入浅出，便于咨询者理解。

(3)适当的重复：咨询人员对自己的语言适当地重复，以便起到对某些信息强调的作用，引起咨询者的重视。对咨询者的语言进行适当的重复还会起到鼓励的作用。

(4)内容简单明确：围绕一个中心话题，主题明确，不涉及过多内容。

(5)形象化的辅助手段：适当运用图片和模型等，加强理解，能够有效地增强沟通效果。

(6)及时反馈：谈话过程可以随时停下来，询问咨询者是否听明白、是否有疑问。或要求咨询双方重复重要的内容，同时注意咨询者的情绪反应和行为变化。

(7)进行总结：谈话结束时应作简明扼要的总结，进一步加深印象和交流。

(二)非语言沟通技巧

非语言沟通是语言之外的各种表达方式，包括眼神、手势、表情、语音、语调等，也包括有意或无意的动作或行为，如握手、拥抱、默默地陪伴等。这方面有一定的技巧，非语言沟通技巧运用得当，有利于咨询双方相互理解、建立融洽的互动关系，使咨询过程良性循环；反之，则不利于咨询双方感情交流，给咨询工作带来不便。常用的非语言交流包括以下几点。

1. 语音　指除了词汇以外的所发出的声音。如轻声回应、叹息、笑声、停顿、呻吟等，这些副语言的运用可以使咨询者感受到咨询员对其认真倾听和受到鼓励。

2. 身体语言　指身体的无声运动，如微笑、眼神、姿势的变换、点头、手足运动等。身体语言是肯定、鼓励、赞许和尊重。一般来说，咨询者在注意倾听时总是把目光注视着咨询员；咨询员在阐述某一问题时，可能会把目光移开咨询者，但要观察咨询者的反应时，就要不时地与咨询者对视。

3. 个人空间　指咨询员与咨询者的距离和角度。改变个人空间的因素包括吸引力、共同点、种族及文化因素、性别以及个人习惯等。个人空间的大小决定了交流的主要途径，也体现了咨询双方的亲密程度。

4. 个人装束　个人服装和打扮应得体，做到整洁、朴素、大方。

5. 环境布置　环境幽雅、宁静,空间感好是基本要求,但环境布置应与咨询者的期望保持一致,不同的对象对环境的要求不同,应能针对性地调整,以利于咨询双方的交流。

(三)倾听技巧

咨询员应认真仔细地、全身心地听取对方的说话。第一,观察咨询者的非语言行为,理解其所表达的含义。第二,主动参与,咨询员和咨询者各方面应保持一致,表情端庄,与咨询者保持高度一致,注视对方,不时发出表示赞同的反应来应答对方。第三,与咨询者所生活的社会环境联系,从其家庭、文化、宗教等背景来理解咨询者所表达的信息。第四,避免干扰,咨询过程中会有许多意外干扰双方的谈话,如接听电话、他人来访、主观上急于发言、固执已见等都应尽可能地避免,保持谈话的连续性。第五,思路清晰、线索清楚、抓住要点,倾听和调查一样,要有一个提纲或框架,不能记流水账、不得要领,咨询员要集中注意力分析咨询者的讲话要点,作出总结。

(四)提问技巧

讲究提出问题的方式和方法,恰当的提问有助于咨询双方的沟通,能够帮助咨询者表达内容。提问时应该遵循以下几个原则。

1. 次数不能过多　咨询过程主要是咨询者的诉说,太多的提问使咨询者处于被动回答问题的境地,会产生一种被审查、盘问的感觉。不能以提问代替谈论的话题,咨询员有时找不到话题,就不断地对咨询者进行提问,甚至不打算认真听取咨询者的诉说,这样,咨询者会认为你在敷衍了事。

2. 紧扣主题　提问的主动权掌握在咨询员手中,不能漫无边际地提问,也不能变成咨询员验证某个理论的手段。

3. 开放的提问　用开放的问题来提问,帮助咨询者更具体地回答问题,给咨询者一定的思考和判断余地,使之更具体地谈论某一话题,同时,又具有一定的指向性,如"你对这事的看法如何?"就是一个开放性的问题,可以引出多个答案。

4. 提问用于澄清问题以外的方面　主要用于澄清主题以外的问题,咨询者的诉说可能漫无边际,有时会有前后矛盾的地方,需要进一步提问澄清。提问也可以用来促进咨询者思考和寻求更深层次的信息。

总之,健康咨询的基本技巧只是沟通咨询双方的工具,可以帮助咨询员准确地传递和获取信息,并不能取代咨询双方真正地相互理解和依赖。在咨询双方沟通时,要因人而异,灵活运用。沟通技巧是一个有机整体,需要将不同的技能结合起来应用。只有在健康咨询的技巧适合相应的模式,使咨询顺利进行,帮助咨询者投入行动,解决了问题时,它才是有效的。

第三节　心理咨询和遗传咨询

一、心理咨询

现代社会生活节奏加快,社会竞争性加强,外来冲击力加剧,人际关系复杂化,容易导致人的心理失衡,引发心理疾病和行为异常;人在不同生理阶段也会产生不同的心理健康问题，如学龄前儿童的心理问题、青春期心理问题、老年人心理问题等等；同时，随着现代健康观的建立，人们充分地认识到了心理健康是衡量一个人健康与否的重要方面。统计资料表明，全世界约有5亿多人患有各种心理精神障碍，美国医学会统计，全美国有80万张床位经常为心理疾病患者所占用。北京医科大学精神卫生研究所的调查显示，我国约有16.7％的学生存在较严重的心理卫生问题，并且随着年龄的增长，心理卫生问题也有较大幅度的上升，其中，初中生为13.76％，高中生为18.79％，而大学生为25.79％。现实表明，普通的医药仍然不能治疗心理疾病和行为异常，因此，心理咨询应运而生。通过心理咨询可以积极预防和治疗心理健康问题，通过宣传、教育和咨询活动等积极的心理咨询工作创造最佳的社会环境，可以促进和维护人们的心理健康，增强人们对社会的适应能力，减少身心疾病和各种心理障碍的发生。

（一）心理咨询的概念、性质及对象

1. 概念　心理咨询是通过人际关系而进行的一种帮助过程、教育过程和成长过程。咨询者就自身的心理不适或心理障碍，通过语言、文字等交流媒介，向心理咨询工作者进行诉说、询问与商讨，提出问题，进行共同分析、研究和讨论，找出问题的症结，在帮助、启发、教育和指导下，克服情绪障碍，建立自信心，解决其在学习、工作、家庭生活、疾病和康复方面等出现的心理问题，从而恢复心理平衡、更好地适应环境、增进身心健康。

2. 性质　心理咨询过程是咨询双方共同讨论和磋商的过程，双方之间是在一定的范围内彼此合作的伙伴关系，有始有终，一般随咨询活动的结束而自动结束。由于咨询是一个过程，咨询活动往往需要多次进行，每次需要持续一定的时间。在咨询活动过程中，双方相互信赖，真诚对待，在启发、指导、教育和帮助下，咨询者改善人际关系，在心灵上得到慰藉，解脱其心理上的苦恼，从而消除心理障碍，提高其主动调节与适应环境的能力，促进其身心的健康发展，实现心理咨询的目的。

3. 对象　主要是日常生活中遇到某种压力引起心理冲突而寻求帮助的正常人，他们不一定是病人，不能称为患者，而称之为咨询者或来访者。具体地说是指处在生理学家所说的灰色区的非器质性痛苦的总和，其中包括心理不平衡、情绪障碍、变态人格和人际交往障碍等人群，这些异常心理状况不同程度地干扰了他们的正常生活、工作等，在自觉心理困扰的时候而前来咨询的人。在复杂的社会环境中，每个人都有可能遇到这样那样的阻力，从而带来心理上的困惑与烦恼，甚至引起剧烈的心理冲突，这时他们希望通过心理咨询获得帮助，以便摆脱危机，恢复心理平衡。

有些人内心世界比较封闭，不愿表露自己的内心痛苦。迫于别人的催促被迫而来咨询的人，由于不愿主动谈及自己的问题，必然影响咨询效果。另外，无法自诉的智力低下者或精神病患者，不能作为心理咨询的直接对象，而要在同伴或家属的陪同下接受心理咨询的指导。

（二）心理咨询的原则、机制和形式

1. 心理咨询的原则

(1)信赖性原则：心理咨询时咨询双方是合作伙伴关系，要求咨询员从尊重、信任的立场出发，努力和咨询者建立朋友式的友好信赖关系，以确保咨询工作顺利进行，取得良好的咨询效果。做到这一点的条件是相互平等，给咨询者以良好的第一印象，善于启发，耐心倾听等。

(2)整体性原则:是系统观的要求和体现,咨询员对咨询者的心理问题作全面考察、系统分析,既要重视诸要素的内在联系,又要考虑咨询者心理因素、生理因素和社会因素的相互制约和影响,防止和克服片面性。

人的心理活动是一个有机整体,知、情、意、行是密切联系在一起的,心理活动的各要素、个性心理特征相互影响,同时又与生理因素相互作用、密不可分。从身心因素与外部环境特别是社会环境的关系来看,也存在着彼此制约、互为因果的错综复杂的联系。所以,在心理咨询中,要从整体出发,全面分析,同时,结合心理咨询理论灵活运用于特异性和非特异性的案例,结合个体的认识过程、意志过程、生理因素和应激环境进行综合考察与分析,才能从整体上深刻认识咨询者情绪异常的表现及成因,才能得出科学的诊断和进行恰当地处理。

(3)发展性原则:用发展、变化的观点看待咨询者的问题,不仅对现存的咨询问题的分析和本质的把握要善于用发展的眼光作动态观察,而且要具备一定的预测能力,即对问题的解决和咨询结果上也要运用发展的观点,揭示个体今后发展的可能性和发展方向,因此,要求咨询员具有较强的洞察力和预见能力。

(4)艺术性原则:①在语言表达上,既要鲜明准确,毫不含糊,又要讲究分寸,语气委婉。同时,还要紧扣时机,恰到好处。②在情感交流上,咨询人员应自然地将坦诚、信任、体谅和期待等复杂的感情传递给咨询者;另外,咨询人员要灵活运用肢体语言,传递自己的意图和期望,以利于共同完成咨询任务。③在教育手段上,要具备时代特征和精神文明的本质内容,把解决心理问题和教育有机地结合起来,培养其正确的人生观、价值观和世界观,使之受到辩证唯物主义思想的启迪和道德思想的教育。

(5)异同性原则:心理咨询员既要注意咨询者的共同表现和一般规律,又不能忽视其年龄差异、性别差异和个体差异,要善于同中求异、异中求同,努力做到两者的有机结合和统一。

(6)坚持性原则:心理咨询双方都应充分认识到解决心理问题的艰巨性、复杂性,树立坚持不懈、不怕挫折的决心。为做到这些,需向咨询者作以下说明:①心理问题不是一朝一日形成,而呈逐渐加剧趋势,因此解决它同样需要一段时间。②对心理问题的认识存在局限性是正常现象。③心理活动是多种复杂因素综合的整体活动,一方面出现问题,其他方面也会对问题的解决产生影响。④环境因素是不断变化的,同时,也在不断地作用于个体,其中的消极因素一旦处于支配地位时,会给咨询工作带来负面影响,造成问题的反复发生。

(7)保密性原则:咨询者的名誉权和隐私权应受到道义上的维护和法律上的保证,心理咨询员有责任和义务对咨询者的谈话内容予以保密。

(8)预防重于治疗的原则:心理咨询员不仅要重视心理问题的诊治和排解,更重要的是在咨询过程中应加强心理卫生知识的宣传教育,让他们了解、掌握自我预防、自我控制、自我矫正的理论和方法,更好地发挥心理咨询的作用。

2. 心理咨询的机制　按照心理问题产生的原因,通过排除因种种生活压力和矛盾造成的精神烦恼与心理紊乱,矫正由情绪障碍与人格变态导致的神经质,使人积极地调节自我,适应环境;通过宣泄、领悟、强化自我控制、增强自信心等各种方法来逐步进行矫正。

(1)宣泄:咨询者把自己的不良情绪、心中积存的烦恼与变态行为表达给或倾诉给咨询员,是摆脱不良心境和恶劣心态的手段,通过发泄痛苦,精神得到解脱,使人感到舒畅,增加了战胜困难的信心和勇气;宣泄也是咨询员深入了解咨询者情况的渠道,有利于两者的感情沟通。

(2)领悟:是克服心理不适和障碍的关键;是咨询者在咨询过程中深刻的认识飞跃。领悟可使咨询者积极地协调自我与环境的关系,改变其中的某些偏见与消极行为方式,防止和减少不良情绪对身心的危害。

(3)强化自我控制:可以使人破除某种不良情绪状态和破除不良因素对自我的禁锢,协调个人与环境的关系,从而获得内心的和谐。这样,就可以消除自我意识中的偏差,进而有效地控制其心理失常和变态行为的发展。

(4)增强自信心:是心理之"通"的最高表现,是心理咨询的最终目标。自信心是战胜恶劣心境、摆脱不良情绪的法宝,以积极的、乐观的、健康的心态面对现实,整合重建合理的情绪结构,保持良好的心境,从容面对烦恼和忧愁。

3. 心理咨询的常见形式　心理咨询的形式多种多样,可以根据具体情况和条件决定。正确、恰当的形式可以对不同的心理咨询需求起到良好的促进效果。从咨询的人数来分,可以分为个别咨询和团体咨询;从咨询的途径来分,可以分为门诊咨询、书信咨询、电话咨询、专题讲座和现场咨询等,其中最常见的形式是门诊咨询。

二、遗传咨询

(一)遗传咨询的概念

遗传咨询也称遗传商谈,是咨询医师与咨询者(遗传病患者或其家属)就其家庭中的某种遗传病的发病原因、遗传方式、诊断、预后、复发风险、防治等问题进行的一系列讨论和商谈,并提供最佳对策、合理解决的全过程。

遗传咨询是预防遗传性疾病的一种手段,也是一种教育过程。它能使一个有风险的家庭不再出生遗传病儿;而在群体筛查的基础上,开展前瞻性遗传咨询,广泛应用现代科学技术,可以有效地预防遗传病的发生,从而为提高人口质量奠定基础。

(二)遗传咨询的对象

1. 家庭成员患有遗传性疾病或先天畸形者,如不明原因的智力低下者、育有遗传病儿或先天性畸形儿的妇女等。

2. 已经确定为致病基因携带者和染色体平衡易位携带者。

3. 35 岁以上高龄产妇或怀孕期间接触过不良的环境因素,如病毒感染、受过辐射、服药不当、接触过有毒化学物质等。

4. 性器官发育异常的个体、原发性闭经的妇女、不孕夫妇和原因不明反复流产的妇女等。

5. 生育过的母亲与胎儿血型不合引起核黄疸致新生儿死亡者。

6. 近亲婚配者。

(三)遗传咨询的内容及通常咨询的问题

1. 有遗传病家族史的夫妇生育患儿的概率有多大?如家中已有畸形儿,再次怀孕能否生出健康儿?

2. 无遗传病家族史的孕妇,如有不良环境接触史,生育患儿的概率有多大?

3. 遗传病患者或遗传病基因携带者能否结婚？其后代子女患病概率有多大？

4. 曾有习惯性流产或不孕妇女会否生出畸形儿？如何预防？

5. 已确诊的遗传病患者如何治疗？

（四）遗传咨询的种类

根据大量遗传咨询的问题，可大致将遗传咨询归纳为以下几种类型。

1. 婚前咨询　如男女双方或一方，或亲属中有遗传病患者，担心婚后是否会出生同样遗传病患儿；男女双方有一定的亲缘关系，咨询他们能否结婚，如结婚后后果是否严重；双方中一方患有某种疾病，但不知是否为遗传病，可否结婚，传给后代的概率如何。医生就此作出诊断，可就再发风险作出估计，并且告之产前诊断的可能性。

2. 生育咨询　已婚妇女在孕期或婚后孕前进行的咨询。包括夫妻双方之一或其亲属中有某种遗传病患者，他们生育该病患儿的机会有多大，可否预防；如果已生出畸形或遗传病患儿，再生育前进行的遗传咨询；习惯性流产，多年不孕，孕期患过病、服过某些药物、接触过化学毒物或放射线等情况者前来进行的咨询。

3. 一般咨询　是针对遗传学中的一般问题进行咨询。如本人或亲属是否为遗传病，性别畸形能否结婚，能否生育，如何处理，已知的遗传病能否治疗，如何做亲子鉴定等。

4. 行政部门咨询　卫生行政部门或计划生育部门在制订有关优生政策时征询从事医学遗传工作者的意见。如某些优生法规、条例的制订是否合理；某地区常见遗传病的控制有何对策；某些遗传病的调查如何进行等。

（五）遗传咨询的步骤

在进行遗传咨询时需要围绕以下问题：如患者所患是否为遗传病？遗传方式如何？后代患病概率有多大？能否治疗？预后怎样？

1. 明确诊断，确定是否为遗传病　当咨询者前来咨询时，咨询医师应根据咨询者的病史、婚姻史、生育史、家族史来绘制系谱图，再经临床检查、实验室检查、细胞染色体核型分析、皮纹检查及辅助性仪器检查等方法进行综合分析，明确诊断是否为遗传病。

2. 确定遗传病的遗传方式

（1）染色体病：由染色体数目和结构异常所引起的疾病。又分为常染色体病、性染色体病和携带者。

（2）单基因遗传病：主要受一对基因所控制，其遗传方式也称孟德尔式遗传。这种遗传病又分为常染色体显性遗传和常染色体隐性遗传、X染色体连锁显性或隐性遗传、Y染色体连锁遗传。

（3）多基因遗传病：有一定的遗传基础和家族倾向，其遗传形式是几对基因或环境因素共同作用的结果。

目前已知遗传病的遗传方式多已确定，因此诊断明确后，遗传方式也可以确定。

3. 估计再发风险　再发风险又称复发风险，是指一个家系中已有一遗传病患者时，其家系中其他成员再患同一种疾病的概率。再发风险一般用百分率（%）或比例（1/2，1/4……）来表示。再发风险为10%以上属于高风险，5%～10%属于中度风险，5%以下属于低风险。高风险者不宜生育或需作产前诊断，中度风险者可根据某种遗传病的病情程度予以适当指导，对低风险者生育可不必劝阻。

4. 提出建议　在耐心解答咨询者问题的同时，咨询师应该提出若干建议，如预防措施和治疗意见，并同时说明建议的优缺点，以便咨询者作出适当的选择，必要时对咨询者进行随访、复诊。

5. 随访、复诊和扩大咨询　第二次复诊时，应回顾初次咨询的资料，判断咨询者是否有正确、全面的理解。二次复诊时咨询者面临的问题多为按风险估计所提出建议对有关生育、婚姻作出的抉择的咨询。

为了确保提出信息的可靠性，观察遗传咨询效果和总结经验教训，有时需对咨询者进行随访以便改进工作。从降低全社会或本地区遗传病的发病率的目标出发，咨询医生还应主动追溯咨询者家属中其他家庭成员是否患有该病，特别是查明携带者，以扩大预防效果。

复习思考题

1. 什么是健康咨询？健康咨询的形式和内容有哪些？
2. 如何运用心理学的原则开展心理咨询？
3. 如何把遗传咨询的相关原理运用到医疗、卫生保健中？

（杨传林）

第四章 健康教育与健康促进

健康教育是人类最早的社会活动之一。远古时代，个体的生存和种族的延续面临比今天更大的挑战，将前人或自身在实践中积累的关于避免伤害、预防疾病的行为知识和技能传授给同伴或后代，无疑是最为重要的社会活动之一。随着社会经济和科学技术的发展、人类行为与生活方式的改变、疾病谱的改变和新的严重传染病的出现，人们对健康有更强烈的追求。健康是“1”，其他都是“0”，在有健康的时候，“0”越多，“1”的价值越大，一旦当健康消失，其他就只好等于“0”。为了实现健康，就需要有连接健康信息和健康实践的桥梁和纽带。因此，健康教育活动越来越受到人们的关注与重视。

第一节　健康教育与健康促进的概念

一、健康教育的概念

健康教育(health education)是通过信息传播和行为干预帮助个人和群体掌握卫生保健知识，树立健康观念，自愿采纳有利于健康的行为和生活方式的教育活动与过程。其目的是消除或减轻影响健康的危险因素，预防疾病，促进健康和提高生活质量。健康教育的活动是有计划、有组织、有系统和可评价的，它的核心是教育人们树立健康意识，养成良好的行为和生活方式，尤其是强调行为改变。当然，改变行为与生活方式是一个艰巨而复杂的过程。许多不良行为并非属于个人责任，也不是有了个人的愿望就可以改变的，因为许多不良行为或生活方式受社会习俗、文化背景、经济条件、卫生服务等影响，更广泛的行为涉及生活状况，如居住条件、饮食习惯、工作条件、市场供应、社会规范、环境状况等。因此，要改变行为还必须增进有利健康的相关因素，如获得充足的资源、有效的社区领导和社会的支持以及自我帮助的技能等，此外还要采取各种方法帮助群众了解自身的健康状况，作出自己的选择以改善健康状况，而不是强迫他们改变某种行为，所以健康教育必须是有计划、有组织、有系统的教育过程。

健康教育重点研究知识传播和行为改变的理论、规律和方法，以及社区教育的组织、规划和评价的理论与实践。其理论依据和专业技术，主要依据医学、社会学、心理学、教育学、新闻学、传播学、统计学、美学等学科。通过传播和教育手段，向社会、家庭和个人传授保健知识，提高人们的保健能力，养成健康行为，纠正不良习惯，消除危险因素，防止疾病发生，促进人类健康和生命生活质量的提高。

迄今为止，仍有不少人把健康教育与卫生宣传等同起来。不可否认，卫生知识的传播是十分必要的，但当个体和群体作出健康选择时，更需要得到有利于健康的政策、物质的、社会的和经济环境的支持，对自我保健技能的掌握，并可获得一定的卫生服务等，否则要改变行为是困难的。因此单纯传播卫生知识的卫生宣传是健康教育的重要手段但不等于健康教育（表 4－1）。健康教育应提供改变行为所必需的知识、技能和服务以促使个体、群体和社会的行为改变。

表 4－1　健康教育与卫生宣传的区别

卫生宣传	健康教育
生物医学模式	生物-心理-社会医学模式
以传染病防治知识为主	多种类保健和疾病防治知识
大众单向传播为主	双向人际传播与大众传播
笼统的社会人群	经过分解的目标人群
反馈少、不及时、难调控	反馈多，可调控
组织、计划系统性差	组织、计划系统性强

二、健康促进的概念

（一）健康促进的定义

健康促进（health promotion）一词早在 20 世纪 20 年代已见于公共卫生文献，近年来受到广泛关注。1986 年世界卫生组织在加拿大渥太华召开的第一届国际健康促进大会发表的《渥太华宪章》指出："健康促进是促使人们维护和提高他们自身健康的过程，是协调人类和环境的战略，它规定个人与社会对健康各自所负的责任。"根据这一定义，健康促进无疑对人类健康和医学卫生工作具有战略意义。1995 年世界卫生组织西太区办事处发表《健康新视野》，还将其进一步解释道："健康促进是个人与家庭、社区与国家一起采取措施，鼓励健康的行为，增强人们改进和处理自身健康问题的能力。"在这个定义中，健康促进旨在改进健康行为的活动。美国健康教育学家格林教授认为："健康促进是指一切能促进行为和生活条件向有益于健康改变的教育与环境支持的综合体。"这一定义中健康促进主要由两部分组成，即教育和环境支持的综合体。教育是指健康教育，它不仅将促进人们从主观上自愿地采取各种有益于健康的行为，而且还将促进全社会的支持、促进健康氛围的形成，因此健康教育在健康促进中起主导作用。环境支持的综合体包括政策、法规、组织及其他环境的支持，它既是促进人们采取各种有益于健康的行为环境，也是健康教育的环境及健康促进的重要组成部分。

（二）健康促进内容与方法

健康教育与健康促进是实现初级卫生保健的先导，是卫生保健事业发展的必然趋势；近 20 年来一些发达国家由于致力于健康教育与健康促进，使人群吸烟率每年以 1.0%～1.5% 的速度下降，冠心病和脑血管病死亡率分别下降了 1/3 和 1/2。专家预测，未来中国心脑血管疾病死亡率的下降将主要依靠大力开展健康教育和健康促进。

健康教育是以健康为中心的全民教育，它需要社会人群的自觉参与，通过自身认知态度和价值观念的改变，自觉地采取有益于健康的行为生活方式。因此，健康教育最适合那些有改变自身行为愿望的人群。健康促进的核心策略是全民动员，而不仅限于某一部分人群或患病人群。所以，健康教育是健康促进的基础和先导，而健康教育如不向健康促进发展，其作用就会受到极大的限制。只有健康教育发展到健康促进的水平，健康才可能成为包括政府和群众在内的全社会参与和多部门合作的社会工程。健康促进的主要内容包括三个方面。

1. 健康教育　通过传授健康知识，提高人们对健康的重视程度，自觉改变不健康的生活行为，改善人们的健康状况。

2. 健康保护　通过制定相关政策、法规等各种社会措施，保护个体免受环境因素的伤害。

3. 预防性卫生服务　通过提供预防疾病、保护健康的各种支持和服务，防止疾病的发生。

《渥太华宪章》提出了健康促进的五点策略：

1. 制定健康的公共政策　健康促进超越了保健范畴，它把健康问题提到了各个部门、各级领导的议事日程上，使他们了解其决策对健康后果的影响并承担健康的责任。健康促进的政策由多样而互补的各方面综合而成，它包括政策、法规、财政、税收和组织改变等。

2. 创造支持性环境　人类与其生存的环境是密不可分的，这是对健康采取社会-生态学方法的基础。健康促进在于创造一种安全、舒适、满意、愉悦的生活和工作条件。任何健康促进策略必须以保护自然，创造良好的环境以及保护自然资源为前提。

3. 强化社区性行动　健康促进工作是通过具体和有效的社区行动，包括确定需优先解决的健康问题，作出决策，设计策略及其执行，以达到更健康的目标。在这一过程中核心问题是赋予社区以当家作主、积极参与和主宰自己命运的权利。

4. 发展个人技能　健康促进通过提供信息、健康教育和提高生活技能以支持个人和社会的发展，这样做的目的是使群众能更有效地维护自身的健康和他们的生存环境，并作出有利于健康的选择。

5. 调整卫生服务方向　卫生部门的作用不仅仅是提供临床与治疗服务而必须坚持健康促进的方向。调整卫生服务方向也要求更重视卫生研究及专业教育与培训观念的转变，并立足于把一个完整的人的总需求作为服务对象。

1998 年发表的关于指导 21 世纪健康促进发展的《雅加达宣言》又提出 5 个需优先考虑的方面：①提高对健康的责任；②增加对健康发展的资金投入；③扩大健康促进的合作关系；④增强社团及个人能力；⑤保护健康促进工作的基层组织。

《2002 年世界卫生报告》指出：处理全球健康的主要风险并突出行为因素的作用，不健康饮食、缺乏运动、烟草消费和滥用酒精等已构成迅速加重负担的非传染病的主要危险因素；认识到促进精神卫生是全面健康促进的一个重要组成部分；认识到健康促进战略、典型和方法的必要性既不局限于特定卫生问题，也不局限于一整套特定的行为，而是适用于各种不同的人群组、危险因素和疾病以及不同的文化和环境；确认健康促进方面首要努力的方向应是通过综合处理，包括社会结构、环境因素和生活方式在内的决定因素链来减少卫生不平等现象；认识到会员国必须为可持续的有效健康促进加强政策力度、人力和财力资源以及机构能力，以处理健康的主要决定因素及其相关危险因素。世界卫生组织敦促会员国要做到以下方面：

(1)加强国家和地方各级的现有能力，以计划和实施对性别敏感和文化适宜的综合性健康促进政策和规划，特别注意贫穷和边缘化群体。

(2)建立适当机制，收集、监测和分析国家经验，以便加强作为卫生系统有机组成部分的健康促进干预措施的效益，从而实现有效的社会和生活方式变革。

(3)高度重视在学校和其他教育机构内外促进男女儿童和青少年的健康生活方式，包括健康和安全的娱乐形式和为这种生活方式创造支持性环境。

(4)将酒精滥用列入《2002年世界卫生报告》所指出的与生活方式有关的危险因素清单和重视预防与酒精有关的危害，以及促进减少酒精滥用(尤其在青少年和孕妇中以及在工作场所和在驾驶时)等不利身体、精神和社会后果的行为。

(5)制定戒烟规划。

(6)在必要和适当时，主动考虑为健康促进工作建立富有革新性的适当的和可持续的筹资机制，为健康促进方面的管理工作提供坚实的机构基础。

第二节 健康教育

一、健康教育的理论

“知、信、行”在文献中常被简化为K-A-P，它是英文Knowledge(知识)、Attitude(态度)、Practice(行动)的缩写。这是健康教育的基本理论。

行为科学研究认为，人的行为受到个体的认知因素、情感因素和行为意图三方面的影响。改变不良行为和偏离行为也必须从这三个方面进行。这就是从知识传播开始，逐步建立健康信念，再向行为转变发展的过程。

知，是指受传者接受保健知识的过程。一般来讲，掌握的知识越深，实行的倾向性越强。知识是行动的基础，是力量的源泉。

对受传者来说，学习既是一种外显行为，也是包括思维活动的内隐行为。对改变已有落后观念的学习，包括去除过去学来的旧观念的影响，以及重新学习两个步骤，也被称为解冻和再冻结。总之，通过学习使之弃旧图新，不是轻而易举的事。而加强对年轻一代的卫生教育，才是事半功倍的事。

信，指的是一种态度。人们对现实一般都采取积极的态度，对知识进行有根据地独立思考，逐步形成信念，由知识变成信念就能支配人的行动。

社会心理学家研究认为，信念的转变在知、信、行中是关键。信念是人们对自己生活中应遵循的原则和理想的信仰。它深刻而稳定，通常和感情、意志融合在一起支配人的行动。例如，有些经常锻炼的人，对体育锻炼的科学知识知道并不多，但他能将不多的知识变成信念，之所以能长期坚持下去，是因为这里有他在锻炼中付出的汗水和多种体验。

行，指的是行为、行动。就是将已经知道，并且相信的东西付之于行动。

知、信、行三者之间的关系，一般来讲，知是基础，信是动力，行是目标。为了达到改变行为的目标，就要使受传者实现知、信、行的统一。从知到行三者之间存在着因果关系，但不存在必然关系。例如，知道随地吐痰不卫生的人很多，但既相信随地吐痰有害还照样吐的人却大有人在。它说明从知到行要经过许多不同的过程。社会文化、风俗、习惯、社会舆论、道德观念、法令法规等都对人的行为有直接的影响。可见一种行为的转变是一个既复杂又困难的过程。健康教育必须动员社会、部门、学校、家庭等多方面的力量,实行健康促进才可能完成一种行为的改变。

知识、态度、个人行为和群体行为四者相比,转变所需的时间和难度是不同的。知识的转变比较容易达成;态度的转变,因受感情的影响,比知识转变困难些,历时也长些;个人行为的转变则比前二者更困难,更费时;组织与群体行为的改变最难达成,费时最久。

除知、信、行理论外,还有以下理论:

1. 健康信念理论　该理论认为健康教育需要提供权威信息,促进边缘信念向中心信念转变,分析并利用各种影响因素,建立稳定的健康信念,一个人深信一个事物或现象是真实的、可信的、符合真理的。

2. 健康动机激励理论　动机是以满足一定需要,推动或维持人的相应行为的意向。但是动机并不一定有行为。实现有效行为,需要足够的能力和动机强度。

3. 行为矫正策略　健康教育通过从扩大外环境的压力和减少落后习惯抵抗力两个方面入手,才能达到树立健康的生活方式的目标。

二、健康教育的内容与方法

健康教育是三级预防中第一级预防的核心。它作为预防战略的根本,已得到世界许多国家和地区的公认。许多国家通过健康教育和健康促进,改变了人们的生活方式,降低了慢性非传染性疾病的发病率与死亡率,如美国从 1963 年到 1980 年吸烟率下降了 27%;白酒消费量下降了 33.3%;食用动物性油脂下降了 38.8%,而蔬菜与植物油消费量增加了 57.6%;同期美国冠心病死亡率下降了近 40%,脑血管病下降了近 50%。

(一)健康教育内容

按照我国健康教育与健康促进工作规划纲要(2005—2010 年),健康教育主要应加强以下方面的工作。

1. 建立和完善适应社会发展的健康教育与健康促进工作体系　在各级政府的领导下,建立起以政府负责、部门合作、社会动员、群众参与、法律保障为特点的健康教育与健康促进工作体制和协调、高效的运行机制。

2. 做好重大疾病和突发公共卫生事件的健康教育与健康促进　各级卫生部门要认真贯彻《中华人民共和国传染病防治法》,制定疾病预防控制健康教育与健康促进工作规划、计划,积极开展预防控制传染病、地方病的健康教育与健康促进,重点做好防治性病、艾滋病、结核、乙肝、血吸虫病及重大传染病健康教育与健康促进工作;普及慢性非传染性疾病防治知识,积极倡导健康文明的生活方式。

3. 广泛开展农村健康教育与健康促进,积极推进“全国亿万农民健康促进行动”　建立在政府领导下多部门合作的农村健康教育与健康促进工作机制,落实“全国亿万农民健康促进行动”工作规划。以多种形式和多种渠道为农民送医药、送知识。加强农村流动人口和乡镇企业工人就业前健康教育培训。结合农村生态文明村镇建设,大力普及农村改水、改厕知识和技术,改善农村饮水和环境卫生状况。

4. 深入开展城市社区的健康教育与健康促进　建立健全政府领导、健康教育专业机构指导、社区卫生服务机构为骨干、社区居委会为基础的城市社区健康教育与健康促进工作网络。

5. 开展以场所为基础的健康教育与健康促进

(1)学校健康教育与健康促进：按照《学校卫生工作条例》要求及相关规定，鼓励城乡各类学校开设健康教育课，开展多种形式的健康教育活动，加强健康行为养成教育，重点做好心理健康、控制吸烟、环境保护、远离毒品、预防艾滋病、意外伤害等健康教育工作。在各类学校中开展健康促进学校创建活动。

(2)医院健康教育与健康促进：依照《中华人民共和国执业医师法》等有关法律法规，结合整体护理等工作，各级各类医疗保健机构及其卫生技术人员应积极向患者及其亲属提供面对面等多种形式的健康教育服务。

(3)工矿企业健康教育与健康促进：贯彻落实《中华人民共和国职业病防治法》等法律法规，积极推进以"安全-健康-环境"为中心的"工矿企业健康促进工程"，倡导有益健康的生产、生活方式，减少和控制职业伤害、职业病及职业相关疾病的发生。

(4)公共场所健康教育与健康促进：按照《公共场所卫生管理条例》及相关规定，监督和指导公共场所经营单位对从业人员进行健康知识培训、复训，考核合格者方可上岗。按照《科普法》，各类公共场所经营管理单位有责任在所辖范围内对公众开展卫生科普宣传。保证禁烟、安全标志明显，消防疏散通道通畅，应急措施健全，积极营造健康环境。

6. 重点人群健康教育与健康促进　依照《中华人民共和国母婴保健法》、《中国妇女发展纲要》和《中国儿童发展纲要》，开展多种形式的妇幼健康教育与健康促进活动，促进生殖健康的全面发展。适应老龄化社会的健康需求，加强城乡老年人群的健康教育与健康促进。开展老年健身、老年保健、老年病防治与康复等多种形式的教育活动，提高老年人群的健康水平和生活质量。

7. 控制烟草危害与成瘾行为　履行世界卫生组织《烟草控制框架公约》，加强控烟能力建设。普及烟草危害相关知识，开展吸烟行为干预，降低吸烟率。公共场所禁止吸烟，各类公共场所有明显的控烟标志和管理人员。积极开展创建无烟单位、无烟家庭活动。将预防吸毒、酗酒等成瘾行为纳入公众健康教育、社区健康教育的重要内容，加强公民道德意识教育。

(二)健康教育方法

1. 大众传播　应用视听教育手段，通过报刊，组织收听收看无线电、有线广播、电视台的卫生节目，或录像、电影等。对群众中存在的影响人群健康问题，进行健康宣传教育，这些都是传播卫生知识的极好形式。《中国2000年预防保健战略目标制订研究》要求在十年内充分发挥大众传播媒介的作用，当地能收听到的无线电、有线广播中卫生节目每周总时数应达2～3小时，能收看到的电视卫生节目每周总时数应达1.5～2.5小时，人均卫生报刊占有率为1.2%，卫生报刊受益面为4.5%。我国开展的以除害灭病为中心的群众性的爱国卫生运动，也是一种动员与教育人民自觉改变某些不卫生行为和不健康生活方式的健康教育和健康促进形式。这种形式是单向式传播，传播者一般无法直接了解教育对象对信息传播的需求和反馈，但具有效率优势，如电视与广播，覆盖面大，仅电视覆盖率已达70%，是大规模健康教育的主要形式。

2. 个体传播与群体传播　对个体或特定人群，应用口头、文字、视听等方式，通过健康咨询、讲授示教、专题讨论等形式进行健康教育，如医院向社会、病人开展健康教育，开展幼儿园及学校健康教育、社区健康教育和工厂健康教育。健康咨询是帮助人们建立健康的愿望并提供达到健康愿望的方法和技术的一种健康教育形式，也是卫生服务的重要内容。现已有健康咨询点、咨询热线和联络信箱、卫生报刊咨询栏目、医疗单位咨询门诊等形式。目前健康咨询内容侧重于三个方面，即精神心理咨询；性、青春期健康咨询；长寿和自我诊断法健康咨询。这是一种双向式传播，传播者能及时得到教育对象的反馈信息，及时调整健康教育的内容，适用于小范围的健康信息传播。

第三节　健康教育实施

健康教育计划的设计、实施与评价是健康教育工作的基本步骤。三者之间是互相制约、密不可分的整体。计划设计是基于研究目标人群有关健康问题及其特征，并形成该问题的理论假设，提出解决该问题的目标及实现这些目标所采取的一系列具体方法、步骤和策略。为计划的实施奠定基础，同时又为科学的评价提供量化指标。实施是按照计划所规定的方法和步骤来组织具体活动，在实施过程中修正和完善计划。评价是评估计划所规定的目标是否达到以及达到的程度。

一、健康教育计划的设计

开展健康教育工作，必须进行科学的设计以明确目标。合理科学地安排工作程序，做到有的放矢，有计划、有步骤、有效地进行健康教育，是达到健康教育目的的关键环节。健康教育计划设计是一个组织机构根据实际情况，通过科学的预测和决策，提出在未来的一定时期内所要达到目标及实现这一目标的方法、途径等所有活动的过程。应根据当地的健康影响因素、需求、资源、卫生服务的利用、群众参与的可能性等来分析考虑。既要注意防止脱离实际情况照搬照套，把计划设计得过于理论化，也不能凭经验行事，不讲求科学性。

（一）健康教育计划设计的原则

1. 目标性原则　计划设计必须自始至终坚持以正确的目标为指向，使计划活动紧紧围绕目标开展，以保证计划目标的实现。健康教育计划应有明确的总体目标（或称远期目标）和切实可行的具体目标（或称近期目标），才能体现计划的整体性和特殊性，才能保证以最小的投资取得最大的成功。如果一个计划设计中目的含糊不清，就会浪费精力、时间和资源。

2. 科学性原则　健康教育的核心是促使人们建立新的行为和生活方式，在进行信息传播和行为干预及制订策略时，要讲究科学性原则，在调查研究的基础上运用正确的理论和干预模式。要注意内容正确无误，引用数据真实可靠，举例实事求是。

3. 灵活性原则　一切计划都是面向未来的，要预测未来，把握未来。计划的制定和执行要考虑长远的发展和要求，在设计计划时要尽可能预计到实施过程中可能发生的变故，要留有余地，并预先制定应变对策，以确保计划的顺利实施。但不能因灵活性原则，而随意更改计划，只有经过评价与反馈，有修改计划的指征，认为确有修改的必要时才能由制定者进行修改。

4. 实事求是原则　遵循一切从实际出发，实事求是的原则。应当根据人力、物力、财力，因地制宜地制定计划。要借鉴历史的经验与教训，做周密细致的调查研究，在研究目标人群健康问题的同时，还要清晰地掌握他们的知识水平、思想观念、经济状况、风俗民情等一系列客观资料，实行分类指导，提出真正符合具体实际、有可行性的活动计划。

5. 参与性原则　鼓励社区干部和群众积极参与计划的制定及项目的各项工作活动。要求社区群众早期参与社区需求分析，只有把计划的目标和目标人群所关心的问题紧密结合起来，根据不同层次，采用不同方法及易于接受的各种形式，才能吸引群众参与，得到群众支持。

（二）健康教育计划的制定

健康教育计划设计，主要包含确定优先项目、确定计划目标、选择干预策略、设计干预措施和干预方法、分配可得资源、对计划进行形成评价等几个步骤。有时确定优先项目和计划目标是在诊断前或诊断过程中进行，但这种情况应在诊断全部结束后再重新审视已选择的优先项目或目标是否恰当。

1. 确定优先项目和优先干预的行为因素　通过调查，可以发现需求是多方面、多层次的，必须选择优先项目以求用最少的投入获取最佳效益。很多需求往往互相关联，满足一项优先的需求有时可以解决多个问题。

确定优先项目，就是在众多可供选择的问题中选定对目标社区和对象人群生活质量影响最大、群众最迫切需要解决，而又有较好解决可能性的健康问题。这实际上是一项管理工作，因此可以应用相应的决策方法。

2. 确定计划目标　一旦选出优先项目，就需要确定该项目的目的和目标。目的和目标是计划存在与效果评价的依据。目的是指在执行某项计划后预期达到的最终结果。目的具宏观性、远期性，一般用文字表述。目标是目的的具体体现，用指标描述，具有可测量性。

3. 确定健康教育干预框架　健康教育干预框架即健康教育干预的大体方案。干预策略制定的任务是根据项目目的（目标）、对象人群特征、环境条件和可得资源等情况选择最佳的干预途径、干预方法及其时间、空间和人群组合。

4. 确定干预活动内容、方法和日程　干预框架确定后，要将干预活动各个要素具体化，即确定干预活动的内容、实施地点、方法、所需材料和日程表等。

（1）确定教育方法：健康教育是通过卫生知识的传播、保健方法和技术的应用指导等过程来实现的。因此，以干预手段和目的的不同，可将教育方法分为信息传播类、行为干预类和社区组织类三大类。

（2）确定教育内容：行为改变是通过获得知识、态度、信念、价值观的改变和社会、环境的支持来实现的。因此，健康教育计划必然要通过知识的普及来增强人们的健康意识，影响人们的健康观念和态度，使其向采纳有益健康的行为方向转变。不同的目标人群有不同的信息要求。计划中的教育内容，应针对目标人群的知识水平、接受能力、项目的目的和要求来确定，要讲究教育内容的科学性、针对性、通俗性和实用性。

（3）确定教育材料：健康教育活动中使用的教育材料是指健康信息的载体，主要分为视听材料和印刷材料两大类。视听材料又称音像材料，如幻灯片、电视录像片、录音磁带、影碟等。印刷材料主要包括书籍、报纸、杂志、小册子、传单等出版印刷物。

不论哪一种教育材料，其内容设计必须符合教育（干预）内容的要求。同时，设计、制作教育材料应注意的一个重要的问题，就是要在小范围内对材料初稿进行预试验。通过预试验，再对教育材料的形式、内容以及材料的针对性、科学性、通俗性、趣味性等进行评价，并进行必要的修改、完善后，才能大量复制和大面积发放。

(4)安排项目活动日程：科学、合理地安排项目的活动日程，是保证计划顺利实施的重要条件。健康教育计划的设计与实施大体可分为以下四个阶段。

①调研与计划设计阶段，包括基线调查(如社区人群卫生知识、行为习惯现状调查)、确定教育对象、制定教育目标、设计监测和评价方案等。

②准备阶段，包括确定教育内容、选择教育方法、制作教育材料、建立教育网络、培训教育执行人员，准备物资、材料等。

③执行阶段，包括争取领导和社会支持、进行各种传播、教育手段的运作、对教育过程进行监测、评价等。

④总结阶段，包括收集、整理、分析资料、数据，撰写教育计划执行情况和项目总结报告，找出存在的问题和不足，提出今后改进的意见。

教育活动的日程安排要详细、具体(如起止时间、活动内容及要求、任务执行人、采用的教育方法、监测评价方法等)，最好用图或表的形式表现出来，这样不仅一目了然，便于部署、检查阶段性工作，而且便于掌握工作进度。

5. 确定干预活动组织网络与工作人员队伍　组织网络与工作人员队伍是项目成功的关键之一。健康教育工作因其社会性、复杂性，必须根据工作需要形成多层次、多部门参与的网络组织。一般除各级健康教育专业机构外，网络中应包括有关政府部门、大众传播部门、教育部门、社区基层单位、其他医疗卫生部门等。

6. 确定项目预算　根据项目的活动，分别测算出每项活动的开支类别及所需费用，然后汇总，即可得出整个项目的预算。预算应真实、可靠，有一定的依据，并应本着低成本、高效益的原则，根据当地实际情况和可能条件尽量节省开支。

7. 确定监测与评价计划　监测与评价贯穿于项目始终，是控制项目进展状态、保证实现项目目标的基本措施。计划设计时即必须根据目标(指标)体系、日程表、预算等确定严密的监测与评价方案。确定健康教育干预方案的书面结果是形成项目计划书。

8. 对项目计划本身的评价　又称形成评价，其任务为评估计划设计是否符合实际。例如，目标是否明确、指标是否适当、策略和方法是否足以达到目标及其可行程度、资源的动员与分配是否尽最大可能及是否合理、对可能出现的困难的估计是否充分及对应措施是否恰当等。形成评价是对项目的前馈控制，虽不能保证项目成功，但它能在很大程度上降低项目失败的风险，避免资源的浪费。形成评价的主要方式是专家评估或模拟试验。

完成了上述计划设计八步骤，即可系统归纳，整理成文，撰写健康教育计划书。

二、健康教育计划的实施

(一)健康教育工作的组织与管理

健康教育计划的实施，首要的条件就是组织的设立。没有相应的组织，工作计划的制定、人员编制的落实、工作任务的安排就都是一句空话。所以说，健康教育机构的建立，是一项非常重要的组织建设，它的建立与完善从根本上保证了健康教育计划的实施。

我国健康教育组织的特点是多种组织、协调合作。组织机构大致可分为“一支队伍、两股力量、三个层次”。即以卫生单位和卫生专业人员为骨干力量，联合社会各界的群众力量，通过决策层、实施层和执行层这三个不同功能层次的紧密配合，利用有利时机、有效方法，开展有计划、有组织的教育活动。

(二)健康教育培训

健康教育工作者培训是为了达到项目目标而建立一支有能力、高效工作队伍的活动。这项工作除人员培训外,还包括选用工作人员、组织工作队伍,以及协调组织监督机制等活动。但其核心是对在职人员的培训。

大规模的人员培训往往采用逐级扩展的培训方法。这种培训有明确的培训目标、特定的培训对象和理论联系实际的培训方法。为了使培训内容传递更为准确,还应有严格训练的师资队伍及监督和评价的机构。项目培训除培训执行健康教育计划项目的具体操作人员外,还应立足未来,通过培训和项目执行,训练与造就一支有科学研究基本素质的技术干部队伍,使其懂得研究项目的设立、实施、研究内容及任务的确定,项目目标及设计方案的选择,直至数据分析和研究结果发表的能力。为当地培训一支撤不走的科技队伍,这是每个项目软件建设中最为重要的因素之一。

健康教育计划能否顺利实施,与是否具有合格的执行人员密切相关。健康教育计划的执行过程中,不但要有专职的健康教育人员,同时还要有兼职的健康教育人员,有时甚至要有临时聘用的辅助人员。目前无论是健康教育的理论与实践,还是人类对健康和疾病的认识都获得极大的发展,从而对健康教育执行人员的素质也提出越来越高的要求。健康教育培训除对健康教育专业及相关人员进行的系统培训外,更多的是针对特定的健康教育项目进行的人员培训。根据特定项目的目的、执行手段、教育策略及其他特定要求而对项目有关人员所进行的培训,旨在保证使他们能够胜任特定的健康教育计划项目的工作或任务所需的知识和技能。

(三)健康教育干预

健康教育由一系列有组织、有计划的信息传播和教育活动组成,目的在于帮助个体和群体掌握卫生保健知识,树立健康观念,从而建立有益于健康的行为和生活方式,实现减少疾病、保护健康、提高生活质量的最终目的。健康教育活动就是对人们已有的行为和生活方式施加的一种影响,其结果是改变人们原有行为生活方式中不利于健康的部分、建立或加强利于健康的部分,使之向有益于健康的方向转变。因此健康教育干预即是健康教育项目中为促使目标人群的行为和生活方式向着有利于健康的方向转化而设计的有机组合的一系列活动和过程。

从广义而言,健康教育干预是一个完整的过程,应该包括在充分了解目标人群健康问题、健康相关行为、可以利用资源的基础上合理设计干预策略和活动、干预活动实施与质量控制、干预效果评估三大阶段。狭义的健康教育干预侧重于干预活动的实施与质量控制。

健康教育干预的主要步骤包括:

1. 健康教育项目目的与目标回顾。
2. 进一步对目标人群细分。
3. 确定健康教育干预场所。
4. 建立健康教育协作组织和工作网络。
5. 将健康教育干预活动整合为实施进度表。
6. 培训各层次健康教育骨干。

7. 制作健康教育传播材料并预试验。

8. 按计划组织实施干预活动。

9. 过程评价与督导。

三、健康教育计划的评价

评价是一个系统地收集、分析、表达资料的过程，旨在确定健康教育计划和干预的价值，为健康教育计划的进一步实施和以后的项目决策提供依据。评价不仅能使我们了解健康教育项目的效果如何，还能全面检测、控制，最大限度地保障计划的先进性和实施的质量，从而也成为取得预期效果的关键措施。评价贯穿于整个健康教育项目管理过程的始终。

(一)健康教育评价的内容和类型

根据评价内容、指标和研究方法的特点健康教育评价可分为以下类型。

1. 健康教育的形成评价　形成评价是对项目计划进行的评价活动。是一个完善的项目计划，避免工作失误的过程，包括评价计划设计阶段进行的目标人群选择、策略确定、方法设计等，其目的在于使计划符合实际情况。在计划实施开始之前，使其具有最大的成功机会。此外，在计划执行过程中及时获取反馈信息、纠正偏差，进一步保障计划的成功也属于形成评价的范畴。因此，形成评价主要发生在项目计划设计阶段，其部分职能还将延续到计划的实施阶段。

2. 健康教育的过程评价　过程评价起始于健康教育计划实施开始之时，贯穿于计划执行的全过程。过程评价是了解是否按计划的程序进行，计划活动中存在什么缺陷，应如何改进等。对各项活动进行常规地监测、反馈各项活动的进展情况并及时地调整计划的不合适部分。完善的过程评价资料可以为解释健康教育的结果提供丰富信息。在计划执行阶段，过程评价还可以有效地监督和保障计划的顺利实施，从而促进计划目标成功实现。

3. 健康教育的效果评价　健康教育的最终目的是改善人群健康状况、提高生活质量。一项健康教育计划活动实施之后，较早出现变化的是知识水平的提高和态度、信念的转变，然后才是行为的改变，而疾病和健康状况的变化则是远期效应。效果评价正是要评估健康教育项目导致的目标人群健康相关行为及其影响因素的变化，即针对健康教育项目活动的作用和效果进行评估。

4. 健康教育的总结评价　总结评价是综合形成评价、过程评价、效果评价以及各方面资料作出总结性的概括。综合性指标更能全面地反映计划的成败。总结评价从计划的成本到效益，对各项活动的完成情况作出判断，以期作出该计划有必要重复或扩大或终止的决定。

(二)健康教育评价方法

评价健康教育效果是健康教育工作的一个重要内容。为了能对健康教育效果作出较正确和客观的评价，应该认真调查健康教育的活动情况，如调查卫生水平，可采用问卷调查的方法，问卷应根据评价标准适当选择一定数量的题目，在健康教育活动前后进行调查，以便进行比较，也可设对照组进行比较。在应用评价指标时，要根据健康教育的具体内容，用最能反映事物本质、最能说明教育效果的指标来进行评价分析，如用某病的发病率作为评价指标时，必须是在开展该病防治宣传教育的基础上使用才能说明问题。否则，就会影响健康教育效果评价的科学性和可靠性。

(1)观察法:直接观察各项健康教育干预活动,并进行评价。

(2)会议交流法:定期(或按阶段)召开计划管理人员、执行人员会议、交流、讨论来自各方面的信息,对计划执行情况进行阶段性评价。

(3)调查法:可采用快速评估方法对计划实施情况进行定性调查、评估,或采用抽样法对目标人群的有关情况进行定量调查。

(4)追踪调查法:以工作日志的形式对各项活动进行调查,主要跟踪记录活动的日期、内容、目的要求、活动地点、持续时间、活动组织者、目标人群参与情况等。

第四节 健康传播

从20世纪60年代起传播学的概念被引入健康教育领域,并逐渐形成了健康传播学,极大地丰富了健康教育的策略方法和理论宝库,有效地指导着健康教育的实践。

一、健康传播的概念

(一)传播概念

传播(communication)是一种社会性传递信息的行为,是个人之间和集体之间以及集体与个人之间交换或传递新闻、事实、意见等信息的过程。健康传播是传播的一个专项,一个领域,一个分支,是一般传播行为在医学领域的具体和深化。健康教育作为一项社会教育,需要及时、有效地把保健知识和卫生信息告诉公众,传播则是基本手段。

传播活动随人类的产生而出现,远古时代的人们用手势、刻木、结绳等原始方法来传递信息,后来,人们学会了用语言、文字来进行交流,开始了第一次传播革命,即由非语言传播转变为语言传播。语言的出现,丰富了人类交往,使传播活动有了一个明显的飞跃。但语言传播有其局限性:一是空间限制,即只能局限在人际传播的范围内;二是时间限制,即语言转瞬即逝,有关信息只能靠个人记忆保持。第二次传播革命,是以文字出现和造纸、印刷术的发明为特征。这是比口头声音语言更适宜保持与理解的形象语言。以电子为媒介的传播革命称为第三次革命。从1925年第一个实验电视的出现迅速发展到闭路电视,从数字计算机到电子计算机,从电话到通信卫星,从1957年人类发射第一颗人造卫星到现代社会最新的传播媒介"信息高速公路",人类进入了信息时代,传播活动产生了前所未有的高速性和准确性,人类已进入了"现代传播"的时代。

(二)传播模式

美国著名社会学家、政治学家哈罗德·拉斯韦尔提出了一个被誉为传播学研究经典的传播过程的文字模式,即"一个描述传播行为的简便方法,就是回答下列5个问题:①谁?②说了什么?③通过什么渠道?④对谁?⑤取得什么效果?"拉斯韦尔五因素传播模式的具体内容如下。

1. 传播者　指传播信息的人或物(机构)。传播者可以是人,也可以是一个机构,例如电视台、广播电台、报社、出版社、杂志社、影剧院以及各级宣传部门和教育机构等,都属于传播者范畴。传播者是相对于受者而存在的,二者互相依存,又可相互转换角色。健康教育工作者都是从事“传播者”工作的。作为健康知识、健康信息的传播者，传播者具有收集信息、加工制作信息、选择传播渠道、收集与处理反馈信息等职能。

2. 信息　指传播者所传递的内容。信息是用以表达对人与事物的判断、观点、态度以及情感。健康信息是指与人的健康有关的信息，泛指一切有关人的身体、心理、社会适应能力的知识、技术、观念和行为模式。作为健康信息应具有科学性、针对性、适用性、指导性、通俗性及传播符号通用性等特点。

3. 传播途径　指信息传递的方式和渠道。在传播活动中可采纳的传播途径是多种多样的，通常可以分为口头传播、文字传播、形象化传播、电子媒介传播、综合传播等方式。

4. 受者　指信息通过各种途径所到达并被接收的个人或群体，大量的受者也可称为受众。受者有对信息选择的主动意向，也可以各种方式向传者发出反馈信息。对受者而言，选择或接受某一信息是受其心理因素支配的。受者的心理特点往往有求新、求真、求近、求奇、求乐、自尊等。

5. 传播效果　是指受者接受信息后，在情感、思想、态度和行为等方面发生的反应。传播活动是否成功，效果如何，主要体现在知识、行为的改变。健康传播的效果可分为以下四个层次。

(1)知晓健康信息：是传播效果中的最低层次。通过信息的共享，使公众的医药卫生知识水平不断提高，为其自身保健技能的提高打下良好的基础。

(2)健康信念认同：受者接受所传播的健康信息，并对信息中倡导的健康信念认同一致，自觉或不自觉地依照这样的信念进行对健康的追求与选择。

(3)态度转变：是指人们对特定对象的认知、情感和意向的比较持久的内在意识。态度的形成既有社会交往过程的影响，又有心理过程的作用，态度一旦形成就成为一种心理定势，一般来说态度是行为改变的先导，先有态度，才会有行为的改变。

(4)采纳健康的行为：是传播效果的最高层次。受者接受健康信息后，在知识增加、信念认同、态度转变的基础上，改变其原有的不利于健康的行为和生活方式，这是健康传播的最终目标。

二、人际传播与技巧

(一)人际传播的概念

人际传播又称人际交流，是指人与人之间的一种直接的信息沟通的交流活动。这种交流主要是通过语言来完成，但也可以通过非语言的方式来进行，如动作、手势、表情、信号(包括文字和符号)等。人际传播具有以下特点：

1. 人际传播简便易行，不受机构、媒介、时空等条件的限制，可以比较随意地进行。

2. 人际传播中，交流的双方可以互为传播者和受传者，不断地接受信息和发出信息。由于反馈及时，交流充分，交流的双方可以即时了解双方对信息的接受程度和传播效果。

3. 人际传播有益于提高传播的针对性。可以根据受传者的接受情况，接受者的反应等来随时调整传播策略，充分运用和发挥传播技巧。

4. 人际传播速度较慢，信息量相对较小，在一定的时限内覆盖的人群数量和范围远不如大众传播。

(二)人际传播的技巧

人际传播要获得好的效果,传播技巧是十分重要的。人际传播技巧有许多种,但都与人体的“传播器官”有关,它们是语言器官——口;听觉器官——耳;视觉器官——眼。以下分述的几种技巧是人际传播的几种基本技巧。

1. 说话技巧　讲话者首先要让对方能听懂自己的话,理解自己的话。讲话人与听话人应该具有“共同的经验范围”。如果对一个不懂医学的人讲话使用了很多的医学术语,对方理解不了医学术语的含义,讲话的人也就不能达到预期效果。讲话者应注意速度,掌握讲话的节奏和音调高低,避免平铺直叙。

2. 问话技巧　提问要选择合适时机,问话要有所间隔,不给对方造成紧张和心理压力;提问要明确和简练,让对方很清楚地理解问题的核心,能够准确地回答出问题的要点;避免使用诱导型问题,因为诱导型问题所得到的信息不可靠。

3. 听话技巧　听对方谈话时要专心,不要轻易和经常转移自己的注意力;不要轻易打断对方的讲话,必要时可以恰当地引导;对对方的讲话要适时地作出恰当的反应;明确对方要表达的内容。

4. 反馈技巧　反馈分三种不同的性质。受者向传播者作出赞同、支持、理解的反应为积极性反馈;而不赞同或反对则为消极性反馈;没有明确立场、态度暧昧的反应为模糊性反馈。

第五节　医院健康教育

长期以来,人们普遍认为医院是看病的地方,当患病时才“有求”于医院,似乎“健康人”与医院无关。然而随着健康观念的转变,医学模式的转变和医院服务功能的扩大,原来许多人所认为“医院只是照顾病人的地方”的传统观念现已逐步改变,医院已成为社区推行健康教育的重要场所。各级医院结合医院中心任务,向患者及其家属和广大群众开展健康教育,是提高广大人民群众健康意识和自我保健能力、防治疾病、提高医疗质量的重要策略,也是现代医学发展的必然趋势。

一、医院健康教育的概念

医院健康教育是指各级各类医疗保健机构和人员在临床实践的过程中伴随着医疗保健活动而实施的健康教育。医院是开展全民健康教育的重要阵地。开展健康教育,普及医学科学知识是医护人员的神圣职责和义务,也是病人的权利和需要。

我国的医院健康教育工作开始于20世纪70年代末期,是随着医疗保健事业的发展而发展起来的。20世纪80年代以来国家制定的有关医院管理的许多法律法规、政策、标准中都有健康教育的内容。《中华人民共和国执业医师法》和卫生部颁发的《护理管理办法》分别明确规定执业医师和护士有对病人进行健康教育的责任和义务。在医院分级管理、创建爱婴医院、初级卫生保健、社区卫生服务、创建卫生城市等工作中,医院健康教育工作都占有重要地位。

医院健康教育是社会发展和医学进步的产物,是健康教育工作多项功能的重要体现。随着医院健康教育的深入发展,我国各地医院的健康教育工作逐步规范化、经常化、制度化,积累了不少好经验，已贯穿于预防、治疗、护理、康复、管理等许多具体环节。在改善医患关系，提高医疗质量，以及树立医院良好社会形象等方面，都发挥了积极作用。进入21世纪，作为健康教育的重要组成部分，医院健康教育已经进入健康促进的时代。

二、医院健康教育的内容、实施和评价

(一)医院健康教育的内容

医院健康教育的内涵包括两个方面：一方面是以“病人”为中心，称“病人健康教育”，它是针对到医院接受医疗保健服务的患者及其家属所实施的健康教育活动，其目的是增加患者及其家属的保健知识及保健技能，以促进康复；另一方面是以“健康”为中心，针对社区“健康群体”所实施的健康教育活动，其目的是预防疾病，维护与促进健康，提高人群的生活质量。

1. 医护人员健康教育　我国医护人员大多没有接受过健康教育学科的系统教育，对健康教育的内涵缺乏了解，他们苦于缺少开展健康教育的技能、方法，因而对医务人员开展继续教育尤为重要。通过培训，他们能够了解健康教育工作的重要意义，学习和掌握健康教育计划的设计、组织实施及效果评价，提高健康咨询的能力与技巧。医务人员健康教育培训可分为两个层次：①专职健康教育骨干的业务培训：如脱产办短训班、进修或在职自修、函授，系统学习健康教育基本理论和方法，掌握必要的传播手段和沟通技巧。②职前教育或在职教育：将健康教育学纳入医务人员继续教育内容，以业务学习、专题讲座等形式，普及有关疾病健康教育的知识和技能，帮助医务人员进行社区干预研究，培养其对健康教育计划设计、执行和评价的能力。

2. 患者健康教育　是根据患者及其家属的不同需求，在诊治过程中有针对性地开展健康教育。根据实施场所不同，可将患者健康教育分为门诊健康教育、住院健康教育、社区健康教育和社会性宣传教育。

(1)门诊健康教育：是指对病人在门诊治疗过程中进行的健康教育。由于门诊病人和家属变动性非常大，不可能针对每个人的具体需求开展教育。同时因门诊病人流动性大，进而难以进行系统的教育。因此，门诊健康教育更宜侧重于普遍性，根据不同季节、地方的不同疾病特点，进行常见病的防治教育。必须注意教育内容的精炼、新颖，以增进教育的吸引力。门诊健康教育应该从病人进入医院的第一时间开始，并且贯穿和渗透于诊治的全过程，而不应把健康教育仅仅作为病人诊病前及治疗后的空闲时间而提供的服务。要把健康教育贯穿在候诊、就诊、检查、治疗、化验、取药等每个环节。

(2)住院健康教育：是指医护人员对住院病人或病人家属进行的健康教育。住院健康教育可分为入院健康教育、住院健康教育、出院健康教育和出院后健康教育。

入院健康教育指在病人入院时，对病人或家属进行的健康教育。其主要内容是医院的有关规章制度，如生活制度、探视制度、卫生制度等。入院健康教育通常由护士承担，一般采用口头教育或宣传栏等形式，也可印制小册子发放。

住院健康教育指在病人住院期间进行的健康教育。应将住院健康教育作为治疗病人的一项有力措施来抓。有条件的医院应在病区内设健康咨询室，为住院病人提供健康教育资料，包括书籍、挂图、标本等。所采用的教育方法也可多样化，包括讲课、咨询、小组讨论、自助、程序化学习、电视录像等。健康咨询应作为病区护士的主要职责之一，对每一个病人实

施有效的教育措施并将之列入病史记录。病房负责医师应为病人及其家属举办讲座。

出院健康教育指病人病情稳定或康复出院时所进行的健康教育。应针对病人的康复情况重点介绍医治效果、病情现状、如何巩固疗效及防止复发的注意事项。帮助病人规划饮食、起居、活动方式、功能锻炼、用药方法等。

出院后健康教育是出院健康教育的延伸。其对象主要是慢性病人、有复发倾向者、需要接受长期健康指导者。出院后教育是一个连续追踪过程，其方法包括书信指导、定期或不定期家访、电话咨询等。主治医生与出院病人之间的动态来往，有助于医生根据病情发展，修正治疗方案，针对病人需求给予相应的指导和教育，从而有利于病人病情好转，促进康复。

(3)社区健康教育：是指根据医院负责的社区居民或医疗合同单位职工的需求，配合医疗保健服务而实施的健康教育计划。社区健康教育是在当地健康教育机构的指导和合作下，以医院医疗保健人员为主体，以社区群众为对象的教育活动。

(4)社会性宣传教育：对社会的宣传教育，是医院健康教育工作者的一项重要任务，通常包括以下几方面，即在医院统一组织下，参加各种社会健康教育活动；承担有关部门组织的健康教育讲座、培训班讲课等任务；积极向当地报纸、杂志、电台、电视台提供卫生科普资料。

(二)医院健康教育的实施

医院健康教育是广大医护人员的业务职能之一。由于健康教育工作涉及全院各临床医技科室，是一项全院性、常规性的工作，因此，医院健康教育应在院长领导下，指定职能科室负责计划、组织、协调、实施和评价，组织和发动医务处、门诊部、护理部等职能部门广泛参与。

医院健康教育必须从患者教育、社区教育和医务人员教育入手，其中，患者教育是重点。注意搞好健康教育的计划、实施与评价，使医院健康教育走向科学化、规范化的轨道，是医院健康教育有别于传统的卫生宣传工作的重要标志。患者健康教育的实施可分为以下5个步骤。

1. 分析病人及其家属的需求　由于疾病的种类繁多，而且每个病人的个体差异和经历不尽相同，加上对病人进行教育的时间有限，因此分析病人的需求成为制订病人教育计划内容的先决条件。首先，要了解病人对其所患疾病的认识、态度及一般知识、技能，如病人是否了解自己的病情、治疗方法、诊断结果、自己应尽何责任，病人有无不良的卫生观念或习惯而影响治疗，病人或其家属有何技能有助于治疗，病人想知道些什么、想要做些什么等问题。了解病人的健康需求，可通过查阅病历、与病人及病人家属交谈、观察病人的情况等获得。

2. 确定教育目标　明确目标有助于教育计划的正确开展，目标应是具体可行的，拟订病人教育计划目标时应考虑病人知识和技能水平、兴趣、文化程度、接受能力等因素，并评估目标的困难度、决定完成目标的先后顺序。

3. 制订教育计划　在制订计划时应考虑：在什么时间、哪种场合进行教育；应教哪些内容；由何人去教；用什么方式、方法去教。从病人进入医院到结束医疗的全过程，均为健康教育的时机。确定教育内容的主要影响因素是教育对象的需求和接受能力，因此，教育内容应简明实用、通俗易懂、针对性强。患者教育是一个完整的教育系统，虽然整个教育计划是由健康教育专业人员制订，但在教育的每个环节，执行人员应各司其责。一切有机会与病人及其家属接触的人员，如医生、护士、检验人员、药剂人员和行政后勤人员，都要承担健康教育的工作任务。选择适当的教育方法和工具，以增进病人的学习兴趣与效果。教育中要让病人有提问的机会，并给予满意解答；教育内容应尽可能以有趣、生动或娱乐的方式传授给病人；针对病人需要，组织医护人员自己动手编写、制作适宜的教育材料，激发医护人员主动参与健康教育的积极性。

4. 执行健康教育计划　根据健康教育计划实施健康教育活动，以保证计划的完成，其关键是医护人员的态度和参与程度。因为医护人员既是教育者也是受教育者，其良好的行为习惯对教育对象也能起到表率作用，传授的卫生防病保健知识对教育对象也能起到指导作用。

5. 教育效果评价　评价是健康教育的重要一环，“计划—执行—评价”是一个连续过程，评价应贯穿于健康教育过程的始终，其目的是随时修正原有计划，改进工作。

(1)评价教学需要：由于教育计划是依病人各方面的情况而定，因此，我们应评价以往评估的病人需要是否为病人的真正需要，有否遗漏；或者当病人有多种需要时，教育者由于时间的限制只考虑了对病情有较大帮助的需要，而忽略了解除病人疑虑的需要，导致无法取得病人的信赖，降低了病人的参与感等。

(2)评价教学方法：教学方法的恰当与否，直接影响到计划的成败。评价教学方法，包括评价教学的时机与场合是否恰当；教育者是否称职；教学材料是否适宜(准确、通俗)；教学方法是否得法；教学进度、气氛如何。

(3)评价计划目标：计划的目标有不同的层次，而前一层次目标是达到后一层次目标的基础。如对肥胖的高血压病人进行教育以促进其康复，我们可推荐下列顺序：健康教育计划→效应 1(如知识提高)→效应 2(如合理饮食)→效应 3(如体重控制)→效应 4(如血压控制)→效果(如发病率、死亡率下降)。因此，在制订计划目标时，我们的目标是分层次的；而评价时，可参照计划目标，在计划的不同时期进行不同的评价。

(三)医院健康教育的评价

医院健康教育的评价，参照其他场所的健康教育评价，包括有以下指标：

1. 医院有健康教育领导小组，有健全的健康教育网络，有分管领导，有专职健康教育人员。

2. 医院有专项年度健康教育工作计划、总结，有专项工作记录。

3. 医院有职能科室负责医院健康教育工作，有岗位责任制，工作任务明确。

4. 医院对科室及个人有考评标准，有完整的考评记录，并纳入年终目标考核。

5. 医院每年对医务人员开展健康教育理论和实践技能专题培训，培训覆盖率达90%以上。

6. 门诊和病房有健康教育宣传栏，并做到每季度更换 1 次。

7. 门诊大厅有健康教育咨询台，并有 2 种以上宣传资料发放。

8. 做好健康教育资料入病房工作，并达到有关标准要求。

9. 医院门诊和病房做好开具健康教育处方工作，并达到有关标准要求。

10. 医院积极参加各种卫生宣传活动，全年达 4 次以上。

11. 医院开展社区健康教育工作，开设讲座和咨询活动，并有工作记录。

12. 积极参与创建无烟单位活动，医院会议室、门诊、病房的禁烟率达 100%，做到有禁烟制度，有明显的禁烟标志，有专人管理，无烟具、烟蒂。

13. 医院职工健康知识知晓率达 80%以上，健康行为形成率达 70%以上。

14. 住院病人相关健康知识知晓率达 80%。

15. 单位和居民区室内外环境整洁。

复习思考题

1. 说出卫生宣传、健康教育与健康促进的异同点。
2. 简述健康教育实施步骤。
3. 医院健康教育包括哪些内容？

（李济平）

第五章 卫生保健策略与措施

策略(strategy)是行为主体在一定时期内,依据形势的发展,为实现特定的目标而制定的行动的方针和方法。而卫生保健策略(health care strategy)是基于对人群健康状况及危险因素分析的基础上,确定改善人群健康状况的目标以及实现这些目标的方针和方法。充分利用有限的卫生资源,使用最有效的卫生措施,最大限度地满足人群健康的需求,是制定社会卫生保健策略的目的。因此,卫生保健策略是指导医疗卫生事业发展的方针和方法,卫生服务体系和医疗保障制度是实施卫生保健策略的基本保障,初级卫生保健和社区卫生服务是实现这些策略目标的重要途径,而全科医学则是初级卫生保健和社区卫生服务的理论基础。

第一节 卫生保健策略

保护和促进健康,不仅是卫生事业的根本任务,也是人类发展的重要社会目标。如何发展社会的卫生事业,不断提高人民的健康水平,是各国政府和世界卫生组织面临的严峻任务。制定切实可行的卫生保健发展策略,是实现社会发展目标的一个关键环节。

一、全球卫生策略

(一)21 世纪全球卫生策略的历史背景

1977 年,第 30 届世界卫生大会确立了“2000 年人人享有卫生保健”(health for all by the year 2000,HFA)的战略目标。为了有效地实现这一目标,WHO 和联合国儿童基金会(UNICEF)又于 1978 年 9 月在前苏联阿拉木图召开的国际初级卫生保健会议上,发表了著名的《阿拉木图宣言》,明确指出了实施“初级卫生保健”(Primary Health Care 简称 PHC)。1988 年第 41 届世界卫生大会再次声明“人人享有卫生保健”将作为 2000 年以前及以后年代的一项永久性目标。

所谓“人人享有卫生保健”的策略也就是人人健康的策略。20 世纪,WHO 在对这一战略实施状况评估时指出,“有许多国家存在着政治承诺不力、卫生服务未能体现公平、社会经济发展缓慢、健康促进活动普及不足、卫生信息薄弱并缺少基础数据、环境污染、技术不当利用、资源分配不合理等等障碍”。鉴于世界新的政治、经济、社会和环境状况,1995 年第 48 届卫生大会要求根据公平和团结的概念制定一项新的全球总体发展政策,强调个人、家庭和社区对健康应尽的责任,并将健康列为总体发展的核心,在协商一致的基础上最终形成健康发展的政策。1998 年 5 月在日内瓦召开了第 51 届世界卫生大会,WHO 各成员国发表了题为"21 世纪人人享有卫生保健"的宣言:"重申健康是每个公民的一项基本人权,每个公民都有相同的权利、义务和责任,来获得最大可能的健康;而人类健康水平的提高和幸福,是社会经济发展的终极目标。"因此,21 世纪人人健康全球战略,是"2000 年人人健康"发展过程的延续,是指导国际、区域、国家和地方卫生行动的战略性文件,也是 21 世纪全球卫生发展战略的行动纲领。

(二)"人人享有卫生保健"的概念

根据世界卫生组织的定义,"人人享有卫生保健"是指"使世界上所有的人都达到在社会经济、生活两方面富有成效的那样一种健康水平",通俗地说就是"人人健康"。

"人人享有卫生保健"不是指不再有人生病或成为残疾;也不是指医护人员将为世界上每一个人治疗其全部已有的疾病,其具体的含义是:①健康是每个人的基本权利,卫生保健应针对整个人群;②在家庭、学校、工厂和社区等各个层次都可以方便得到基本卫生服务;③能够用比现在更好的方式去预防疾病,减轻病人及伤残者的痛苦,人们能够健康地度过整个生命的各个阶段;④不同国家、地区及人群间均匀地分配卫生资源,使每家、每户、每人都能积极参与并得到基本的卫生保健;⑤使人们懂得疾病是可以预防的,人们有能力去摆脱疾病的困扰,通过自己的努力能够创造个人和家庭的健康和幸福。世界卫生组织的目标是"使全世界人民达到最高可能的健康水平",所谓"最高可能"是要求不同国家根据自己的经济与社会能力尽力去改善人民的健康状况,因而"人人享有卫生保健"可以理解为不是一个有限、静态的目标,而是一个人民健康水平不断提高的过程,一个"人人为健康,健康为人人"的过程,也是一个需要人类为之而长期奋斗的永恒的目标。

(三)21 世纪"人人享有卫生保健"的战略

1. 21 世纪影响人类健康的新趋势

(1)人口老龄化的影响:由于人口老龄化趋势不断加速,肿瘤、心脑血管疾病、糖尿病等慢性疾病显著增加,也导致精神、神经疾病的增加。

(2)贫困的影响:相对或绝对贫困人口依然占有一定比例,贫困是导致营养不良、不健康的主要原因,加剧疾病的传播。

(3)环境改变的影响:生态环境恶化,如空气污染、臭氧枯竭、气候改变、生物多样性的消失等对人类健康产生了诸多的不利影响。

(4)新技术发展的影响:信息技术的传播(包括远程医疗)和生物技术的进展将有助于疾病的发现、预防控制,但同时技术不恰当的应用或滥用,对疾病的诊治也会产生不利的影响。

(5)人口的流动与贸易全球化的影响:人口的流动和城市化程度的增加,增加了疾病传播与扩散的机会;产品的贸易全球化,尤其是食品等跨国贸易也给健康带来不利影响。再现的传染病依然严重威胁人类的健康和生命安全,而慢性非传染性疾病也成为人类死亡和残障的主要原因,另外,伤害发生率不断在增加,人类的疾病负担也在不断加重。

(6)不良生活方式的影响:吸烟、酗酒、吸毒、赌博、滥用药物、饮食无节制、缺乏适当的体育活动和文娱生活等不良生活方式导致了一系列心身疾病的增加。

2. 21 世纪"人人享有卫生保健"的目标

(1)21 世纪"人人享有卫生保健"的总体目标:

①提高全人类期望寿命和生活质量。

②改善国家内部和国家之间的健康公平程度。

③使全人类利用可持续发展的卫生系统提供的服务。

(2)21世纪“人人享有卫生保健”的具体目标:

①健康公平:从2005年开始,在国家内和国家间利用健康公平指数作为促进和监测健康公平的基础。最初以测定儿童发育为基础来评价公平,到2020年,在所有国家内的特定人群中,5岁以下儿童发育不良(指年龄与身高相称程度在参考值以下超过两个标准差)的百分比应低于20%。

②生存状况:孕产妇死亡率(MMR)为每10万活产100以下;5岁以下儿童死亡率(CMR)为每1 000活产45以下;所有国家平均期望寿命均在70岁以上。

③控制主要疾病:采取措施扭转全球5大疾病(结核、艾滋病、疟疾、烟草相关疾病和暴力/损伤)导致的发病率和伤残率上升趋势。

④消除某些疾病:到2020年,麻疹将得到根除,淋巴丝虫病、沙眼将被消灭;到2010年,南美锥虫病传播将被阻断,麻风病将被消灭(每个县、区患病率为万分之一以下);此外,维生素A和碘缺乏病将在2020年前被消除。

⑤改善生活环境:到2020年,所有国家将通过行动在提供安全饮用水、适宜的卫生环境、数量充足和质量可靠的食物和住房条件方面取得重大进展。

⑥健康促进:2020年,所有国家开始通过管理、经济、教育、组织和以社区为基础的综合规划,采取通过积极管理和监测以求巩固和增进健康的生活方式,减少有损健康的生活方式的战略。

⑦政策的支持:2005年,世界各国开始制定、实施和监测与人人健康相配套的各项政策,建立相应的运行机制。

⑧基本医疗卫生服务:到2010年,全人类将在其整个生命过程中获得由基础公共卫生功能支撑的综合、基本、有质量的医疗保健。

⑨卫生信息与监控系统:到2010年,将建成适宜的全球和国家的卫生信息、监控和警报系统。

⑩支持卫生研究:到2010年,研究政策和体制运行机制将在全球、区域和国家各级水平上予以推行。

3. 21世纪“人人享有卫生保健”的实施策略　为使健康成为人类发展的核心,则应处理制约健康的决定的因素,实施以下策略:

(1)与贫困作斗争:加速发展和经济增长,使最贫困的人口和社区摆脱贫困,这一增长必须得到国际社会的支持。人民的长期健康有赖于许多因素,例如维持和平、公平的经济增长,赋予妇女权利,提供可持续发展规划和改善教育等。对于所有国家来说,促进公平的经济政策对于可持续的经济增长和发展是必不可少的,采取卫生干预措施有助于打破贫困和不健康的恶性循环,降低儿童死亡率和减缓人口增长。

(2)在所有的环境条件下促进健康:促进健康必须考虑到人民的生活、工作、娱乐和学习所需的社会、文化、政治、法律和精神环境。人民需要知识、意识和技能以及利用社会所提供的各种条件应付各种变化使自己和家庭保持健康。通过社会健康促进行动,使公众获得良好的生存与生活环境;通过媒体倡导健康,使偏远的社区和家庭获得与健康相关知识。

(3)使政府部门与健康公共政策协调一致:对健康直接或间接产生影响的所有部门的政

策需要作进一步分析并加以调整，最大限度地促进和保护健康。卫生部门要与这些部门进行协商，协调社会的方方面面，在促进人类健康目标上实现政策措施的一致性。

(4)将健康纳入社会可持续发展计划中：要使健康成为发展的中心，健康必须在可持续发展计划中获得最优先考虑。为了使得发展具有可持续性，使得当代和后代都能得益，必须采取有力措施，认真履行预防环境严重恶化的公约，可在环境影响评估中采用健康指标，以改进对社会发展的决策。

二、中国卫生事业发展策略

(一)我国卫生保健事业的发展

1. 我国卫生工作方针　卫生工作方针是党和政府领导卫生工作的基本指导思想，是我国卫生保健事业发展策略，是针对不同时期的背景和特点制定而成的。1950 年，我国第一届全国卫生工作会议在总结革命战争时期卫生工作的历史经验的基础上，确定“面向工农兵、预防为主、团结中西医”为新中国的卫生工作方针。1952 年总结了开展爱国卫生运动的经验，又增加了“卫生工作与群众运动相结合”的新方针，形成了我国卫生工作的四大方针。20 世纪 90 年代以后，国家又对卫生工作方针进行了数次调整。1997 年 1 月，中共中央、国务院颁发了《关于卫生改革与发展的决定》，明确了新时期的卫生工作方针。其主要内容为以农村为重点、预防为主、中西医并重、依靠科技与教育、动员全社会参与、为人民健康服务、为社会主义现代化建设服务。

(1)以农村为重点：这是针对我国国情的实际和社会发展的要求提出的。中国人口绝大多数是农民，因此，农村卫生状况和农民的健康水平关系到社会的稳定、民族振兴和社会经济目标的实现。由于农村卫生工作基础薄弱，城乡之间的健康水平差距明显，因此，只有把卫生工作重点放到农村，才能使我国整体卫生状况有一个大的改观。

(2)预防为主：是我国卫生工作的核心，也是建国以来被证明为行之有效卫生保健策略。无病早防、有病早治，是最主动、最有效、最经济的措施。建国以来，我国比其他国家提前十几年消灭了天花，许多严重危害健康的传染病和寄生虫病都得到了有效的控制，人民的健康水平得到了大幅度的提高。但是，我国目前多种传染病传播流行的各种因素依然存在，很多慢性非传染性疾病已经成为城市和部分农村地区的主导疾病，要控制这些疾病必须坚持以预防为主的方针。

(3)中西医并重：中医药是我国卫生事业的重要组成部分，且具有相对优势。将它与现代医学结合起来，不仅能更好地传承和发展祖国医学，而且还能够充分利用中医药资源，更好、更有效地为防病、治病服务。

(4)依靠科技与教育：是国家“科教兴国”战略在卫生工作中的具体体现。医疗卫生行业作为知识、技术密集型的部门，必须要依靠科技的进步和人才的优势。

(5)动员全社会参与：是“卫生工作与群众运动相结合”这一方针的发展，体现了现代“大卫生”观念和卫生工作的社会性。例如，我国的爱国卫生运动是动员全社会参与的一个范例，是具有中国特色的一大创举，也得到了国际社会的赞许。群众性的爱国卫生运动，可以概括为政府组织、地方负责、部门协调、群众动手、科学治理和社会监督。

(6)为人民健康服务、为社会主义现代化建设服务：是我国卫生工作的宗旨，也是贯彻党的基本路线的体现。这一方针要求卫生工作必须坚定不移地坚持社会主义方向，围绕国家和社会发展的需要，保障人民心身健康。

2. 我国卫生保健事业的发展现状与挑战

(1)我国卫生保健事业的发展现状：建国初期，传染病以及地方病、性传播疾病等严重危害人民健康。对此，我国政府采取了强有力的措施，以预防为主，集中力量防治主要疾病，发挥中西医作用，创建城乡三级医疗预防保健网，开展初级卫生保健工作和群众性爱国卫生运动等，建立了以社会主义公有制为主体的卫生服务体系，到2003年末，全国卫生机构总数为29.1万个，全国医疗机构床位达314.4万张，卫生人员总数达到527.5万人，其中全国有县医院2 057所，卫生技术人员38.3万人；全国乡镇卫生院有4.4万个；设立51.5万个村卫生室（占总村数的74.1%），全国乡村医生和卫生员约86.8万人，平均每村乡村医生和卫生员为1.25人，每千农业人口乡村医生和卫生员为0.98人，形成了遍布全国的医疗预防保健网。

随着医疗卫生保健条件的不断改善，人民的健康得到了保护，传染病、地方病、社会病等也得到了有效的控制，其中有些甚至已被消灭，人民健康状况有了明显的改善，尤其是近些年，卫生事业的发展更是日新月异。2004年，城市孕产妇住院分娩率达91.4%，农村住院分娩率提高到77.1%，婴儿死亡率由2000年的32.2‰下降到21.5‰，5岁以下儿童死亡率由39.7‰下降到25.0‰，孕产妇死亡率由$53/10^5$下降到$48.3/10^5$，我国人均期望寿命已接近72岁（表5-1）。一些重要的健康指标与发达国家相近。

表5-1　我国建国前后的主要健康指标

年份	死亡率(‰)	婴儿死亡率(‰)	孕产妇死亡率($1/10^5$)	平均期望寿命(岁)
1949	25.0	200	150	35
2000	6.45	32.2	53	71.4
2004	6.42	21.5	48.3	72

(2)我国卫生保健事业面临的挑战：我国卫生保健事业在取得巨大成就的同时，也面临着前所未有的困难和挑战。我国已经进入全面建设小康社会的新阶段，新时期的人们要求提供多层次、多样化的卫生服务。随着社会的发展，一系列新的景象将对卫生事业带来全新的挑战。

①面临着两次卫生革命的挑战，疾病的防治形势依然严峻：我国在传染病防治的第一次卫生革命中取得显著成就，但肠道传染病等发病率依然很高，病毒性传染病（如病毒性肝炎）、自然疫源性疾病（如鼠疫、流行性出血热）和人畜共患病（如炭疽病）发病极不稳定，并在局部地区发生暴发流行。另外，一些传染病死灰复燃，一些新发传染病也在不断出现。与此同时，慢性非传染性疾病的发病率在不断攀升，以防治慢性非传染性疾病为主要任务的第两次卫生革命已经到来，我国进入了两次卫生革命的并存时期，经受着传染性与非传染性疾病的多重考验。

②工业化与城镇化进程加快，影响健康的因素增加：随着城镇化、工业化的发展，城镇人口比例增大，流动人口不断增加，使环境污染有逐年加重趋势。而交通与工业事故、化学有害物质的排放等因素，也使危害健康因素在不断增加，给城乡居民的健康构成了极大的威胁。

③人口结构的改变与医学模式的变化，给卫生服务提出了新的要求：随着人口结构改变，慢性非传染性疾病已经成为城乡的主要疾病，而职业危害、不良生活方式、意外伤害、营养失衡等，导致了生物因素疾病的比重下降，环境、社会、心理因素导致的疾病比重增加，从而要求卫生服务从单一的医疗服务转化为生理、心理和社会的综合性服务。

④农村卫生工作基础薄弱，农民的卫生服务亟待加强：我国农村卫生保健工作的基础薄弱，人员队伍素质不高，基础设施条件差，医疗保险体系不够健全，从而导致了看病难、看病贵，因病致贫和因病返贫现象依然存在。从目前情况看，离建设社会主义新农村的要求还有相当的差距，农村卫生工作亟待加强。

⑤城市医疗卫生体系不够健全，医疗机构管理体制与机制缺乏活力：城市的基层卫生服务体系尚不够健全，缺乏便捷有效的服务，而医疗机构的管理缺乏产业与经营意识，质量观念和服务意识不够，在体制与机制上缺乏活力，自我发展能力不强。

(3)2010 年我国卫生发展的目标与任务

①卫生发展总目标：党的十六届五中全会《建议》指出："加大政府对卫生事业的投入力度，完善公共卫生和医疗服务体系。提高疾病预防控制和医疗救治服务能力，努力控制艾滋病、血吸虫病、乙型肝炎等重大传染病，积极防治职业病和地方病。加强妇幼卫生保健，大力发展社区卫生服务。深化医疗卫生体制改革，合理配置医疗卫生资源，整顿药品生产和流通秩序。认真研究并逐步解决群众看病难、看病贵问题。支持中医药事业发展，培育现代中药产业。"这是"十一五"时期卫生发展的目标。

②卫生工作的基本任务

一是发挥政府的主导作用。预防控制重大传染病的流行与蔓延，有效应对突发的公共卫生事件；为群众提供基本医疗保障，维护人民群众的身体健康；加强行业监管，维护群众的利益和就医安全；建立稳定的经费保障机制，促进卫生事业的可持续发展。

二是加强公共卫生和疾病预防控制工作。深化疾病预防控制体系改革，完善其服务模式，提高疾病预防控制体系的服务能力和水平；建立健全突发公共卫生事件应急机制和信息监测网络体系，完善重大传染病疫情和突发公共卫生事件的监测系统、医疗救治信息系统和突发公共卫生事件应急指挥系统；做好传染病、地方病和慢性非传染性疾病的防制工作；完善全国传染病疫情网络直报，健全突发公共卫生事件应急机制；加强重大传染病和地方病防制。

三是加强农村卫生工作。推进新型农村合作医疗制度建设，扩大农民的受益面；加强农村医疗服务体系建设，巩固和完善县、乡、村三级医疗服务网络，重点加强县医院、乡卫生院建设；加强农村卫生人员培养；加强农村医疗机构的管理，完善其运行机制。

四是深化城市医疗服务体制改革，大力发展社区卫生服务。改变医疗机构由公立医院垄断的局面，实现真正意义的医院分类管理，实现卫生全行业监管；大力发展社区卫生服务，实行政府主导与社会参与相结合的原则，将发展社区卫生服务纳入社区卫生规划，整合城市卫生资源，健全社区卫生服务网络，完善服务功能，构建以社区服务为基础，社区卫生服务机构与医院和防保机构分工合理、协作密切的新型城市医疗卫生服务体系。

五是加强卫生法制建设。加强卫生立法、普法和卫生标准工作。制定医疗服务、传染病控制、卫生信息等技术标准，加大卫生标准的宣传力度。深化卫生监督体制改革，加强卫生监督体系建设和对医疗机构、疾病预防控制机构等方面的监管，保证医疗安全，提高服务质量，改善服务水平，构建和谐的医患关系。

(4)我国现阶段卫生发展策略：我国现阶段的卫生发展基本策略是以满足人们的健康需求为导向，以提高人民健康水平为中心，突出农村卫生、预防保健和中医药三个战略重点，按照公平与效率兼顾的原则，强化基本卫生服务和卫生监督管理工作，推行区域卫生规划，走以内涵发展为主、内涵与外延发展相结合的道路，推动卫生事业全面、协调、可持续的发展。

在卫生事业发展模式上，从扩大规模为主转到提高卫生服务质量与效率为主；从卫生事业重点选择上，把农村作为卫生工作的长期战略重点；在卫生服务力量发展上，把现代医学和传统医学放在同等重要的地位，坚持中西医并重、中西医结合与协调发展；在卫生服务模式上，按照生物-心理-社会医学模式转变要求，改革卫生服务方式，积极发展社区卫生服务；在区域卫生发展格局上，从各地区经济、社会文化发展不平衡的实际出发，强化行业管理和对基本卫生服务的调控，普及基本卫生服务；在卫生发展的基本措施上，继续依靠科技与教育，改革政策、完善法制，增加投入、强化管理，在确保重点的前提下，努力实现卫生事业各个领域的协调发展，实现卫生事业与经济、社会的协调发展。

第二节 卫生服务体系与医疗保障制度

一、卫生系统概述

卫生系统是在一定的法律和规章制度所规定的范围内，提供以促进、恢复和维护健康为基本目的的活动总体。狭义的卫生系统也可看作是在一定法律和政策框架内的组织网络，旨在组织、分配和利用现有的社会资源为全社会提供卫生保健服务，实现维护人民健康和提高生活质量的目的。

我国的卫生系统由卫生服务、医疗保障和卫生执法监督三个部分组成。卫生服务是卫生部门使用卫生资源向居民提供预防、保健、医疗和康复的过程。卫生服务系统是卫生服务的载体，主要指城乡卫生设施网络、卫生人力资源的发展、卫生机构的运行机制。医疗保障系统是社会保障系统的一个重要部分，是通过资金的筹集，为卫生服务提供合理的物质资源的支持，与卫生服务系统相互作用，共同承担保护人类健康的职能。卫生执法监督系统是政府管理社会卫生工作的重要保障，其职能是依法对影响人民健康的物品、场所、环境等进行监督管理，控制危险因素，保护人民健康的权益。

基于健康是基本人权的原则，WHO 把卫生系统的功能归纳为 3 项，即卫生服务提供(health care delivery)、公平的对待所有人(fair treatment to all)、满足人群非卫生服务的期望(meeting non-health expectations of the population)。与之相对应的卫生系统目标有 3 个，一是提高服务人群的健康水平；二是反应性，即在多大程度上满足人们对卫生系统中改善非健康方面的普遍的、合理的期望；三是筹资的公平性，即保障就医者的经济开支不至于过高。第一个目标是卫生系统本身所特定的目标，而后两个是社会系统的共有目标。

二、我国的卫生组织机构

卫生组织机构是卫生系统的重要组成部分，其设置的形式和层次，决定了卫生系统运行的效果和效益。我国的卫生组织机构一般分为卫生行政组织、卫生服务组织和群众性卫生组织。

1. 卫生行政组织　是指那些对国家公共卫生事务实施管理的组织。广义的卫生行政组织指一切具有计划、组织、指挥、协调、监督和控制等管理功能的卫生组织机构，它包括政府卫生行政部门，也包括卫生立法、司法机关中管理卫生行政事务的机构，还包括企业、事业以及社会团体中管理卫生行政事务的机构。狭义的卫生行政组织指国家机构中的政府卫生部门，即卫生行政机关，它们在卫生事业管理活动中，起着主导性的关键作用。

我国的卫生行政组织包括中华人民共和国卫生部及国家中医药管理局，各省(市、自治区)卫生厅(局)、市(地区、自治州、盟)卫生局、县(县级市、旗)卫生局(科)等行政组织。其职能主要是管理所辖范围的卫生工作，包括编制发展规划、制定规章和标准、实施卫生监管与准入、卫生经济调控、发布信息、促进公平竞争、组织开展学术活动，促进医学科学发展等。

2. 卫生服务组织　是指以保障居民健康为主要目标，直接或间接向居民提供预防、医疗、保健、康复、健康教育和健康促进等服务的组织。在我国，卫生服务组织包括医疗机构、预防保健、妇幼保健、医学教育和医学科研等。

(1)医疗机构：以疾病诊断、治疗为主，结合预防、康复、健康指导，为保障人民健康进行医学服务的医疗组织。按任务和服务对象不同可分为综合医院、专科医院、疗养院、康复医院、门诊部、卫生院等类型。我国医疗机构实行等级管理，共分为3级。一级医院是指直接为一定人口的社区提供预防、医疗、保健、康复服务的基层医院。二级医院是指为多个社区提供综合医疗服务和承担一定教学、科研任务的医院。三级医院是指提供高水平的专科医疗服务和执行高等教育、科研任务的区域性以上的医院。

(2)预防机构：政府举办的实施疾病预防控制与公共卫生技术管理和服务的公益性组织。我国的预防保健机构是在原来的卫生防疫站等单位的基础上，分别建立与卫生行政部门级别相对应的疾病预防控制中心和卫生监督所。疾病预防控制机构是实施政府卫生防制疾病职能的专业机构，而卫生监督所是依照法律、法规行使卫生监督职责的执行机构。

3. 群众性卫生组织　旨在发动群众，开展卫生工作和学术交流，提高学术水平和业务技术，促进卫生工作发展。这类组织可以分为三类，一是由国家机关、人民团体的代表组成的群众性卫生组织；二是由卫生专业技术人员组成的学术团体；三是由广大卫生积极分子组成的基层群众卫生组织。在我国影响比较大的群众性卫生组织包括爱国卫生运动委员会、中华医学会、中华全国中医学会、中华预防学会、中华护理学会、中国药学会、中国防痨协会、中国红十字会、中国医师协会、中国性病艾滋病防治协会等。

三、医疗保障制度

(一)基本概念

医疗保障制度(又称医疗保险制度，medical insurance system)是指一个国家、地区或社区为维护人民健康，促进社会经济发展的一种社会保障制度。在基层卫生工作中，医疗保障制度是保证卫生服务模式健康发展的重要条件。

医疗保障制度大致可以分为两种。一种是自愿保险(voluntary insurance)，保险业务都是由私人承办的，故又称为私人保险。另一种是社会医疗保险(social medical insurance)，是由国家通过法制强制实行的一种医疗保障制度，带有义务性和强制性，故又称为义务或强制保险。各国的社会医疗保险提供的医疗服务的内容不尽相同，但一般来说主要提供基本医疗服务。

(二)我国医疗保障制度

公费和劳保医疗制度是我国建国后对城镇职工医疗保障方面的两个制度,但已不能满足当前社会的需要。目前,我国正在积极推进多层次医疗保障体系的建设,其中城镇职工基本医疗保险和农村合作医疗制度是这个体系的主体和核心。

1. 城镇职工基本医疗保障制度　随着我国经济体制改革的不断深化,公费、劳保等医疗保障制度存在的缺陷日益突出。1993 年,在总结医疗保障制度改革试点单位的经验和借鉴国外医疗保险成功做法的基础上,我国明确地提出了建立社会统筹和个人账户结合的医疗保险制度。1998 年,国务院召开了全国城镇职工医疗保险制度改革工作会议,发布了《国务院关于建立城镇职工基本医疗保险制度的决定》,标志着新的医疗保障制度开始全面实施。城镇职工基本医疗保险制度的基本框架可以概括为如下 5 个方面。

(1)保障基本医疗:我国城镇职工基本医疗保险制度重点是放在基本医疗的保障上,支付范围仅限于规定的基本医疗保险药品目录、诊疗项目和医疗服务设施标准内的医疗费用。

(2)广泛覆盖:国家要求城镇所有用人单位,包括企业(国有企业、集体企业、外商投资企业、私营企业等)、机关、事业单位、社会团体、民办非企事业单位及其职工,都要参加基本医疗保险,实行属地管理。其意义在于保障广大职工能够享有医疗保障,并增加基金的共济能力和抵御疾病风险的能力。

(3)合理分担:在医疗保险筹资时,由用人单位和职工共同缴纳,用人单位缴费率目前在职工工资总额的 6%左右,职工缴费率在工资收入约占 2%。在就诊费用发生时,个人要负担一定比例的费用,体现了公平与效率兼顾的原则。

(4)统账结合:实行社会统筹和个人账户相结合是我国城镇职工基本医疗保险制度的核心内容。基本医疗保险基金由统筹基金和个人账户构成。职工个人缴纳的基本医疗保险费全部计入个人账户。用人单位缴纳的基本医疗保险费分为两部分,一部分用于建立统筹基金,一部分划入个人账户。

(5)管理和服务的社会化:基本医疗保险实行在较大范围或地域内统筹,原则上以地级以上行政区(包括地、市、州、盟)为统筹单位。建立政府主管的社会保险经办机构,负责基本医疗保险基金的筹集、管理和支付,并建立健全预决算制度、财务会计制度和内部审计制度,对参保人员执行统一政策、统一管理。

城镇基本医疗保险制度与公费医疗、劳保制度相比,有三个方面的改变,一是从社会福利型转化为社会保险型;二是从国家、企业的完全责任转化为有限责任;三是从企业保障与自我管理转化为社会共济与社会管理。

2. 新型农村合作医疗　1991 年,国务院批转了卫生部、农业部、人事部、国家教委、国家计委《关于加强农村医疗卫生工作的请示》的通知,明确提出要“稳步推行合作医疗保障制度,为实现‘人人享有卫生保健’提供社会保障”。在总结以往农村合作医疗经验的基础上,卫生部、财政部、农业部等部门于 2003 年联合下发了《关于建立新型农村合作医疗制度意见》,对新时期我国农村基本医疗保健制度的改革提出了指导性意见。

新型农村合作医疗是一种农民医疗互助共济保障制度,其基本构架如下:

(1)政府组织引导,农民自愿参加:政府发挥组织引导作用,做好宣传与组织工作,农民根据自己的意愿决定是否参加合作医疗。

（2）因地制宜，多种形式：根据当地经济发展水平和群众意愿因地制宜地制定不同水平、不同形式的合作医疗制度。

（3）以大病统筹为主要形式：合作医疗重点解决农民大病、重病问题，充分发挥合作医疗基金的风险保障功能，尽可能减少农民因病返贫和因病致贫。

（4）多方筹资，强化政府责任：合作医疗基金由个人、集体和政府多方筹资，其中农民个人每年的缴费标准不低于10元；有条件的乡村集体经济组织给予适当的支持；地方财政每年对参加新型农村合作医疗的农民的资助人均不低于10元；中央财政自2003年起通过专项转移支付对中西部地区参加合作医疗的农民每年按人均10元安排合作医疗资金，2006年增加到人均20元。

（5）以县为单位筹资和管理：以县（市）为单位进行统筹，扩大了合作医疗的社会共济范围，提高了抵御大病风险的能力。新型合作医疗管理工作由卫生行政部门负责，各级卫生行政部门内部设立专门的农村合作医疗管理机构，其经办机构设在县级。县级人民政府成立由有关部门和参加合作医疗的农民代表组成的农村合作医疗管理委员会，负责有关组织、协调、管理指导工作。

（6）强化资金的使用管理与监督：农村合作医疗基金是由农民自愿缴纳、集体扶持、政府资助的民办公助的社会性基金，按照以收定支、收支平衡和公平、公开、公正的原则进行管理，必须专款专用，专户储存，严格审计，防止挤占和挪用。基金一般由农村合作医疗管理委员会及其办事机构进行管理，在国有商业银行设立专用账户，确保基金的安全和完整。

（7）加强医疗服务管理：强化对农村医疗卫生机构的行业管理，积极推进农村医疗卫生体制改革，不断提高医疗卫生服务能力和水平，使农民得到较好的医疗服务。

第三节　初级卫生保健

初级卫生保健（primary health care，简称 PHC）是世界卫生组织提出的一项全球性的战略目标，它得到了联合国和世界多数国家政府的认同和承诺，为人类的健康事业作出了重要贡献。

一、初级卫生保健概述

《阿拉木图宣言》指出："初级卫生保健是一种基本的卫生保健，它依靠切实可行、学术上可靠，又为社会所接受的方式和技术，是社区中个人与家庭通过积极参与普遍能够享受的，其费用也是社区或国家在发展的各个时期本着自力更生的精神能够负担得起的。它既是国家卫生系统的一个组成部分、功能中心和活动的焦点，也是社区整个经济发展的一个组成部分。它是个人、家庭、群众与国家卫生系统接触的第一环，能使卫生保健尽可能接近于人民居住及工作场所，它还是卫生保健持续进程的起始一级。"各国根据本国的经济条件水平，在采纳初级卫生保健策略时可有所调整。

二、初级卫生保健的基本原则

（一）社会公正

初级卫生保健要体现卫生服务和卫生资源分配与利用的公正性。合理布局，使得人们接受卫生服务的机会均等，不能忽视乡村和某一地区的人口或城郊居民。

（二）社区参与

在改善人民健康的过程中，必须充分发挥社区和群众的作用，依靠群众的参与改变不良的卫生习惯和生活方式，提高自我保健能力。

（三）成本效果和成本效益

必须以最低的成本产生最大的效益的方式来分配和利用资源，卫生资源的投放应该从以医院和专科服务为主转向社区卫生系统和基础卫生工作。

（四）部门间协作行动

实行初级卫生保健不能只依靠卫生部门，而必须是卫生部门和其他部门的共同行动，并协调一致。

（五）预防为主

卫生保健的重点应是预防和促进健康，而不是治疗工作，要以寻找和消除各种致病因素为核心，重视综合性的致病因素对人民群众生命和健康的影响。

三、初级卫生保健的任务

初级卫生保健的任务是致力于解决主要卫生保健问题，有以下四项基本任务。

（一）健康促进

健康促进包括健康教育、保护环境、合理营养、饮用安全卫生水、改善卫生设施、开展体育锻炼、促进心理卫生、养成良好生活方式等。

（二）预防保健

在研究社会人群健康和疾病的客观规律及它们和人群所处的内外环境、人类社会活动的相互关系的基础上，采取积极有效措施，预防各种疾病的发生、发展和流行。

（三）合理治疗

及早发现疾病，及时提供医疗服务和有效药品，以避免疾病的发展与恶化，促使病人早日好转痊愈，防止带菌（虫）和疾病向慢性发展。药物应用以“节约、有效”为原则，避免药物或治疗技术使用不当或滥用。

（四）社区康复

对丧失了正常功能或功能上有缺陷的残疾者，通过医学的、教育的、职业的和社会的综合措施，尽量恢复其功能，使他们重新获得生活、学习和参加社会活动的能力。

四、初级卫生保健的基本工作内容

初级卫生保健最初提出时，鉴于世界各地经济和科学发展水平不平衡，WHO 提出了八项最低工作内容：

1. 对当前主要卫生问题及其预防和控制方法的健康教育。

2. 合理营养与改善食品供应。

3. 安全卫生水的提供和基本环境卫生设施。

4. 妇幼卫生保健和计划生育。

5. 主要传染病的预防接种。

6. 预防性地控制地方病。

7. 常见病和外伤适当处理与治疗。

8. 基本药物的供应。

在1981年第34届世界卫生大会上，除了上述八项内容以外，又增加了“使用一切可能的方法，通过影响生活方式和控制自然、社会、心理环境来防治非传染性疾病和促进精神卫生”一项内容。强调重视工业发展和生活方式的改变可能带来的职业性疾病、慢性病、外伤和肿瘤的发生及精神卫生问题等，这一切都应包括在初级卫生保健的内容中。

五、我国农村初级卫生保健

（一）我国农村初级卫生保健的工作进展

1989年8月由卫生部主持召开了第一次全国初级卫生保健试点工作会议。随后我国农村开始实施了“2000年人人享有卫生保健”规划。初级卫生保健工作的开展，对农村卫生事业的发展起到了极大的推动作用，主要表现在各级政府加强了对农村卫生工作的领导，把初级卫生保健纳入了当地社会和经济发展的规划目标，“人人享有初级卫生保健”正日益成为农村小康生活的重要组成部分；推动了农村卫生的综合建设和管理，保护了八亿农民的健康，促进了农村生产力的发展；强化了农村三级医疗预防保健网、合作医疗、乡村医生队伍三大支柱；促进了农村基层卫生队伍的发展与巩固；培养了一支有奉献精神、有管理经验的农村初级卫生保健管理队伍；形成了一套农村初级卫生保健工作的综合目标管理程序与方法，积累了较丰富的实践经验。与此同时，“2000年人人享有卫生保健”的目标并没有完全实现，还存在着一些有待解决的困难和问题。

（二）进一步发展中国农村初级卫生保健的目标与任务

卫生部于2002年制定并颁发了《中国农村初级卫生保健发展纲要（2001—2010年）》，其基本构想是深化农村改革，加强农村基础卫生设施建设，稳步发展合作医疗，改善农村卫生服务体系，到2010年，全国大多数县实现与小康生活相适应的初级卫生保健目标。

1. 总体目标　通过深化改革，健全农村卫生服务体系，完善服务功能，实行多种形式的农民医疗保障制度，解决农民基本医疗和预防保健问题，努力控制危害严重的传染病、地方病，使广大农村居民享受到与经济社会发展相适应的基本卫生保健服务，不断提高农民的健康水平和生活质量。到2010年，孕产妇死亡率、婴儿死亡率以2000年为基数分别下降1/4和1/5，平均期望寿命在2000年基础上增加1～2岁。

2. 主要任务

(1)落实疾病预防控制措施，重点控制传染病、地方病、寄生虫病、职业病和其他重大疾病，加强精神卫生工作，防止各种意外伤害。稳定计划免疫接种率，提高现代结核病控制策略的人口覆盖率。预防、管理慢性非传染性疾病,做好老年保健。

(2)提高乡、村卫生机构常见病、多发病的诊疗水平,规范医疗服务行为,为农村居民提供安全有效的基本医疗服务。

(3)加强对孕产妇和儿童的管理,提高农村孕产妇住院分娩率,稳步降低孕产妇死亡率和婴儿死亡率,改善儿童营养状况,不断提高妇女儿童健康水平。

(4)加大农村改水、改厕力度,提高农村自来水及农村卫生厕所普及率,结合小城镇和文明乡镇建设,创建卫生乡镇,改善农村居民的劳动和生活环境。

(5)开展健康教育和健康促进,积极推进"全国亿万农民健康促进行动"(原"全国九亿农民健康教育行动"),提高农村居民基本卫生知识知晓率和中小学健康教育开课率,倡导文明健康的生活方式,增强农村居民的健康意识和自我保健能力,促进人群健康相关行为的形成。

(6)依法加大对公共卫生、药品和健康相关产品的监督力度,控制危害农村居民健康的主要公共卫生问题,努力抓好食品卫生、公共场所卫生和劳动卫生。

(7)充分利用中医药资源,发挥中医药的特点与优势,不断提高农村中医药服务水平。

(8)完善和发展农村合作医疗,探索实行区域性大病统筹,逐步建立贫困家庭医疗救助制度,积极实行多种形式的农民医疗保障制度。

第四节　社区卫生服务

《阿拉木图宣言》首次提到个人、家庭、社会和国家要联合起来建立持续的卫生保健网;全球要发展以社区为基础的卫生保健系统,重新合理分配卫生资源以适应整个社会的需求。我国1997年公布的《中共中央、国务院关于卫生改革与发展的决定》,提出"改革城市卫生服务体系,积极发展社区卫生服务,逐步形成功能合理、方便群众的卫生服务网络"。1999年,国务院10个部委联合下发了《关于发展城市社区卫生服务的若干意见》,更明确地指出了我国社区卫生服务的定义、性质和任务,以及规范化管理的要求和配套政策。2006年初又出台了《国务院关于发展城市社区卫生服务的指导意见》,进一步推动了我国社区卫生服务的发展。

一、社区卫生服务的概念

社区卫生服务(community-based health care,CHC)是在总结初级卫生保健经验和引进了全科医学观念的基础上发展起来的一种基层卫生服务的形式。它是针对社区全体居民的福利型卫生保健服务,体现了政府对维护人民健康的责任,反映了"健康是基本人权"的思想。

《关于发展城市社区卫生服务的若干意见》对社区卫生服务下了明确的定义:"社区卫生服务是社区建设的重要组成部分,是在政府领导、社区参与、上级卫生机构指导下,以基层卫生机构为主体,全科医师为骨干,合理使用社区资源和适宜技术,以人的健康为中心、家庭为单位、社区为范围、需求为导向,以妇女、儿童、老年人、慢性病人、残疾人等为重点,以解决社区主要卫生问题和满足基本卫生服务需求为目的,融预防、医疗、保健、康复、健康教育、计划生育技术服务等为一体的,有效、经济、方便、综合、连续的基层卫生服务。"

二、发展社区卫生服务的指导思想与工作目标

发展社区卫生服务的指导思想是:社区卫生服务是城市卫生工作的重要组成部分,是实现“人人享有卫生保健”目标的基础环节。大力发展社区卫生服务,构建新型城市卫生服务体系,必须以邓小平理论和“三个代表”重要思想为指导,全面落实科学发展观,坚持为人民健康服务的方向,将发展社区卫生服务作为深化城市医疗卫生体制改革、有效解决城市居民看病难、看病贵问题的重要举措,作为构建新型城市卫生服务体系的基础,着力推进体制、机制创新,为居民提供安全、有效、便捷、经济的公共卫生服务和基本医疗服务。

发展社区卫生服务必须做到五个坚持,即坚持社区卫生服务的公益性质,注重卫生服务公平、效率和可及性;坚持政府主导,鼓励社会参与,多渠道发展社区卫生服务;坚持实行区域卫生规划,立足于调整现有资源,辅以扩建和新建,健全社区卫生服务网络;坚持公共卫生与基本医疗并重,中西医并重,防、治结合;坚持以地方为主,因地制宜、探索创新、积极推进。

《国务院关于发展城市社区卫生服务的指导意见》中指出,到2010年,全国地级以上城市和有条件的县级市要建立比较完善的城市社区卫生服务体系。其具体目标是社区卫生服务机构设置合理,服务功能健全,人员素质较高,运行机制科学,监督管理规范,居民可以在社区享受到疾病预防等公共卫生服务和一般常见病、多发病的基本医疗服务。

三、实施社区卫生服务的基本原则

实施社区卫生服务应遵循以健康为中心、以人群为对象、以需求为导向、社区内多部门合作和人人参与的原则。

(一)以健康为中心

根据社区卫生服务的概念,要把人的健康放在第一位。这是在观念上的一个重大转变,超出了原先卫生服务机构仅限于疾病诊治的服务范畴,要求卫生服务机构用更宽阔的眼光去关注人的健康,将工作重点从疾病诊治转移到预防、消除导致疾病的危险因素上来,用卫生保健知识与技术去为人的健康服务。同时也强调了维护健康不仅是卫生部门的责任,也是全社会的共同责任,切实树立起“健康为人人,人人为健康”的正确观念。

(二)以人群为对象

社区卫生服务应以维护社区内整个人群的健康为目标。注意加强健康教育和健康促进,提高社区人群的健康意识,改变不良的生活方式。由于社区在地缘与血缘上存在着共同体,要注意了解掌握社区人群共同的健康问题,有针对性地开展预防保健,提高人群健康的整体水平。由于家庭是社区组成的基本单元,因此在强调以人群为对象的同时,注意发挥家庭在健康促进中的作用。

(三)以需求为导向

需求是由需要转化而来的,社区卫生服务的以需求为导向,强调的是服务的针对性和可及性。要能够针对性地开展社区卫生服务,必须了解社区居民的主要健康问题,迫切需要解决这些问题,并根据社区卫生资源,发展适宜技术,为居民提供经济有效的卫生服务。服务的可及性,就是要根据服务对象的特点,设立方便居民的服务项目和服务点。能否把握好居民需求,是关系到社区卫生服务是否能健康发展的关键因素,要优先保证社区居民所需要的

基本服务，逐步满足社区居民日益增长、不断变化的多层次、多方面的需求，学会用市场经济学去开辟自己的服务领域。

(四)社区内多部门的合作

在社会经济高速发展的今天，许多相互关联的因素如环境污染、不良生活习惯等共同影响着人们的健康，要消除这些影响健康的因素，保障居民的健康，需要多部门的密切配合。为此，《国务院关于发展城市社区卫生服务的指导意见》中明确了卫生部门、机构编制、发展改革、教育、民政、财政、人事、劳动保障、建设规划、人口与计划生育、食品药品管理、中医药这 12 个部门的职责，要求有关部门认真履行职责，共同推进社区卫生服务发展。

(五)人人参与

动员全社区参与是社区卫生的关键环节，要依靠社区内的力量，积极开展群众性的卫生运动。要让群众能参与进来，首先要让他们明确与其切身利益相关的健康问题，行使自己的权利去改造环境、消除不利健康的因素，以促进自身的健康；其次是要他们参与到确定社区卫生问题、制订社区卫生计划和评估等决策活动中来，以提高他们对促进和改善健康的责任感和自我发展的能力，提高社区卫生服务水平和覆盖面。

四、社区卫生服务特点

与其他卫生服务相比，社区卫生服务具有如下特点：

1. 综合性服务　社区卫生服务的目的并非单纯的治疗疾病，而是在于提高人群的健康水平，因此它所提供的服务是综合性的。它既承担了基本医疗服务，又承担着预防、保健、康复、计划生育和健康教育的功能，它不仅要为病患服务，而且要为健康人群、亚健康人群、重点保健人群服务。它是社区群众与医疗卫生部门连接的门槛。因此，可以说社区卫生服务是属于初级卫生保健服务，而三级预防策略是社区卫生工作者在提供服务过程中应遵循的主要原则。

2. 连续性服务　社区卫生工作者对所辖社区居民的健康负有长期的、相对固定的责任。也就是说社区居民在出生、生长、发育、成年到衰老、死亡整个生命的各个阶段都能得到有效的卫生保健服务。社区卫生工作者从健康监测、功能失调、疾病发生、发展、演变、康复等各个疾病的不同阶段为居民提供连续性服务。

3. 协调性服务　社区医务人员的职责是向社区居民提供广泛综合性的卫生保健服务，而有些服务内容单靠社区卫生工作者是无法完成的，需要与其他医疗或非医疗部门配合。协调性服务是社区卫生工作所必须掌握的内容，要能够掌握社区内外资源，建立双向转诊制度，协调各类卫生机构，协调各专科的卫生服务。

4. 可及性服务　可及性和方便性是社区卫生服务的一个显著特点，它包括了给予居民在时间上的方便性、经济上的可接受性、地理位置的便利性，也包括卫生工作者和居民之间心理与感情上的亲密程度。社区医务工作者不仅是卫生保健服务的提供者，也要充当服务对象的朋友和咨询者的角色，并且是社区中的一员。

五、社区卫生服务的内容与方式

(一)社区卫生服务的内容

我国社区卫生服务实行的是集医疗、预防、保健、康复、计划生育和健康教育六位一体的综合性卫生保健服务。

1. 社区健康教育和健康促进　指以疾病为中心的服务模式转变为以健康为中心和以人类发展为中心的服务模式,建立相应的组织形式,针对不同人群开展系列健康教育,针对不同个体进行健康咨询、健康处方,进行社区、家庭和个人的行为干预。

2. 社区预防　即传染病和多发病的预防、慢性病的预防、卫生监督和管理,包括建立防治档案,执行防治措施并评价其效果,进行全人群死因监测和疾病监测、食品卫生监督检查、环境保护和公共场所卫生管理。

3. 社区康复　即疾病患者和残疾者经过临床治疗后,由社区继续提供的医疗保健服务。其宗旨是充分利用社区资源,使疾病患者和残疾者得到最大限度的身心康复和社会功能康复。

4. 社区医疗　指社区全科医生除了在社区卫生服务中心接诊病人,还要进行家庭访视,对病人家属进行健康教育,使用适宜的技术和中医中药。此外,社区医疗要进行就医指导和医疗服务,包括常见病、多发病和慢性病的门诊服务,家庭出诊、建立家庭病床等;院外急救;社区护理;会诊、双向转诊和陪同就医;慢性病的筛查、行为干预和管理;社区和家庭临终关怀;开展多种形式的社区住院服务。

5. 慢性病的保健与管理　慢性病包括高血压、脑卒中、冠心病、癌症、糖尿病、风湿病、慢性支气管炎、肾炎、肝炎等众多疾病。社区卫生服务要开展慢性病社区系统保健、老年人社区系统管理和保健等。

6. 计划生育技术指导　为晚婚晚育、优生优育、计划生育提供技术指导和宣传教育。同时开展孕产妇、儿童和妇女社区系统保健。

(二)社区卫生服务的方式

社区卫生服务可根据各社区的人群需求、卫生资源提供状况等,因地制宜。一般有以下几种:

1. 在社区卫生服务中心和社区卫生服务站开展服务。

2. 通过卫生服务小分队、医生联系卡、医生手机、24 小时电话预约等方式送医送药上门服务,建立家庭病床。

3. 居民选择医生签订社区卫生合同书,根据合同内容提供定期与不定期医疗卫生服务。

4. 实行 1 名医生负责 3～4 个居民区的公共卫生、预防保健、健康教育和医疗等全面服务。

5. 开通热线服务电话,提供医疗咨询热线服务,如就医指南、健康心理和医疗咨询、联系住院、出诊和会诊等。

6. 社区卫生服务中心和服务站与大型综合医院、专科医院建立双向转诊服务机制,保证病人能得到连续双向转诊服务。

第五节 全科医学与社区护理

全科医学和社区护理是社区卫生服务质量保证的基础，而全科医师和社区护士则是社区卫生服务的骨干。

一、全科医学概述

全科医学（general practice medicine）起源于欧美，在北美又称为家庭医学（family medicine），诞生于20世纪60年代的美国，80年代后期引入中国。全科医学是在西方国家通科医生长期实践经验的基础上，综合了现代生物医学、行为科学和社会科学的最新研究成果，用以指导全科医生从事基层医疗保健第一线服务的知识技能体系。其定义为：全科医学是一个面向社区和家庭，整合了临床医学、预防医学、康复医学以及人文社会学科相关内容于一体的综合性医学专业学科，属于临床二级学科。其范围涵盖了各种年龄、性别、各个器官系统和各类疾病。

全科医疗将全科医学理论应用于病人、家庭和社区护理，是一种基层医疗保健服务的专业服务，是一个既年轻又古老的学科。按照美国家庭医师学会（AAFP）的定义，家庭医疗（相当于全科医疗）是一个对个人和家庭提供持续性和综合性卫生保健服务的医学专业，是一种整合了生物医学、临床医学和行为科学的泛医学专业，其知识和技能的核心源自于传统的开业医师和以家庭为范畴的独特领域，而不以病人的性别、年龄和器官系统的疾病进行分科。

从事全科（家庭）医学服务的医师称为全科（家庭）医师，全科医生需要接受全科医学的专业训练，对个人、家庭和社区提供优质、方便、经济有效的、一体化的基层医疗保健服务，并对生命、健康与疾病全过程、全方位负责管理，其服务涵盖不同性别、年龄的对象及其生理、心理、社会各个层面的健康问题，他应能在所有与健康相关的事务上，为每个服务对象当好健康代理人。

（一）全科医学的特点

1. 基层医疗保健　主要包含以下六个方面的功能：①疾病的首次医学诊断与治疗；②心理诊断与治疗；③对具有不同背景、处于疾病不同阶段的病人提供个体化的支持；④交流诊断、治疗、预防、预后的信息；⑤对慢性病人提供连续性照顾；⑥通过筛查、教育、咨询和预防性治疗来预防疾病和功能丧失。这属于初级保健性质的服务，能够用相对简便、便宜而有效的手段解决社区居民90%左右的健康问题，并根据需要安排，及时进行其他类别或级别的医疗保健服务。

2. 人性化照顾　全科医疗重视人胜于重视疾病，将求医者看成是自己的朋友，理解病人，带有强烈的人文情感，处理问题置身于患者的处境，重视伦理胜于病理，重视预防胜于治病，尊重人的权利和个性。医生将服务对象视为重要的合作伙伴，从“整体人”生活质量的角度全面考虑其生理、心理、社会需求并加以解决。以人性化的服务调动病人的主动性，使之积极参与健康维护和疾病控制过程，以达到良好的服务效果。

3. 协调性照顾　为实现对服务对象的全方位、全过程服务，全科医生应成为协调人，成为动员各级各类资源服务于病人及家庭的枢纽。必要时还可以动用社区资源为患者排忧解难，或转到专科或上一级医院，这些都是全科医疗的工作范围，不单是解决疾病问题，全科医疗将其范围扩大到与疾病相关的一切困难，如经济、护理照顾等问题。

4. 持续性的医疗照顾　全科医疗对人的一生负起了全程的医疗照顾，这种持续性包括以下几个方面：①人的生命各个阶段；②健康-疾病-康复的各个阶段；③不同的时间、地点，包括服务对象出差、旅游或住院、会诊期间。由于持续性服务是全科医疗区别于专科医疗一个十分重要的特征，往往需要通过特定的途径来实现，如，建立家庭保健合同；建立预约就诊制度；建立慢性病随访制度、建立完整健康档案等等。

5. 可及性照顾　全科医疗立足于社区，是可及、方便的基层医疗，它距离居民居住地点最近，就诊不受时间、地点和科别的限制，无论是躯体、心理或人际关系的问题，都能得到便捷和周到的服务。同时，全科医疗要能够体现结果上有效、价格上便宜等易于利用的特点。全科医生作为医疗保健体系的"守门人"，有义务通过预防疾病和杜绝浪费来为医疗保险和患者节省经费，保证价格的可及性。

6. 综合性的医疗照顾　全科医疗涵盖社区所有人群，不分性别和年龄，不分器官和科别，强调人是一个整体，人体的内部环境和外界环境相互联系，始终处于动态平衡的状态。因此全科医疗特别重视机体与环境的关系，生理与心理的关系，以及各个器官的互相联系及影响，重视疾病的连带性和整体调适，以系统论和整体性方法为主导思想，对个人及家庭提供医疗、预防、保健、康复、健康教育一体化服务。

7. 以病人为中心、家庭为单位、社区为范围的医疗保健　全科医疗不同于专科医疗在医院坐等病人，而是与病人和家庭有密切的联系、友好的往来，是根据人的个性和人格提供个体化服务，重视个人的背景，关注家庭与成员的关系，以家庭为背景合理地处理个人的健康问题和家庭的失衡问题，依托家庭的配合对患者提供长期的照顾，并且着眼于整个社区的卫生状况进行整体管理，为社区人民创造良好的条件，促进人群的健康。

8. 以生物-心理-社会医学模式为理论基础与诊治程序　全科医学所特有的整体论、系统论思维，突破了传统的专科医学对待疾病狭窄的还原论方法，强调把病人看作社会和自然大系统中的一部分，从身体、心理、社会和文化等因素来观察、认识和处理健康问题。因此，生物-心理-社会医学模式不仅是全科医学的理论基础，也已经成为全科医生诊治病人的一套必需的、自然的程序。

9. 以预防为导向的照顾　全科医疗对个人、家庭和社区健康的整体负责与全程控制，因此预防性服务在全科医疗中占有相当大的比重，即在人健康时、由健康向疾病转化过程中以及疾病发生早期(无症状时)就主动提供关注，其服务对象除了病人之外还包括高危人群与健康人群(从社会学角度皆可称之为病人)，这也是全科医学有别于一般临床医疗的最突出的特点之一。

全科医学是一个崭新的学科，以具有科学基础的整体论作为自己哲学方法，这与专科医学有着显著的区别，其服务实践则成为专科医疗的补充和支持。

(二)全科医师的能力要求

全科医师的能力要求包括以下 6 个方面的 11 种能力。

1. 初级保健管理　能够管理病人首次接触的情况；通过与初级保健场所其他人员一起工作以及与有关医学专家的联系，有效地利用卫生保健的资源来满足病人的需要。

2. 以人为本　以人格化的服务来处理病人及相关问题；应用全科医学的咨询技巧，建立良好的医患关系；根据病人的需要提供连续性服务。

3. 特殊问题的解决技能　能根据社区疾病的患病率和发病率的情况帮助作出临床决策；能识别和处理早期未分化阶段的疾病并及时进行处理。

4. 综合性服务　能同时管理个体病人急性和慢性的健康问题；通过合适的有效干预，促进健康和幸福。

5. 社区为导向　能根据病人和社区的健康问题、有关的危险因素和社区的资源，制订有针对性的社区预防服务的计划，促进社区健康。

6. 整合性模式　能从病人身体、心理、社会和文化等因素来观察、认识和处理其健康问题。

二、社区护理概述

社区护理(community health nursing)一词源于英文，也可称为社区卫生护理或社区保健护理。根据美国护理协会的定义：社区护理是将公共卫生学及护理学理论相结合，用以促进和维护社区人群健康的一门综合学科。社区护理以健康为中心，以社区人群为对象，以促进和维护社区人群健康为目标。

社区护理的主要目标是促进和维护人群的健康，预防性护理服务和医疗性护理服务在社区护理工作中同等重要。它的护理对象是社区的全体人群，既包括患病人群，也包括健康人群。这些从事社区护理的人员被称为社区护士。

(一)社区护理的特点

社区护理将公共卫生学与护理学有机地结合在一起，因此，它既具有公共卫生学的某些特点，又具有护理学的某些特点，主要概括为以下几点。

1. 以促进和维护健康为中心，预防性护理服务和医疗性护理服务在社区护理工作中具有同等的重要性。

2. 面向整个社区，社区护理的对象是社区中的全体人群，既包括健康人群，也包括患病人群。

3. 社区护士具有高度的自主性，在其工作中，社区护士往往独自深入家庭，通过独立的判断，提供各种护理服务。因此，社区护士必须具备较强的独立工作能力和高度的自主性。

4. 社区护士不仅要和社区卫生人员密切合作，而且必须和社区居民、社区管理者及其他相关人员密切合作。

(二)社区护士的能力要求

社区护士不仅要具备一般护士所应具备的护理基本能力，还要加强以下七方面能力的培养。

1. 人际交往、沟通能力。

2. 综合护理能力，即要掌握各专科护理技能及中西医结合的护理技能。

3. 独立判断、解决问题能力。

4. 培养预见能力，开展预防性服务。

5. 组织、管理能力。

6. 培养调研、科研能力，总结经验，探索创新，推进社区护理事业发展。

7. 增强法律意识和自我防护意识，提高自我防护能力。

复习思考题

1. 简述卫生保健策略、卫生系统、卫生服务体系、初级卫生保健、社区卫生服务和全科医学的定义。
2. 我国新时期的卫生工作方针是什么？
3. 试述我国的卫生服务体系。
4. 试述初级卫生保健的任务和内容。
5. 试述发展社区卫生服务的指导思想和实施社区卫生服务的基本原则。
6. 试述全科医学的特点。
7. 列举社区护士的能力要求。

（朱　霖）

第六章 社区卫生保健

随着人民生存质量的提高和预防保健知识需求的扩大，面向社区提供保健服务已成为新的热点。某地对6岁以下有儿童家庭进行了问卷调查，结果发现家长对医院提供的服务欠满意的占61.6%，有47.5%的有儿童家庭需要提供社区儿童保健服务。另外根据一项关于家庭妇幼卫生服务需求的调查结果显示，有54.4%的人愿意参加体检、营养指导、心理咨询、孕产及儿童保健有偿服务；80.50%的人看病时希望医生传授有关的预防保健知识，但就诊时医生传授知识者仅占12.8%，并有13.5%未回答病人的询问。世界卫生组织指出，今后卫生保健服务要朝着社区方向发展，要使各项具体措施落实到基层。要满足城市和农村社区人群对各类保健服务的需求，各级医护人员有责任提供相应的面向社区的卫生保健服务。社区卫生保健非常适合发展中国家和卫生资源相对不足的地区，它能利用最少的资源，解决社区居民对卫生保健的需求，达到改善社区卫生状况，提高社区居民健康水平的目的。

第一节 社区概述

一、社区的定义

社区(community)是指一定数量的人群聚集在有限的地域里，借助一定的组织机构和系统，从事政治、经济、文化和生活活动的社会共同体。它是由拉丁文演化而来，原意是亲密的关系和共同的东西。对于“社区”，不同学者有不同的定义，“社区”一词最早出现在19世纪，德国学者认为社区是以家庭为基础的历史共同体，是血缘共同体和地缘共同体的结合。到了20世纪30年代，我国社会学家费孝通先生将“社区”定义为由若干社会群体(家庭、民族)或社会组织(机关、团体)聚集在某一地域所形成的一个生活上相互关联的集体。世界卫生组织曾提出，一个有代表性的社区，其面积在500～50 000 km^2，人口在10万～30万。在我国，一般认为社区是指城市里的街道、居委会或农村的乡镇、行政村，人口一般在2万左右。社区包括了社会有机体最基本的内容，是构成社会的基本单位，因此又可以认为是人类宏观社会的缩影。

二、社区的构成要素

一个社区一般由以下几个基本要素构成。

1. 一定的人群　一定数量的人群居住在一起，是社区生活的主体，是构成社区的第一要素，他们往往有着相似的生活习惯和生活方式，例如少数民族地区或农村的一些村庄。

2. 一定的区域　社区的范围大小不等，一般按行政区域或地理范围来划分，这些区域或范围是人们活动的场所，是社区存在的基本自然环境条件。

3. 生活制度、管理机构和社区设施　社区内居民因生活所需彼此产生依赖、竞争等互动，如社区居民的衣、食、住、行、乐等需要与他人共同完成，为满足居民生活所需，必须建立必要的生活制度，规范管理条文及社区道德标准等。

社区管理机构，如我国社区的街道（居委会）与派出所，协调社区内的各种关系，管理户籍、治安、计划生育等。

社区设施包括生活、生产、交通、通讯、文化娱乐等设施，这些设施的完善程度是衡量社区发展程度的重要标志。

4. 社区认同　包括特有的文化背景、生活方式和认同意识，是使社区人群凝为一体的纽带。

社区文化是社区得以存在和发展的内在因素，它主要体现在一个社区的风俗习惯、管理方式以及社区成员的心理特点、行为模式、价值观念，是一个社区的重要标志之一，也是社区内在凝聚力和认同感的基础。

三、社区的分类

目前，社区的分类方法很多，有关专家对我国社区类型和功能进行了研究，提出我国社区可分为以下三个类型。

1. 城市社区　通常是以街道和居委会为基本单位，有着严格的行政区划，同时有较健全的诸如交通、医疗卫生、商业服务、文化娱乐场所等社会服务系统。具有以下几个共同特点。

(1)人口聚集，尤其在发展中国家，城市的人口密度远大于农村。

(2)经济发达，城市是国家和地区的经济中心，居民的平均经济收入也比较高。

(3)文化汇集，城市居民受教育的程度比较高，其文化有明显的复杂性和多样性。

(4)其他，城市还有资源集中、设施便利、工作和生活节奏快等特点。

2. 农村社区　通常以乡镇和村为基本单位，典型的农村社区是从事农业生产的人聚居的地域，一般也有一些共同特点。

(1)人口密度小，空间范围比较大，劳动人口主要是农业人口。

(2)经济相对比较落后，以种植业为基础。

(3)社会分工简单，社会服务系统不完善，生活单调等。

3. 集镇社区　通常是指城乡结合部的小城镇或是在农村社区基础上发展起来的，介于城市社区和农村社区之间的社区。它因社会的发展，农村出现大量剩余劳动力，从事小型商业或企业活动，从而由单一的农业向农、工、商综合发展而形成。它也有一些自己的特点。

(1)居民成分和人际关系比较复杂，感情淡化，人际关系中传统力量作用减弱。

(2)医疗卫生、文化教育、科学技术等得到相应促进，具备了比较健全的初级社会服务系统。

(3)经济结构多样化，社会分工细致化，社会的组织和制度更加健全。

如果按人群的共性划分，也可以将社区分为三类，即具有共同居住地理位置的社区、具有共同兴趣或目标的社区和具有共同问题的社区。

综上所述，作为一个社区卫生服务人员，包括社区护士，必须了解不同种类社区的定义、特征及其作用，如社区和人群的结构，包括人群的年龄、性别、职业、民族和种族、经济文化水平、健康状况以及社区的历史、资源、互动、变化等，这是进行评估和干预的基础。

第二节　社区卫生保健概述

社区卫生保健是社区卫生服务的六大内容之一，其保健的意义实际上突出了在社区范围内，将工作重点以疾病为中心转向以人群健康为中心，根据人类生命发育三个阶段的健康需求，提出健康的目标、内容和策略，通过健康促进、实施三级预防措施，实现社区人群的健康。

一、人生三阶段的卫生保健

1. 生命的培育阶段　健康应从生命的培育阶段开始，即：确保婴幼儿不但能在生命的开始得以存活，且应通过婚前检查减小遗传性疾病发生的几率；通过围生期、围产期保健，使婴儿能充分发挥潜能；确保每位母亲在适当的时间并以适度的间隔怀孕，并获得合理的营养及充分的产前保健，有安全的分娩环境，降低婴儿的死亡率及发病率；加强儿童青少年期的保健教育，创造有利于健康的生活环境，培养健康的生活方式，养成终生受益的良好习惯。

2. 生命的保护阶段　成年人的健康需要的是保护，即让这一人群以最经济、有效、公平的方式，保护和延长其富有创造力的、健康的、没有残疾的生命。这一阶段中倡导健康的四大基石加充足而合理的睡眠，改善营养状况，特别是母亲和其他弱势群体，提倡适宜而均衡的膳食及安全食品；控制主要传染病的传播，降低其发病率和死亡率；最大限度地免受残疾的困扰，并为已有身体残疾、缺陷及体弱者提供康复治疗。

3. 生命的维持阶段　进入老年期，需要进一步加强针对性保健措施，让老年人保持充满创造力、高质量生活所需的身体、精神和社会适应能力。通过提倡有组织的、持续的、所有人都能获得并负担得起的卫生服务，改善老年人的健康状况和生活质量；提高老年人慢性非传染性疾病患者、残疾人及其赡养者利用治疗、保健、康复资源的能力，确保老年人晚年生活的高质量。

社区卫生保健正是从以上人类生命发育的三个阶段入手，将工作重心作了三大转移，即从疾病转向健康，从医院转向社区和家庭，从治疗疾病转向预防疾病及发挥个人潜能，从而实现生命全过程的健康，直至平静而舒适地离别人世。

二、社区卫生保健的特点

社区卫生保健是社区卫生服务的重要组成部分，主要具有以下5个特点。

1. 广泛性　社区卫生保健的对象是社区内的全体居民，包括各类人群，即健康人群、亚健康人群、高危人群和患病人群等。同时强调对重点人群（老年人、妇女、儿童、慢性病人及残疾人等）的卫生保健服务，而不分年龄、性别、职业和病种等。

2. 可及性　社区卫生保健应用的是可靠而又受到社会欢迎的方法和技术，能从各方面满足服务对象的需求，包括时间、地点、服务技术、服务内容、价格以及方便性等。社区中每个人、每个家庭均可享受得到卫生保健服务，费用也是普遍居民能负担得起的，充分体现了

"人人享有卫生保健"的平等原则,因而能真正达到促进和维护社区居民健康的目的。

3. 综合性　社区卫生保健的内容不仅仅是疾病的治疗,而是集预防、治疗、保健、康复、健康教育、计划生育技术为一体的全方位服务,并涉及生物、心理和社会等各个方面。

4. 连续性　社区卫生保健服务贯穿于人的整个一生,覆盖生命的各个周期以及疾病发生、发展的全过程,不分时间、地点和对象,针对不同人群的生理、社会心理特点及个别具体情况,有计划、有组织、有系统地进行卫生保健服务,不会因某一健康问题的解决而结束,而是长期的、连续的过程。

5. 协调性　社区卫生保健机构必须得到政府和相关部门的支持,社区内个人、家庭、社会团体的密切合作,才能提供"优质、全面、价廉、方便"的保健服务,如病人的访视、出诊、转诊、健康教育、健康咨询及社区内环境的综合治理等。

三、社区卫生保健的意义

社区卫生保健是社区建设的重要组成部分,各级领导应在社会经济发展中统筹兼顾,使经济发展与社会保障体系的发展同步进行。发展社区卫生保健当前具有十分重要的现实意义,主要表现在以下几个方面。

1. 社区卫生保健是满足人民群众对医疗卫生保健服务的需求,提高全民健康水平的重要保证。

随着科学技术的不断发展和人民生活水平的提高,我国人均寿命在延长,生育水平相对下降,人口老龄化加速。我国人口老龄化的速度远远超过发达国家,这使疾病谱和死亡谱发生了改变,人民群众对基本医疗卫生服务需求在不断增加。而社区卫生保健服务覆盖面广、方便群众,能使广大人民群众获得基本卫生保健服务,也有利于满足群众日益增长的多样化卫生保健服务需求。社区卫生保健强调预防为主、防治结合,有利于将预防保健落实到社区、家庭和个人,从而提高人群健康水平。

2. 社区卫生保健是深化卫生改革,建立与社会主义市场经济体制相适应的医疗卫生服务体系的重要基础。

社区卫生保健可以将广大居民的多数健康问题在基层解决。积极发展社区卫生保健,不仅符合我国国情,也有利于调整卫生服务的结构、功能和布局,形成以社区卫生保健机构为基础,大、中型医院为医疗中心,预防保健、健康教育等机构为预防、保健中心的医疗卫生服务的新格局。

3. 社区卫生保健是降低医疗费用,合理利用卫生资源的有效途径。

据统计,近些年来,我国医疗卫生服务费用呈明显上升趋势,给国家、集体和个人均造成了严重的负担。人口老龄化、疾病谱的改变、人民生活水平及医疗科技水平的提高均是医疗卫生服务费用上升的不可避免的因素,然而,还有一些可以避免的导致医疗费用上升的因素,如一些本可以在基层得到解决的常见病、多发病及慢性病病人往往选择大医院,从而造成医疗费用的增加和卫生资源的极大浪费。我国人口众多,经济还不发达,可以通过开展社区卫生保健服务,更加合理地利用有限的卫生资源为居民提供较好的医疗卫生保健服务,使其发挥最大的效益。

另外,社区卫生保健还是建立城镇职工医疗保险制度和农村合作医疗制度的迫切要求,符合"低水平、广覆盖"原则,也是加强社会主义精神文明建设,密切党群、干群关系,维护社会稳定的重要途径。

四、社区卫生保健的内容

社区卫生保健的内容并非固定不变，不同国家和地区、不同的人群有着不同的卫生保健内容。目前，我国社区卫生保健的内容应包括各级卫生机构和社会相关部门为提高社区居民健康所开展的一切活动，它由单一的医疗转为集预防、治疗、保健、康复、健康教育和计划生育技术指导等"六位一体"的综合卫生保健服务。

（一）预防疾病

1. 传染病、地方病和寄生虫病的预防与控制

(1)开展传染病、地方病及寄生虫病的社区防制。

(2)执行法定传染病登记与报告制度，并协助开展漏报调查。

(3)配合有关部门对传染源予以隔离以及对疫源地进行消毒。

(4)指导恢复期病人定期复查并随访。

(5)开展计划免疫等免疫接种工作。

2. 慢性非传染性疾病的管理

(1)开展对慢性病患者及其高危人群的健康指导、行为干预。

(2)开展重点慢性非传染性疾病高危人群的监测。

(3)对重点慢性非传染性疾病病人实施规范化管理。

(4)对恢复期病人进行随访。

另外，还应加强学校预防保健、营养与食品卫生、环境与职业卫生、生命统计工作及精神病、牙病、眼病的防治等。

（二）治疗与护理

1. 进行疾病的筛检和提供常见病、多发病和诊断明确的慢性病的卫生保健服务。

2. 疑难病症的转诊。

3. 急危病症的现场紧急救护和转诊。

4. 提供家庭出诊、家庭护理及家庭病床等家庭医疗服务。

（三）保健指导

建立健全社区卫生保健体系，针对社区内的重点人群提供系统的保健服务，增进居民健康（具体内容详见第九章）。

1. 妇女保健

(1)围婚期保健：开展婚前卫生咨询与指导；进行婚前医学检查宣传；开展婚后卫生指导与生育咨询。

(2)产前保健：了解孕妇的基本健康状况和生育状况；早孕初查并建册；开展孕妇及其家庭的保健指导。

(3)产后保健：开展产后家庭访视，提供产后恢复、产后避孕、家庭生活调整等方面的指导。

(4)更年期保健：开展有关生理和心理卫生知识的宣传、教育与咨询；指导更年期妇女合理就医、饮食、锻炼和用药等。

(5)配合上级医疗保健机构开展妇科疾病的筛查。

2. 儿童保健

(1)新生儿期保健:新生儿访视及护理指导;母乳喂养咨询及指导。

(2)婴幼儿期保健:早期教育;辅食添加及营养指导;生长发育评价。

(3)学龄前期保健:心理发育指导及咨询;生长发育监测;托幼机构卫生保健的指导。

(4)学龄期保健:与家长配合开展性启蒙教育和性心理咨询等。

(5)儿童各期常见病、多发病及意外伤害的预防指导。

3. 老年保健

(1)了解社区老年人的基本情况和健康状况,对老年人的健康档案进行动态管理。

(2)指导老年人进行疾病预防和自我保健,向老年人提供健康咨询和健康教育。

(3)指导意外伤害的预防、自救和他救。

(4)制订老年人医疗优惠制度等。

(四)社区康复

社区康复是指依靠社区的力量,为社区提供基本的、必要的有关残疾人的预防、医疗和康复服务。其主要内容是了解社区残疾人等功能障碍患者的基本情况和医疗康复需求,建立健全社区医疗康复网络体系;举办社区康复教育,以躯体运动功能、日常生活活动能力及心理适应能力为重点,提供康复治疗和咨询,实施康复治疗和康复护理,通过康复训练减轻致残造成的后果,以提高残疾人的活动能力,改善自理能力,从而提高其生活质量。

(五)健康教育

社区卫生保健服务中的健康教育内容十分广泛,强调具有社区特点。基本要求有以下几点。

1. 针对社区主要健康问题,明确社区健康教育的重点对象、主要内容及适宜方式。

2. 开展面向群体和个人的健康教育,针对主要危险因素开展行为干预,向重点对象发放健康处方,指导社区居民纠正不利于身心健康的行为和生活方式,

3. 配合开展免疫接种、预防性病艾滋病、无偿献血、生殖健康、禁毒及控烟等宣传、教育。

(六)计划生育技术服务

1. 在夫妻双方知情的前提下,指导夫妻双方避孕与节育。

2. 提供避孕药具以及相关咨询,开设“计划生育门诊”。

3. 掌握育龄妇女的数目,对放置宫内节育器者进行定期随访,经许可开展节育手术等。

(七)精神卫生服务

现代社会人们的工作和生活压力越来越大,由此导致一部分人出现精神卫生问题。因此,需要开展精神卫生咨询、宣传与教育;早期发现精神疾患,根据需要及时转诊;配合开展康复期精神疾患的监护和社区康复。

另外,社区卫生保健的内容还包括开展社区卫生服务信息的收集、整理、统计、分析与上报工作。同时,根据居民需求、社区卫生服务的功能和条件,提供其他适宜的基层卫生服务和相关服务。

第三节 社区诊断

20 世纪 60 年代末以来，有不少学者提出社区医学的定义，综合起来有以下一些观点。

社区医学(community medicine)就是确认和解决有关社区群众健康照顾问题的一门科学。它通常是应用流行病学及医学统计学方法进行社区调查，并经由社区诊断，发掘出和确定社区群众中的健康问题及其在医疗保健照顾方面的需求，继而拟定出社区健康计划，动员社区内的资源，通过社区医疗保健工作改善群众的健康问题，适时地对健康计划进行评估，以达到预防疾病、促进健康的目的。总之，社区医学是一门充分发掘利用社会资源、突出社区特点、满足社区卫生需求的医学。社区医学的特点是要求把人群中个体(健康人和患者)的卫生需求(医疗、保健和康复)问题回归到群体(家庭、社区和社会)的高度，与其生活的家庭、社区和社会联系起来去认识、分析和处理。

一、社区诊断的概念

社区诊断(community diagnosis)是现代医学模式下产生的概念，它借用了临床上“诊断”这个名词。社区诊断主要是以社区群体为对象，通过定量与定性的调查研究方法或手段，收集必要的资料，描述社区内疾病或健康状况的分布，找出影响社区居民健康的主要卫生问题及其影响因素，科学客观地分析并确定社区面临的主要的公共卫生问题，然后通过组织措施，加以改善或解决，使社区群体维持正常工作和生活。同时了解社区环境、卫生资源和卫生服务的提供与利用情况，为社区卫生服务计划的制订提供科学依据。社区诊断与临床诊断有很大不同，其主要区别见下表。

表 6-1 社区诊断与临床诊断的主要区别

区别	社区诊断	临床诊断
服务目标	改善社区卫生状况，提高人群健康水平	对患者进行治疗和康复
服务对象	社区人群，包括个人和家庭	患者个体
诊断依据	人口学资料、卫生状况，社区人群健康状况调查，疾病的筛选诊断	患者的既往史、主诉、现病史、体检、生化和实验室检查
行动措施	发现社区卫生问题，确定优先处理重点，分析原因，组织利用社区资源，制订社区卫生计划	确定临床诊断，制订治疗方案
评估	社区卫生效益评估	追访、复查、总结、评估

二、社区诊断的目的

社区诊断与临床诊断及流行病学诊断不同。临床诊断强调对疾病的诊疗；流行病学诊断则强调对疾病的群体防制；而社区诊断是以促进社区人群健康为目的，是生物-心理-社会医学模式下的必然产物。社区诊断在社区卫生保健服务计划中具有重要的地位和作用，是开展社区卫生保健服务工作中非常重要的一步，是制订社区卫生保健计划和开展社区卫生保健服务工作的基础和前提。

社区诊断的目的主要有：描述社区内疾病或健康状况的分布，找出影响社区居民健康的主要卫生问题及其影响因素；确定社区面临的主要的公共卫生问题；确定社区卫生保健服务优先要解决的健康问题、重点人群及需要干预的因素；对社区卫生保健服务的效果评价提供科学依据等。

三、社区诊断的步骤

(一)收集社区诊断所需的资料

1. 社区的基本资料　当我们将社区作为一个整体考虑时，应注意到社区的特点、社会人口学特征等可影响社区居民健康的基本资料，并了解不同的人群有不同的健康需求，才能为社区居民提供适宜的卫生服务，这也是制订社区卫生保健计划的基础。

(1)社区的特点：

①社区的类型：城市社区、农村社区、集镇社区或企业社区、居民社区等。

②社区的界限及功能：应了解社区的区域范围、面积大小、交通、与周边环境的关系、社区功能是否健全、社区内的自然环境和社会环境对社区居民健康的影响。

③社区的文化背景和风俗习惯：文化层次的高低和风俗习惯，会影响人们的健康行为。有研究表明，文化程度较高的人群更容易接受健康教育，积极调整行为生活方式和养成良好的生活习惯。

(2)社区的人口学资料：包括静态人口学资料和动态人口学资料，如社区人口的数量、流动人口的比例等。社区人口学特征，如年龄、性别、婚姻、民族、职业和文化程度等，或人口构成及其动态变化趋势等。这些特征决定了社区医疗卫生保健服务的需求及变化。

(3)医疗卫生保健服务的相关资料：

①由人均收入和消费支出构成，即健康消费所占的比例。

②医疗费用的支付方式、支付数量等。

2. 社区的流行病学资料　是让我们了解社区所面临的主要健康问题的关键资料，能确认社区的健康需求，发现影响健康的相关因素，作出准确的社区诊断，分析并制订出社区优先干预的内容，制订合适的社区卫生保健计划，以维护和促进社区整体的健康。

(1)收集传染病、慢性非传染性疾病、意外伤害等疾病的死亡率、死因构成和死因顺位。

(2)分析社区居民的主要健康问题及分布特征，包括婴幼儿死亡率、儿童和青少年生长发育情况、居民营养状况、老年人死亡率等。

(3)社区居民疾病现患情况，主要包括各种慢性病的现患率、居民两周患病率及患病后就诊情况和住院情况分析、没有及时就诊的原因分析、平均医疗费用和家庭负担状况分析等。

(4)卫生保健服务的选择意向与满意度，即居民对急性病、慢性病、门诊和住院服务、长期保健服务等卫生服务的选择意向、意见和态度。居民对现有卫生服务的提供(包括社区服务、医疗服务、预防服务等)的满意程度。

(5)不良的行为生活方式，包括与慢性病有关的危险因素如吸烟、饮酒、超重和肥胖、缺乏体育锻炼、不合理的膳食结构、高血压、高血脂、生活与工作的紧张度、性格特征等分布情况；社区居民关于常见病、多发病和慢性疾病的相关知识、态度、行为现状等。

3. 教育、卫生等社会系统资料　社会系统是一个抽象的概念，首先应认识到社区是由人们组成，每个人都具有多重角色，如父母、配偶、职员、市民等。一定的角色通常联系在一起，这种相互作用联系的模式组成了一定的组织基础。每个组织又相互联系，相互影响，当一群组织被相互联系在一起，具有相似的功能，如都提供社会服务，他们就形成了社会系统或社区系统。社会系统的各种功能，可以满足居民在社区生活互动过程中的不同需要。因此，社会系统的相关信息也需逐一进行调查和评估，以发现这些系统的功能是否健全，能否满足人们的需求。

(1)社区行政管理组织、机构及其功能分工：包括组织机构的名称、级别、管理权限、各种组织机构之间的关系。

(2)卫生保健系统：在所有的社会系统中，卫生保健系统的评估尤为重要，应注意评估社区内卫生机构的种类和功能、卫生人力资源的现状分析、固定资产、设备和设施分析、经济状况和效益分析、卫生经费的来源分析及卫生保健系统与其他社会系统间的互动等。

(3)与社区卫生保健相关的其他社会系统：包括教育系统、经济系统、政治系统、福利系统、娱乐系统等。应收集这些系统或组织机构的名称、职权范围、工作特征、关键人物等，对其在社区卫生保健服务中可以发挥的作用进行评估。

另外，还应对社区组织中可能遇到的问题有充分的认识，包括有哪些组织机构及其规章制度可能对社区卫生保健服务的开展产生阻力，有哪些关键任务可能不支持社区卫生保健服务工作，有哪些组织机构在功能上可能与社区卫生保健服务的主管部门发生冲突，主要原因是什么，如何协调解决。在卫生系统内部的政策和管理上，社区卫生资源的配置是否合理，社区卫生保健服务的价格问题，社区卫生服务中心和综合医院之间的转诊关系是否建立。采取的政策是否有利于社区卫生保健服务的完善，如受益人群和受益面是否合理，弱势群体是否得到足够的重视等。

(二)资料的来源和收集

1. 社区诊断的资料来源　主要有以下三个方面。

(1)利用现有的资料。

(2)用定性的方法收集到的资料(观察法、访谈、专题小组讨论)。

(3)用定量的方法收集到的资料(抽样调查、普查)。

2. 社区诊断的资料收集方法

(1)收集现有统计资料的方法：包括各类统计报表、经常性工作记录和既往调查研究的资料。

很多有价值的健康资料是通过逐步积累而来的，我国建立了相当多的规范化统计报表制度，依照国家的规定，将有关的数据资料按照一定的表格形式，定期逐级上报(表 6－2)。如我国建立的出生、死亡、法定传染病的登记报告制度及其他监测疾病的登记报告。

表 6－2　现有资料的几种主要来源和其信息内容

来　源	内　容
卫生行政部门	各种卫生资源，卫生服务提供量等
医疗部门	门诊和住院服务量统计报表，疾病诊治费用统计报表等
疾病预防控制中心	传染病、慢性病发病、预防服务统计报表，儿童基础疫苗接种、疾病监测统计报表
妇幼保健机构	新生儿、婴儿死亡、孕产妇死亡、孕产妇系统管理、婚前医学检查等
计划生育机构	人群节育状况、各种计划生育措施使用情况、人口统计资料、计划生育资料
劳动和社会保障部门	医疗保险覆盖率、劳保医疗覆盖人口、医疗保险覆盖的社区卫生服务项目、疾病和保险赔付情况、其他社会保障计划的数据统计资料

续表 6-2

来 源	内 容
民政部门	贫困、残疾等脆弱人口统计资料、社区服务建设资料
统计部门	总产值、人均收入、宏观经济、社会发展和人口数量及变化统计
公安部门	常住人口的统计资料、流动人口的统计资料、生命统计资料

登记报告数据的质量很容易受到基层工作人员的影响，其工作态度、责任心和业务素质是数据准确性的关键，因此应加强对基层工作人员的培训，采取必要的质量控制和监督措施。除了上述的统计报表，还有经常性工作记录，如医院的门诊病历、住院病历，社区卫生保健中建立的人群健康档案等。另外，在有些地区，因各种各样的目的开展过的一些调查资料，也可以作为社区诊断的重要参考资料。

对现有的资料进行整理、分析并应用于社区诊断和社区卫生计划的制订，是对现有资料的再处理过程。利用现有资料时，应对其准确性、完整性进行评价，经确定为可靠资料再进行进一步分析，得出社区诊断和社区卫生计划所需的信息。在处理现有资料时，还应注意资料中涉及的概念、评价指标、诊断标准等是否一致。

(2)定性资料的收集：

①观察法：是通过对事件或研究对象的行为进行直接观察来收集资料的方法。观察法可分为参与观察和非参与观察，其目的是描述所观察的内容，获得其他方法不易获得的资料，尤其是非言语资料。社区卫生人员可参与或利用各种敏锐的感官去主动收集社区的资料，了解社区的现状，居民生活的情形及健康需求等。

参与观察要求观察者要深入到被观察对象的日常生活中去，通过仔细地体验和观察，获得第一手资料。如到居民经常锻炼的场所和居民一起锻炼，对参与锻炼的人数及其构成、持续的时间和锻炼的内容进行全面地观察。非参与观察的具体做法是在社区范围内，用全部的感官来感觉社区，如用视觉观察大部分人在做什么、人们居住的情况如何、居民一般在哪里；用听觉听听社区内大部分声音是什么、是安静还是吵闹；用味觉去感受食品的新鲜程度；用嗅觉闻闻有无工厂排放的废气或垃圾的味道等等。

②深入访谈法：调查人员带着问题去面对面向某些人征求和讨论意见和看法。访谈的对象应包括社区各个阶层的代表，他们必须对社区非常了解，如社区的领导、医务人员或专家、社区居民或在社区内有较大影响力的人，以便从不同的角度来了解社区。

访谈前要制定访谈提纲，内容可以包括社区发展的过程、社区的特性、社区主要的健康问题及其解决的方法等。这些问题都是开放性的，不必按部就班地询问，而是根据被调查者的回答逐步深入主题。在访谈过程中应认真作好记录，采访者应经过专业培训，需具备较高的访谈技巧，以保证访谈的效果及资料的客观真实性。

③专题小组讨论：是根据调查目的，确定讨论的主要问题，由调查员把社区居民召集起来，就相关问题进行讨论。

调查对象可以是本社区卫生人员、居民代表、行政管理人员，具有相似的年龄、文化程度和职业，一般由 8～15 人组成。调查员要有一定的经验，受过专门的人际交流技能训练，为调查对象创造一个宽松、融洽的气氛，完成预定的调查目标。讨论的时间应在 1～2 小时以内，讨论结果要通过记录员记录，也可在小组成员同意的情况下使用录音、录像设备辅助记录资料。

3. 定量资料的收集　社区卫生调查如需要获得某些具体的数量指标，如发病率、患病率等，或者探讨各种危险因素和疾病之间的关系等都属于定量研究。常见收集资料的方法有问卷调查、信函调查、电话调查、自填式调查等等（具体内容详见第十一章）。

（三）资料的整理和分析

1. 资料的整理　是把收集到的原始资料有目的地进行科学加工，使其条理化、系统化，以便对其进行进一步的分析。对收集到的社区诊断资料，先要对其准确性、完整性及可靠性等进行综合评价，如通过数据的整理、逻辑检错等手段，把资料变成可供分析的资料库；同时应注意在获取过程中资料有无缺陷，资料是否完整，各环节有无偏倚产生等各种可能影响资料真实性及可靠性的因素。

2. 资料的分析　主要包括统计学分析和流行病学分析。详见第十、十一章。

（四）确定社区卫生保健的工作重点和拟定优先解决的健康问题

1. 确定社区卫生保健的工作重点　是对前面收集到的资料进行整理分析，发现社区所面临的主要健康问题，如死亡顺位排名在前几位的疾病；发病率、死亡率等明显高于全国平均水平的疾病；与这些疾病或死亡相关的主要危险因素，包括环境因素、行为生活方式等。另外，目前还没有对居民健康造成明显影响但可能会在今后显现出来的疾病或危险因素也应引起足够的重视。

2. 拟定优先解决的健康问题　社区的健康问题往往比较多，这就必须判断哪个或哪些问题是最重要、最需要优先进行处理，主要依据如下：

（1）对人群健康威胁的严重程度排序，如疾病受累人群的比例、疾病的致残率及致死率、与疾病相关的危险因素等问题的严重性；社区对问题的了解和解决问题的动机；可利用的卫生资源是否能够满足解决问题的需要等。

（2）对相关危险因素的可干预性排序，如是否是明确的致病因素、是否便于实施干预、干预后的预防效果如何、干预费用和产生的效益等。

综合评价社区所面临的健康问题并进行科学排序，从而有计划、有步骤、有目的地逐步加以解决。

（五）提交社区诊断报告

发现了社区所存在的问题后，应及时将这些问题反馈给相关部门和社区居民，进而做好下一步的工作。

社区诊断报告的内容一般包括社区的基本情况介绍、调查内容和调查方法、调查结果与分析、社区所面临的主要健康问题、解决这些问题的方法等。社区诊断报告要求实事求是，社区诊断要确切和合乎逻辑，为社区卫生保健计划的制订提供科学依据。

第四节　社区卫生保健计划

在社区卫生保健活动中，为有效地利用资源达到某一目标（如使某病发病率降低多少），就必须制订一项合理的计划，保证其顺利实施并作出评价。

一、社区卫生保健计划的制订

(一)社区卫生保健计划的概念和意义

1. 社区卫生保健计划的概念　它是针对社区内影响居民健康的主要卫生问题,运用现代卫生管理的方法和手段,充分利用社区内的社会资源和卫生服务资源,制订出今后社区卫生保健的工作目标,并明确为达到这些目标所需发展工作的基本步骤、基本方法和评价的过程。根据计划所涉及的目标不同及实现目标所需时间的长短,一般把目标分为近期目标、中期目标和长期目标。近期目标一般是在1～2年内就能实现的目标,目标要求比较具体;中期目标一般是针对于在1～2年内不可能发生明显变化,但通过扎实的工作,采取积极有效的措施后,能在3～5年见到明显成效的目标;长期目标一般需要10年或更长的时间,是社区卫生保健工作的战略规划或远景目标。

2. 社区卫生保健计划的意义　它的制订是社区卫生保健工作的重要组成部分,它是对社区内将要进行的促进健康、治疗、预防疾病、康复等卫生保健工作作统筹安排,明确社区卫生保健工作的发展方向和各阶段的主要任务,避免工作的盲目性、主观性和随意性。也有利于有效地利用人力、物力和时间,提高社区卫生保健服务的经济效益和社会效益,从而更好地维护、促进社区人群的健康。

(二)制订社区卫生保健计划的原则

社区卫生保健计划的制订具有很强的社会性、计划性、科学性、针对性和连续性,在制订计划时必须要有实事求是的科学态度,充分考虑到各个社区的特点并结合当地的实际情况,制订出适宜的社区卫生工作计划,从而促进社区卫生保健工作的健康、稳定和持续性发展。

1. 社会性　根据《中共中央、国务院关于卫生改革与发展的决定》的精神,各级政府必须把社区卫生规划纳入社区经济发展的总体目标规划中,协调相关部门积极参与和支持卫生事业。

2. 计划性　作为各项工作的第一步,明确设计方案,可以使项目的开展有序地进行。社区卫生保健计划具有长期性和综合性,必须事先明确行动战略和行动路线。

3. 科学性　充分利用科学的方法,使社区卫生保健工作的措施行之有效。各种指标的制订必须以调查研究为基础,结合当地的实际,实事求是。制定的指标要积极可靠,经过努力可以达到,不宜过高或过低,失去制订规划的意义。

4. 针对性　社区卫生保健服务的特点就是要针对社区的具体情况,解决社区居民所面临的主要健康问题。

5. 连续性　社区卫生保健工作是一个连续性的过程,因此,近期计划和中、长期计划要协调一致,相互衔接。

(三)社区卫生保健计划的内容

1. 社区基本情况　人口、卫生、教育、环境、健康等基本情况的介绍。

2. 影响社区居民健康的主要疾病和主要危险因素。

3. 确定社区卫生工作的重点。

4. 制订社区卫生工作的方案。

5. 预期目标和评价指标　可结合当地卫生发展规划和初级卫生保健的阶段目标制订。

(四)制订社区卫生保健计划的步骤

1. 组织领导　社区卫生保健服务是一项社会性非常强、要求相关部门密切协作和社区居民积极参与的综合性工作。因此,在制订社区卫生保健计划时,一定要在各级政府的主持下进行,要明确计划的负责部门及相关部门的职责,成立社区卫生保健计划工作领导小组,加强宣传教育,充分调动社区居民的积极性,形成广泛的社区协作氛围。

2. 组织对社区基本情况的调查　详见第六章第三节。

3. 确定社区卫生保健的工作目标　在明确了社区卫生问题主次的基础上,根据社区卫生资源配置及发展情况,确定工作目标。在制订计划阶段,目标是选择执行方案的重要依据;在执行计划阶段,目标规定了所要采取的行动范围和方向;在计划评估阶段,目标是评价和衡量工作成效的主要依据。因此,目标的确定必须恰当、明确,尽可能采用客观的指标,尽可能量化。

4. 制订卫生工作方案和方案优化　卫生工作方案即卫生工作的策略和方法,是为实现计划中的卫生保健工作目标所采取的工作方法、手段和具体措施。在实际工作中,实现目标往往有多种方案,要综合考虑各方面因素,权衡利弊,从众多的方案中选择出最佳方案,这就是方案优化。

二、社区卫生保健计划的实施

实施社区卫生保健计划一般分为三个阶段。

(一)准备阶段

准备阶段即将卫生计划落实为行动的准备工作,包括组织动员、人员培训、资源配置、后勤支持、经费预算、时间进度安排及建立健全必要的组织管理系统和情报信息系统等。

(二)具体实施阶段

具体实施阶段指按既定的目标有计划、有步骤地进行各种资料的收集,由调查员深入现场对调查对象用确定的方式来收集资料,收集资料必须从被调查者的客观实际出发,实事求是,切忌任意取舍,先入为主。在此过程中应加强信息沟通,不断收集各种信息反馈并予以必要的调整,以保证质量及目标的顺利实施。

(三)总结、检查和调整阶段

在组织实施的过程中,应及时检查工作进度和质量,设置质量控制小组,从整体上进行质量控制,分析总结在实际工作中出现的新情况、新问题,找出其产生的原因,进行修正和调整,以保证调查的质量。

在社区卫生保健计划的实施过程中应注意以下几个问题。

1. 领导开发　是世界卫生组织在总结各成员国在世界范围内消灭天花的成功战略时获得的一个重要经验,社区卫生保健计划的实施需要各级政府的重视、支持和参与。应该通过多种途径和方式向各级政府领导宣传社区卫生保健在保护人群健康和发展社会经济方面的重要意义,争取各级政府把社区卫生保健服务、改善人民生活、提高生活质量作为各级政府的职责,统筹规划、增加投入、制定正确的方针政策,加强领导,保证社区卫生保健服务与社会经济发展同步进行。

2. 部门协调、沟通和合作　面对许多社会的卫生问题,只有卫生保健部门是远远不够的，现代医学模式要求从生理、心理和社会综合性地进行健康维护、保护和促进。因此，需要许多部门间协调和合作。

3. 社区、家庭和个人参与 社区是健康促进和社区卫生保健服务的基本场所。健康促进就是人们一起实施的行动，这种参与性决定了我们必须要在社区内进行动员活动，让社区、家庭和个人从被动到主动，积极地作为一分子融入到健康相关活动中。应注重个人的健康责任，人人享有基本卫生保健的权利和人人参与的义务，并提供各种机会让社区、家庭和个人参与社区卫生决策和活动过程。

4. 专业人员参与角色 基层卫生人员是许多社区卫生工作的具体执行者和卫生保健服务的提供者，他们的工作直接影响到广大居民享有卫生保健的质量，影响居民的保健意识和健康行为，因此，动员广大基层卫生人员自觉参与社区卫生保健计划至关重要。根据社区卫生需求对各类专业人员进行多种形式的培训，使他们明确在社区卫生保健服务中的职责和权力，提高其在提供社会卫生保健服务方面的知识和技能。同时，应建立对医务人员从事社区卫生保健服务的激励机制，鼓励更多的医生到社区工作。

5. 重视非政府组织的作用 我国的非政府组织包括妇联、共青团、老龄委、宗教团体、各类协会和志愿组织等，这些组织在社会发展中的作用日益重要。可通过多种形式，请他们提出意见，参与决策，并用适当的方式和途径向广大居民宣传社区卫生保健服务的意义和相关信息。

三、社区卫生保健计划的评价

（一）社区卫生保健计划评价的目的和要求

社区卫生保健计划评价的目的是为了提高社区卫生服务管理的效率、效益和效果。评价是一项社会性和政策性很强的工作，与社会经济、文化发展水平密切相关，同时也需要社会各部门的广泛参与和支持。通过评价可及时发现问题，对计划进行修正、调整和完善，使之更符合社区实际。评价工作既需要严格的科学设计，又要从实际出发，掌握原则，灵活应用。

评价不应仅仅限于对计划实施结束阶段的效果进行判断，而应贯穿于计划实施的整个过程，包括分析计划的合理性和科学性，预测的可靠性，效率、效益和效果评价及可行性评价等。

（二）社区卫生保健计划评价的内容

1. 适合程度评价 它是通过论证的方式，在社区卫生保健计划正式实施前评价其与国家的卫生政策、卫生目标、社会经济政策及社会经济文化发展水平是否相适应；计划中所提出的社区主要卫生问题及其目标与社区人群的客观需求是否相适应；现有卫生资源的配置能否满足计划实施的需要，能否负担得起；是否能对改善社区人群的卫生状况作出直接贡献等。在充分调查研究的基础上对计划的可行性及其影响因素进行综合评价。

2. 工作进度评价 在计划正式实施到总结评价之前，对计划实施的进度和过程进行监控和检查，评价其实施的进度、资源提供及利用情况、各部门相互协作情况、信息交流情况、影响计划实施的其他有关因素等。通过评价能及时地发现问题并反馈给决策者，及时地进行调整，加强质量控制，以保证计划的顺利实施。

3. 结果评价　计划实施结束后，对计划实施所产生的结果进行总结，其评价指标如下。

(1)效果评价：主要是分析预期目标是否实现及实现的程度、对主要卫生问题的改善程度(发病率、死亡率、患病率、平均期望寿命、生活质量等)、对某些健康危险因素进行干预后降低程度、居民卫生状况改善程度、社区居民及有关部门参与程度和社区居民对计划实施的满意程度等，其目的是对社区卫生保健计划的价值作出科学的判断。

(2)效率评价：即对计划实施所投入的资源与所取得的成果之间的比较评价。如各项活动是否在恰当的执行部门开展、相关部门的协作情况、按实际技能同预期的水平比较、分析人力效率等。其目的在于改善和提高服务系统的实施与管理水平。

(3)效益评价：指为实施计划所投入的成本与所产生的卫生效果或卫生效益转化为货币量度之间的比较分析，前者为成本效果分析，后者为成本效益分析。

应该指出的是社区卫生保健计划的评价往往难以精确衡量，使得评价工作特别是对效果和效益及对实施地区内卫生与社会经济发展的贡献和影响的评价更为困难，需要进行进一步的探讨。

第五节　长期照料

在慢性病患者还能生活自理时，可以由卫生保健系统提供以支持病人自我管理为核心的保健服务。而一旦病人因病情严重或日常生活能力受损，全部或部分失能时，卫生保健系统就不能完全满足需要了。1976年，美国护理联盟提出了居家护理的概念："对生病、失能及损伤的人，能在其居住的地方，接受多种专科性健康照护。"它是在家庭里向病人提供治疗和护理，目的在于维护健康、促进康复或减少因疾病所致的后遗症或残障。居家护理在提供持续性的医疗照护、提高病人生活质量、有效降低医疗费用等方面起到了非常积极的作用，但它也存在局限性，如病人家中必须要有人负担得起照顾的责任，若是独居的病人或无家人照顾者，就很难选择这种服务。随着我国老年人口的快速增长，慢性非传染性疾病也呈上升趋势，再由于我国家庭的日益小型化和居家护理的局限，作为居家护理的主要承担者——家庭将难以承受这个日益增长的负担，为此，卫生部门需要在社区中建立长期照料服务系统。

一、长期照料的概念

长期照料是一种最新发展的、广泛的且机构复杂的服务系统。世界卫生组织认为，长期照料是指由正式照料者(包括医护人员、社会性的服务人员和其他工作者)、非正式照料者(家庭、亲戚、朋友、邻居等)以及志愿者为因健康问题而长期需要照料者提供健康和社会生活服务。这就需要将家庭、社区、卫生部门和社会福利部门等进行整合，共同承担失能者的长期照料责任，建立以社区、家庭为基础的长期照料服务体系，从而最大限度地维护和提高失能者的生活质量。

二、长期照料的服务对象

长期照料的服务对象非常广泛，主要对象是有长期健康问题的人及日常生活需要照顾的人。是否需要长期照料服务，需由医生根据对象的身体状况提供意见，但能否最终成为长期照料的服务对象还受到医疗保障体系、环境及生活条件、被照料者及其家属的意愿、家庭具体情况等因素的影响。具体的对象一般包括慢性病患者(糖尿病、高血压、脑血管疾病、各种癌症、结核等)、残疾者(脊椎损伤、交通事故、意外伤害等造成生活功能不全者)、精神神经疾病患者(感觉障碍、抑郁症、痴呆症患者等)、其他(产妇及新生儿、吸毒成瘾者等)。

三、长期照料服务的组织提供方式

长期照料可分为机构性的长期照料和以家庭为基础的长期照料。机构性长期照料需要有一个专门的住所为较多的人提供照料服务,而以家庭为基础的照料是在家庭单独提供或与社区的照料服务相结合。长期照料服务的组织提供可以是政府提供,也可以是国家、地方或国际非政府组织提供,也可以是私人提供。具体实施者通常由专业人员(医护人员、社会工作者)、辅助人员(护工、一般工作人员)、家庭成员、邻居、朋友和志愿者等组成。长期照料服务计划可纳入社区卫生保健服务计划,进行资源整合,保证服务的连续性。

四、长期照料的基本服务内容

长期照料的服务内容非常广泛,应结合社区的特点和服务对象的具体情况来制订。其基本服务内容一般包括:技术性服务(促进健康、预防疾病、治疗、康复等医疗卫生服务或护理照顾);建立健全长期照料服务的规范化管理制度(信息收集和管理、社区动员、教育和培训、志愿者队伍建设等);日常生活照料服务(个人照料、家庭帮助、社区互助等)和人文关怀(咨询及情感支持等)。

复习思考题

1. 阐述社区、社区卫生保健和社区诊断的概念。
2. 社区卫生保健有哪些特点?社区卫生保健的内容是什么?
3. 社区诊断的步骤有哪些?
4. 如何制订社区卫生保健计划?

(张五七)

第七章 家庭卫生保健

家庭(family)是社会的细胞,也是社会最基本的构成单位。社会因素对健康的影响往往通过家庭生活而发生作用。家庭功能的完好与否,对个体健康也会产生影响。在家庭范围内开展卫生保健活动,可以保护和增进家庭及其成员的健康。

第一节 概述

家庭是由家庭成员组成的亲属团体,每个家庭都有其相应的生活周期,不同类型的家庭均具有相似的功能,了解其功能对家庭保健具有重要的意义。

一、家庭的概述

(一)家庭的基本概念

传统观念认为,家庭是以婚姻、血缘或收养关系联系在一起的,由家庭成员所组成的亲属团体。婚姻是家庭的起点和基础,夫妻关系是家庭中首要的关系,是家庭关系的核心,是维系家庭的纽带;父母与子女的关系是家庭中的第二种关系,父、母与子女三方组成了家庭最稳定的"三角";家庭中还可以包括父母、子女以外的其他直系和旁系亲属。组成家庭的成员间以共同生活和密切的经济交往为特征,和其他社会团体相比,家庭成员间更重视关心、爱护等感情关系。

(二)家庭的类型

家庭一般可分为三种类型,即核心家庭、扩展家庭和其他类型家庭。

1. 核心家庭　是指由父母及其未婚子女组成的家庭,也包括无子女夫妇和养子女组成的家庭。核心家庭的共同特点是人数少、规模小、结构简单、关系单纯,家庭内部只有一个权力和活动中心,属于通常意义上比较稳定的家庭形式。

2. 扩展家庭　指有两对或两对以上的夫妇及其未婚子女组成的家庭,是由核心家庭及夫妇单、双方的父母亲和(或)已婚子女共同构成的,又可分为主干家庭和联合家庭。

(1)主干家庭:由一对已婚子女同其父母、未婚子女或未婚兄弟姐妹构成的家庭,包括父和(或)母和一对已婚子女及其孩子所组成的家庭,以及一对夫妻同其未婚兄弟姐妹组成的家庭。

(2)联合家庭:又称复式家庭,由至少两对或两对以上的已婚夫妇及其未婚子女组成的家庭,包括由年长父母同几对已婚子女及孙子女构成的家庭,或两对以上已婚兄弟姐妹组成的家庭。

3. 其他家庭　包括单身家庭、单亲家庭、同居家庭、群居体及同性恋家庭等，这样一些家庭不具备传统的家庭形式，但却行使着类似的功能，表现出家庭的主要特征。

（三）家庭的功能

1. 满足感情的需要　家庭是建立在感情基础之上并以血缘、婚姻等结成的纽带相联系，通过家庭成员之间相互的理解、支持和关怀，使他们享受着爱与被爱的亲情，来满足情感的需要，以利于身心健康。

2. 满足生殖与性需要　家庭是生育子女、繁衍后代的基本单位，通过家庭的生育功能，人类社会才能得以延续和存在。性的需要是人类基本的生理需要，应该通过建立家庭来满足，家庭是保障合法的性生活的前提，同时还应借助法律、道德、情感和习俗来限制家庭之外的各种性行为。

3. 抚养和赡养的功能　抚养是指父母对未成年子女的供养，以及夫妻之间的相互供养和帮助。赡养是子女对家庭中长辈的供养和照顾。抚养和赡养的功能体现了家庭成员间的责任和义务，在我国已成为法律规定的义务。在家庭中，通过提供衣、食、住、行等，满足家庭成员的生理和情感需要，培养子女成长，让老人安度晚年。

4. 生产和消费　家庭是一个基本的自给自足的经济活动单位，包括获得收入和消费。家庭成员只有通过各种劳动来建立家庭的经济基础，才能满足衣、食、住、行、文化娱乐、医疗保健等多方面、多层次的需要。

5. 社会化功能　家庭具有把家庭成员培养成符合社会规范和社会要求的社会成员的作用。家庭引导年轻成员学习社会行为规范，树立生活目标，在日常生活中向其传授社会和家庭生活的知识和技能，从而使年轻成员能够胜任各自的社会和家庭角色。家庭是个人完成社会化的场所，尤其对儿童，家庭是他们最先接受社会化的地方，父母则是其子女完成社会化最初的引导者。

（四）家庭生活周期

家庭遵循社会与自然的规律，其产生、发展与消亡的过程，称为家庭生活周期（family life cycle）。根据家庭各个发展时期的结构和功能家庭生活周期可分为：新婚期、第一个孩子出生、有学龄前儿童、有学龄儿童、有青少年、孩子离家创业、父母独处（空巢期）和退休期8个阶段（表7-1）。但并不是每一个家庭都要经历生活周期的所有阶段，可以在一个周期任何一个阶段进入或退出，结束或开始新的周期，如离婚、再婚、早逝等情况。

表7-1　家庭生活周期及其保健重点

阶段	定义	家庭问题	保健重点
1. 新婚期	男女结合	1. 性生活协调和生育计划问题 2. 交流与沟通问题 3. 适应新的社会关系 4. 准备承担父母角色	1. 婚前健康检查 2. 计划生育指导 3. 性生活指导 4. 心理咨询

续表 7-1

阶段	定义	家庭问题	保健重点
2. 第一个孩子出生	最大孩子介于 0～30 个月	1. 父母角色的适应 2. 经济压力增加 3. 生活节奏变化 4. 照顾幼儿的压力 5. 母亲产后恢复	1. 母乳喂养 2. 新生儿喂养 3. 预防接种 4. 婴幼儿营养与发育
3. 有学龄前儿童	最大孩子介于 2.5～6 岁	1. 儿童的身心发育问题 2. 孩子上幼儿园的问题	1. 合理营养 2. 监测和促进生长发育 3. 疾病防治 4. 形成良好的习惯 5. 防止意外事故
4. 有学龄儿童	最大孩子介于 6～13 岁	1. 儿童身心发展的问题 2. 离家上学的问题 3. 适应学校环境的问题	1. 学龄期儿童保健 2. 引导正确应对学习压力 3. 合理"社会化"
5. 有青少年	最大孩子介于 13～30 岁	1. 学习问题 2. 性问题 3. 异性交往和恋爱	1. 正常应对学习工作压力 2. 防止意外事故 3. 健康生活指导 4. 青春期教育和性教育
6. 孩子离家创业	最大孩子离家至最小孩子离家	1. 父母开始有孤独感 2. 更年期问题 3. 疾病开始增多 4. 重新适应婚姻关系 5. 照顾高龄父母	1. 心理咨询 2. 消除孤独感 3. 定期体检 4. 更年期保健
7. 父母独处（空巢期）	所有孩子离家至家长退休	1. 重新适应夫妻两人生活 2. 计划退休后的生活 3. 疾病问题	1. 定期体检 2. 改变不健康生活方式 3. 防范意外事故
8. 退休期	退休至死亡	1. 适应退休生活 2. 经济收入下降 3. 生活依赖性增强 4. 面临老年病、衰老、丧偶、死亡	1. 防治慢性病 2. 孤独心理的照顾 3. 提高生活自理能力 4. 提高社会生活能力 5. 丧偶期照顾 6. 临终关怀

（五）家庭对健康和疾病的影响

1. 对遗传的影响　众所周知，许多疾病都可以通过家族遗传，现在，先进的医学知识和技术已使其中的很多疾病可以预防。

2. 对儿童身心健康的影响　家庭是儿童生理、心理和社会性成熟的必要环境和条件，个人身心发展的最重要阶段（0～18 岁）大多数是在家庭内完成的。不良家庭与儿童的躯体疾病、心理障碍、行为异常有着密切的联系，父母的行为对儿童的人格形成有很大的影响。例如，长期丧失父母照顾与自杀、抑郁和社会病态人格三种精神障碍有关。

3. 对疾病传播的影响　疾病在家庭中传播多见于传染性疾病，包括常见的流行性感冒、肺结核、细菌性痢疾、病毒性肝炎等。疾病在家庭内传播主要与家庭环境、卫生习惯及家庭生活压力事件有关。

4. 对成年人发病率和死亡率的影响　研究表明，很多成年人在疾病发生前都伴有生活压力的增加。对于成年人的大部分疾病，丧偶者、离婚者和独居者的死亡率均比结婚者高得多，鳏夫尤其如此。

5. 对疾病恢复的影响　家庭的支持对各种疾病，尤其是慢性病和残疾的治疗和康复有很大的影响。家庭通过影响慢性病患者对医嘱的依从性，从而影响其康复。如家庭的合作和监督是糖尿病病人控制饮食的关键，脑卒中瘫痪等慢性病人的康复，更与家人的关心与支持关系密切。

6. 对求医行为、生活习惯与方式的影响　家庭成员的健康信念往往相互影响，一个成员的求医行为会受到另一成员或整个家庭的影响。家庭成员过频就医和对医生的过分依赖往往是家庭功能障碍的表现。另外，家庭成员一般都具有相似的生活方式与习惯，一些不良生活习惯可能成为家庭成员的通病，严重地影响家庭成员的健康。调查表明，父母吸烟的家庭，其子女的吸烟率明显高于父母不吸烟的家庭。

二、家庭保健的概念及意义

（一）家庭保健的概念

家庭保健(family health care)是指以家庭为保健单位，在家庭生活场所开展的、以改善和增进家庭及其成员的健康水平、提高生活质量为目的的各种卫生保健活动。个人的自我保健常被看作是家庭保健的一个组成部分。

（二）家庭保健的意义

1. 家庭保健是实现社区保健服务的有效途径　社区保健服务是以人的健康为中心，以家庭为单位，为社区全体居民提供预防、保健、医疗、康复、健康教育、计划生育等方面的综合性卫生服务，做好家庭保健是实现社区保健服务的有效途径。

2. 家庭保健是实现自我保健的桥梁　全家人在一起生活，有着共同的生活环境和许多相同的生活方式与习惯，良好的家庭保健有助于每个成员自我保健的实施和健康水平的提高。家庭是病人最熟悉的生活环境，有亲人陪伴在身边，能得到感情方面的支持和生活上更好的照料，同时还使病人家属减少在医院和家庭之间的奔波，且能节省治疗费用。

3. 家庭保健可改变家庭不良生活方式　每个家庭都有自己的生活习惯和行为方式，而不良的生活方式可以直接影响每一个家庭成员的健康，也可影响整个家庭的健康。因此，积极开展家庭保健活动，改变家庭的不良生活方式与习惯，对促进家庭成员健康有重要作用。

4. 家庭保健可创造良好的家庭生活环境　家庭是人们生活最长久、活动最多、对人的健康影响最直接的地方，很多健康问题可因不良的家庭环境而产生或传播。通过家庭保健活动可以形成一个良好的家庭生活环境，促进每一个家庭成员的身心健康。

5. 家庭保健有利于多种疾病的预防和治疗　许多疾病的形成和发展与不健康的生活方式及习惯有着密切的关系，尤其是高血压、心脑血管疾病、糖尿病及恶性肿瘤等。通过家庭保健活动的开展，对于预防多种疾病，提高健康水平有重要意义。

三、家庭保健与个人健康及社区保健的关系

(一)家庭保健与个人健康的关系

人的一生中大部分时间是在家庭中度过,因此,家庭保健在维护其成员健康方面起着非常重要的作用。开展家庭保健活动,创造良好的家庭环境,形成健康的行为生活方式是健康家庭的基本保证。在健康家庭中经过努力,所有成员都应达到尽可能高的健康水平,提高每个人和整个家庭的生活质量。

(二)家庭保健与社区保健的关系

家庭保健是社区保健的组成部分,是实现社区保健的途径。家庭保健活动要密切与社区健康促进活动相结合,为家庭和每个成员制订适合的健康促进计划和目标,并相互鼓励去实现目标,达到家庭保健的目的,提高生活质量。

健康教育是社区保健的一项重要工作,是连接卫生知识与行为改变的桥梁,通过卫生保健知识和技能的传播,可以帮助人们接受并利用保健信息,建立正确的健康意识,增强自我卫生保健能力和参与社区卫生保健活动的自觉性,通过家庭保健活动的开展,使每个家庭成员都能养成并保持有益于健康的行为生活方式,消除和降低影响健康的危险因素,提高健康水平。

第二节　家庭保健的内容与措施

家庭保健是以家庭为单位进行的保健,其基本内容有家庭环境卫生、心理卫生、饮食营养卫生、体育锻炼等,具体措施包括家庭预防与家庭治疗两个方面。

一、家庭保健的内容

(一)家庭环境卫生

整洁、安静、舒适的家庭环境,有利于保护和增进健康。在家庭环境中家庭住宅的内外环境卫生、生活饮用水质量等对人的健康影响最大。

1. 住宅卫生　住宅是人们生活、居住、休息、家庭团聚的室内环境。住宅的条件与质量直接影响到家庭成员的身心健康,为了提高居民健康水平,住宅建筑要满足下列基本卫生要求,即室内阳光充足,采光与照明良好;空气清洁,避免室内空气污染。有适宜的微小气候,冬暖夏凉,必要时应有采暖、通风、防寒、隔热等设施。

2. 生活饮用水卫生　饮用水质量直接关系到人民生活和健康,为了减少疾病发生和流行,给城乡居民提供安全、足够的饮用水,卫生部于 2001 年颁布了新的《生活饮用水卫生规范》,作为家庭用水,无论是自来水,还是井水、河水,其水质都应符合卫生要求,如水质达不到卫生规范,在使用前要进行净化和消毒处理。在城市中还要加强对高层建筑二次供水的卫生监督管理,水箱要加锁密闭,并定期清洗。生水必须煮沸后才能饮用。

3. 家庭消毒、杀虫、灭鼠　是预防和控制许多疾病传播的重要手段,也是搞好家庭卫生,提高家庭健康水平的重要内容。

(1)家庭消毒:是搞好家庭卫生的一项重要措施,特别是在传染病流行期或家中出现传

染病患者时。消毒应在社区卫生保健人员的指导下进行。消毒的方式取决于病原微生物的性质、传播途径。家庭常见消毒方法有物理消毒和化学消毒法。

(2)杀虫、灭鼠:杀灭病媒昆虫对切断传播途径、预防和控制虫媒传染病发生与流行具有重要意义。家庭环境中常见的有害昆虫有苍蝇、蚊子和蟑螂。常用的消毒杀虫方法有:①灭蚊:灭蚊的根本办法是清洁环境,消除坑洼积水,杜绝蚊子孳生。也可以使用有机磷杀虫剂消灭孑孓,室内可选用高效低毒的除虫菊酯类蚊香或喷雾剂。安装纱门、纱窗,使用蚊帐防蚊等。②灭蝇:灭蝇同样要加强环境卫生管理,清除垃圾,管理好厕所粪便、畜禽饲养场所卫生,可使用2‰敌百虫或其他有机磷杀虫剂灭蝇、蛆。室内可使用除虫菊酯类喷雾剂或蝇拍捕杀,餐厅中使用防蝇罩。③灭鼠:老鼠不仅能传播鼠疫、流行性出血热等多种传染病,还盗吃粮食,咬坏家具、衣物,咬断电线,引起停电、火灾等事故。家庭灭鼠常用方法有器械灭鼠、药物灭鼠、堵鼠洞、用猫捉鼠等。④灭蟑螂:蟑螂可携带寄生虫卵、肝炎病毒、伤寒杆菌等,并通过污染食物而传播疾病。灭蟑螂的方法主要有药物喷洒、清除虫卵、开水烫杀、搞好环境卫生等。

(二)家庭心理卫生

家庭在预防疾病、增进健康方面有着重要作用。心理健康则是拥有健康身体的一个非常重要方面,家庭中的每一个成员的心理状态都会对自身乃至整个家庭产生相应的影响。在家庭保健活动中要重视家庭每个成员的心理健康和心理卫生,家庭成员间相互尊重、相互关心,尊老爱幼,创造温暖、和谐、愉快、宁静的家庭气氛,保证家庭的和睦,团结互助,增进家庭的幸福,科学解决家庭和每个成员在生活、事业等方面所遇到的问题,坚持预防为主,努力做好心理调适与控制,提高心理健康水平,积极应对不良生活事件。

(三)家庭卫生保健习惯

家庭卫生保健习惯的建立和保持是家庭保健的重要方面,对于维护家庭成员的健康具有重要作用。不良的行为习惯是影响人类健康的重要因素。世界卫生组织将戒烟限酒、合理饮食、体育锻炼、心情愉悦并列为健康的"四大基石"。吸烟、酗酒、药物滥用、不良性行为、饮食营养不合理、不良睡眠习惯、缺乏运动和过度娱乐、心理失衡、情绪不稳、不注意安全等,都是不良的卫生习惯,严重影响家庭成员的身心健康。为保持健康,提高生活质量,家庭应创造条件,鼓励、支持不良行为的纠正,成员间应互相督促,促使家庭卫生保健习惯的养成。儿童要从小养成良好的个人卫生习惯,即勤洗手、勤剪指甲、勤理发、勤洗澡换衣、勤刷牙,还要养成良好的公共卫生习惯,不乱扔果壳、纸屑,不随地吐痰,自觉维护公共卫生。对于青少年,要积极参与健康教育,不吸烟,不饮酒。要加强家庭成员的安全防范意识,自觉遵守交通法规,安全使用水、电、火、煤气,防止受到意外伤害。

(四)家庭饮食营养卫生

1. 家庭饮食营养　重视饮食营养,做到膳食平衡,满足不同家庭成员的营养要求。家庭饮食营养应当符合合理营养的要求,做到主食与副食多样化;烹调得当,夏天的膳食宜清淡爽口,冬天的膳食可色浓味重;粗细、荤素、蔬菜和水果要适当搭配。营养素之间比例适当,并注意全天热能的合理分配,一般以早、晚餐各占30%,午餐占40%为宜。还要考虑老人、儿童、病人、特殊生理时期妇女的营养需求,必要时可以为他们单独安排膳食。摄入过量的脂肪、糖和食盐都会对健康不利。

2. 家庭饮食卫生　讲究饮食卫生，购买食用新鲜、无害食物，并妥善保藏；限制腌制食品、发酵食品和熏制食品的摄入量；食物要烧透、煮熟；家庭中有消化道传染病病人者，其食物、餐具要与其他家庭成员分开，并注意餐具消毒。同时，家庭成员要养成良好的饮食习惯，定时进餐，定量进餐，切忌暴饮暴食等。

(五)家庭体育锻炼

体育锻炼是增强体质、促进健康的有效方式。生命在于运动，在家庭保健活动中，组织每个成员参加适宜的体育锻炼可以促进儿童、青少年的生长发育，增强体质；可以使老年人更有朝气，延缓衰老，防治疾病；也可使家庭生活更丰富多彩，增添乐趣，促进身心健康。我国于 1995 年出台了《全民健身计划纲要》，更好地促进了我国群众性体育运动的普及和发展。开展家庭体育锻炼活动，要根据家庭成员的年龄、身体状况、学习工作特点等实际情况进行安排，遵循相应的卫生要求，选择适合个人的锻炼方式，以达到增进健康的目的。

(六)家庭衣着卫生

随着社会进步、科技发展和人们生活水平的提高，人们对衣着的质量和款式越来越重视。不同年龄、性别的家庭成员对衣着的需求不同，对衣着卫生的要求也不同。一般的衣着卫生要求有：衣物要勤换勤洗，保持清洁；有传染性疾病的患者的衣服要进行消毒处理。衣料的染料、洗涤剂、干洗剂中含有多种化学成分，往往对人体有害，生活中要正确选择衣料和使用洗涤剂。要根据季节不同、地区不同和气温的变化，适时增减衣服。老人和儿童还要注意双脚的保暖。婴幼儿的衣物不用或少用衣扣，也不可用硬饰物，以免发生事故或擦伤。考虑到穿脱的方便，老人一般不宜穿套衫，衣服的纽扣也不宜过多；另外，贴身内衣应选用纯棉等天然织物；夏季宜选择吸湿性、散湿性良好和透气性强的衣料，如麻、丝、棉；冬季应选择保暖性强的衣料，以羊毛、蚕丝织物和羽绒制品较为理想。儿童及青春期少女不宜穿高跟鞋，成年女性也不宜穿鞋跟过高的鞋，鞋尖不可过分狭窄。青春期少女要及时配戴乳罩，选择乳罩以大小合适、不松不紧、天然织物为宜，夜间睡眠时可将其放松，以保证乳腺血液循环。

(七)家用电器卫生

随着现代科技的进步，人民的生活水平不断提高，各种家用电器不断进入家庭，极大地丰富和方便了人们的生活，但同时也存在对人体的潜在危害。因此，正确掌握使用家用电器的方法，可以防止家庭环境污染，保证家庭健康，提高生活质量。

1. 电风扇　使用电风扇有“三忌”，即忌长时间吹、忌大汗后猛吹、忌入睡后吹，以免引起感冒、关节炎、溃疡病复发及其他各种不适。

2. 电视机　目前认为，有 50 余种疾病与电视机使用不当有关，如以植物神经功能紊乱为主的“电视综合征”、视力减退以及肥胖、消化不良，甚至可诱发心绞痛和脑血管意外等。因此，家庭中要正确使用电视机，以避免电视带来的不良影响，具体注意事项如下。

(1)电视机高度以荧屏中心与视线保持水平为宜。

(2)观看距离是电视屏幕对角线的 5～7 倍。

(3)每次观看时间不超过 2 小时。

(4)注意通风换气，保持室内空气新鲜。

(5)室内光线柔和，荧屏图像色彩、明暗要适度。

(6)电视机尽量不要放在卧室内，因为长时间使用电视机可造成室内静电尘粒积聚，导致空气污染。看完电视后最好用温水洗脸。

3. 电冰箱　家庭在使用电冰箱的过程中，可因方法不当而导致食物污染或变质。使用时应注意勤擦洗，勤除霜，去除异味；冷藏室中生、熟食品分开放置，熟食在上，生食在下，应加盖或用保鲜袋(膜)封闭；冷冻室不宜长期存放食品，应定期清理；从冰箱内取出的食物最好经卫生处理后才能食用。

4. 空调　在封闭的室内长时间使用空调容易导致“空调综合征”。其主要原因是使用空调的房间内微小气候适于细菌、霉菌繁殖，室内空气中负离子减少。因此使用空调应注意以下几点。

(1)室内外温差不宜过大。

(2)定时通风，保持室内空气新鲜。

(3)减少污染，保持室内清洁卫生。

(4)每次使用时间不宜过长。

5. 洗衣机　使用洗衣机时，应做到内外衣物分开洗涤、污损轻重分开洗涤、深浅衣物分开洗涤。手帕、口罩等卫生要求高的物品以手洗为宜。如果家庭中有癣病、疥疮或其他传染病的病人，则其衣物应与其他家庭成员分开洗，并做到先消毒后洗涤。

6. 电脑　电脑已越来越多地进入大众家庭。长时间使用电脑可致“电脑综合征”，主要表现为视疲劳、肩臂疲劳、头痛、食欲减退、植物神经功能紊乱等。因此在家庭中使用电脑时要注意以下几点。

(1)室内光线要适宜，避免光线直射。

(2)保持正确的操作姿势，显示器上沿不超出双眼水平线。

(3)操作时间不宜过长，每隔1小时应休息10分钟以上。

(4)孕妇不宜长时间操作电脑。

7. 微波炉　微波炉在家庭中的使用越来越广泛。长期接触泄漏的微波，对人体健康有一定影响，主要表现为神经衰弱综合征和心血管系统病变，还可导致免疫功能下降和晶状体混浊等。要正确使用微波炉应做到以下几点。

(1)炉门和观察窗应密合良好。

(2)放置于通风良好处，离墙15 cm以上，附近不应有其他家用电器。

(3)严格按规定进行操作。

(4)使用时绝对不能取下外罩壳。

(5)使用者在微波炉运转后应离开1米的距离。

8. 手机　手机是一种便捷的通讯工具，已广泛被人们使用。为了防止手机电磁辐射对人体的影响，首先要选用质量可靠的品牌，还应注意不要放在贴身的口袋内或挂在腰间，使用时最好等信号已经接通后再接听，不要长时间接听手机。

(八)家庭医疗和家庭药箱

家庭医疗是病人所需医疗保健服务中的一个重要组成部分，而且影响着家庭成员健康问题的解决过程。家庭医疗可以及时处理小病小伤、进行现场简易急救、缓解症状、解除病痛、预防疾病等。随着医药卫生知识的普及和自我保健意识的增强，家庭医疗已日益受到人们的重视。

许多家庭里都有存放药品的小箱或抽屉，称为家庭药箱(family medical kit)。在药箱里都要配备一些常用药品，以备急用。家庭中如有病人，可从药箱中选择对症药物。家庭药箱对缓解急症、解除病痛起到了一定的作用。家庭药箱的药物种类视家庭成员的健康状况而定，一般以治疗常见病、多发病、慢性病和时令性疾病的药物为主。常见的有感冒药、解热止痛药、腹泻药、胃肠解痉药、外用药、急救药，另配有体温表、胶布、药棉等。药物种类要少而精，对药箱要定期清理，对过期、变质、无标记的药物要废弃，外用药和内服药应分开。药箱要放在儿童取不到的地方。老年人的急救药应随身携带，以便及时取用。使用药物时要注意合理用药，避免药物滥用。还应切记，家庭药箱不等于医院，有疑难问题时要及时去医院就医。

二、家庭保健的措施

（一）家庭预防

在实现家庭保健的各项活动中，同样要贯彻预防为主的方针，遵守三级预防的原则，内容包括维护和提高健康水平的各个方面。

1. 第一级预防的主要内容

（1）预防与生活方式相关的疾病：如不合理饮食、吸烟、酗酒、缺乏体育锻炼、药物成瘾、生活无规律。

（2）健康维护：预防接种、健康筛检、健康监测。

（3）家庭生活教育：性生活指导、婚姻指导、孕期保健、婴幼儿合理喂养、老年人照顾。

2. 第二级预防的主要内容

（1）医生和病人共同监测健康。

（2）鼓励病人及时就医，早期发现、早期诊断、早期治疗。

（3）监督病人遵从医嘱，按时用药，注意用药安全。

3. 第三级预防的主要内容

（1）对患有慢性病的家庭成员既要督促其遵从医嘱，又要使其保持适当的独立活动能力，以提高其生活质量。

（2）指导家庭成员适应慢性病病人给家庭所带来的变化，并作出相应的调整。

（3）对患重病或临终病人所带来的家庭危机作出调整。

（4）促进疾病康复。

（二）家庭治疗

家庭治疗可分为家庭环境中个别成员的治疗和整个家庭的治疗。

1. 个别成员的治疗　是指在家庭环境中为有疾病或行为障碍的家庭成员提供的治疗，家庭所有成员都参与其治疗过程，它是一种新的医疗服务模式。这种治疗既可使患者在家中得到相应的医疗照料，又可充分利用家庭和社区中的健康资源，使患者在生活上得到更好的照料，温馨的家庭关怀又促进了患者的身心健康，使患者和家人共同去战胜疾病。家庭治疗较适合于老年人、儿童和患有慢性病、非传染性疾病、精神神经症的病人，加快许多疾病的恢复过程。这种新的医疗服务既方便了病人和家属，又缓解了“住院难、看病难”的矛盾，还可以降低医疗成本。

2. 整个家庭的治疗　是指为有严重功能障碍或处于危机状态的家庭提供系统的治疗，

重点是帮助家庭成员了解其家庭问题产生的原因，并认识到家庭中每个成员对家庭问题的产生都负有一定的责任，使他们调整各自的角色行为，明确自己的责任和义务，同时促使家庭成员之间相互沟通、相互关心和照顾，形成有利于维护家庭平衡的关系模式。

复习思考题

1. 解释家庭、家庭保健的概念。
2. 简述家庭保健的意义。
3. 说出家庭保健的内容。
4. 概述家庭保健的措施。

（苏英　姜新峰）

第八章 自我保健

随着人们物质文化、生活水平的提高和对健康认识的深入以及健康意识的增强，人们对自身的健康也越来越重视。保护和促进健康，预防疾病，不是单独地依靠医疗卫生服务去解决，而应积极地投入到自我维护健康的一系列活动中去。世界卫生组织指出，决定人的健康因素中，遗传因素占15%，社会因素占10%，医疗条件占8%，气候条件占7%，而60%取决于自己。有人认为自我保健是临床医学、预防医学、康复医学之后的第四医学，随着医学科学更深入、更广泛地渗透到自我保健领域中，更系统、更科学、更有效的自我保健知识将指导人们正确而有效地进行自我保健，更有效地提高了人群的健康水平。

第一节 概 述

一、自我保健的概念

世界卫生组织提出，自我保健是由个人、家庭、邻里、亲友和同事自发的卫生活动，并作出与卫生活动有关的决定。它包括维护健康、健康保健、自我预防、自我观察、自我诊断、自我护理、自我治疗和自我康复。自我保健是一种自发的群众性保健活动，通过自我保健，可以逐步养成一套较为科学的生活行为方式；可以大大提高人群的健康水平和生活质量；也可以提高一些慢性病的治疗效果和康复水平。及早发现危害较大的疾病，使之得到早期治疗，能起到较好的社会效益和经济效益，从而不断地增强生理、心理素质，以达到提高机体的抗病能力，延缓衰老，促进健康的目的。

由于人们对健康的认识和要求不断提高，而现代医疗服务存在明显不足，满足不了人们的健康需求，进而不能很好地解决人们的健康问题。于是，自我保健得到了人们的重视。

在自我保健的实施过程中，关键是学习掌握医疗、保健知识，增强自我保健的意识，提高自我保健的能力，不仅突出自我的角色作用，更包括家庭、邻里、亲友、同事及社区和管理部门，所以，自我保健不仅仅是运用一些医疗保健方法和措施来维护、增进自身的健康，而是实际上将“医疗、预防、康复和保健”合为一体的综合性保健措施。

二、自我保健的意义

自我保健自始至终伴随着人们解决健康问题、促进健康的过程。时代不同，人们所处的环境不同、条件不同，自我保健的地位和所起的作用也不同。如今自我保健的重要性之所以越来越被人们所重视，是因为自我保健概念的形成有一定的意义。

1. 现代文明的必然结果　在物质和文化极大丰富的今天，人们对自身健康的要求更高了，不再满足于有病得到治疗，而是重视未病先防，有病早治，已病防残和病后康复，延长寿命和提高生命质量。

2. 医学模式转变的必然结果　现代疾病谱中各种慢性非传染性疾病及情绪障碍等都与人的行为生活方式、人际关系等因素密切相关，若要控制疾病必须从自身做起，从改变行为生活方式着手，要求维护健康的干预措施从重视治疗转向重视保健。

3. 缓解医疗供需矛盾、改善医患关系的有效途径　随着自我保健知识的普及和人们对健康要求的提高，人们积极地参与到维护自身健康的行动中，行之有效的自我保健方法措施，使得个体和群体健康水平普遍得到提高，从而缓解了医疗供需矛盾，弥补了现代医学缺乏人性化服务的不足，使医患关系得到缓解。

4. 具有较好的社会效益和经济效益　当人们感觉到有健康问题时，首先采取的行动往往不是马上求助于医生，而是采取某种形式的自我保健。即使在就诊或住院后，自我保健也在发挥着作用，如积极配合医生和治疗，对医嘱的依从性增加，这样不仅提高了治疗效果，也取得了较好的社会效益和经济效益。

5. 是大卫生观的具体体现　大卫生观倡导的对健康的高度责任感，其原则是重视预防，而自我保健正是积极预防的主要内容，是大卫生观的具体体现。

三、自我保健的主要内容

1. 生理调节　规律的生活，合理的营养和坚持体育锻炼等生理调节可使机体处于良好状态。

2. 心理调节　人的心理状态和某些情绪活动相联系，同时又可通过神经活动影响到心理功能。充满竞争的社会要求人们保持良好的心理状态，充分发挥机体的潜力，具有良好的社会适应能力，保持健康，从而恰当地承担自己的社会角色和社会职能。

3. 行为矫正　吸烟、酗酒、性乱、吸毒、缺乏体育锻炼等行为对健康的危害是潜在的，同时对疾病的发展也有很大的负面影响。因此，改变不良的行为生活方式正是保持健康，防止疾病发生的重要措施。其策略包括四条，一是从小抓起；二是积极宣传，提高认识；三是全面提高社会文化素质；四是积极的行为矫正措施。

4. 卫生预防　积极地做到早发现、早诊断、早治疗；做好康复工作，防止病残，提高生命质量，延长寿命。

5. 健康教育和健康促进　健康教育是自我保健的重要环节，它能够提高人们自我保健的认识和能力；健康促进是环境系统中有益于健康水平提高的方法措施的具体实施。

总之，自我保健的内容，除自身所具有的保健知识外，还包括个体所采取的保护和增进自身健康的行为。从行为科学考虑，其内容主要包括保持促进健康的行为，消除危害健康的行为，具有自我诊断能力和自我治疗能力、自我预防能力。

四、自我保健中需要注意的问题

1. 要实现“知—信—行”的有机结合　自我保健知识的掌握，强烈的自我保健意识和合理有效的自我保健行为的实施，这三者的有机结合是至关重要的。

2. 方法的科学性　自我保健实施的内容要具有科学性，必须是现代医学科学验证了的，对维护、提高健康水平行之有效的方法。

3. 持之以恒的态度　自我保健对维护、提高健康水平需长期坚持才会显现出来，而养成良好的行为生活方式、克服不良的行为生活方式也不是短期行为。

4. 个体因素和环境因素有机地结合　自我保健不能千篇一律，模式僵化，只有适合自己的才是最好的。

5. 不能作为临床治疗行为　自我保健是对健康的维护和促进，但在疾病的临床期，首要的是要及时正确地诊断与治疗，自我保健只是有机地融合到临床治疗中，而不是临床治疗行为。

当然，还要认识到自我保健的局限性，因为它不能解决所有的健康问题，疾病仍然会发生；此外，应认识到自我保健的综合性，它不仅是个体的行为，还包括家庭和社区的参与；不仅是身体的，还应包括精神和社会的内容等；另外，还应认识到自我保健与伦理的关系，它必须符合一定的社会道德行为规范。

第二节　自我保健的措施

一、合理膳食

早在两千多年前，我国医学家就指出："要毒攻邪，五谷为养，五果为助，五畜为益，五菜为充，合气味而服之，以补精益气。"它高度概括了合理的膳食构成，主次比例；阐明合理的食物构成就是对人体进补，说明"补"不是用药物而是食物。食物是人类生存的基础，合理的食物构成不仅保证机体得到足够营养，维持正常的生理代谢，促进健康和生长发育，还可以减少因食物结构不合理而引起的疾病的发生。

（一）合理膳食的概念

合理膳食是指根据人体对热能和营养素的需要及各类食物的营养价值，通过合理的食物调配，供给人体营养素种类齐全、数量充足和比例适当的膳食，从而使人体的营养需要与膳食供给之间建立平衡关系，达到合理营养。

合理膳食应力求做到以下六个平衡。

1. 供给平衡　膳食的供给要根据人群的年龄、性别、工作方式不同，做到能满足其生理需求，不会因为能量不足而影响生命活动，也不能因为能量过高而引起某种营养素过剩。

2. 利用平衡　人体能正常平衡利用所需营养素，不出现营养素之间的相互干扰而导致不正常的分解和合成。

3. 互补平衡　不同营养素的结构不同，不同结构的互补可以达到人体实际需要的均衡。

4. 水分平衡　水是营养素之一，而且是其他营养物质在体内代谢中必不可少的成分。

5. 酸碱平衡　营养素本身和其代谢产物的酸碱度不同，要保持相对平衡。

6. 心理平衡　合理膳食设计要结合个人对食物的爱好与心理满足。

（二）膳食指南

1997 年中国营养学会通过了《中国居民膳食指南》。该"指南"是根据营养学原则，结合国情制定的，是教育人们采用平衡膳食，以摄取合理营养，促进健康的指导性文件。

1. 食物多样、谷类为主　合理膳食必须由多种食物组成，提倡每日食物多样化，保持我国良好的膳食传统。以谷类食物为主食，粗细粮搭配。

2. 多吃蔬菜、水果　蔬菜、水果富含维生素、矿物质和膳食纤维，多吃蔬菜、水果，可预防心血管疾病，增强抗病能力。

3. 常吃奶类、豆类及豆制品　奶类有丰富的优质蛋白质和维生素，不仅含钙量高，且利用率也高，我国居民膳食补钙普遍偏低，要提倡常饮奶类，儿童、青少年每天饮奶，可促进生长发育。豆类含丰富的优质蛋白质、不饱和脂肪酸、B族维生素、烟酸等，应提倡经常食用。

4. 经常吃适量鱼、禽、蛋、瘦肉，少吃肥肉和荤油　鱼、禽、蛋、瘦肉等动物性食物含优质蛋白质、脂溶性维生素和矿物质。动物性蛋白质的氨基酸中赖氨酸含量高，更有利于弥补植物性蛋白质的不足；海产鱼主要含不饱和脂肪酸，有降低血脂和防止血栓的作用；瘦肉中含铁较高，有助于血红蛋白的生成等。

5. 保持热量，体力活动平衡，维持适宜的体重　食物能提供能量，体力活动要消耗能量，两者应保持平衡。一日三餐的能量分配中，早、中、晚以分别占30%、40%、30%为宜。

6. 膳食清淡少盐　膳食应清淡，避免油腻、太咸，控制动物性脂肪摄入，不食或少食油炸及烟熏食物。日食盐量不超过6 g。

7. 限量饮酒　酒除了提供能量外，不含其他营养素。饮酒会使食欲下降，食物摄入减少，长期饮酒会引起多种营养素缺乏，严重时还会导致酒精性肝硬化；过量饮酒会增加高脂血症、高血压、卒中的发生率。

(三)与营养有关的机体不正常状态

1. 高脂血症　与膳食中过高能量、高胆固醇、高饱和脂肪酸摄入有关。由于脂肪代谢异常或运转异常使血浆中一种或多种脂质高于正常，可表现为高胆固醇血症、高三酰甘油血症或两者兼有。

2. 糖尿病　是由于遗传和环境因素相互作用而引起的临床综合征，临床以高血糖为主要标志。环境因素主要涉及生活方式，如膳食习惯，过多摄入高碳水化合物食品、饮料，同时，活动量减少及工作节奏加快，应激增加。1型糖尿病与遗传有关，2型糖尿病受环境因素影响更大。

3. 单纯性肥胖　受多因素影响，常与遗传、内分泌功能、运动等有关。当人体能量摄入超过消耗时，易引起单纯性肥胖，因为摄入的过剩能量以三酰甘油形式储存于脂肪组织，导致了单纯性肥胖。

4. 痛风　是长期嘌呤代谢障碍，血尿酸增高引起组织损伤性疾病，多见于中老年，男性占95%，女性多在更年期后发病。高嘌呤食物是引发高尿酸的促成因素，饮酒常是痛风的诱发因素。

除以上疾病外，因某种营养素过多摄入还会引起诸如高血压、大肠癌、乳腺癌、甲亢、胃癌等疾病。

二、体育运动

(一)体育运动的意义

1. 体育锻炼是预防疾病、促进健康、维持健康的重要手段　随着社会文明的发展，现代生活节奏加快，体力活动减少，劳动强度下降，与运动缺乏的疾病明显增多，如肥胖、高血压、冠心病、糖尿病、肿瘤等。开展体育运动对维护健康十分重要，体育运动对健康的影响归纳如下（表 8-1）。

表 8-1　体育运动对健康问题的影响

健康问题	运动作用
心血管病	下降
肠　癌	下降
糖尿病	下降
糖尿病治疗	有效
癌症恢复体力	有效
肥胖	下降
肥胖治疗	有效
血脂	下降
高血脂治疗	有效
压抑治疗	有效
焦虑治疗	有效

2. 体育运动可以提高生活质量　生命在于运动，运动是健康长寿的重要影响因素。因为人们已不再单纯满足于解决温饱问题，而追求的是幸福、健康、长寿和生活质量。通过运动给机体带来以下好处。

(1)改善心血管系统功能。

(2)改善呼吸系统功能。

(3)改善脂质代谢，预防动脉硬化。

(4)促进新陈代谢，改善消化功能。

(5)增加骨密度及肌肉关节的功能。

(6)改善神经系统功能。

(7)提高机体的免疫力。

(8)保持健美体型，增强自信心。

3. 运动有利于精神卫生　运动可以缓解工作、生活和精神上的各种压力，调节人体的精神状态。运动中及运动后的愉悦感，使人觉得更加充实，运动又可以加强与他人接触，帮助人们建立良好的人际关系，有利于健康情绪的培养。

(二)体育运动的原则

科学锻炼才能达到健身的目的，相反，不合理的锻炼不仅达不到目的，还可能带来伤害。因此，体育运动应遵循以下原则：①循序渐进。②坚持始终。③系统全面。④区别对待。⑤符合健身运动的三个条件为安全、效果好、有兴趣。

(三)体育运动的方法

体育运动应提倡有氧运动，即人体活动时吸入的氧量能满足人体活动时的氧消耗量，机体以有氧代谢供能，称有氧运动。有氧运动通常是耐力运动，机体处于较稳定状态，有利于呼吸、循环功能的提高，体内不发生乳酸积聚，运动持续时间长，安全性高，脂肪消耗量大。常见的有氧运动有慢跑、散步、自行车、打球、健身操等。

(四)体育运动的选择

体育运动的选择，应考虑到运动的时间、频率、强度及种类。还要制订一个锻炼计划，才能达到锻炼效果。

1. 运动的时间与频率　每周锻炼3～5次，每次40分钟左右的有氧运动，适用于所有20岁以上的人群。同时要进行一定的肌力训练，每周2～3次，每次8～10个动作，时间15分钟以上。

2. 运动强度　一般健康人达到中等运动强度的体育锻炼，心率是重要的参考指标(表8-2)，运动时的心率应是最大心率的60%～90%，最大心率=220-年龄。

表8-2　体育锻炼中不同年龄的适宜心率(次/分)

年龄(岁)	>20	>30	>40	>50	>60	70
心率(次/分)	138～210	132～144	126～138	114～126	108～120	102～114

3. 运动种类　经常进行使用大肌肉群、有节律性可持续的有氧运动，如跑步、慢跑、打拳、骑自行车、滑雪、滑冰、游泳、跳绳、跳舞、打球、爬楼等。

(五)体育运动的评价

如何评价体育锻炼的效果？一般认为，锻炼后有微汗，感觉轻松愉快，食欲与睡眠良好，虽稍感疲倦，肌肉酸痛，但休息后可消失，次日感觉体力充沛，有运动欲望，表明运动适量。如果锻炼后大汗淋漓、头晕眼花、胸闷、气喘、非常疲劳、倦怠、睡眠不佳、食欲减退，脉搏在运动后15分钟尚未恢复，次日周身乏力、缺乏运动欲望，表明运动量过大，应注意调整减量。

三、行为干预

(一)日常危害健康的行为及矫正

1. 吸烟

(1)吸烟的危害：香烟中含有多达1 200多种有害物质，其中致癌物40余种，诱发癌症的有10多种。其危害主要是引起慢性非传染性疾病的高发，如心脑血管疾病、恶性肿瘤等；吸烟对女性有着特殊的危害，可引起痛经、月经不调及子宫、卵巢疾病，孕期可影响胎儿的生长发育。被动吸烟者也深受其害，引起上述疾病高发的危险性。烟草已经成为当代危害健康的重要的公共卫生问题。

(2)控制措施：加强反吸烟的健康教育，提高全民对吸烟危害的认识，重点预防青少年吸烟；立法和增加税收，制定相关烟草消费的政策；创造无烟环境，保护不吸烟者；降低烟草中有害物质等。

2. 酗酒

(1)酗酒的危害：过量饮酒即酗酒，是一种不良的生活方式。其危害可分为急、慢性两种，急性危害可有酒精中毒，神志恍惚不清，不仅对身体健康造成直接危害，而且还是车祸、斗殴、犯罪、家庭不和等的重要根源；慢性危害主要有酒精成瘾、酒精性肝硬化、心脑血管疾病、性功能下降、营养不良等；酗酒时大量吸烟有协同致癌作用。

(2)矫正措施：加强全民教育，认识其危害，提高戒酒者的自觉性；严格酒类生产、销售及消费管理规定，健全法制等。

3. 药物成瘾与吸毒

(1)危害:在疾病治疗过程中或治疗后所形成的对某种药物的依赖性即为药物成瘾;吸食鸦片、海洛因、吗啡、大麻、可卡因等或违反规定使用能使人成瘾的麻醉药品和精神药品统称吸毒。它们损害内脏器官使其功能减退;传播疾病,如艾滋病、病毒性肝炎等;引发犯罪活动,危害社会治安;影响后代健康;静脉一次过量注入可造成死亡等。

(2)矫正措施:积极进行宣传教育,提高公民对其危害性的认识;帮助吸毒者积极戒毒或强制戒毒;严厉打击贩毒活动,坚决制止吸毒、贩毒行为;加强医院麻醉品和精神药物的管理等。

4. 性紊乱

(1)危害:性紊乱是指与配偶之外的性行为活动的总称。主要危害是传播性病;败坏社会风气;危害社会治安;破坏家庭稳定等。

(2)控制措施:普及安全性行为知识教育,提高公共道德水平,充分发挥道德规范的作用等。

(二)不良饮食习惯及矫正

不良饮食习惯主要有:①偏食、挑食和过多吃零食。②高热量、高脂肪、高糖,少蔬菜、水果膳食。③嗜食腌制食品、熏烤食品、发酵食品、反复加热食品。④经常摄入被农药、霉菌毒素、有害化学物质污染的食品。⑤不良的进食习惯。其主要危害可导致多种疾病发生,如高血压、肥胖、营养缺乏、糖尿病、心脑血管疾病、肿瘤等。不良饮食习惯严重威胁人群健康,直接影响生存质量,缩短寿命。矫正时应提倡平衡膳食,改变不良的饮食习惯,优化食物结构,治理环境污染,提高食品的质量等。

(三)致病行为模式

人的性格品质和个性特点多种多样、参差不齐,有人把疾病与下列 A 和 B 两种行为模式相联系。A 型行为模式的人脾气急躁,时间紧迫感强,个性争强好胜,事业心强,对人常怀有敌意,好发脾气等。这种人易患心脑血管疾病。B 型行为模式的人通常都受到外界事件的打击或童年时有心理创伤,压抑、自我克制,怒向内发,焦虑成性等。该型性格者免疫力低下,代谢紊乱或障碍,DNA 自然修复能力差,多发生各种肿瘤。两种行为模式都既受先天因素的制约,又受后天环境因素的影响,矫正控制包括适度的情绪发泄与控制,保持良好的人际关系,善于从痛苦中解脱出来,日常生活工作中应有针对性地调整等。

(四)不良的求医行为

不良的求医行为有多种,主要指隐瞒病时、虚报病情、焦虑忧郁、羞耻与恐惧、急于求成等,其结果是干扰了医生的诊断,影响了正确的治疗,造成不必要的损失。要加大宣传教育的力度,正确认识疾病和健康的关系,克服畏难情绪和恐惧心态,正确地面对现实,树立战胜疾病的信心,充分信任医护人员,养成良好的遵医行为;用药方面不迷信进口药、新药、特效药,凡能口服治疗的不寻求注射,能注射的,不寻求输液。

四、心理保健

人的心理状态是在社会化过程中逐步形成的。人们的认识、意志和情感活动不只对行为具有调控作用,而且对生活方式、行为选择也具有导向作用。巴甫洛夫指出:"一切顽固沉重的忧郁和焦虑，足以给各种疾病大开方便之门。”中医学认为，良好的精神状态可使人阴阳调和，气血流畅，健康无病；而不良的精神状态可削弱人的抗病能力。

(一)影响心理健康的因素

导致心理紧张的刺激因素十分复杂，可归纳为物理的、化学的、生物的、文化的和社会心理等五个方面；影响心理健康的因素主要有挫折、不良人际关系、紧张工作及现代化高效率、快节奏的城市生活等。当人的理想、愿望和需要遇到对抗力量而不能实现时，即可引发精神紧张、心理矛盾或心理应激。

(二)心理健康的原则和标准

1. 心理健康的原则　心理健康与否及健康程度，并无绝对的客观尺度，而主要是定性的观察。心理活动经常变化，有时甚至大起大落，但这并不能算不健康，相反，如果对客观刺激心理上毫无反应，则视为不健康。判断心理健康与否有以下三个原则：①同一性原则：心理与环境的协调统一，同一性心理是客观现实的反应，任何正常的心理活动，无论其形式和内容都应与客观现实保持一致，即同一性。②统一性原则：心理与行为的完整统一，人的认识、体验、情感、意志、行为是一个协调统一的整体，即统一性。③稳定性原则：人格的稳定性，即人在长期的生活经历中逐步形成的独特的个性心理特征，这种特征具有相对的稳定性，一般不易被改变。

2. 心理健康的标准　美国心理学家马斯洛将其归纳为以下10项：

(1)有充分的适应能力。

(2)充分了解自己，并对自己的能力作适当的估计。

(3)生活目标能切合实际。

(4)与现实环境保持接触。

(5)能保持人格的完整和谐。

(6)有从经验中学习的能力。

(7)能保持良好的人际关系。

(8)适度的情绪发泄与控制。

(9)在不违背集体、意志的前提下，有限度地发挥个性。

(10)在不违背社会规范的情况下，个人基本需求能适当满足。

(三)心理疾病的预防

心理疾病预防主要是通过个人、家庭和社会的共同努力使心理疾病减少到最低水平。主要通过以下措施预防。

1. 培养健全的性格　性格的形成有一定的遗传因素，但受到外界环境因素的影响更大，尤其是家庭环境。如父母的性格特征会深刻地影响到幼儿和儿童。

2. 保持良好的情绪　情绪是客观事物是否符合自己需要而产生的内心体验，表现为喜、怒、哀、乐、忧、思、恐、惊等。保持良好的情绪状态，需要建立有效的心理防御机制。面对挫折和打击，当情绪活动失去平衡时，能够以某种方式或理由加以调整、消解、回避否认内心所产生的紧张、不安和痛苦，从而恢复自身心理上的平衡。

3. 锻炼应对能力　对于某一环境，无非三种选择，要么适应它，要么改造它，要么逃避它。每个个体根据实际情况权衡利弊而择其一即可有效地预防心理疾病。

4. 增加社会交往，形成良好的人际关系　社会交往是人的基本生存需求之一，一定的社会交往可避免产生孤独感和抑郁症，协调的人际关系有助于减轻心理应急反应。

5. 家庭、学校和社会预防有机地结合　家庭是人成长的摇篮，也是避风港，和睦、重感情、充满朝气的家庭，可以促进其成员的心理健康；学校教育是人走向社会的前站，学校不仅要教给学生知识，而且更重要的是培养其正确的世界观，塑造良好的性格、个性和素质；社会是人生的大舞台，每个人的角色、地位不同，会对心理健康产生不同的影响，特别是社会竞争加剧、治安不好、不公正等都会对人产生精神创伤。因此，全社会都应对此予以重视，努力营造良好的社会氛围。

第三节　慢性疾病的自我保健

慢性疾病是由一类病程较长，病因复杂且有些尚未被完全确认的疾病总称。慢性疾病种类很多，对人体健康的危害也最大，涵盖全身各大系统。该类疾病常由于多种致病因素长期作用于人体，使重要组织和细胞发生病理改变，这种改变在致病因素的持续作用下以多因相连、多因协同或因因相连，使致病效应积累并超过机体的再生或修复能力，最终从代偿发展为失代偿，造成重要器官功能失调，产生病理或临床症状。在一系列的致病因素中，最主要的是人的不良行为生活方式。目前，对该类疾病尚无确实有效的特异性预防措施（如针对传染病的疫苗），也无特效的治愈方法，因此，慢性病的自我保健措施，一是要有效地控制危险因素；二是要加强或（和）调动一切保护因素；三是要利用不同的自我保健方法。

一、慢性支气管炎

1. 概述　慢性支气管炎简称慢支，是指气管、支气管黏膜及其周围组织的慢性非特异性炎症。临床上以咳嗽、咳痰或伴有喘息、反复发作的慢性过程为特征，严重时并发慢性阻塞性肺疾病甚至肺源性心脏病，严重危害人的身体健康。此病以中老年多见，男性多于女性。我国慢性支气管炎的患病率为3.9%，由于本病病程长，从20岁以后伴随年龄迅速增长，对劳动生产力具有较大破坏性，严重影响了人们的生存质量，必须加强卫生保健，努力实施自我保健。

2. 保健措施　鉴于本病目前尚无特效的根治方法，应强调预防为主，积极综合治疗。良好的自我保健措施有利于该病的防治，重点要做到以下几点：

(1)控制感染、积极治疗：慢性支气管炎病人的全身抵抗力和支气管的局部抵抗力都会下降，容易继发感染，如果感染得不到及时控制，会加重其症状，如咳、痰、喘症状更加严重，也会使并发症提前出现，因此、要积极有效地预防和治疗感染。

(2)防寒保暖：寒冷是诱发慢性支气管炎反复发作的重要原因，平时要注意防寒保暖，特别是在气候变化大，冷暖交替，反差大的时候，如冬春季节，冷暖无常，应随着气温的变化而适时地增减衣物，并尽可能减少户外活动次数和时间。

(3)戒烟：吸烟既是慢性支气管炎的致病因素，又是诱发慢支反复发作的原因，因此，慢支病人应积极主动地戒烟。

(4)避免有害气体、粉尘及过敏原的危害：有害气体、粉尘等物质可以破坏气管、支气管局部，造成局部损害或合并感染性炎症，加重症状，过敏性物质可以引起支气管痉挛，加重缺氧。因此，平时应保持环境空气新鲜、清洁，如保持室内空气流通、经常开窗通风等。

(5)养成良好的生活习惯：不良的行为生活方式是引发慢性病的主要原因，慢性支气管炎病人更要注意克服不良的行为生活方式，养成良好的生活习惯，如生活要有规律、不吸烟等。

(6)加强营养，提高抗病能力：合理而又全面的营养对人体的抵抗力非常重要，慢性支气管炎病人保证营养，有利于提高自身的抗病力。

(7)体育锻炼：是提高自身免疫力的法宝，慢性支气管炎病人的体育锻炼要适当，量力而行，适可而止，不可增加呼吸系统的负担，如可进行适当的晨练，打太极拳等。

二、心脑血管疾病

1. 概述　心脑血管疾病是一类以影响人体循环系统为主的疾病，主要包括各种类型的心脏病和脑血管病。其中对人体危害最大的是原发性高血压、冠心病、脑卒中。心脑血管疾病的发病率高，致残率和死亡率也高，给患者本人、家庭及社会均带来极大的痛苦和经济损失，在我国居民死因中已位居榜首，主要致死原因是脑卒中和冠心病，而高血压又是两者的诱因。

2. 自我保健措施

(1)高血压：已经证实与高血压有关的危险因素有遗传、年龄、体重超重或肥胖、不健康的膳食习惯、慢性饮酒和酗酒、持续的精神紧张状况、缺乏运动等，作为高血压现症患者，不依从终身执行个体化治疗方案也是重要危险因素。据此，高血压病人应采取的自我保健措施如下：

①改善行为方式，保持乐观的情绪：养成良好的行为生活方式，情绪稳定、乐观，避免精神过度紧张，防止情绪激动、忧郁、恐惧等。

②限制食盐的摄入量：钠盐摄入过多不利于高血压的控制，以每天食盐的摄入量不超过6 g为宜，在限盐的同时增加膳食中的钾、钙、镁的含量。

③戒烟限酒，注意饮食结构：吸烟可以增加血管的紧张度，增高血压，因此，高血压患者应戒烟；过量饮酒导致血压升高，使发生冠心病、脑卒中危险加大，因此，高血压患者应禁止饮酒；高血压患者应减少饮食中胆固醇和饱和脂肪酸的摄入，胆固醇每日摄入量要低于300 mg，脂肪占总热量的30%以下，饱和脂肪酸占总热量的10%以下，控制精制糖或经过加工过的糖的摄入，使之占总热量的10%以下，增加饮食中的奶和奶制品、大豆及豆制品以及蔬菜、水果的摄入。

④控制体重，积极参加体育锻炼：超重或肥胖是导致血压升高的重要危险因素，因此，高血压患者要通过饮食控制、减少热量的摄入、增加运动锻炼等合理方式保持适宜的体重；积极参加并长期坚持体育锻炼是防治高血压的重要措施之一，可以按照运动处方要求进行锻炼。

⑤健康教育：是第一级预防的重要环节，加强宣传，提高疾病防治知识的普及率，改变不良的生活方式，降低主要危险因素的水平。

⑥定期检测血压：高血压患者早期常无任何症状，往往在靶器官受损害并出现并发症时才被发现，因此，高血压患者要在家中经常测量血压，认真服药，对血压得不到有效控制的患者应及时去看专科医生，以调整治疗方案。

(2)冠心病:是威胁中老年人健康最常见的心脏病,已经证实冠心病一般不会由于单一危险因素致病,所以,在自我保健中应充分注意综合性因素的控制效果,现在已经证明动脉粥样硬化病变是可逆的,通过控制和消除危险因素,可以减少或延缓冠心病的发生与发展,具体保健措施如下:

①预防冠心病心绞痛发作:对于冠心病患者,培养良好的生活习惯,积极预防和尽量减少心绞痛的发作,有可能发生心绞痛情况时,可先服用一片山梨酯或速效救心丸,如果症状不见缓解和出现其他危险症状时应及时就医。

②积极治疗高血压和糖尿病:高血压是心脑血管疾病重要的危险因素,应积极治疗。

③合理饮食,预防高脂血症,控制体重:膳食应低脂肪、低胆固醇、限制摄入含糖多的食物。保证适量的蛋白质、维生素和钾的摄入,对心血管有保护作用。

④戒烟限酒:吸烟可使动脉壁收缩,促进动脉硬化,必须彻底戒除;经常饮酒过量,可增加心脏负担,应不饮或少饮为好,高血压者提倡戒酒。

⑤注意季节、气候变化,避免诱发因素:减少体力活动,注意室内外温度变化,及时更换衣被,注意保暖,尽量少外出参加社交、旅行,节制性生活,不暴饮暴食。

⑥积极参加体育锻炼和适当的体力劳动:对从事脑力劳动为主的更应该引起足够的重视。

⑦急救药物和治疗药物随身携带。

⑧加强管理,及时治疗。

(3)脑卒中:又称急性脑血管病、脑血管意外或中风,是由于脑部血管或支配脑的颈部血管病变引起有关的脑局部血液循环障碍,而发生急性或亚急性脑部功能受到损害的症状。脑卒中按照其病理过程可以分为出血性和缺血性两大类。主要有以下几点自我保健措施:

①抓好高血压的防治:高血压是脑卒中最大的危险因素,应坚持早期防治。

②积极治疗短暂性脑缺血发作,防止发展成完全性脑卒中。

③加强护理,积极做好康复保健,防止病残。

④注意保暖,防止呼吸道感染。

三、消化系统疾病

1. 概述　消化系统的器质性和功能性疾病,病种多,原因复杂,常见的原因有感染、理化因素、营养缺乏、代谢紊乱、自身免疫障碍、遗传因素等。

2. 自我保健措施

(1)消化性溃疡:开展健康教育;重视精神调养,保持乐观的情绪;培养良好的生活习惯,注意营养平衡,饮食按时定量,少量多餐,避免刺激性食物;加强体育锻炼;合理使用药物,警惕并发症的发生。

(2)肝硬化:预防和积极治疗病毒性肝炎;增强信心,积极治疗;劳逸结合,生活规律;搞好饮食营养。肝硬化是一种慢性、进行性疾病,合理而营养丰富的饮食对本病的治疗有重要意义。其饮食原则是高热量、高蛋白质、高碳水化合物、高维生素,限制高脂肪。

四、恶性肿瘤

1. 概述　恶性肿瘤是当前严重威胁人类生命与健康的常见病、多发病,恶性肿瘤的防治是关系到人类保护生命、提高素质、增进健康的重要工作。它的发生是多个致癌因素的综合作用并经过多阶段的过程。恶性肿瘤发生的主要危险因素有环境中的理化和生物因素、不良的行为生活方式、药物因素、遗传因素等。

2. 自我保健措施　通过多学科的协作努力，依靠科技进步及流行病学调查研究，鉴定恶性肿瘤的危险因素和发病条件，实现癌症的预防和控制；通过咨询教育，向人们提供健康信息，引导人们关注肿瘤早期可识别的症状，如肿瘤的十大症状；劝告人们改变不良的生活行为习惯；实施药物干预，如维生素C作为阻断剂的大量使用；早发现、早诊断、早治疗是防治关键，如开展宫颈细胞涂片早期筛查，教会妇女进行预防乳腺癌的自我检查等。

复习思考题

1. 自我保健的概念、意义和主要内容是什么？
2. 常见的自我保健措施有哪些？
3. 对常见的慢性病如何实施保健？

（杨传林）

第九章 社区特殊人群保健

社区特殊人群是指社区保健服务的重点人群，它主要包括儿童、妇女和老年人等。这些人群的健康相对脆弱，容易遭到外界因素的影响和有害因素的侵袭。在社区诊断中发现的主要卫生问题往往与这些人群有关，因此，对这些特殊人群的保健，是社区卫生保健工作的重点之一。

第一节 社区儿童保健

一、儿童保健的重要性

社区儿童卫生保健是针对儿童的生理、心理发育特点开展的整体、全面、连续的健康管理，从预防的观点出发，结合相关学科的知识，保护和促进儿童身心健康，减少儿童常见病和多发病的发病率和死亡率，从而提高社区儿童的健康水平。

儿童一般分为两个阶段，3～6 岁为学龄前儿童，6～12 岁为学龄儿童。儿童期的生长发育不如婴幼儿时期旺盛，但仍处于快速发育的阶段，如智力发育迅速，活动能力加强，是逐渐形成个性、习惯养成和品德培养的重要时期。

儿童是祖国的未来和希望，他们的身心健康直接关系到民族的素质和国家的前途。我国各级政府在保护儿童的健康方面做了大量有效的工作，但仍然任重道远。

二、儿童生长发育的生理、心理特点

1. 儿童生长发育的生理特点

(1)身高与体重：是衡量儿童生长发育的指标之一。儿童的生长发育是一个连续性的过程，身高、体重每年都在增长，但不是等速进行，有加速、减速和稳步增长三个变化时期。一般女童的身高、体重比男童低一些，但到 10 岁以后，女童提前进入青春期，女童的身高、体重逐渐超过男童。

(2)骨骼与肌肉：幼儿期骨骼软骨较多，随着年龄的增长骨骼逐渐变硬。儿童骨骼上有许多小血管，血液供应丰富，生长发育快，受伤后容易恢复。这一时期肌肉纤维较细、柔软，关节周围的肌肉较薄而松弛，所以关节的伸展性和活动范围大于成人，但牢固性较差，在外力作用下易发生脱臼。

(3)呼吸、循环系统：儿童的呼吸道较成人短而窄，鼻黏膜细嫩柔软，血管丰富，容易引起咽部充血、水肿及发生呼吸道感染。儿童胸腔狭小，肺弹性组织发育差，肺容量相对较小，心

脏发育还不完善，心肌纤维细弱，收缩能力差，血压较低，而新陈代谢旺盛，对血液和氧气的需要量较高，因此呼吸频率及心脏搏动都比成人要快。

(4)神经系统：大脑在儿童期迅速发育，7 岁左右脑重量逐渐接近成人。大脑额叶快速生长，使儿童运动的正确性和协调性得到很好的发展，综合分析能力和抑制能力较幼儿期增强，语言、思维能力明显发展，形象模仿能力较强，儿童的行为也变得有意识，但对抽象概念思维能力较差。

为保证儿童神经系统正常发育，要通过各种方法对儿童各方面的能力进行训练，以促进其语言、动作、思维、人际交往的发展及行为习惯的培养。

(5)消化系统：儿童到 6～7 岁乳牙开始脱落，11～13 岁乳牙、恒牙交换基本完成，最后 4 颗恒牙在成人后长出。在换牙期间，为了保证儿童牙齿正常生长，应注意口腔卫生，坚持早晚刷牙，少吃糖果，适当增加钙的摄入，避免龋齿的发生。

由于儿童的胃容量小，一天三餐往往不能满足机体需要，因此儿童多爱吃零食，这个习惯养成后，如果不及时改正，会影响食欲，可导致营养不良。故应合理安排儿童膳食，热能、优质蛋白质和各种营养素的供给要充足，培养儿童不挑食、不偏食的饮食习惯，但同时要避免儿童肥胖。

(6)泌尿系统：儿童时期膀胱肌肉很薄，弹力差，贮尿功能差，同时由于中枢神经系统不够成熟，5～10 岁儿童常多发生“夜尿症”。这往往是由于吃刺激性食物或水分摄入过多刺激膀胱黏膜或睡眠不正常引起，养成良好的饮食习惯、合理安排作息时间具有很好的预防作用。

2. 儿童生长发育的心理特点

(1)语言方面：儿童期口头语言有所发展，用词合乎语法，开始会用生动的单词进行交谈，能够练习并掌握书面语言。

(2)情感方面：儿童的喜怒哀乐均表现在脸上，高级情感也得到发展，例如取得优良成绩、获得老师的表扬时感到愉快，而受到批评或对一些不好的行为则感到难过或憎恶等。

(3)智力方面：儿童无意注意仍占优势，注意力有时不集中，同时，有意注意也迅速发展，逐渐能自觉地集中注意力，注意的范围也逐渐扩大。综合分析能力、观察力和想象力不断加强。

(4)气质、性格方面：儿童表现出不同的特有气质。有的热情外向，有的文静内向，有的胆小怕事。性格也在逐渐形成，在一定的教育环境下，可以改变其性格。良好的教育可以形成忠诚、勤奋、责任心强、遵守纪律的优良品质；而在不良的教育下则易形成任性、骄傲、懒惰、粗鲁等不良性格。

(5)意志方面：较小儿童意志活动的自觉性、持久性差，故在学习上常需督促，随着年龄的增长，意志逐渐增强，在学习上能克服困难，自觉坚持，能为实现未来的理想而努力。

三、社区儿童保健的措施

儿童期是从幼儿期向青春期发育的过渡阶段，此期大脑皮质功能更加发达，对一些事物逐渐具有一定的理解能力。此期的保健重点有以下几个方面。

(一)营养需要

为满足儿童生长发育和进行各种活动的需要，我国推荐儿童的能量摄入量如下：学龄前男童5 700～6 700 kJ/d，女童 5 400～6 300 kJ/d；学龄期 7～10 岁男童 7 100～8 800 kJ/d，女童 6 700～8 400 kJ/d；10～12 岁男童 8 800～9 600 kJ/d，女童 8 400～9 200 kJ/d；对蛋白质的需求较成人高，优质蛋白质应占 30%～40%，供热比应达到 12%～14%。维生素需求和成人相当，适当增加钙、铁等矿物质和微量元素的供应。

儿童期的营养问题比较多见，主要问题是早餐摄入不足和早餐质量较低，这样会导致小学生在第 2、3 节课出现饥饿感，大脑兴奋性随之降低，注意力不集中，影响学习效率。夏季摄入冷饮食品过多影响食欲，再加上吃零食、偏食、挑食等影响，易造成儿童不同程度的营养不足。同时亦存在能量过剩的情况，肥胖儿童的比例有增加的趋势，也应引起足够的重视。

儿童时期的合理膳食应做到合理安排餐次，除三餐外，可适当安排课间餐，即"三餐一点"，其能量分配可按早餐 25%～30%、课间餐 10%、午餐 35%、晚餐 30%；食物要多样化，以保证各种营养素的摄入；提倡学校供应营养午餐，供给学生一次营养全面、均衡且符合卫生标准的午餐；注意培养学生养成良好的卫生习惯，保证饮食卫生。在安排儿童饮食时，考虑到儿童独立性的增强，可让儿童参与制订菜谱和准备食物等工作，以增进食欲。

（二）体格锻炼

运动有利于成长与发育，也有利于教育和增进健康。每天应给儿童进行户外活动、锻炼的机会，结合儿童生长发育的特点，选择适合儿童的运动项目，如体操、游戏、比赛、日光浴、游泳等。儿童在运动方面应接受适当指导，运动应强调经常性、全面性、规律性等原则。鼓励儿童进行多种项目的锻炼，促进身体在力量、速度、灵敏度、肌肉和耐力等方面全面发展，提高身体素质；运动还应循序渐进，要有计划、有步骤地逐渐增加运动强度和复杂程度，使身体逐渐适应新的负担，避免机体出现疲劳，甚至引起运动创伤。

（三）教养

学龄前儿童的自理能力不断加强，家长在日常照顾中应注意既要培养孩子的独立性，也要保证安全与卫生，帮助儿童养成良好的睡眠、排便、卫生习惯，培养他们在学习、生活等方面的自理行为，进行品德教育，如互助互爱，尊敬长辈，使用礼貌用语等。到了学龄期，儿童的集体意识增强，不喜欢父母对他们过分照顾，而愿意和老师、同学相处，喜欢靠自己的能力完成任务。家长和老师应适时给他们更多的鼓励，调动其积极性，使其对周围的一切感兴趣，发展创新意识。

（四）预防疾病

针对儿童的常见病和多发病应采取相应的措施，一般应做到以下几个方面：定期体检，每个儿童均须建立健康卡，每年至少体检一次，对生长发育进行监测；加强早、午、晚检查；及早发现疾病，对传染性疾病要立即采取隔离等措施；制定清洁卫生消毒制度，对日常生活用具进行消毒，做到每人一巾一杯，对水源、食物进行有效的监督；加强安全制度建设，电器、煤气、门窗、楼梯、阳台等有防护措施，预防车祸、溺水以及在活动时发生擦伤、割伤、挫伤或骨折等。

（五）常见的心理问题

学校恐惧症是指学龄儿童常见的心理问题，它是指恐惧或拒绝上学，在上学时经常表现出焦虑不安、易惊恐以及恶心、呕吐、腹痛、腹泻或头痛等症状。而当被允许留在家里、放学、周末或放假时，症状就会缓解或消失。引起学校恐惧症的原因很多，如过分依赖父母、害怕某位老师、不喜欢学校环境、与同伴关系紧张或害怕考试等。家长一定要查明原因，采取相应措施，必要时请学校和医护人员帮助，重要的是对患有学校恐惧症的儿童不能听之任之，让孩子留在家里的时间越多，就越难使其重返学校。

第二节　社区青少年保健

青少年时期一般是指12～18岁的人生阶段。在人的生命周期中，青少年具有特殊的生理、心理和社会生活特征。研究学校青少年的生理、心理行为特点，有针对性地进行预防保健，对维护青少年的身心健康有重要的意义。

一、概述

(一)青少年生理、心理特点

1. 青少年生理特点　青少年时期是人生中体格发育的第二高峰期。该期由于下丘脑、垂体、性腺等内分泌系统发生一系列变化，内分泌激素释放增加，促进了青少年期的生长发育，导致其身心发生巨大的变化。主要有以下几种表现。

(1)躯体的突增：是青少年发育过程中的突出表现之一。由于性别不同，男女青少年生长发育的起止时间、突增的幅度都存在明显的差异。此时期男性上体的围、宽度增长较快，最后形成了男性上体宽粗、下体窄细。而女性则相反，形成上体窄细、下体短粗的体格形态。

(2)胸围与肺活量的增加：随着年龄的增加、呼吸肌增强、呼吸频率减慢、深度加大而胸围与肺活量不断增大。男性的肺活量均高于同年龄的女性。经常参加锻炼的青少年，其胸围比不锻炼的同龄人大2～3 cm以上，肺活量多200 mL以上。

(3)第二性征发育：青少年时期生长发育加快，性器官迅速发育，第二性征逐渐明显并趋向成熟。如男性声音变粗，胡须和腋毛开始长出，性腺、生殖器官也逐渐发育成熟，开始有遗精现象；女性第二性征发育，声调变高，乳房丰隆，生殖器官发育趋于成熟，子宫体增大，卵巢增大并有发育程度不等的卵泡，开始出现月经周期，脂肪分布于肩、胸、臀部，形成女性体态。

(4)其他系统和内脏的改变：青少年时期循环、呼吸、肌肉和神经等系统均迅速发育，生理功能增强，效能提高。如心脏的重量比出生时增加10倍，心肌增厚，血压及每搏量逐渐增加，脉搏逐渐变慢并接近成人脉搏数。

2. 青少年心理特点　青少年时期是心理发育和发展的巨变时期，又是人一生中心理成长、智力发育、世界观形成和信念确立的关键时期。青少年期既具有童年期的一些痕迹，又有成年期的一些萌芽，常常表现自觉性和幼稚性、独立性和依赖性并存，变化错综复杂，极易受外界不良因素的影响。青少年时期在心理特征方面主要表现如下。

(1)自我意识增强：自我意识是个体对自己的认识和态度。个体进入青少年时期，随着对外界认识的不断提高，生活经验的不断积累，开始对自己的内心世界和个性品质进行关注和评价，并且凭借这些来支配和调节自己的言行。在对自己作出评价时，有时过分夸大自己的能力，突出自己的优点，自我评价过高导致沾沾自喜，甚至居高自傲、盛气凌人；也有可能会使自己脱离现实，陷于孤立，以致怀疑自己，导致人格解体。由于对事物识别能力不足，看问题常常片面主观，加上心理的易损性，一旦遇到暂时的挫折和失败，常又会走入另一个极端，灰心丧气、怯懦自卑，甚至自暴自弃。青少年时期的自尊心非常敏感，大多数人希望自己在社会中得到承认和鼓励，总怕别人瞧不起。如果自尊心受到伤害或长期得不到满足，就会以嫉妒、暴怒的方式表现自尊。处于这一阶段的青少年，评价别人时也常常带有片面性、情绪性和波动性。

(2)认知能力迅速发展：青少年时期由于大脑功能的不断增强，生活空间的不断扩大，社会实践活动的不断增多，认知能力得到很大的发展。这个时期他们的感觉、知觉灵敏，记忆力、思维能力不断增强，抽象逻辑思维能力逐步占据主导地位。青少年逐步开始用批判的眼光来看待周围的事物，有独到的见解，喜欢质疑和争论。青少年时期也是创造力大发展的时期。

(3)性意识的发展：性发育的逐渐成熟，促使性意识的急剧发展，青少年开始意识到两性的差别和两性的关系，同时也带来一些特殊的心理体验。他们对自身性发育和性成熟的正常生理变化感到既困惑不解又好奇冲动，逐渐朦胧地意识到两性关系的问题，从对异性的好奇逐渐转化到一种朦胧的对异性的眷恋、向往和接近倾向。

(4)情感的发展与现实的矛盾：青少年在情感发展过程中表现出来的丰富的心理特点，构成了影响青少年心理发展的各种矛盾。例如独立性与依赖性的矛盾，求知欲强与识别力低的矛盾，闭锁性与开放性的矛盾，情感与理智的矛盾，理想与现实的矛盾等。

(二)社区青少年保健的内容

1. 指导合理营养及平衡膳食　青少年时期生长发育迅速，代谢旺盛，各种营养素的需要量相对较高，需注意合理营养。应向青少年普及合理营养的知识，保证每天摄入的营养素种类齐全、数量充足、比例恰当，满足生长发育突增所需的热能、优质蛋白质、各种维生素、矿物质和微量元素，特别应注意铁、锌、碘的补充，做到平衡膳食。但如果营养过剩，又会导致青少年肥胖。注意培养良好的饮食卫生习惯，一日三餐定时定量，注意食物品种的多样化，不挑食、不偏食、少吃糖、少吃盐、不饮酒等。应根据不同阶段，合理调整膳食制度，重视早餐，有条件时可推广课间餐，补充上午的热能和营养素的不足。青少年时期应避免盲目节食和减肥，防止造成营养不良甚至更严重的后果。

2. 加强体育锻炼　应针对不同年龄、性别、健康状况选择不同的体育锻炼项目，有的放矢地进行体育锻炼。青春期早期可选用有利于身体反应速度和协调性、灵活性、柔韧性发展的项目；青春期中、后期可选用增强力量和耐力的体育锻炼项目。女生在月经期间，做小运动量的活动(如徒手体操)，有利于减轻或消除经期的腹部不适感，应避免游泳、冷刺激或增加腹压等剧烈运动。体育锻炼要循序渐进、全面训练，还要做好准备和整理活动。

3. 开展青春期性知识教育　根据年龄和生长发育状况进行适时、适度的性知识教育，帮助青少年科学地理解性生理现象，解除生长发育过程中遇到的困惑，正确处理与同性及与异性朋友的关系，纠正他们在认识和行为中的偏差，帮助他们建立正确的性观念和健康的性心理，指导他们进行自我保护和自我保健。

4. 做好心理健康教育　为使青少年有良好的心理发展环境，保证他们在学习、工作和生活中的身体健康，可采用心理咨询、悄悄话信箱等各种积极有效的方法，教育和帮助青少年，使其对自己与环境有一个正确的认识，培养坚强的个性，做好经受各种挫折和艰难困苦的精神准备，将理想和现实有机结合，使他们能更好地适应社会生活。家庭、学校和社会应密切注意、及早发现青少年的情绪波动和变化，理智地给予疏导，使他们及时从困境中解脱出来。

5. 进行道德品质教育和法制教育　结合青少年的生长发育特点，加强理想、道德、法制和爱国主义、集体主义、社会主义教育，有针对性地组织他们进行《公民道德规范》、《中华人民共和国未成年人保护法》、《中华人民共和国预防未成年人犯罪法》的学习，增强法制观念，自觉遵守社会道德规范。

6. 重视对青少年常见疾病的防治　青少年在生长发育过程中容易出现如近视眼、沙眼、龋齿、脊柱弯曲异常、神经衰弱等多种疾病，这些疾病对他们的学习、生活、健康将造成很大的影响。疾病防治的重点在于加强健康教育，广泛宣传卫生保健知识，培养良好的行为习惯，适当减轻学习负担，保证充足的睡眠和休息，经常进行体育锻炼，创造良好的学习、生活环境，增强青少年自我保健的意识和能力。

（三）青少年保健的几个特殊问题

1. 心理卫生问题　青少年既要适应生理变化带来的生理卫生问题，又要适应自身和环境变化带来的心理卫生问题。这些问题极易导致心理障碍和心身疾病。国内外心理学家常把这一时期称为“危险年龄阶段”。青少年心理卫生问题一般是指发生在青少年时期的行为偏异，如对周围事物常感到困惑；承受心理压力的能力不强；情绪不稳定，易产生波动；甚至出现吸烟、酗酒、吸毒、少女怀孕、自杀、离家出走、犯罪、自杀等严重而复杂的青春期心理卫生问题。心理卫生问题的发生一般男性多于女性，青春期多于童年期，城市多于农村，工业化地区多于非工业化地区。

为预防青少年心理卫生问题的发生，积极、有效的保健措施是通过社会性的心理健康教育、开展学校心理卫生教育和咨询、举办家长学校、对专业人员进行培训等，提高青少年的心理素质，培养他们健康的心理和良好的社会适应能力。通过定期的健康检查和筛检，对有心理卫生问题的青少年进行指导等早期干预措施，除病于萌芽。对已经发生心理障碍的青少年，应通过专门治疗机构采取及时、有效的治疗措施，控制疾病的发展，减轻疾病对机体的损害，促进心身康复。

2. 月经(menstruation)　是健康女子进入青春发育期后都会出现的正常的生理现象。月经初潮出现的年龄有明显的地区、种族和个体差异。月经来潮时会产生小腹坠胀、腰酸、腹痛、容易疲倦、情绪不稳定等正常现象。生活环境和情绪的突然变化可以引起月经失调或痛经等症状。应加强经期卫生保健工作，保持外阴清洁，勤换内裤，防止发生妇科感染性疾病。保持精神愉快、情绪乐观。适度锻炼，生活规律和睡眠充足。

3. 遗精(spermatorrhea)　是男子发生的一种自动射精现象，是青春发育期后健康男子正常的生理现象，大多数发生在夜间睡眠中或梦中。由于学习生活过度紧张、手淫或对有关性方面的刺激反应敏感造成的频繁遗精，会对青少年健康产生影响。防止频繁遗精的主要措施有：①合理安排学习，生活规律，劳逸适度。睡前可散步或做轻松的体操，不要看言情小说。②内裤宜宽松柔软，不宜过紧过小。睡的床铺不宜过软过暖，盖被宜轻薄，取侧卧位睡姿。③积极参加健康有益的文体活动和体育锻炼，逐步增强体质。

4. 手淫(masturbation)　是指用手抚摸自己的生殖器，达到自慰的一种性行为习惯。青少年的手淫是一种自然发生的行为。手淫一般对健康无特殊危害，但传统的观念认为它是一种异常的性行为，这无疑会让有手淫习惯的青少年产生沉重的精神负担，如犯罪感、负疚感、病态感等，手淫对青少年的危害主要是心理损伤。对于无法自我控制的过度的手淫纠正措施主要有：①进行健康教育和健康咨询，减轻和消除思想压力。②积极参加体育锻炼和丰富多彩的课外活动，充实精神生活。③避免黄色书刊和影视的刺激。④保持外生殖器官的卫生，防止局部因炎症而引起性冲动。

5. 青少年妊娠(teenage pregnancy)　不仅对身体造成危害，而且由于心理和社会承受能力差，易导致心身疾病，给未来生活带来阴影，还会引发一系列社会问题，如弃婴、家庭破裂、厌世或自杀等。为防止青少年妊娠，应让其了解未婚先孕对社会、家庭和前途的危害，并教育青少年要自尊自爱。在选择异性朋友时要慎重，要用理智控制感情。一旦发生意外妊娠，必须及早去医院进行检查，采取终止措施，切忌自行堕胎，以免发生意外，损害健康。

6. 痤疮(acne)　俗称粉刺，是由于青春期内分泌比较旺盛，体内雄性激素相对较多，导致皮脂腺分泌脂质增加，堵塞毛囊口而形成，是青春期常见的皮肤病。痤疮的保健措施一般为：①饮食宜清淡，多吃清淡的富含纤维素和维生素食物，少吃高脂肪食物和甜食，少吃辛辣等有刺激性的食物。不吸烟，不饮酒，保持大便通畅，防止便秘。②保持乐观的情绪，避免精神紧张。③保持皮肤清洁，经常用温水和刺激性小的护肤品清洗局部，用清洁、柔软的毛巾轻按局部皮肤，促使淤滞的皮脂排除。不能滥用化妆品，尤其是油性化妆品，防止毛囊口的堵塞，加重症状。④切忌挤压，防止因继发感染而留下疤痕影响美观。⑤一般无需特殊治疗，当并发感染时，局部可用硫磺、水杨酸、硫酸锌等外用药涂抹，若症状严重，可在医生的指导下进行药物治疗。

7. 单纯性肥胖　肥胖是指由于营养过剩、缺乏运动以及遗传因素的共同作用而引起的体内脂肪的过度堆积。肥胖可分单纯性肥胖和继发性肥胖两种。青少年肥胖大多属于单纯性肥胖。一般认为单纯性肥胖主要是遗传和环境两大因素所致。青少年肥胖可导致成年后高血压、动脉硬化等心血管疾病的发生。肥胖对青少年的心理影响有时比生理的损害还要严重，肥胖发生得越早，心理压抑也越大，对青少年个性的形成和日后能力的发展均会产生长久的影响。预防肥胖的措施有：①要让青少年及其家长了解肥胖对健康的危害，对他们进行合理营养、平衡膳食指导。②从幼儿抓起，养成良好的饮食习惯和生活方式。③加强并坚持体育锻炼和户外活动，促进脂肪分解，达到能量负平衡。

二、青少年常见疾病的防制

(一)近视眼

1. 发病原因及影响因素　青少年近视眼(myopia)的发生和发展主要是遗传和环境因素综合作用的结果。

(1)环境因素：大量调查资料表明，青少年近视率随学习阶段的上升而增加。青少年学习负担重、睡眠时间短、视近工作时间长、不注意用眼卫生等是引起近视眼的重要原因。

(2)遗传因素：据家系调查表明，青少年近视的发生与否与其父母或兄弟姐妹有无近视有密切的关系。上海市进行的一项近视与遗传关系研究的结果显示，近视的遗传指数约为60%，提示在决定近视发生的个体差异中60%是遗传因素所致。

(3)体质、营养和健康因素：有专家认为，处于青春期生长突增的青少年，在学习负担加重和不良学习环境影响下更易发生近视。近年来有学者提出，青少年近视与糖、蛋白质、钙的摄入量以及体内缺乏某种微量元素(铬、锌、铜、钠)等有关。

2. 预防保健措施

(1)加强用眼卫生，培养良好的卫生习惯：限制近距离用眼时间，一般每隔一小时，应有短暂的休息，减少视力疲劳，可向 5 m 以外的远处眺望，如眺望远处的树木、房屋等，但应避免强光刺目。

(2)重视阅读、书写、看电视的用眼卫生：阅读或书写时，坐姿要端正，眼与书本的距离应保持在 30～35 cm。不在走路时或震动的车厢里看书，不躺着看书，避免在光线过强或过弱的地方读写。看电视每半小时至 1 小时要休息 5～10 分钟，不躺着看电视，眼与电视屏幕的距离应为屏幕对角线的 5～7 倍，看完电视后要做有利于缓解身体和眼疲劳的活动。

(3)开展体育锻炼，做好课间操和眼保健操：体育活动可增强青少年体质，眼保健操可以消除睫状肌紧张和痉挛，对保护视力、预防近视有良好的作用。

(4)平衡膳食，合理营养：合理营养有助于预防近视，可给予高蛋白和富含维生素的饮食，注意锌、铬等微量元素的补充，限制精致食品、高脂肪、高糖食品的摄入。

(5)改善学习环境：教科书及其他读物的字体大小应与青少年年龄相适应，字迹要清晰，对比度要大，便于阅读。教室的采光和照明应充足，符合卫生要求。根据学生的身高适时调整课桌椅，座位定期轮换等。

(6)定期检查视力：一旦发现有视力下降的趋势，应及时采取保护措施，控制近视眼的发生、发展。阿托品、云雾法等对调节紧张性近视有一定的作用。必要时应配戴适度的合格眼镜。要特别重视隐形眼镜使用的卫生要求，警惕并发症。一般不主张学生采用手术治疗近视。

(二)龋齿

1. 概述　龋齿(dental caries)是由细菌、食物和宿主三种因素共同作用的结果。它是人类广泛流行的一种慢性病，也是青少年时期最常见的疾病之一。龋齿流行范围广、发病率高、危害大，WHO 将其列为世界范围内需重点防治的第三位疾病。青少年患龋齿后不仅引起疼痛，还影响咀嚼、消化功能和食欲，间接影响生长发育。如果不及时治疗还可继发牙髓炎、齿槽脓肿、颌骨骨髓炎等，最终导致患牙的全部破坏，还可因局部病灶而引发全身疾病。

2. 预防保健措施

(1)开展健康教育，自觉养成良好的口腔卫生习惯，如早晚要刷牙，饭后要漱口，睡前不吃零食等。掌握正确的刷牙方法，即竖刷法，能有效地去除软垢，按摩牙龈。每次刷牙时间不应少于 3 分钟。应根据年龄选择合适的保健牙刷，并注意定期更换牙刷等。

(2)定期进行口腔检查，及早发现龋齿，及时采取治疗措施，控制龋齿的发展，避免发生并发症。

(3)合理营养，多吃含钙量较高的食品以及富含纤维素的蔬菜。限制糖类的食用量，尤其不宜多吃黏稠的甜食、奶糖等。避免过冷、过热食物对牙齿的不良刺激。

(4)加强体育锻炼，经常晒太阳，使身体和牙齿得到正常发育，增强抗龋能力。

(5)其他防龋方法：①药物防龋。在低氟地区可选择 0.2% 的氟化钠溶液漱口、使用含氟牙膏等。②化学制剂防龋，用 0.2% 的洗必泰溶液漱口或用含 1% 洗必泰的牙膏刷牙、用葡聚糖酶和变聚糖酶含漱等。还可以采用高分子防龋涂料作窝沟封闭。

(三)沙眼

1. 概述　沙眼(trachoma)是由沙眼衣原体引起的慢性传染性眼病，主要通过接触传播，如接触被沙眼衣原体污染了的手、毛巾、脸盆、水以及其他公用物品而被感染和传播。青少年沙眼大多由父母或其他家庭成员传染。晚期沙眼常因并发症使视力障碍，严重者可引起失明。

2. 预防保健措施

(1)开展健康教育：利用广播、电视、电影、图片展览等各种形象生动的方法开展健康教育，使人们了解沙眼的病因、接触传染的途径、预防沙眼的方法，从而提高防治沙眼的效果。

(2)改善卫生条件：改善家庭、学校以及公共场所的卫生条件，尽可能做到流水式洗手，减少接触传播的机会。

(3)养成个人卫生习惯：从小养成良好的个人卫生行为习惯，如一人一巾、一盆，流动水洗脸、洗手，勤剪指甲勤洗手，不用脏手、脏手绢或衣袖揉眼、擦眼等，防止接触感染。

(4)开展二级预防：定期检查，早期诊断，及时治疗。

3. 治疗措施　治疗沙眼以局部应用抗感染药物为主，抗菌药物类眼药是常用的有效药物，如氯霉素眼药水、0.1%利福平眼药水或眼药膏、10%～30%磺胺醋酸钠眼药水等。

(四)贫血

1. 概述　贫血是在世界范围内广泛流行的一种营养缺乏病。引起贫血的原因很多，但以缺铁性贫血最为常见。在目前饮食条件改善、经济水平较高的情况下发生缺铁性贫血的原因有体内贮铁不足，铁摄入不足与需要量增加，其他如消化道疾病、长期胃纳不佳、肠道消化不良、急慢性感染，以及肠寄生虫病、胃肠道畸形等，都能使铁长期丢失过多引起缺铁性贫血。贫血不仅影响学生的生长发育，还会影响其行为、体力、智力和抗病能力。

2. 预防保健措施

(1)加强健康教育，大力普及营养知识，从小培养儿童良好的饮食习惯，不挑食，不偏食。

(2)合理膳食，要选择含铁丰富的食物，还应考虑铁的吸收率。一般肉、鱼、肝等动物性食品含铁量较高，植物性食品中大豆制品含铁量也较高，蛋类和蔬菜的铁吸收率较低。

(3)定期对学生进行贫血的监测。

3. 治疗措施　贫血明显的青少年，应用铁剂治疗，首选药物为低价铁剂，因二价铁较三价铁容易吸收。一般常用硫酸亚铁，剂量每次 0.1～0.3 g，一天三次，饭后服用。葡萄糖酸亚铁剂量每次 0.3 g，一天三次，饭后服用。

(五)蛔虫病

1. 概述　蛔虫病是以人蛔虫寄生于人体小肠为主并可移位于其他器官(胆、肝、胰腺管等)而引起的疾病，是儿童青少年最常见的一种肠道寄生虫病。蛔虫的感染主要是由口腔进入人体。其流行的主要原因为环境卫生差，个人卫生习惯不良。如饭前便后不洗手、生吃未洗净的瓜果和蔬菜、喝生水、不剪指甲、吮指等。

2. 预防保健措施

(1)加强健康教育：宣传蛔虫病的危害性，培养良好的个人和公共卫生习惯，勤洗手，勤剪指甲，生吃瓜果蔬菜要洗净。

(2)加强公共卫生管理：禁止使用新鲜粪便施肥，粪便要进行无害化处理，学校和托幼机构要注意厕所及校园内土地的卫生保洁工作，合理进行污物的处理。

(3)集体驱虫。

3. 治疗措施　驱虫必须做到安全、有效，应选用安全、广谱、高效、使用方便、价格低廉的驱虫药物。目前多数地区使用的有阿苯达唑、甲苯咪唑和复方甲苯咪唑。应在晚上临睡时服用，以提高杀虫效果。服药后应观察排虫情况和有无副作用，并做好服药前的教育和说服工作，以免心理因素所致的干扰。同时应严格掌握服药的适应证，有禁忌证者严禁服药。

(六)脊柱弯曲异常

1. 概述　脊柱弯曲异常(vertebral column arcuation)是儿童青少年时期比较常见的一种姿势性缺陷，由先天性的脊柱发育不良和后天性的不良姿势以及某些病理性改变所致。患脊柱弯曲异常的青少年，其背腰部肌群经常处于紧张状态，最终这些肌肉会发生劳损而引起疼痛，严重时可导致胸部畸形，影响心肺血液循环、呼吸功能和消化功能，使肺活量减少，活动时容易疲劳，影响身心健康。

2. 预防保健措施

(1)开展健康教育，培养良好的读写卫生习惯和正确的坐、立、行姿势。消除生活中导致单侧肌肉紧张的因素。

(2)学校和家庭要提供良好的学习环境，课桌椅应适合学生身材，读写应采用左侧采光并有良好的光照条件。书包不宜过重，提倡双肩背书包。

(3)加强体育锻炼，上好体育课、做好课间操，使全身肌群都能得到适度的锻炼，避免长时间的屈曲体位。

(4)注意合理营养，增强体质。

(5)定期进行体格检查，早期发现，早期矫正治疗。

(6)矫正治疗。通过做矫正操等活动，全面加强肌肉的紧张度，消除一侧肌肉的挛缩或扭转，增强另一部分肌肉的紧张度，改变不正确的姿势。

(七)神经衰弱

1. 概述　神经衰弱(neurasthenia)是由于长期精神活动过度紧张，引起大脑皮层的兴奋和抑制功能失调，使精神活动能力受到影响，最终影响青少年的生活、学习和身心健康，是造成学生休学、退学的重要原因之一。神经衰弱常见的症状有记忆力减退、过度疲劳、白天嗜睡、夜间失眠；对学习缺乏兴趣，对健康过度关心或疑病，可产生抑郁、焦虑和悲观等情绪。

2. 预防保健措施

(1)树立正确的人生观，培养不怕困难、不怕挫折、坚强的意志和乐观开朗的性格。

(2)保持良好的生活规律，合理安排学习时间，积极参与社会活动和体育锻炼。

(3)重视和开展健康教育和心理咨询，对已患神经衰弱的学生有针对性地帮助他们消除思想顾虑和紧张情绪，必要时可辅以药物治疗。

(4)对患有严重神经衰弱的青少年，必要时可采取休学、变换环境和积极治疗的方法。

(八)成年期疾病的早期预防

大量的医学观察证明，一些与生活行为因素相关的成年性疾病往往始于儿童期发病，而且致病的危险因素自幼一旦形成，如不及时干预，多数将持续终生。因此，在青少年期就进行成年期疾病的早期防治非常重要。

1. 动脉粥样硬化　是一种动脉硬化的血管疾病，也是冠状动脉硬化性心脏病、脑卒中最主要的基础病理变化，对成年人和老年人的健康和生命有很大的危害。

动脉粥样硬化易患因素是多方面的，有高血压、高血脂、肥胖、膳食不当、情绪紧张、遗传等。必须采取综合性的措施做好预防工作，具体措施如下：

(1)做好宣传工作：开展预防心血管疾病的健康教育，特别是对高危青少年进行血脂筛查。高危青少年指父母、祖父母有动脉粥样硬化、心肌梗死、脑血管疾病、心性猝死和有高胆固醇血症者等。

(2)合理营养：膳食是影响血脂水平的重要因素。鼓励增加低脂肪、低糖、低胆固醇食物的摄入，要适当多吃一些富含维生素C的蔬菜和水果。推荐食用一些营养丰富的低脂食物，如燕麦片和大豆制品。

(3)体育锻炼：可降低血脂，改善血液循环，提高心肺功能，减轻精神压力。

2. 高血压　是冠心病、脑卒中的危险因素。许多研究资料表明，成人高血压的发生多起源于儿童时期，且患病率随年龄增长而增加。城市学生患病率高于农村，男性高于女性。高血压的发病原因有遗传因素、膳食因素、身高体重因素、精神紧张因素等。其主要预防措施有：

(1)学校开展健康教育，普及高血压知识，从小培养青少年良好的生活习惯。

(2)合理膳食，多吃蔬菜、水果，低盐饮食。

(3)生活有规律，不吸烟、不饮酒。

(4)积极参加体育锻炼，控制体重。

(5)早期筛查，发现高血压青少年，及时采取有效措施。

(九)意外伤害

意外伤害是指突然发生的各种事件对人体所造成的伤害。儿童意外伤害呈逐年上升趋势，是儿童青少年的第一死因，也是导致严重疾患和残疾的主要因素之一。引起意外伤害的因素包括各种物理、化学和生物因素。根据国际疾病分类，意外伤害可分为交通事故、溺水、窒息、砸死、触电、其他意外伤害和自杀等14大类。意外伤害虽然是一种突然发生的事件，但也有其发生的外部原因与内在特点和规律，并能通过采取适当的措施，有效地预防和控制。青少年意外伤害最常见的原因主要是交通事故、跌落、烧伤、溺水、中毒和自杀等。

1. 交通事故　是指在道路或供一般交通使用的场所，因车辆、轮船、飞机等交通工具所导致的人身伤亡或物品损坏事件。

(1)原因：人为的错误是引发车祸的主导因素，其中违反交通规则最为突出，交通标志不全、不清，道路情况复杂或路面条件很差，车辆发生故障，司机经验不足，也都会导致事故的发生。

(2)交通事故的预防：①坚持不懈地开展交通安全教育。②社会、学校应制定相应的法规和纪律。③改善交通条件，加强交通管理。

2. 溺水　是人们在游泳或落水时发生的意外伤害。

(1)发生溺水的主要原因为：①青少年自我保护能力差。②独自到江河、湖泊游泳。③游泳池管理不善。④忽视准备活动。

(2)预防对策：①开展游泳安全教育。②加强游泳活动的组织管理。③完善急救设施。④加强预防，管好青少年。

第三节　社区妇女保健

一、妇女卫生保健概述

妇女占人口的一半，是家庭和社会的核心组成部分，肩负着建设国家和孕育后代的双重任务，发挥着特殊的作用。随着社会的进步、医学科学的发展、妇女社会地位的提高及对身心健康需求的增加，大力发展妇女保健事业，提高妇女的健康水平已成为世界性趋势。自从国际组织提出“儿童优先，母亲安全”倡议后，妇女保健已被推向崭新的历史时期。在这种形势下，扩展与妇女保健密切相关的社区妇女卫生保健，提高社区卫生工作人员在社区妇女保健中的理论和技术水平，从而做好社区妇女卫生保健工作，对妇女进行良好的健康保护和健康促进，直接影响整个人群的素质、社会的发展、民族的昌盛和国家的富强。

(一)社区妇女卫生保健的定义

社区妇女卫生保健是指针对女性不同阶段的生理、心理特点，以人群为对象，以保健为中心，预防为主，运用多学科的知识与技术，为妇女提供良好的医疗卫生服务，从而促进妇女的身心健康和提高妇女的自我保健意识与水平。

(二)社区妇女卫生保健工作的主要任务

社区妇女卫生保健工作应根据妇女不同时期的生理、心理、社会特点，有针对性地提供侧重点不同的预防保健服务。妇女一生的保健工作可分为青春期保健、婚期保健、围产期保健、更年期和老年期保健以及妇女常见病、多发病的预防保健。主要任务应包括以下几个方面：

1. 制订社区妇女卫生保健工作的目标规划并组织实施。
2. 研究妇女各阶段的生理、心理、社会特点和相应需求。
3. 分析生活环境、社会环境等因素对妇女健康产生的影响并进行有效的干预。
4. 建立健全提高社区妇女保健水平和自我保健意识的管理制度和工作方法。
5. 对危害妇女健康的常见病、多发病采取切实有效的防治措施。

(三)社区妇女卫生保健的工作方法

社区妇女卫生保健是一门综合性很强的应用学科，在理论和实践中，除了本专业内容外，还包括流行病学、医学统计学、社会医学、行为科学、卫生经济学、卫生管理学、心理学、健康教育学等学科的知识与技巧。在实际工作中，应综合应用上述学科的知识与技术，注重预防保健与临床治疗相结合，社区、家庭积极支持和参与，努力为妇女群体提供更好的保健服务。

二、妇女不同生理时期的卫生保健

(一)青春期保健

青春期是幼年走向成年的过渡时期，是机体的形态和功能、心理和行为、社会人格等方面全面发育和发展的过程，是个体生长发育的第二个高峰。医学上把从青春期发育征象的开始到生殖功能的完全发育成熟的这段时期称为青春期。WHO规定，青春期的年龄范围从10岁开始到20岁结束。但青春期开始的早晚因人而异，一般来说，女性青春期一般从10～14岁开始，17～18岁结束。在这段时期内，不但机体的骨骼肌肉和内脏器官等生长发育加速，生殖器官和性功能逐步发育成熟，而且心理和行为也发生巨大变化。青春期的身心健康是决定妇女一生体格、体质的关键时期，因此，必须加强妇女青春期的保健。

1. 女性青春期的生理、社会心理特点

(1)青春期的生理特点：女性进入青春期，身高和体重迅速增长，其增长速度是继乳儿期后出现的第二个突增阶段，平均每年增长5～7 cm，最高每年增长9～10 cm。各系统和内脏发育也很快，生理功能增强，效率提高。

在性激素的作用下，内、外生殖器进一步发育，开始出现第二性征。主要表现在乳房、毛发、体型、体力、嗓音、行为举止等方面。最早出现的特征是乳房发育，平均在10～11岁。在丘脑下部和垂体的促性腺激素的作用下，卵巢内卵泡细胞进一步发育，随着周期性激素水平的变化，子宫内膜周期性的增生、脱落、出血，称为月经。第一次月经来潮称为初潮，是女孩性成熟过程中的一项重要标志。一般情况下，初潮年龄多在13～14岁，但不规律，1～2年后卵巢发育成熟，月经才有规律。月经初潮时间受营养、地域、遗传、疾病等因素的影响。

(2)青春期的社会心理特点：青春期是人类一生中心理成长的关键时期，心理特征方面既有童年期的幼稚和单纯，又有成人期的成熟和独立倾向，所以在心理上容易出现情感多变、情绪不稳定或易激动等特点。学习和研究青春期的社会心理行为特征，对于了解青少年，帮助青少年客观地认识自己，并顺利地渡过人生的转折时期，具有重要意义。

青春期的社会心理特征主要有：①性发育引起的问题，表现在对性发育的困惑，对性知识产生兴趣，逐渐产生性欲和意识到两性关系，对异性产生爱慕，此期间若不能得到良好的性知识和道德法规教育，极易发生早恋及不正当的性行为，给学习、生活及身心健康带来不良影响。②情绪不稳定性增加，月经期间可引起心理变化和情绪的不稳定，同时，青年人感情丰富，热情高，但是受到挫折又易产生悲观失望情绪。主要是由于心理发育相对滞后，道德感、理智感、美感、社会需要的高尚情操尚有不足。③独立意识增强，青春早期青少年想摆脱过去的依从关系，与儿童期依赖父母相反，心理上与双亲疏远，到中晚期更加明显，努力寻找理解自己内心活动的知音或伙伴，伙伴关系密切。开始进行独立思考，判断处理自己身边的问题，求知欲强，喜欢用批判的眼光看待事物，提出各种疑问和不同意见。在青春期后期，由于自我意识、自我教育能力的发展，开始形成对人生和世界的基本看法，并确定自己的理想和奋斗目标。④另外，青少年自杀、青少年犯罪、意外伤害等也是青春期常见的问题。

2. 女性青春期常见的健康问题

(1)青春期月经病：青春期是中枢神经下丘脑-垂体-卵巢轴以及性激素靶器官的成熟过程，若在发育成熟过程中发生障碍，可能导致功能失调性子宫出血病、痛经及闭经等常见月经病。

①痛经：是指在经期或经期前后出现较严重的下腹疼痛、腹坠或其他不适，影响生活和工作者称为痛经。痛经分为原发性和继发性两种，前者不伴有生殖器官的器质性病变，青春期的痛经多为原发性痛经；后者多伴有生殖器官的器质性病变，如子宫内膜异位症、子宫肌瘤、盆腔感染、宫腔粘连等。

痛经是一种临床自觉症状而非单一的疾病，原发性痛经的原因目前还不十分清楚，可由多种因素引起，如精神神经因素，精神紧张、情绪抑郁者易发生痛经；机械因素，子宫颈管狭窄或子宫位置极度屈曲导致经血外流不畅，刺激子宫发生痉挛性收缩引起痛经；体质因素，体质不好者易发生痛经；经期保健不当，经期饮食不当如过辣或过冷饮食、受寒、剧烈运动等都可导致痛经。另外，原发性痛经可能还与内分泌因素、前列腺素等因素有关。

②功能失调性子宫出血：是指月经周期不规则、经期延长或经血量增多，主要由于中枢神经下丘脑-垂体-卵巢轴功能紊乱所致，而不是由于器质性病变引起。其发病因素包括精神过度紧张、环境改变、营养不良、气候突变、过度劳累、代谢紊乱或全身性疾病等都可导致功能失调性子宫出血发生。主要表现为月经周期紊乱、经期延长、出血量时多时少，甚至大量出血，一般不伴有痛经，大部分患者能逐渐自行调整。诊断青春期功能性子宫出血首先要排除全身性疾病以及生殖道器质性病变。

③闭经：分为原发性闭经和继发性闭经两种，凡年满 18 周岁或第二性征发育成熟 2 年以上仍无月经者称为原发性闭经。凡妇女已有规律月经但由于一些病理原因而停经 6 个月以上者称为继发性闭经。青春期闭经以原发性为主，除先天性发育异常或疾病引起闭经外，还多见于精神因素，常因精神过度紧张、生活节奏过快、消瘦及既往有月经失调者易发生闭经。

(2)青春期贫血：青春期极易引起贫血，据调查，青春期阶段大约有一半的女性发生轻度贫血。引起青春期贫血的原因很多，一是由于青春期身体生长发育加快，此时，若制造红细胞的主要原料铁和蛋白质摄入不足，就会出现贫血。二是进入青春期后月经来潮，若月经过多会进一步加重贫血。另外，还可由于经济条件限制，饮食中营养相对不足，或因慢性胃肠道疾病导致消化吸收功能不全，不良的饮食习惯如挑食、偏食及盲目减肥等，均可引起贫血。

(3)青春期不良行为生活方式：虽然青少年独立意识迅速发展，但此期的认知能力、辨别是非能力、自我控制能力等方面尚有欠缺，容易受社会不良风气的影响而沾染不良的习惯和行为，如吸烟、酗酒、吸毒、性行为、迷恋网络等。青春期少女由于缺乏必要的性知识及社会经验、道德法制观念淡漠，由不良行为生活方式引起的诸如青少年犯罪、早恋、少女妊娠、网络成瘾、交通事故等，严重危害了少女的身心健康，已成为严重的社会问题之一。

3. 女性青春期的社区卫生保健　维护青少年女性健康的重要性不仅是为了提高年轻一代的生命质量，也是为母亲安全做好准备。女性青春期的社区卫生保健应针对她们的生理、心理及社会特点，以及健康行为方面的主要问题给予指导。

(1)经期卫生保健：

①建立月经卡：月经卡记录月经周期、经期、血量和分泌物的变化，以便及时发现异常。

②注意卫生，预防感染：月经期间全身及局部抵抗力稍有下降，情绪也容易波动，养成良好的经期卫生习惯，有利于其生理、心理的健康发展。在此期间，应保持阴部清洁，注意用品的卫生清洁；不宜游泳，不宜盆浴或坐浴，避免性生活以防上行感染；注意保暖，避免寒冷刺激和劳累；保持精神愉快，避免情绪波动；不吃刺激性食物，多吃蔬菜和水果，多喝开水以减轻经期不适。

(2)营养指导：青春期体格生长发育迅速，为了保证青春期少女正常的生长发育，膳食供给应注意以下几个方面：

①膳食中各种营养素的供给要能满足机体需要。

②各种营养素比例要均衡，食物应尽可能多样化，同时要科学地烹调和加工。

③适当增加热量、蛋白质、维生素 A、维生素 D 及钙和铁的摄入。

④养成良好的饮食习惯，不挑食，不偏食，不暴饮暴食。

(3)健康教育：针对青春期少女的生理、心理及社会特点，有目的、有计划、有组织地对她们进行健康方面的教育，培养她们良好的行为生活方式，并对其效果进行评价。教育内容主要包括性生理教育、性心理教育和性道德教育等。使她们了解相关知识，解除对发育过程中的迷惑，科学地对待性问题，培养自尊、自爱、自强、自信的优良品质。

(二)婚期保健

婚期是妇女从生理发育成熟到怀孕前的一段时期，此期保健的目的是为新婚夫妇掌握必要的婚育知识，进而做到优生优育、计划生育，促进母婴健康和提高出生质量。

1. 婚前准备　婚前的健康教育是保证优生优育、提高妇女的婚姻保健意识的重要一环。社区卫生保健机构应提供以下保健指导。

(1)婚前卫生咨询：是对有关婚姻、生育保健等提供医学意见。主要包括性卫生知识、生育知识、遗传病知识的教育；提供能否适宜结婚和生育的医学意见；选择适宜的受孕时机、孕期保健、围产保健及影响生育的有关疾病指导。

(2)婚前医学检查：是指对准备结婚的男女双方可能患有影响结婚和生育的疾病进行检查。主要包括询问病史、体格检查、生殖器官检查及实验室检查。具体内容如询问有无严重的遗传性疾病，指定的传染病，有无精神病，影响结婚和生育的心、肝、肾等重要脏器疾患或生殖系统发育障碍及畸形；严防近亲结婚和生育。同时向婚检者提供医学建议。

2. 婚后受孕的保健指导　主要是要做好计划生育与优生优育的宣传教育工作。

计划生育是我国的基本国策，要积极贯彻晚婚、晚育、少生、优生的方针政策。研究表明，青年夫妇结婚后 2～3 年生育，有利于控制人口增长，有利于夫妇健康、学习和工作。应经常性地开展计划生育知识、相关政策和法律法规方面的教育，引导群众更新婚姻观、生育观。

做好优生优育工作，首先要选择适宜的受孕时机，包括受孕年龄和经济状况；选择最好在双方学习、工作都不紧张，身体状况良好的情况下受孕等。其次，要消除不利于优生的因素，应普及优生的科学知识，通过宣传教育使育龄夫妇了解遗传因素和环境污染对胎儿的影响和危害，主动进行婚前咨询和孕前咨询，在工作和生活中避免有害因素的影响，应用现代化技术手段控制和消除诱发出生缺陷的不良因素，避免出生缺陷的发生。

(三)围产期保健

围产期又称围生期，是指妇女在妊娠期、分娩时及产后的一段时间。围产期妇女要经历妊娠、分娩和产褥期三个阶段，在生理、心理上变化很大。围产期保健是应用医学和护理学知识，采取一系列预防保健措施，从而保障母婴健康和做好优生优育工作。

1. 早期发现孕妇并建立孕妇保健手册　为了加强对孕产妇的管理，提高孕产妇疾病的预防质量，降低孕产妇、胎儿和新生儿的发病率、死亡率和病残儿的出生率，社区中凡符合计划生育要求的早孕妇女均应在孕 12 周前到社区妇幼保健部门建立围生保健手册，进行早孕咨询、检查及健康指导，着重对高危妊娠进行筛查、监测和管理。

2. 孕期检查及护理和保健措施

(1)孕期检查：分为初查和复查，初查在妇女怀孕第一孕期(孕 12 周以前)；复查在妇女怀孕 12 周以后，每 4 周 1 次；孕 28 周以后，每 2 周 1 次；孕 36 周以后，每周 1 次。

(2)孕期护理和保健措施

①孕期卫生与保健：怀孕期间孕妇应做好个人卫生，穿着应舒服安全，参加适当的劳动并保持充足的睡眠。加强心理卫生指导，减轻焦虑和害怕心理，保持良好的情绪和精神状态；加强孕期用药指导和避免接触有害物质、预防病毒感染，以免造成流产或胎儿畸形；加强乳房护理指导、性生活指导和产前教育，确保孕妇与胎儿在妊娠及分娩中安全顺利，为今后的分娩做好准备等。

②孕期营养：膳食要营养均衡，食物应多样化，多吃富含蛋白质的食物，多吃新鲜蔬菜和水果，适当限制脂肪和糖的摄入，养成良好的饮食习惯。

③孕期常见症状的护理：怀孕期间，由于孕妇身体上出现的一系列变化，往往在消化、循环及呼吸等系统表现出一些症状，如妊娠反应、下肢水肿、心慌、易疲劳等，应给予适当的处理(如饮食指导，采取适当的体位及必要的护理措施等)，以减轻身体上的不适。

3. 产后护理和保健措施

(1)产后家庭访视：产后访视一般为 1～2 次，如有异常可适当增加访视次数，初次访视宜在产妇出院后 3～7 天内进行，第二次访视则在产妇分娩后 28～30 天进行。访视前应先做好准备工作(包括确定对象、地址、时间、产妇及新生儿的一般情况等)，访视的内容主要包括子宫收缩情况、恶露、伤口愈合情况、乳汁分泌情况、测量生命体征并了解产妇和新生儿的一般情况，督促产妇在产后 42 天到医院门诊复查。访视结束后应将具体情况和采取的措施及建议认真记录，并将围产保健手册上交上级妇幼保健部门备案。

(2)产后妇女的卫生保健指导：根据产后妇女的生理、心理特点和检查、评估的结果，有针对性地对产妇进行卫生保健指导。具体内容如下：

①心理指导：应注意收集产后期妇女在身体上的不适和需求，同时，新生儿的诞生也给产妇和家庭带来了新的社会适应问题，而妊娠期的心理态度、对分娩的态度、所处的社会和文化环境、产妇的性格、生活背景及丈夫的态度等都会影响到产妇的心理调节和适应，所以应尽可能帮助产妇缓解心理压力，促进其身心康复。

②日常生活指导：由于受传统观念和习俗的影响，不少产妇对日常保健还缺乏科学的认识，如在产褥期不活动、不开窗透气、不吃水果等，因此，必须对产妇的日常生活给予适当的指导，如个人卫生指导、合理营养指导、产后恢复的合理活动和运动指导、性生活指导等。

③乳房护理和喂养指导：要充分宣传母乳喂养的优点，对乳房护理、新生儿护理的方法以及喂养的注意事项等方面给予指导。

(四)更年期保健

对每个妇女来说，更年期在其一生的时间中所占的比例很大，妇女在 40～60 岁间为更年期，此时妇女在生理、社会心理等方面变化很大。主要为从性成熟期向老年期转变的神经内分泌变化，也有精神、心理及社会等因素的作用，使机体内部产生一系列的变化，容易发生一些疾病或出现不适症状，从而影响工作和生活质量。

更年期保健的内容和任务是针对此期妇女所产生的生理、社会心理变化而开展的预防保健工作，使她们能顺利地渡过这一时期。主要应做到以下几个方面：

1. 健康教育　应有针对性地进行保健指导，广泛地进行更年期有关卫生知识宣传教育，提高个人及家庭、社会对这一生理过程的认识，解除思想顾虑，通过适当的劳动、良好的生活习惯、保持乐观和积极的情绪等，经过内分泌的自我调节而达到平衡，消除不适症状。

2. 合理营养、合理锻炼和坚持有规律的生活　此期的营养特点是高质低量，每天所需要的热量比成年人明显要低，摄入热量中应有较高的必需营养物质，即高蛋白、维生素、矿物质和膳食纤维，而脂肪和糖类则够量即可。同时应养成良好的饮食习惯和排便习惯，戒除不良嗜好。保持日常工作、活动、休息等有规律的生活，是更年期妇女保持身心健康的一个重要方面。适当的体育锻炼和积极参加集体活动，既可以锻炼身体、增强体质，改善神经、心血管和呼吸系统的功能，又能对保持心理健康起到积极作用。

3. 定期普查　最好每年至少普查一次，做妇科检查和必要的全身检查，包括防癌检查，以达到早发现、早诊断和早治疗的目的，也有利于开展健康教育和保健指导。

第四节　社区老年保健

一、概述

随着社会的进步，医疗保健水平的提高，人们生活得到了很大改善，人均寿命逐渐延长，社会老龄化已成为一个不可避免的普遍趋势。我国人口众多，老年人口增加速度快，估计到2030年前后，我国的老年人口达到高峰，人口老龄化将是我国在21世纪面临的主要社会问题之一。老年人对卫生保健的巨大需求，使得国家在政治、经济、法律、社会福利等方面也必须制定出相应的政策，同时，由于我国经济相对不发达，这使我国解决人口老年化问题上将会更加困难。而实现健康老年化是解决这一问题的最好方法之一，对于老年人，我们不能只重视他们有无疾病发生，而更应看重老人的生活机能方面是否健康。因此，加强社区老年卫生保健工作，帮助老年人在疾病或机能的状态下恢复基本的生活机能，或健康地过着独立的、方便的生活，不仅有利于老年人的健康，提高老年人的生活质量，而且还有利于减少医疗费用，减轻社会负担，促进社会的稳定和发展。

（一）人口老年化的概念

联合国提出老年人的划分标准是，在发达国家年满65岁以上的人群为老年人，在发展中国家60岁以上的人群为老年人。我国以后者作为标准来划分，45～59岁为老年前期，60～89岁为老年期，90～99岁为长寿期，100岁以上即为百岁老人。

人口老年化是指社会人口的年龄结构中，60岁或65岁以上的老年人口的比例随时间推移而呈不断上升的一种动态过程。按世界卫生组织规定，65岁以上老年人口占总人口的比例达到7%时，人口便达到了老年化。在我国，当60岁以上的老年人口占总人口比例的10%时，即表示我国或某一地区（省、市）达到了人口老年化。到目前为止，我国的相当一部分城市和地区已经进入了老年化社会。

（二）老年人的生理、心理特点

衰老是生命过程中的一种必然过程，随着年龄的增长，一般到30岁以后，人体的细胞、组织器官、形态机能等发生退行性改变，身体抵抗力下降，心理变化也非常明显，更容易出现功能性或器质性病变，因此，此期是许多常见病和多发病的发病高峰。

1. 老年人的生理特点

(1)外貌形态改变：老年人身高一般比成年时低，40 岁后，平均每 10 年降低 1 cm，体重也逐渐下降；皮肤变薄，出现皱纹，色素沉着，弹性差，知觉减退，伤口愈合缓慢；须发变白，毛发脱落、变稀；牙龈组织萎缩，牙齿松动脱落；肌肉萎缩，骨钙流失或骨质增生，关节活动不灵活；同时，老年人的视力、听力等方面的功能往往会出现不同程度的障碍。

(2)各系统器官的变化：

①呼吸系统：由于呼吸肌、膈肌和韧带萎缩，肺组织的弹性降低、肺泡数目减少且肺动脉阻力增加等，导致肺通气功能降低，肺活量减少，残气量增多，肺泡换气不足；气管黏膜纤毛运动减少，气管分泌物不易排出，容易诱发呼吸道感染。

②消化系统：老年人在消化功能方面往往由于咀嚼困难、味蕾萎缩，唾液、胃液等消化液及消化酶分泌减少，引起食欲减退；同时，胃肠蠕动减弱，吸收变慢，结肠、直肠及肛门括约肌松弛，从而导致消化不良、便秘甚至大小便失禁等症状出现。

③循环系统：随着年龄的增长，血管壁由于胆固醇、脂肪和钙的沉积，管腔变窄而缺乏弹性，周围血管阻力增加，心脏负荷加重，易出现血压上升、心肌缺血性变化，从而引起心脑血管系统的疾病。

④泌尿生殖系统：随着机体的老化，肾血管逐渐硬化、肾血流量减少、肾小球过滤能力下降及肾小管的浓缩与稀释能力减退；另外，由于膀胱和尿道括约肌松弛，容量减少，排尿反射减慢，从而导致老年人常有尿频、尿急和夜尿增多。男性老年人常伴有睾丸萎缩纤维化，前列腺肥大造成排尿困难；女性老年人常伴有子宫、卵巢萎缩，阴道湿润性、弹性及酸性降低，膀胱括约肌减弱、容量减少，常出现尿频或尿失禁。

⑤内分泌系统：老年人下丘脑-垂体轴的反馈受体敏感性下降，激素合成和分泌减少，基础代谢率降低，胰岛功能减退，对葡萄糖的利用度下降，易患老年性糖尿病。

⑥神经系统：老年人脑组织萎缩、重量减轻，神经细胞和神经递质逐渐减少，自主神经功能紊乱，易发生老年性精神病症状和老年痴呆。

⑦免疫系统：随着老年人免疫细胞逐渐减少，免疫器官功能衰退，身体抵抗力也明显下降，外界环境中的有毒、有害物质很容易对他们的健康造成影响或危害，因此，老年人更容易患癌症、自身免疫性疾病等。

⑧其他：老年人造血功能降低，容易发生贫血及各种感染；在运动系统方面，由于许多系统和器官功能的减退，更容易出现骨质疏松、骨折及肌肉进一步萎缩等。

2. 老年人的心理特点

(1)孤独：老年人因身体逐渐衰老，在感知方面功能降低，听力、视力、味觉和知觉均有不同程度的减弱，这必然会影响到老人同其他人以至整个社会的交往与接触。若家庭小型化，子女与老人分居，或与子女关系处理不好，丧偶等都会使老年人的孤独感更加明显。

(2)抑郁：有的老年人因生活单调、独居、内心空虚，容易产生情绪持续低落与焦虑。生活中的不幸事件，如家庭不和睦、经济拮据、生活没有依靠等产生的心理压力是诱发情感障碍的重要原因。有的老年人因慢性疾病的侵扰、病痛的折磨、死亡的威胁，对自己的健康状况及疾病的治愈缺乏信心，另外，还由于社会交往的减少，易产生被社会遗弃的感觉，因而造成忧郁苦闷、遇事灰心、悲观失望的情绪。

(3)健忘及怀旧：老年人的近期记忆力减退，而远期记忆力衰退不明显，因而容易忘记近期发生的事而老是不断地重复叙述以往发生的人和事，尤其是年轻时值得自豪的事，以便在回忆中获得满足和自尊。留恋过去而对新鲜事物不感兴趣，难以接受。

(4)其他：老年人还有自尊心理，喜欢周围的人尊敬他，尤其要求自己的子女及子孙的百依百顺，稍有不如意，便不高兴甚至发脾气。有的老年人童心萌发，出现类似儿童的心理，如身体不适，非常依赖家人或医护人员。

总之，由于老年人在生理、社会心理方面的巨大变化，导致老年人成为“高危人群”，因而应为老年人在健康方面提供更多更好的服务。

(三)老年人常见的健康需求

熟悉老年人的健康问题和需求，是为他们提供有效社区卫生保健的前提和保证。老年人的健康受到婚姻状况、家庭结构和家庭关系、文化程度、经济收入及社会关系和社会交往等因素的影响。一般认为，幸福的伴侣情感、和睦的家庭生活、良好的教育、较好的经济状况以及适当的社会交往对老年人的健康有利。老年人常见的健康需求主要有营养需求、运动需求、经济保障需求、社会心理需求及安全等。

二、社区老年保健的措施

(一)健康教育

健康教育是老年教育系统中的一个重要组成部分。其目的是通过各种教育手段有计划、有组织、有系统地使老人利用各种有益于身体健康的行为和习惯，以达到增进健康，预防和减少老年性疾病的发病率与患病率。其内容主要为提高老人关于防病保健方面的知识；提高老人对疾病和健康状况的自我诊断和自我保健能力；去除长期形成的不健康行为习惯，培养有益于健康的行为，从而促进自己的健康；努力降低老人常见病的发生率；对曾经患过较重疾病的老人要进行康复指导和教育，对没有患过较严重疾病的老人要进行预防和防范知识教育等。

(二)适当的运动和规律的生活

每天进行规律的、适当的运动能促进老年人的身心健康。老年人应根据自己的年龄、身体状况等具体情况选择适合自己的运动项目，进行合理的锻炼。比较适合老年人的运动项目主要是运动量较小的有氧运动，如散步、慢跑、游泳、跳舞、做家务等，这些均有益于提高神经、心血管、呼吸系统的功能并产生良好的身心感受。

保持日常工作、活动、休息、睡眠等有规律的生活，避免过度劳累，调节体内生物钟是老年人保持健康的另一个重要方面。另外，虽然老年人的记忆力不如以往，思维和反应不及中青年敏锐，但仍应坚持学习，多用脑，勤思考，有利于改善老年人的智力。

(三)饮食和营养

老年人应做到科学均衡的饮食，摄取全面的营养，结合老年人的生活状况及营养需求，注意食物的种类和加工烹调的方式，同时养成良好的饮食习惯。

老年人的饮食计划以成人均衡饮食为基础，适当增加蛋白质，尤其是优质蛋白质(特别是大豆蛋白)的摄入，多吃新鲜的蔬菜和水果，补充足量的维生素与矿物质，多吃一些低脂肪、低胆固醇、少盐、少糖、少油、清淡易消化的食物，适当控制食物中的热量，鼓励多饮水，一般一天 1 500～2 000 mL 为宜。经常改变加工烹调方式，使食物容易咀嚼和消化，促进食欲。注意做到少量多餐，定时定量，不宜过饱。

（四）心理疏导

大多数老年人与其他年龄组的人一样，愿意在生活中维持理想的人际关系，愿参与各种社会活动，因此，注意老人的心理调节，使老人能经常性保持健康的心理是非常重要的。帮助老年人树立性格开朗、胸怀宽大的精神面貌，热爱生活，善于自得其乐；妥善地处理人际关系，能经受外界各种紧张压力或生活变故的打击；正确对待自己工作变化、社会角色变化及家庭环境变化的影响，要有很好的适应新的社会环境和自然环境的能力，从而有利于老年人的健康长寿。

（五）定期体检

老年人每年最好普查一次，重点针对老年人的常见病和多发病进行筛查，以达到早发现、早诊断和早治疗的目的。

（六）设立咨询门诊

针对老年人所关心的问题进行个别咨询和宣传教育，消除他们思想顾虑，提出医学建议，让老年人能够科学地对待医学和公共卫生，破除对疾病和健康的迷信观念。同时，也有利于开展健康教育，并逐步使老人养成良好的卫生习惯。

复习思考题

1. 简述社区特殊人群保健的重要意义。
2. 简述社区各种特殊人群的生理、心理特点。
3. 社区各种特殊人群的常见卫生问题有哪些？
4. 如何做好社区特殊人群的社区卫生保健工作？

（苏英　张五七）

第十章 统计学在卫生保健中的应用

卫生保健的服务对象是人群。要提供优质高效的卫生保健服务,必须调查社区的主要卫生问题、了解人群的健康需求、分析卫生服务资源分布的合理性,正确评价保健或干预措施的效果,大规模的数据处理还必须依托统计软件。所有这些活动都必须以统计学基本理论和基本技能作基础。本章从应用角度介绍卫生保健的统计学研究方法。

第一节 统计工作的基本步骤

统计学是研究数据搜集、整理与分析的科学,是认识医学现象数量特征的重要工具。合理的统计分析能帮助我们正确认识事物客观存在的规律性。卫生保健研究环境与健康的关系,同样需要运用统计学方法观察、分析和评价不同环境因素对人群健康的效应。

卫生保健统计工作有四个基本步骤,即统计设计、搜集资料、资料整理和分析资料,这四个步骤是相互联系,不可分割的。

一、统计设计

设计是统计工作关键的一步,包括统计设计和专业设计。前者是对统计工作全过程的设想和计划安排。后者则是从专业角度策划研究全过程。从应用角度可将设计分为调查设计和实验设计两种。通过设计可以合理地、科学地安排调查和工作实验,使之能较少地花费人力、物力和时间,取得较满意和可靠的结果。统计设计的基本内容是根据研究目的确定研究因素、研究对象和观察指标,并在现有的客观条件下决定用什么方式和方法来获取原始资料,并对原始资料如何进行整理以及整理后的资料应该计算什么统计指标和针对统计分析的预期结果等如何事先作出计划。

(一)调查设计

调查设计是为了客观地收集和分析"自然实验"的结果而进行的设计。其中关于搜集资料的调查计划,在整个设计中占主要地位。调查计划着重解决以下主要问题:

1. 明确调查目的和指标　凡调查研究都需要有明确的目的。通常一是为了通过样本统计量了解总体参数,以描述总体的分布特征,如了解某地居民高血压或糖尿病的患病率、作业场所中某有毒物质的平均浓度;二是为了研究现象间的相关联系,以探索病因,如饮用宅沟水、感染乙型肝炎病毒与肝癌发病之间的关系,或建立回归关系,如儿童年龄与体重之间的量化关系。在此基础上再将调查目的转化为具体的指标。

总体(population)是根据研究目的而确定的同质个体的全部,统计学上表现为性质相同的所有观察单位某一变量指标数值的集合。例如，研究某地 2005 年健康成年男性的身高(cm)，则该地 2005 年全部健康成年男子的身高(cm)构成一个总体。

实际工作中，对总体特征的推断一般采用的是抽样技术。从总体中随机抽取部分个体的过程称为抽样，被随机抽取的一定数量的个体，称作样本(sample)。抽样必须遵循随机化原则，即要使总体中每一个体有同等的机会被抽取，这样得到的样本对总体有较好的代表性，此时才能根据其统计量来推断总体特征。

2. 确定调查对象和观察单位　调查对象是指要调查的总体，即划清调查总体的同质范围。观察单位是指构成调查总体或样本的个体，可以是人、标本、家庭、国家等。它是统计的基本计算单位。如要了解某幼儿园儿童的生长发育状况，则该园所有儿童为调查对象，每一名儿童为一个观察单位。

3. 选择调查方法和调查方式　按范围大小可将调查分为普查和非全面调查。针对组成总体的全部观察单位所进行的调查称为普查。非全面调查包括典型调查和抽样调查两种。有意识地选择好的、中间的或坏的典型来调查称为典型调查，一般多用于社会学评估调查。对从总体中通过随机抽样获得的样本所进行的调查称为抽样调查，该调查在实际工作中应用得最多。为揭示卫生保健问题的深层次原因，集体访谈或个人深入访谈即成为十分重要的定性分析工具。

调查方式包括现场直接观察、采访、填表和通信四种。前两种调查资料由参加研究的人员直接记录，质量比较可靠。后两种则由被调查者自己填写，缺乏有效指导和监督时误差会较大。

4. 设计调查项目和调查表　调查项目应针对问题选择，必需的项目切勿遗漏。一次调查不要试图解决许多问题。当调查项目以表格或问卷形式出现时就是调查表。表的内容要便于填表人理解和正确填写。在设计调查表时，一般应将针对群体的调查和针对个体的调查分开，不同类型的调查也要分开。如世界银行贷款卫生人力发展项目中针对卫生机构的调查和机构内个人的调查是分开进行的。特殊情况下也可合并设计，以保持内部信息共享，避免不必要的重复调查，如入户调查表中家庭成员的个体信息虽然不同，但经济状况、生活背景是相同的。

调查表按表现形式可分为一览表、个体调查表和机构调查表三种。一览表是在一张表格中记录多个对象的基本信息，填写项目不多、各个体或机构调查项目相同时常用之。当被研究对象需要收集的信息较多时应采用个体或机构调查表进行。不论哪种调查表，设计时均应考虑计算机录入的方便性，并满足数据处理的基本需要。

5. 样本含量的估计　根据研究目的要求、研究对象特点和抽样方法决定样本大小。样本量太小研究结果不稳定，太大又造成不必要的浪费。合理的样本量的确定请参阅有关统计书籍。

(二)实验设计

实验是科学研究和解决卫生保健问题极其重要的一项活动。卫生保健实验的基本要素包括处理因素、受试对象和实验效应三部分。如用某种铁制剂治疗缺铁性贫血患者，观察血红蛋白升高情况，该铁制剂即处理因素，缺铁性贫血患者即受试对象，血红蛋白的测量值即实验效应。

实验设计一般要遵循设立对照、随机化分组、样本量合理和盲法收集资料四条基本原则。

二、资料搜集

卫生保健统计资料主要来自下列四个方面。

(一)统计报表

如疫情报表、医院工作报表、卫生统计报表等。按照国家有关法规的规定,这些报表通常自上而下地统一布置,各级医疗卫生机构填报,再自下而上地汇总,最后上报到国家有关部门,目前部分报表实现网络直报,如传染病疫情报告。上述报表可提供较全面的居民健康状况和医疗卫生机构的主要数据,是总结、检查和评价地区卫生保健状况并指导单位、部门制订卫生保健工作计划的重要依据。

(二)报告卡(单)

如突发公共卫生事件相关信息报告卡、传染病和职业病发病报告卡、肿瘤死亡报告卡、出生及死亡报告单等。这些资料分散在卫生、公安等不同的部门管辖。应用时应防止漏报现象。

(三)日常卫生保健工作记录

如单位体检记录、医院门诊或住院病历、社区卫生服务中形成的个人和家庭健康档案、儿童生长发育和计划免疫接种记录、卫生监测记录等。这些资料特别是社区资料,如能统一规范管理,利用价值将会很高。

(四)专题调查或实验

常规统计报表,日常卫生工作记录等资料存在记录不完整、不系统等局限性。这类资料通常不能满足深入分析的需要,采用专题调查或实验研究可弥补其不足(详见第十一章)。

三、资料整理

资料整理的目的是把杂乱无章的原始资料系统化、条理化,便于进一步统计分析。资料整理的过程如下。

(一)质量审核

为保证搜集到的各种数据资料真实可靠,可从两方面进行:

1. 完整性审核　检查应调查的单位或个体是否有遗漏;所有的调查项目或指标是否填写齐全。

2. 准确性审核　检查数据是否符合实际情况,有无逻辑和计算错误等。

质量审核多数是在现场手工完成,也可借助计算机软件如 EPI 软件来完成。

(二)数据分组

统计资料可分为计量资料、计数资料与等级资料三种类型。不同类型的资料分析方法各不相同。一般根据资料的特征进行如下分组:

1. 质量分组　即将观察单位按其属性或类别(如性别、职业、疾病分类、婚姻状况等)归类分组。此种先将观察单位按某种属性或类别分组,然后清点各组观察单位数,所形成的资料称作计数资料,亦称分类变量资料。例如,调查某人群的血型分布,按 A、B、O、AB 型分组，所得各血型的人数即为计数资料。

2. 数量分组　即按观察单位指标数值的大小（如年龄大小、体重高低等）分组。此种用定量方法测量每个观察单位的某项指标，所得的数值资料称作计量资料，亦称数值变量资料。如调查7岁男童生长发育状况时，以人为观察单位，将每个人的身高（cm）、体重（kg）和血压（mmHg）等数值分别汇总，便形成三组计量资料。

以上两种分组往往结合使用，一般是在质量分组基础上进行数量分组。如先按性别分组，再按身高的数值大小分组。实际工作中也经常将观察单位按某种属性的不同程度分组，所得各组的观察单位数形成等级资料，亦称有序分类资料。例如，临床疗效按控制、显效、好转和无效分组得各组人数。等级资料介于计量资料与计数资料之间。

选好分组标准后，观察单位不多时可以采用手工划记的方法进行归类整理。当数据量较大时，应先将数据录入计算机，借助计算机软件进行分组，其优点是快速、准确。

四、资料分析

资料分析是得出统计结论的重要环节，它是根据设计的要求，对整理后的数据进行统计学分析，结合专业知识，作出科学合理的解释。可根据研究目的和资料类型选择相应的统计学处理方法，如进行统计描述或检验假设。资料分析过程中必须认真对待误差和假设检验两个问题。

（一）误差

对被调查对象的某项指标进行观测，由于种种原因使观察值与实际值总是存在差异，这种差异被称作误差。按照来源误差分为过失误差、系统误差、随机误差和抽样误差四类。应针对各自出现的原因采取相应的控制措施，以避免误差的出现或最大限度地进行控制。

1. 过失误差　由于观察、测量、记录和录入过程中不认真、不细致等人为因素所致的偏差。此种误差可以避免，而且不应当发生。

2. 系统误差　如果观察过程中存在仪器未校准、环境条件处于极端状态、选择研究对象存在方法学上的错误、存在混杂因素的干扰等因素，则导致测量结果总是朝一个方向发生偏移，出现统一的偏高或偏低的情况，这种误差称作系统误差。

3. 随机误差　即使工作人员非常认真地工作，统一了测量方法或校准了仪器，控制了观察实验条件，对同一现象同一观察者多次的测量值或不同观察者之间的测量值总是不完全相同，这种差异称作随机误差。随机误差是不可避免的，但应控制在允许的范围内。

4. 抽样误差　总体中个体之间是存在差异的。从总体中进行抽样获得的样本，只包含总体中一部分个体，因而据此计算得到的样本统计量往往不等于总体参数，这种由抽样引起的差异称为抽样误差。抽样误差愈小，用样本推断总体的精确度愈高；反之，其精确度愈低。由于生物的个体变异是客观存在的，因而抽样误差是不可避免的，但抽样误差有一定的规律性，在设计中可以进行控制。

（二）假设检验

样本是否来自某一总体，或两个或多个样本是否来自同一总体，数据之间的差异不是判定依据，必须进行假设检验。以某一样本是否来自指定的总体为例，一般需要完成以下四个步骤。

1. 建立检验假设　一是无效假设(null hypothesis)，符号为 H_0。假设某研究样本来自指定的总体，则样本所在的总体均数 μ 与某总体均数 μ_0 相等，即 $H_0: \mu=\mu_0$，此时样本均数 $\bar{x}$ 和总体均数 μ_0 之间的差别仅仅由抽样误差所致；二是备择假设(alternative hypothesis)，符号为 H_1，该假设认为某样本来源总体与某指定总体不是同一个总体，即：$H_1: \mu \neq \mu_0$。两者都是根据推断的目的提出的对总体特征的假设。

2. 确定检验水准　检验水准(size of a test)亦称显著性水平(significant level)，符号为 α。对上述假设哪一个成立，需根据事先选定的检验水准 α 来推断，α 常取 0.05 或 0.01。若目的是推断两总体是否相等，即是否 $\mu \neq \mu_0$，并不关心是 $\mu > \mu_0$ 还是 $\mu < \mu_0$，应用双侧检验进行推断；若目的是推断是否 $\mu > \mu_0$，则选用单侧检验进行推断。如无特殊说明，一般均选用双侧检验。

3. 计算检验统计量　对于计数资料和计量资料，可选用的检验方法很多，应注意各自的适用条件和信息利用程度。如配对设计的两样本均数比较，选用配对 t 检验；完全随机设计的两样本均数比较，选用 μ 检验(大样本时)或 t 检验(小样本时)。根据相应的统计公式可计算出检验统计量，如 t 值、u 值、χ^2 值等。

4. 确定 P 值，作出推断结论　如果 H_0 成立，则通过样本统计量可推断出样本来自该总体的概率(probability，P)。概率是反映某一事件发生的可能性大小的量，常用符号 P 表示，其范围在 0 与 1 之间，事件发生的概率可以通过计算机软件精确计算，如 $P=0.043\,5$，表示某事件发生的可能性等于 4.35%。习惯上常将 $P \leqslant 0.05$ 或 $P \leqslant 0.01$ 的事件称为小概率事件，表示该事件发生的可能性很小。假设检验中正是将推断得到的 P 值与基于人为界定的检验水准 α 进行比较，从而作出拒绝或不拒绝 H_0 的统计结论。若 $P \leqslant \alpha$，则拒绝 H_0，接受 H_1，否则不拒绝 H_0。在单因素分析中，α 可以定为 0.10，以筛选出更多的可疑因素，服务于后续的多因素分析。

第二节　计量资料常用分析方法

卫生保健实践中经常需要对体检或化验的数据进行解读，如幼儿体检后可得到身高、体重、抗体滴度和血红蛋白等数据，幼儿的家长会问：孩子的体检和化验结果有问题吗？生长发育是否正常？正确解答这类问题需要利用基本的计量资料统计分析方法。

一、计量资料常用统计指标

对于计量资料，一般从集中态势和离散趋势两个方面加以描述。

(一)集中趋势的指标

集中趋势指标用于描述一组同质计量资料的集中态势或反映一组观察值的平均水平。反映集中趋势的常用指标有算术均数、几何均数和中位数。

1. 算术均数(arithmetic mean)　简称均数(mean)。习惯上以 $\bar{x}$ 表示样本均数，以希腊字母 μ 表示总体均数。均数适用于对称分布，特别是正态或近似正态分布的计量资料，其计算方法有：

(1)直接法：当观察值个数不多(如小于 30 例，即 $n<30$)，或观察值虽很多但拥有计算

机及统计软件时，采用此法计算。将各观察值 x_1、$x_2 \cdots x_n$ 相加再除以观察值的个数 n（样本含量）即得均数。其公式为：

$$\bar{x}=\frac{x_1+x_2+\cdots+x_n}{n}=\frac{\sum x_i}{n} \quad \text{式(10-1)}$$

上式中，希腊字母 $\sum$ 是求和的符号，读作 sigma，x_i 为各观察值，n 为总例数。

【例 10-1】 某地 14 名 19 岁健康男大学生身高(cm)分别为 167.9，164.3，171.8，179.0，166.9，172.7，166.2，170.8，167.4，172.1，168.5，165.8，167.8，165.6。试计算其均数。

$$\bar{x}=\frac{167.9+164.3+\cdots+165.6}{14}=\frac{2366.8}{14}$$

$$=169.06(\text{cm})$$

(2)加权法：当观察值较多又无统计软件时可用此法。本法需要先编制频数分布表，再采用公式进行计算。其公式为：

$$\bar{x}=\frac{\sum f_i x_i}{\sum f_i}=\frac{f_1x_1+f_2x_2+\cdots+f_nx_n}{f_1+f_2+\cdots+f_n} \quad \text{式(10-2)}$$

式中 n 为组段数；f_1，$f_2 \cdots f_n$ 分别为各组段的频数；x_1，$x_2 \cdots x_n$ 分别为各组段的组中值，组中值为本组段的下限与相邻较大组段的下限相加除以 2。

【例 10-2】 某校 2005 年随机抽样测量了 110 名 20 岁健康男大学生的身高(cm)，资料如下，试应用加权法计算其均数(本例要求先编制频数表，再进行计算)。

173.9	173.9	166.9	179.5	171.2	167.8	177.1	174.7	173.8	182.5
173.6	165.8	168.7	173.6	173.7	177.8	180.3	173.1	173.0	172.6
173.6	175.3	178.4	181.5	170.5	176.4	170.8	171.8	180.7	170.7
173.8	164.4	170.0	175.0	177.7	171.4	162.9	179.0	174.9	178.3
174.5	174.3	170.4	173.2	174.5	173.7	173.4	173.9	172.9	177.9
168.3	175.0	172.1	166.9	172.7	172.2	168.0	172.7	172.3	175.2
171.9	168.6	167.6	169.1	166.8	172.0	168.4	166.2	172.8	166.1
173.5	168.6	172.4	175.7	178.8	169.1	175.5	170.3	171.7	164.6
171.2	169.1	170.7	173.6	167.2	170.7	174.7	171.8	167.3	174.8
168.5	178.7	177.3	165.9	174.0	170.2	169.5	172.1	178.2	170.9
171.3	176.1	169.7	177.9	171.1	179.3	183.5	168.5	175.5	175.9

①求全距(range)：找出观察值中的最大值(183.5)和最小值(162.9)，它们的差值即全距，常用 R 表示。本例 $R=20.6$。

②定组距和组段：相邻两组的最小值之差称组距，常用 i 表示，各组距可相等，也可不相等，一般用等距。常取全距的 1/10，取整作组距。本例全距的 1/10 为 2.06，取整为 2，用等距共划分 11 个组段。第一组段应包括资料中最小值，最末组段应包括最大值。除最末组段外的各组段均不包括上限值。一般要求组段的起点为较整齐的数。本例第一组段的起点(即下限)取 162，其止点(即上限)为第二组段的起点即 164，然后每一组距成为一组段。最末组段应同时写出下限和上限，本例为 182～184。本组资料实际划分出 11 个组段。

③设计并填写整理表：采用手工划记或借助计算机软件完成频数分布表的编制（表 10－1）。

表 10－1　110 名 20 岁健康男大学生身高（cm）的频数分布及均数的计算表（加权法）

身高组段（cm）	频数（f_i）	组中值（x_i）	f_ix_i
162～	1	163	163
164～	4	165	660
166～	9	167	1 503
168～	13	169	2 197
170～	19	171	3 249
172～	27	173	4 671
174～	16	175	2 800
176～	8	177	1 416
178～	8	179	1 432
180～	3	181	543
182～184	2	183	366
合计	110（$\sum f_i$）		19 000（$\sum f_ix_i$）

④计算均数：应用公式（10－2）得：

$$\bar{x}=\frac{\sum f_ix_i}{\sum f_i}=\frac{19\ 000}{110}=172.73(\text{cm})$$

110 名 20 岁健康男大学生身高的均数为 172.73（cm）。

2. 几何均数（geometric mean）　用 G 表示。常用于等比级数资料、对数对称分布资料，尤其是对数正态分布的计量资料。对数正态分布的原始数据呈偏态分布，经对数变换后（用原始数据的对数值 $\lg x$ 代替 x）服从正态分布。其计算方法有：

（1）直接法：当观察例数不多（如小于 30，即 $n<30$）时采用，公式为：

$$G=\sqrt[n]{x_1x_2\cdots x_n}=\lg^{-1}\left(\frac{\lg x_1+\lg x_2+\cdots+\lg x_n}{n}\right)=\lg^{-1}\left(\frac{\sum \lg x_i}{n}\right)\quad 式(10-3)$$

【例 10－3】　5 份血清的抗体滴度为 1∶2，1∶4，1∶8，1∶16，1∶32。求其平均滴度。将各抗体滴度的倒数代入上述公式，可得平均滴度的倒数，再求其反对数：

$$G=\lg^{-1}\left(\frac{\lg 2+\lg 4+\lg 8+\lg 16+\lg 32}{5}\right)=8$$

该 5 份血清的平均抗体滴度为 1∶8。

（2）加权法：当观察值个数 n 较多时，先将观察值分组归纳成频数表，再用下述公式计算：

$$G=\lg^{-1}\left(\frac{\sum f_i\lg x_i}{\sum f_i}\right)=\lg^{-1}\left[\frac{f_1\lg x_1+f_2\lg x_2+\cdots+f_n\lg x_n}{\sum f_i}\right]\quad 式(10-4)$$

上式中，x 为各组段的抗体滴度的倒数（等比级数资料时）或各组段的组中值（对数正态分布资料时)；f_i 为各组段所对应频数。

【例 10－4】 30 名麻疹易感儿童接种麻疹疫苗一个月后，血凝抑制抗体滴度如表 10－2 中第(1)、(2)栏所示，试应用加权法求其平均抗体滴度。

表 10－2　30 名麻疹易感儿童接种麻疹疫苗后抗体滴度

抗体滴度 (1)	人数 f_i (2)	滴度倒数 x_i (3)	$\lg x_i$ (4)	$f_i \lg x_i$ (5)
1∶8	2	8	0.903 1	1.806 2
1∶16	6	16	1.204 1	7.224 6
1∶32	5	32	1.505 1	7.525 5
1∶64	10	64	1.806 2	18.062 0
1∶128	4	128	2.107 2	8.428 8
1∶256	2	256	2.408 2	4.816 4
1∶512	1	512	2.709 3	2.709 3
合计	30($\sum f_i$)			50.572 8($\sum f_i \lg x_i$)

$$G = \lg^{-1}\left(\frac{\sum f_i \lg x_i}{\sum f_i}\right) = \lg^{-1}\left(\frac{50.572\ 8}{30}\right) = 48.5$$

30 名麻疹易感儿童免疫后的平均血凝抑制抗体滴度为 1∶48.5。

3. 中位数(median)　是一组按大小顺序排列的观察值中位次居中的数值，用 M 表示。它常用于描述偏态分布资料的集中趋势。中位数不受个别特小或特大观察值的影响。当分布末端无确定数据不能求算术均数和几何均数时可求中位数。计算方法有：

(1)直接法：当 n 较小时，可直接由原始数据求中位数。先将观察值由小到大按顺序排列，若观察值为奇数个数字，则位置居中的那个数为中位数；若观察值为偶数个，则其中位数为位置居中的两个数值的平均数。

【例 10－5】 某传染病患者 9 名，其发病的潜伏期依次为 2，3，3，3，4，5，6，9，16 天，求中位数。

本例 $n=9$，为奇数，中位数为按顺序排列的第 5 位数值 4(天)。

若上例又发现一名潜伏期为 18 天的患者，则患者数增为 10 名，此时共有偶数个数，其中位数为第 5 位数和第 6 位数数值之和的平均值，即 $M=\frac{4+5}{2}=4.5$(天)。

(2)频数表法：当 n 较大时，先将观察值分组归纳成频数表，再按组段由小到大计算累计频数和累计频率。计算公式为：

$$M = L + \frac{i}{f}\left(\frac{n}{2} - \sum f_L\right) \qquad \text{式(10－5)}$$

式中，L 为中位数(即累计百分比为 50%)所在组段的下限；i 为该组段的组距；f 为该组段的频数；$\sum f_L$ 为小于 L 的各组段的累计频数；n 为总例数。

【例 10－6】 求表 10－3 中数据的中位数。

表 10-3　164 名食物中毒患者潜伏期分布及中位数计算

潜伏期(小时) (1)	人数 f (2)	累计频数($\sum f$) (3)	累计百分比(%) (4)
0～	25	25	15.2
12～	58	83	50.6
24～	40	123	75.0
36～	23	146	89.0
48～	12	158	96.3
60～	5	163	99.4
72～84	1	164	100.0

由表 10-3 可见，50%在“12～”组段内，则 $L=12, i=12, f=58, \sum f_L=25, n=164$，按公式(10-5)计算得：

$$M=12+12/58\times(164/2-25)=23.8(\text{小时})$$

中位数仅是百分位数的一种特殊情况。百分位数是一个位置指标，用 P_x 表示。当 P_1，$P_2\cdots P_{99}$，P_{100} 确定后，一个由小到大的有序数列即被分为 100 等份，各含 1%的观察值。百分位数常用于描述一组偏态分布资料在某百分位置上的水平及确定偏态分布资料的医学正常值范围。计算百分位数公式为：

$$P_x=L+\frac{i}{f_x}(n\cdot x\%-\sum f_{xL}) \qquad \text{式(10-6)}$$

上式中，L、i、f_x 分别为 P_x 所在组段的下限、组距和频数；$\sum f_{xL}$ 为小于 L 的各组段的累计频数。若 $x=50$，则第 50 百分位数就是中位数，即 $P_{50}=M$。

(二)离散趋势的指标

计量资料的频数分布有集中趋势和离散趋势两个主要特征。只有把两者结合起来，才能全面地认识计量资料的分布特征。

描述一组同质计量资料离散趋势的常用指标有全距、四分位数间距、方差和标准差，其中方差和标准差最常用。

1. 全距(range)　亦称极差，用 R 表示。全距是一组观察值中最大值与最小值之差，用于反映个体变异范围的大小，全距越大，表明变异度越大。但它不能反映组内所有数据的变异度，最大的缺点是易受个别特大或特小数值的影响，样本越大，全距一般亦会越大。

2. 四分位数间距(quartile interval)　是上四分位数 Q_U(即 P_{75})与下四分位数 Q_L(即 P_{25})之差，其间包括了全部观察值的一半，用 Q 表示。它和极差类似，数值越大，说明变异越大；反之，说明变异越小。四分位数间距比极差稳定，但仍未考虑到每个观察值的变异度。它适用于偏态分布资料，特别是分布末端无确定数据不能计算全距、方差和标准差的资料。

3. 标准差(standard deviation)　是反映一组呈正态分布或近似正态分布资料特征的重要指标，通常用 S 表示，实际应用中采用以下公式进行计算：

$$S=\sqrt{\frac{\sum(x_i-\bar{x})^2}{n-1}}$$ 式(10-7)

式中的 $n-1$，在统计学上称为自由度(degree of freedom)，常用 v 表示。上述公式可演变为：

$$S=\sqrt{\frac{\sum x_i^2-\frac{(\sum x_i)^2}{n}}{n-1}}$$ 式(10-8)

标准差主要应用于表示观察值的变异程度(或离散程度)。

(1)在两组(或几组)资料均数相近、度量单位相同的条件下，标准差大，表示观察值的变异度大，即各观察值离均数较远，均数的代表性较差；反之，表示各观察值多集中在均数周围，均数的代表性较好。

(2)若比较度量单位不同或均数相差悬殊的两组(或几组)观察值的变异度时，需通过计算变异系数(coefficient of variation，用 CV 表示)进行比较，其计算公式为：

$$CV=\frac{S}{\bar{x}}\times 100\%$$ 式(10-9)

上式中 S 为样本标准差，$\bar{x}$ 为样本均数。

【例 10-7】 某校随机抽样调查同一年级 20 岁男大学生 110 名，其身高均数为 172.73(cm)，标准差为 4.09(cm)；其体重均数为 55.04(kg)，标准差为 4.10(kg)，试比较身高与体重的变异度。

身高 $CV=4.09/172.73\times 100\%=2.37\%$

体重 $CV=4.10/55.04\times 100\%=7.45\%$

由此可见，该地 20 名男大学生体重的变异度大于身高的变异度，说明身高这个指标比较稳定。

(3)结合均数描述正态分布的特征和估计医学正常值范围。

(4)结合样本含量 n 计算标准误，以便计算均数的可信区间。

4. 方差(variance)　与标准差的意义相同，即都是说明资料的变异程度，算出的值越大，说明变异程度越大。在进行统计学处理时，抽样研究中方差的大小等于标准差的平方。

二、分布及其应用

(一)正态分布

1. 正态分布特点　将表 10-1 的 110 名 20 岁健康男大学生身高的频数分布绘成图 10-1中的(1)，可见高峰位于中部，左右两侧大致对称。如果抽样观察例数逐渐增多，组段不断分细，就会逐渐形成一条高峰位于中央(均数所在处)、两侧完全对称地降低、但永远不与横轴相交的钟形光滑曲线[图 10-1 中的(3)]，这条曲线在数学上称正态分布曲线(normal distribution)。

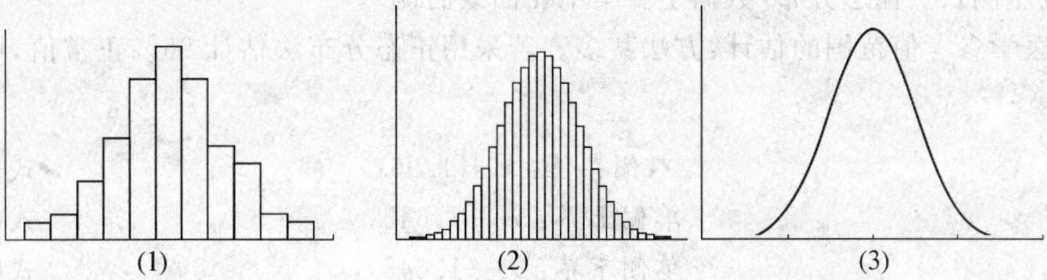

图 10-1 频数分布逐渐接近正态分布示意图

正态分布曲线具有以下三点特征：①以均数处最高，并且以均数为中心，曲线左右对称；②存在两个参数，即均数 μ 和标准差 σ；③曲线下面积的分布有一定的规律。可以通过查表、应用统计软件等方法得到正态分布曲线下某区间的面积，进而估计该区间的观察例数占总例数的百分比或变量值落在该区间的概率。标准正态分布曲线下对称于 0 的区间面积相等，如区间($-\infty$，-1.96)与区间(1.96，$+\infty$)的面积相等；曲线下横轴上的总面积为 100%或 1。正态分布曲线下的面积可通过变量转换而求得。实际工作中需要记住正态分布特定区间面积的大小。正态分布区间($\mu-1\sigma$，$\mu+1\sigma$)的面积占总面积的 68.27%；正态分布区间($\mu-1.96\sigma$，$\mu+1.96\sigma$)的面积占总面积的 95.00%；正态分布区间($\mu-2.58\sigma$，$\mu+2.58\sigma$)的面积占总面积的 99.00%(图 10-2)。

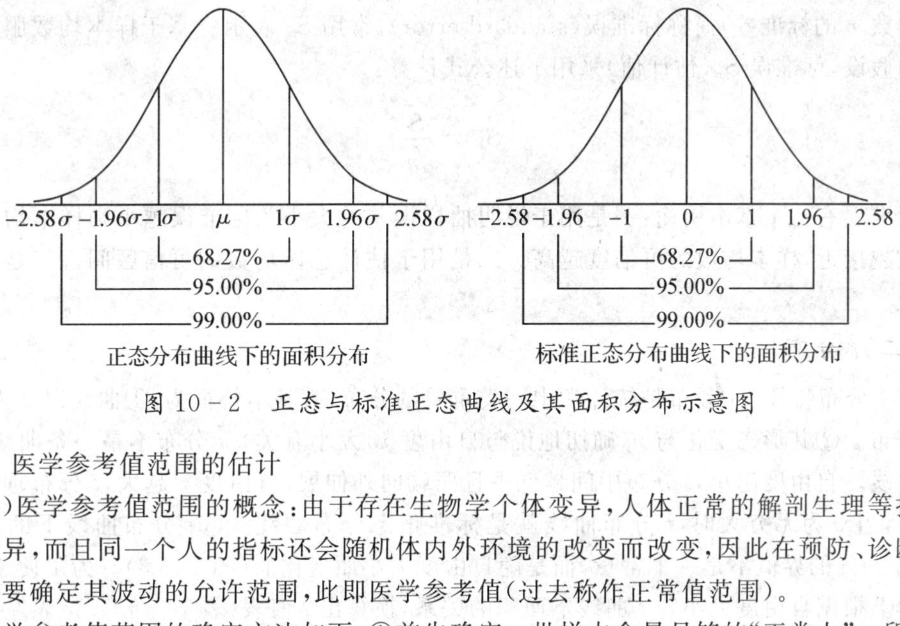

图 10-2 正态与标准正态曲线及其面积分布示意图

2. 医学参考值范围的估计

(1)医学参考值范围的概念：由于存在生物学个体变异，人体正常的解剖生理等指标会因人而异，而且同一个人的指标还会随机体内外环境的改变而改变，因此在预防、诊断和治疗上需要确定其波动的允许范围，此即医学参考值(过去称作正常值范围)。

医学参考值范围的确定方法如下：①首先确定一批样本含量足够的"正常人"。所谓"正常人"是指排除了影响所研究指标的疾病的有关因素的同质人群，并非指机体任何器官、组织的形态及机能都正常的人。②确定单侧或双侧界值。若某种指标过高或过低均属异常，则需要确定正常值范围的下限和上限，如白细胞计数；若某指标过高为异常，需确定上限，如尿铅；若某指标过低为异常，需确定下限，如肺活量。③选定适当的百分界值。常用 80%、90%、95%或 99%，其中最常用的是 95%。④选用恰当的界值计算方法。正态分布资料用正态分布法；偏态分布资料则宜用百分位数法。常见的偏态分布有正偏态分布(数据主要集中在曲线左侧)、负偏态分布(数据主要集中在曲线右侧)。

(2)医学参考值范围的估计:方法甚多。若采用正态分布法估计 95%正常值,可用下述公式:

$$双侧界值:\bar{x} \pm 1.96s \qquad 式(10-10)$$

$$单侧上界:\bar{x} + 1.645s \qquad 式(10-11)$$

$$单侧下界:\bar{x} - 1.645s \qquad 式(10-12)$$

【例 10-8】 试估计表 10-1 中 110 名 20 岁健康男大学生身高的 95%正常值范围。

已知该资料服从正态分布,由于过高或过低均为异常,故该指标需要计算双侧界值:

$$\bar{x} \pm 1.96s = 172.72 \pm 1.96 \times 4.09$$

该指标的 95%正常值范围为 164.70～180.74(cm)。

3. 均数的抽样误差和总体均数的估计

(1)均数的抽样误差:抽样研究的目的是用样本信息推断总体特征。如果反复从某校 19 岁健康男大学生中随机抽样,每次含量皆为 150 人,则可得到一组样本。因各样本包含的个体不同,故对已抽取的各个样本计算均数,我们会发现它们的均数不一定都相等。因抽样而形成的样本统计量(包括均数和率)与总体参数之间的差异或各样本统计量之间的差异称为抽样误差。在抽样研究中抽样误差是不可避免的。反映均数的抽样误差大小的指标是样本均数 $\bar{x}$ 的标准差,简称标准误(standard error),常用 $S_{\bar{x}}$ 表示。基于样本均数服从正态分布的假设,标准误 $S_{\bar{x}}$(估计值)采用下述公式计算:

$$S_{\bar{x}} = \frac{S}{\sqrt{n}} \qquad 式(10-13)$$

标准误有三个基本用途:一是用于说明抽样误差的大小。标准误越小则样本均数与总体均数越接近,样本均数的可信度越高。二是用于估计总体均数的可信区间。三是用于假设检验。

(二)t 分布

1. t 分布特征　t 分布是统计学中一类重要的分布,其基本特征为:①曲线以 0 为中心,对称分布。②其形态变化与 n(确切地说与自由度 v)大小有关。t 分布不是一条曲线,而是一簇曲线。自由度越小,t 分布中间越低平且两端向外伸展;自由度 v 越大,t 分布越逼近正态分布,当 v 为无穷大时,t 分布曲线就是标准正态分布曲线。③t 分布曲线下的面积为 95%或 99%的界值不是一个常量,而是随自由度大小而变化的(图 10-3)。为了便于应用,统计学上根据自由度大小与 t 曲线下面积的关系,换算出 t 值表(表 10-4)。该表左侧为自由度,右侧为横轴上 t 值对应的曲线下双侧或单侧外部的面积(概率)P。如当自由度为 25,两侧概率之和等于 0.05 时对应的 t 界值为 ± 2.060。因 t 分布是以 0 为中心的对称分布,故表 10-4 只列出正值,若算得的 t 值为负值时,可用其绝对值查表。

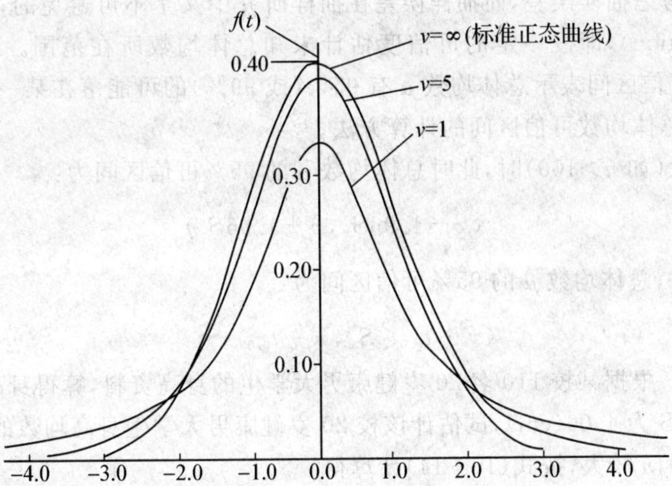

图 10－3 不同自由度下的 t 分布曲线

t 分布主要用于总体均数可信区间的估计和 t 检验。

表 10－4 t 界值表

自由度 v	概率 P 双侧：0.10 单侧：0.05	双侧：0.05 单侧：0.025	双侧：0.02 单侧：0.01	双侧：0.01 单侧：0.005	自由度 v	概率 P 双侧：0.10 单侧：0.05	双侧：0.05 单侧：0.025	双侧：0.02 单侧：0.01	双侧：0.01 单侧：0.005
1	6.314	12.706	31.821	63.657	21	1.721	2.080	2.518	2.831
2	2.920	4.303	6.965	9.925	22	1.717	2.074	2.508	2.819
3	2.353	3.182	4.541	5.841	23	1.714	2.069	2.500	2.807
4	2.132	2.776	3.747	4.604	24	1.711	2.064	2.492	2.797
5	2.015	2.571	3.365	4.032	25	1.708	2.060	2.485	2.787
6	1.943	2.447	3.143	3.707	26	1.706	2.056	2.479	2.779
7	1.895	2.365	2.998	3.499	27	1.703	2.052	2.473	2.771
8	1.860	2.306	2.896	3.355	28	1.701	2.048	2.467	2.763
9	1.833	2.262	2.821	3.250	29	1.699	2.045	2.462	2.756
10	1.812	2.228	2.764	3.169	30	1.697	2.042	2.457	2.750
11	1.796	2.201	2.718	3.106	40	1.685	2.021	2.423	2.704
12	1.782	2.179	2.681	3.055	50	1.676	2.009	2.403	2.678
13	1.771	2.160	2.650	3.012	60	1.671	2.000	2.390	2.660
14	1.761	2.145	2.624	2.977	70	1.667	1.994	2.381	2.648
15	1.753	2.131	2.602	2.947	80	1.664	1.990	2.374	2.639
16	1.746	2.120	2.583	2.921	90	1.662	1.987	2.368	2.632
17	1.740	2.110	2.567	2.898	100	1.660	1.984	2.364	2.626
18	1.734	2.101	2.552	2.878	200	1.653	1.972	2.345	2.601
19	1.729	2.093	2.539	2.861	500	1.648	1.965	2.334	2.586
20	1.725	2.086	2.528	2.845	∞	1.645	1.960	2.326	2.576

2. 总体均数可信区间的估计　用样本统计量估计总体参数的过程，称作参数估计。参数估计的方法有两种。一是点(值)估计(point estimation)，如用样本均数估计总体均数。

该法简单，但未考虑抽样误差，而抽样误差在抽样研究中又是不可避免的；二是用区间估计(interval estimation)，即按一定的可信度估计未知总体均数所在范围。统计学上习惯用95%(或99%)可信区间表示总体均数 μ 有95%(或99%)的可能落在某一范围。下面按照 t 分布原理介绍总体均数可信区间的计算方法。

(1) n 足够大(如 $n>100$)时，此时总体均数 μ 的95%可信区间为：

$$(\bar{x}-1.96S_{\bar{x}},\bar{x}+1.96S_{\bar{x}}) \quad \text{式(10-14)}$$

(2) n 较小时，总体均数 μ 的95%可信区间为：

$$(\bar{x}-t_{0.05,v}S_{\bar{x}},\bar{x}+t_{0.05,v}S_{\bar{x}}) \quad \text{式(10-15)}$$

【例 10-9】 根据某校110名20岁健康男大学生的身高资料，算得身高均数 $\bar{x}$ 为172.73(cm)，标准差 S 为4.09(cm)，试估计该校20岁健康男大学生身高均数的95%可信区间。

该例 $n=110$，n 较大，按式(10-14)计算得

$(172.73-1.96\times4.09/\sqrt{110},172.73+1.96\times4.09/\sqrt{110})=(171.79,173.49)$

于是求得该校20岁健康男大学生身高均数的95%的可信区间为(171.79,173.49)cm。

【例 10-10】 随机抽查某地10名男孩出生体重，得平均体重为3.21 kg，标准差为0.47 kg，试估计该地男孩出生体重均数的95%可信区间。

本例 $n=10$，n 较小；$v=10-1=9$，由 t 值表查得 $t_{0.05,9}=2.262$。

$(3.21-2.262\times0.47/\sqrt{10},3.21+2.262\times0.47/\sqrt{10})=(2.87,3.55)$

该地男孩出生体重均数的95%可信区间为(2.87,3.55)kg。

三、u 检验和 t 检验

u 检验和 t 检验是常见的计量资料假设检验方法之一，用于样本均数与总体均数之间以及两样本均数之间的比较。理论上要求各样本均来自正态分布总体，实际应用时只要样本例数 n 较大，或 n 虽小但总体标准差 σ 已知时，就可应用 u 检验；n 较小且总体标准差 σ 未知时，可应用 t 检验。两样本均数比较时还要求两总体方差相等。

(一)样本均数与总体均数比较

比较的目的是推断样本所在的总体均数 μ 与已知总体均数 μ_0 之间有无差别。通常把理论值、标准值、同类型地区参照值或同期大样本调查所得的数值作为 μ_0。根据样本例数 n 大小和总体标准差 σ 是否为已知条件来选用 u 检验或 t 检验。

1. u 检验　用于 σ 已知或 n 足够大(如超过100)时，用样本标准差 S 作为 σ 的估计值，代入公式(10-16)。

$$u=\frac{|\bar{x}-\mu_0|}{\sigma/\sqrt{n}} \quad \text{式(10-16)}$$

以算得的统计量 u，结合检验水准 α，按表10-5所示关系作判断。

表 10-5　u 值、P 值与统计结论

α	检验类型	u 值	P 值	统计结论
0.05	双侧	<1.960	>0.05	不拒绝 H_0，差异无统计学意义
	单侧	<1.645		
0.05	双侧	≥1.960	≤0.05	拒绝 H_0，接受 H_1，差异有统计学意义
	单侧	≥1.645		
0.01	双侧	≥2.576	≤0.01	拒绝 H_0，接受 H_1，差异有高度统计学意义
	单侧	≥2.326		

【例 10-11】 根据大量调查，已知健康成年男子脉搏均数为 72 次/分，标准差为 6.0 次/分。某医生在山区随机抽查了 25 名健康成年男子，求得其脉搏均数为 74.2 次/分，能否据此认为山区成年男子的脉搏高于一般？

据题意，可把大量调查所得的均数 72 次/分与标准差 6.0 次/分视为总体均数 μ_0 和总体标准差 σ，样本均数 $\bar{x}$ 为 74.2 次/分，样本例数 n 为 25。

(1)建立检验假设：

H_0：山区成年男子的脉搏和一般健康成年男子的脉搏相同，即 $\mu=\mu_0$

H_1：山区成年男子的脉搏高于一般健康成年男子的脉搏，即 $\mu>\mu_0$

$\alpha=0.05$

(2)计算检验统计量 u 值：

$$u=\frac{|\bar{x}-\mu_0|}{\sigma\sqrt{n}}=\frac{|74.2-72|}{6.0/\sqrt{25}}=1.833$$

(3)确定 P 值，推断结论：

因 $u=1.833>1.645$，$P<0.05$，按 $\alpha=0.05$ 检验水准拒绝 H_0，可认为该山区健康成年男子的脉搏高于一般。

2. t 检验　用于 σ 未知且 n 较小时，此时应用样本均数的标准误进行检验统计量的计算。

$$t=\frac{|x-\mu_0|}{S_{\bar{x}}}$$　式(10-17)

以算得的统计量 t 值同 t 界值比较，按表 10-6 所示关系作出判断。

表 10-6　t 值、P 值与统计结论

t 值(视单双侧检验定)	P 值	统计结论
$<t_{0.05,v}$	>0.05	不拒绝 H_0，差异无统计学意义
$\geqslant t_{0.05,v}$	≤0.05	拒绝 H_0，接受 H_1，差异有统计学意义
$\geqslant t_{0.01,v}$	≤0.01	拒绝 H_0，接受 H_1，差异有高度统计学意义

【例 10-12】 15 例长期服用某种避孕药的妇女，其血清胆固醇含量的均数为 6.5 mmol/L，标准差为 0.75 mmol/L。一般健康妇女血清胆固醇含量的均数为 4.4 mmol/L。试问长期服用避孕药是否影响妇女血清胆固醇含量的变化？

据题意，σ 未知，n 较小，可用 t 检验。

(1)建立检验假设：

H_0：长期服用避孕药不影响妇女血清胆固醇含量，即 $\mu=\mu_0$

H_1：长期服用避孕药影响妇女血清胆固醇含量，即 $\mu\neq\mu_0$

$\alpha=0.05$

(2)计算统计量 t 值：

$$t=\frac{|6.5-4.4|}{0.75/\sqrt{15}}=11.05$$

3. 确定 P 值，推断结论

本例自由度 $v=15-1=14$，查 t 界值表（双侧）（表 10-4）得 $t_{0.05,14}=2.145$。算得的统计量 $t=11.05>2.145$，$P<0.05$，按 $\alpha=0.05$ 检验水准拒绝 H_0，接受 H_1，可认为长期服用该避孕药的妇女其血清胆固醇含量的均数与一般健康妇女血清胆固醇含量的均数的差别有统计学意义，前者较高。

（二）配对资料的比较

在医学研究中，配对设计应用较多。配对设计主要有四种情况：①同一受试对象处理前后的数据；②同一受试对象两个部位的数据；③同一样品用两种方法检验的结果；④配对的两个受试对象分别接受两种处理后的数据。情况①的目的是推断其处理有无作用；情况②、③、④的目的是推断两种处理方式的结果有无差别。对此类问题的统计学处理可采用下述公式计算检验统计量 t：

$$t=\frac{|\bar{d}-0|}{S_{\bar{d}}}=\frac{|\bar{d}-0|}{S_d/\sqrt{n}} \qquad \text{式(10-18)}$$

上式中，$\bar{d}$ 为成对数据之差（简称差数）的均数；$S_{\bar{d}}$ 为差数均数的标准误，S_d 为差数的标准差；n 为对子数。

计算结果按表 10-6 所示的关系作出判断。

【例 10-13】 8 名原发性高血压病人服用鱼肝油前后测得血浆纤维蛋白原含量见表 10-7。问服用鱼肝油能否引起病人血浆纤维蛋白原含量的变化？

表 10-7 原发性高血压病人服用鱼肝油前后血浆纤维蛋白原量(g/L)

病人编号	服药前	服药后	差数(d)
1	4.1	2.6	1.5
2	3.6	2.2	1.4
3	3.2	2.0	1.2
4	4.5	2.4	2.1
5	3.6	2.0	1.6
6	3.8	2.2	1.6
7	4.4	2.6	1.8
8	4.0	2.5	1.5

1. 建立检验假设

H_0：服药前后的纤维蛋白原量无变化，即 $\mu_d=0$

H_1:服药前后的纤维蛋白原量有变化,即 $\mu_d \neq 0$

$\alpha = 0.05$

2. 计算检验统计量 t 值

经计算,$\sum d = 12.7, \sum d^2 = 20.67$,则 $\bar{d} = 12.7/8 = 1.59$

$$S_d = \sqrt{\frac{\sum d - \frac{(\sum d)^2}{n}}{n-1}} = 0.27$$

$$t = \frac{|\bar{d} - 0|}{S_d/\sqrt{n}} = \frac{|1.59 - 0|}{0.27/\sqrt{8}} = 16.7$$

3. 确定 P 值,推断结论　自由度 $v = n-1 = 8-1 = 7$,查 t 界值表得 $t_{0.05,7} = 2.365$,本例 $t = 16.7 > t_{0.05,7}$,$P < 0.05$,按 $\alpha = 0.05$ 检验水准拒绝 H_0,接受 H_1,可认为原发性高血压病人服用鱼肝油后血浆纤维蛋白原含量有显著下降。

(三)完全随机设计的两样本均数的比较

完全随机设计的两样本均数的比较亦称成组比较。目的是推断两样本各自代表的总体均数 μ_1 与 μ_2 是否相等。根据样本含量 n 的大小,分 u 检验与 t 检验。

1. u 检验　用于两样本含量 n_1、n_2 均足够大时,如均大于 50 或 100。

$$u = \frac{|\bar{x}_1 - \bar{x}_2|}{\sqrt{\frac{S_1^2}{n_1} + \frac{S_2^2}{n_2}}} \qquad \text{式(10-19)}$$

算得的统计量为 u 值,按表 10-5 所示关系作出判断。

【例 10-14】　某地抽样调查了部分健康成人红细胞数,其中男性 360 人,均数为 $4.660 \times 10^{12}/L$,标准差为 $0.575 \times 10^{12}/L$;女性 255 人,均数为 $4.178 \times 10^{12}/L$,标准差为 $0.291 \times 10^{12}/L$,试问该地男、女红细胞数的均数有无差别?

(1)建立检验假设:

H_0:男、女红细胞数的均数无差别,即 $\mu_1 = \mu_2$

H_1:男、女红细胞数的均数有差别,即 $\mu_1 \neq \mu_2$

$\alpha = 0.01$

(2)计算统计量 u 值:

已知 $x_1 = 4.660 \times 10^{12}/L, S_1 = 0.575 \times 10^{12}/L, n_1 = 360$;

$x_2 = 4.178 \times 10^{12}/L, S_2 = 0.291 \times 10^{12}/L, n_2 = 255$

$$u = \frac{|\bar{x}_1 - \bar{x}_2|}{\sqrt{\frac{S_1^2}{n_1} + \frac{S_2^2}{n_2}}} = \frac{|4.660 - 4.178|}{\sqrt{\frac{0.575^2}{360} + \frac{0.291^2}{255}}} = 13.63$$

(3)确定 P 值,推断结论:因 $u = 13.63 > 2.576$,$P < 0.01$,按 $\alpha = 0.01$ 检验水准拒绝 H_0,接受 H_1,可认为该地男女红细胞数的均数不同,男性高于女性。

2. t 检验　用于两样本含量 n_1、n_2 较小,且两总体方差相等,即方差齐。

$$t=\frac{|\bar{x}_1-\bar{x}_2|}{S_{\bar{x}_1-\bar{x}_2}}$$ 式(10-20)

$$S_{\bar{x}_1-\bar{x}_2}=\sqrt{S_c^2(\frac{n_1+n_2}{n_1 n_2})}$$ 式(10-21)

$$S_c^2=\frac{(n_1-1)S_1^2+(n_2-1)S_2^2}{(n_1-1)+(n_2-1)}$$ 式(10-22)

式中 $S_{\bar{x}_1-\bar{x}_2}$ 为两样本均数之差的标准误，S_c^2 为合并估计方差(combined estimate variance)。算得的统计量为 t，$v=n_1+n_2-2$，按表 10-4 所示关系作出判断。若被检验的两样本方差相差较大且差别有统计学意义，则需用 t 检验。

对于两个样本所代表的总体方差是否齐性，可进行方差齐性检验，基本步骤是先计算检验统计量 F 值：

$$F=\frac{较大的方差(S_1^2)}{较小的方差(S_2^2)}$$ 式(10-23)

然后查方差齐性检验专用表，得到界值 $F_{0.05,(n_1-1,n_2-1)}$，如 $F\leqslant F_{0.05,(n_1-1,n_2-1)}$，则 $P\geqslant 0.05$，认为两样本所在总体方差齐，可以进行 t 检验。也可以采用经验方法快速作出判断，当 n_1、n_2 均大于 7 时，若 F 值<5，则表示方差齐。

【例 10-15】 某医师研究转铁蛋白测定对病毒性肝炎诊断的临床意义，测得 12 名正常人和 15 名病毒性肝炎病人血清转铁蛋白含量的结果如下，问病人和健康人转铁蛋白含量是否有差异？

正常人组：$n_1=12$，$\bar{x}_1=271.867$，$S_1^2=108.098$

肝炎病人组：$n_2=15$，$\bar{x}_2=235.633$，$S_2^2=199.942$

方差齐性检验：$F=\frac{199.942}{108.098}=1.85<5$，可认为方差齐。

1. 建立检验假设

H_0：正常人组和病人组转铁蛋白含量无差异，$\mu_1=\mu_2$

H_1：正常人组和病人组转铁蛋白含量有差异，$\mu_1\neq\mu_2$

$\alpha=0.05$

2. 计算统计量 t 值

经计算得 $S_{\bar{x}_1-\bar{x}_2}=4.89$，于是

$$t=\frac{|\bar{x}_1-\bar{x}_2|}{S_{\bar{x}_1-\bar{x}_2}}=\frac{|271.867-235.633|}{4.89}=7.4$$

3. 确定 P 值，推断结论　本例自由度 $v=n_1+n_2-2=12+15-2=25$，查 t 界值表 $t_{0.05,25}=2.06$，今 $t=7.4>2.06$，$P<0.05$，按 $\alpha=0.05$ 检验水准，拒绝 H_0，接受 H_1，可认为病毒性肝炎转铁蛋白含量较低(235.633<271.867)。

(四)完全随机设计的两样本几何均数比较

医学上有些资料为等比资料或正态分布资料，宜用几何均数表示其平均水平。比较两样本几何均数的目的是推断它们分别代表的总体几何均数是否相等。此种情况下，只需将原始数据 x 进行对数变换，用变换后的数据代入有关公式计算 t 值。

第三节 计数资料常用分析方法

计数资料(enumeration data)是统计学中另一类重要的资料，它是基于对个体数量的清点而形成的一组数据。如某高职护理班共有男生10名，女生40名，则男女生比例为1∶4，或者说男生占全班人数的20%。这里列出的“10”、“40”就是通过按性别清点统计出来的。计数资料的原始数据首先表现为绝对数。绝对数是研究事物现象的基础，反映事物间个体总数相对的大小。为进一步比较和分析现象之间的内在联系，也经常需要将绝对数换算成相对数。

一、相对数的常用指标

相对数是两个有关联的事物的数量之比。卫生保健工作中常用的相对数指标，可归纳为三类：构成比(constituent ratio)、率(rate)、相对比(relative ratio)。

(一)构成比

构成比表示事物内部各个组成部分所占的比重，通常以100为基数，故又称为百分比(percentage)。其公式如下：

$$构成比=\frac{事物内部某一构成部分的个体数}{事物内部各构成部分的个体数总和}\times 100\% \qquad 式(10-24)$$

构成比有两个重要特点，一是构成整体的各部分之和为100%；二是当其中某一部分所占比重增大，则其他部分会相应地减少。

【例10-16】 某外科病患者长期咳嗽，咯血5年，临床诊断为支气管扩张，手术切除患病肺叶。术后三天体温升至38℃，胸腔有积液。手术前后检查白细胞计数和分类见表10-8。

表10-8 某患者手术前、后白细胞检验结果比较

观察期间	白细胞计数	白细胞分类(%)			
	($\times 10^9$/L)	中性	淋巴	单核	嗜酸性
手术前	7.50	72	24	3	1
手术后	12.95	81	11	1	7

白细胞计数和分类构成比为临床上常规检查内容，用以分析病情变化。本例手术后白细胞总数从7.50×10^9/L上升到12.95×10^9/L，中性白细胞也提高到81%，这都是术后感染的迹象。

(二)率

率表示在一定条件下，某现象实际发生的例数与可能发生这种现象的总例数之比。因常用来说明某种现象发生的频率，故又称为频率指标。应用时比例基数(K)可以选择100、1 000、10 000或100 000，原则上以结果至少保留一位整数为宜。罕见病的率的计算一般以100 000为单位，如肿瘤死亡率。率的计算公式为：

$$率=\frac{某现象实际发生例数}{可能发生某现象的总例数}\times K \qquad 式(10-25)$$

【例 10－17】 某地开展新型农村合作医疗免费健康体检，按世界卫生组织的高血压标准，发现 40 岁以上的男子有 401 人患高血压，该年龄段男子受检者 3 505 人，试计算该地 40 岁以上男子高血压患病率。

该地 40 岁以上男子高血压患病率＝401/3 503×100％＝11.45％

计算率时，调查或实验的例数应有足够数量，这样算得的结果误差较小。如果例数较小，宁可只用绝对数表示；一般情况下社区调查统计基数应不低于 100 例。临床试验或动物实验因条件控制较好，数量可少一些，但一般也不要少于 30 例。

当各组例数不相等而又需要得到平均率时，应该将各个率的分子、分母原始数据分别相加后再计算，将各率直接相加再取平均的做法是不对的。例如，采用某综合疗法矫正青少年近视，第一批矫治 260 人，视力水平明显提高者 130 人，显效率 50％；第二批矫治 200 人，视力水平明显提高者 142 人，显效率 71％。两批合并显效率应该是［(130＋142)/(260＋200)］×100％＝59.13％。直接以率进行计算，如(50％＋71％)÷2＝60.5％则是错误的。

在进行率的比较时一定要注意资料间是否可比。例如，对甲、乙两个学校教职工颈椎病现患情况进行调查(表 10－9)，发现甲校颈椎病患病率为 22.0％，乙校为 20.0％，表面上看甲校患病率高于乙校，但若按年龄组进行分析，发现乙校各年龄组患病率均高于甲校。显然这是由于两校教职工年龄构成存在很大差异所致。当被比较的对象内部构成(如年龄、性别)不同时，需要进行率的标准化处理，然后才能加以比较。常用的标准化法有直接法和间接法两种。经标准化校正后的率称标准化率(standardized rate)。

表 10－9　甲、乙两所学校教职工颈椎病现患情况比较

年龄组(岁)	甲校			乙校		
	教职工人数	患病人数	患病率(％)	教职工人数	患病人数	患病率(％)
＜35	400	40	10.0	800	100	12.5
≥35	600	180	30.0	200	100	50.0
合计	1 000	220	22.0	1 000	200	20.0

直接法需要已知观察人群各组年龄别发病(患病、死亡)率，并选定标准人口。标准人口可以是其中一组人口、合并人口或同期全国人口的绝对数或年龄构成。以表 10－9 为例，计算的具体步骤如下：

1. 将标准人口的各年龄组人数乘上原来相应年龄组的患病率，得出两校各年龄组按标准人口计算的预期患病数(表 10－10)。

2. 分别把各年龄组按标准人口计算的预期患病数相加，得出按标准人口计算的预期总患病人数，再除以标准总人口数，即得标准化患病率。

表 10－10　甲、乙两所学校教职工颈椎病标准化患病率计算

年龄组(岁)	标准人口数	甲校		乙校	
		患病率(％)	预期患病数	患病率(％)	预期患病数
＜35	1 200	10.0	120	12.5	150
≥35	800	30.0	240	50.0	400
合计	2 000		360		550

甲校标准化患病率：360/2 000×100%＝18.0%

乙校标准化患病率：550/2 000×100%＝27.5%

通过上述直接法标化后，消除了两校人口年龄构成差别的影响，得出甲校颈椎病标准化患病率比乙校低，该结论和原来的年龄别患病率的比较一致。

（三）相对比

相对比表示有关联的两个事物的指标值之比，常以百分数和倍数表示，其公式为：

相对比＝甲指标值/乙指标值（或×100%）　　式(10－26)

【例 10－18】 某主管护师于 2002 年对所在地社区居民肿瘤死亡情况进行了回顾性队列调查，同时以邻近的另一个条件相似的社区作对照。结果本地社区居民的肿瘤粗死亡率为 $350/10^5$，邻近社区为 $50/10^5$，由此推算出相对危险度为：

$$相对危险度(RR)=\frac{350/10^5}{50/10^5}=7.0$$

说明本地社区居民患肿瘤的危险性比邻近社区高 7 倍多，需要对本社区作进一步的肿瘤危险因素分析。

常见相对比指标有性别比、师生比、每千人口拥有医护人数等。

实际应用中，应注意构成比与率不能混用。构成比表示事物内部各组成部分的比重，率则是说明某种现象发生的频率或强度。如某医院对院内感染情况进行调查，分析发现妇产科院内感染构成比最高，于是认定该科应作为消毒监测重点科室，其实这可能是错误的，因为即使某科院内感染率很低，但若在该科就诊人数很多，则获得感染的绝对数仍然很高。消毒的重点应在感染率高的科室。所以不能认为在妇产科就诊获得院内感染的机会就比别的科室高。

二、率的抽样误差和总体率的估计

（一）率的标准误

对一个群体采用抽样的方法进行率的研究，反复抽样得到的率不一定相同，这种差异是由于抽样误差所致。率的抽样误差大小可用率的标准误（S_p）来表示，实际工作中采用的计算公式为：

$$S_p=\sqrt{\frac{p(1-p)}{n}} \qquad 式(10-27)$$

上式中 S_p 为率的标准误，n 为样本含量，p 为样本率。

（二）总体率的可信区间

由于样本率与总体率之间存在着抽样误差，所以通常需要根据样本率来推算总体率所在的范围。当样本含量 n 足够大，且样本率 p 和 $(1-p)$ 均不太小，如 np 和 $n(1-p)$ 均大于或等于 5 时，样本率的分布近似正态分布，则总体率的可信区间可由下列公式估计：

总体率（π）的 95%可信区间：$p\pm1.96S_p$　　式(10－28)

总体率（π）的 99%可信区间：$p\pm2.58S_p$　　式(10－29)

【例 10－19】 为科学地采购驱虫药品数量，某地 2005 年 7 月随机抽查了 368 名 5 岁散居儿童，发现蛔虫感染率为 62.5%。试计算该地儿童蛔虫感染率的 95%可信区间。如何计算应采购药品数量？

$$S_p=\sqrt{\frac{p(1-p)}{n}}=0.0252$$

总体率的可信区间为：

$$(0.6250-1.96\times0.0252,0.6250+1.96\times0.0252)=(0.5756,0.6744)$$

即该地散居儿童蛔虫感染率 95%可信区间为 57.56%～67.44%。实际准备驱虫药品时可根据当地散居儿童总数和此可信区间测算最大和最小药品采购需求量。

三、率的假设检验

(一)u 检验

当样本例数 n 较大，样本率 p 和 $(1-p)$ 均不太小，且 np 和 $n(1-p)$ 均大于 5 时，样本率和总体率的比较以及两样本率间差别的比较可采用 u 检验，统计结果的判断参照表10－11。

表 10－11 计数资料 u 检验统计判断

u 值	P 值	统计结论
<1.96	>0.05	不拒绝 H_0，差异无统计学意义
$\geqslant1.96$	$\leqslant0.05$	拒绝 H_0，接受 H_1，差异有统计学意义
$\geqslant2.58$	$\leqslant0.01$	拒绝 H_0，接受 H_1，差异有高度统计学意义

1. 样本率与总体率的比较

对于样本率与已知总体率 π_0 的比较，需要计算检验统计量 u 值：

$$u=\frac{|p-\pi_0|}{\sqrt{\pi_0(1-\pi_0)/n}} \qquad 式(10－30)$$

【例 10－20】 已知某市中小学生蛔虫感染率为 13.26%，某全科医生在其服务区中小学中随机抽取 460 名学生进行蛔虫卵检查，有 43 人被查出蛔虫卵阳性，问该社区中小学生蛔虫感染率是否低于当地中小学生整体感染水平？

(1)建立检验假设：

$H_0:\pi=0.1326$，即该社区中小学生蛔虫感染率等于当地中小学生整体感染水平

$H_1:\pi<0.1326$，即该社区中小学生蛔虫感染率低于当地中小学生整体感染水平

(2)计算统计量 u 值：

本例，$n=460$，$p=43/460=0.0935$，代入公式：

$$u=\frac{|0.0935-0.1326|}{\sqrt{0.1326(1-0.1326)/460}}=2.4747$$

(3)确定 P 值，推断结论：根据表 10－5，$u=2.4747>1.96$，得 $P<0.05$，按 $\alpha=0.05$ 检

验水准，拒绝 H_0，接受 H_1，可认为该社区中小学生蛔虫感染率低于当地中小学生整体感染水平。

2. 两样本率的比较

用于推断两样本是否来自同一个总体。计算公式为：

$$u=\frac{|p_1-p_2|}{\sqrt{p_c(1-p_c)(\frac{1}{n_1}+\frac{1}{n_2})}} \qquad \text{式(10-31)}$$

$$p_c=\frac{x_1+x_2}{n_1+n_2} \qquad \text{式(10-32)}$$

上式中 p_1、p_2 为样本率，n_1、n_2 为样本例数，x_1、x_2 为阳性例数，p_c 为合并样本率。

【例 10-21】 为了解乙肝病毒携带率的城乡差异，调查了城市居民 522 人，携带人数为 24 人；调查农村居民 478 人，携带人数 33 人。请问城乡乙肝病毒携带率有无差异？

1. 建立检验假设

$H_0:\pi_1=\pi_2$，即城乡乙肝携带率相等

$H_1:\pi_1\neq\pi_2$，即城乡乙肝携带率不等

$\alpha=0.05$

2. 计算统计量 u 值

$n_1=522, x_1=24, n_2=478, x_2=33$

$$p_c=\frac{x_1+x_2}{n_1+n_2}=\frac{24+33}{522+478}=0.057$$

$$u=\frac{|p_1-p_2|}{\sqrt{p_c(1-p_c)(\frac{1}{n_1}+\frac{1}{n_2})}}=\frac{|\frac{33}{478}\times 100\%-\frac{24}{522}\times 100\%|}{\sqrt{0.057(1-0.057)(\frac{1}{522}+\frac{1}{478})}}=1.57$$

3. 确定 P 值，推断结论　因 $u=1.57<1.96$，得 $P>0.05$，故按 $\alpha=0.05$ 检验水准，不拒绝 H_0，差异无统计学意义，可以认为城乡乙肝病毒携带率是相等的。

（二）χ^2 检验

χ^2 检验(chi-square test)或称卡方检验，是一种用途较广的假设检验方法，按资料设计类型可分为成组比较和配对比较两类。对于两个及以上的率或构成比之间的比较，可应用 χ^2 检验的基本公式或行列表 χ^2 检验公式；两率之间的比较还可应用四格表专用公式进行。但究竟选用哪一种类型的 χ^2 检验，需要视资料的特点而定，使用时应注意其应用条件。

1. χ^2 检验

(1)基本公式为：

$$\chi^2=\sum\frac{(A-T)^2}{T} \qquad \text{式(10-33)}$$

$$\chi^2=\sum\frac{(|A-T|-0.5)^2}{T} \qquad \text{式(10-34)}$$

上式中 A 为实际频数；T 为理论频数，理论频数 $=\frac{\text{行合计数}\times\text{列合计数}}{\text{总合计数}}$。$\chi^2$ 检验的自由度 $v=(R-1)(C-1)$。上述公式的应用条件是 $N\geqslant40$ 且 $T>5$。当 $N\geqslant40$，任何一格的理论数介于 1 与 5 之间，即 $1<T\leqslant5$，则需使用相应的校正公式(10－34)；若 $N<40$ 或 $T<1$，则必须用确切概率法或似然比检验法。

χ^2 检验的基本步骤是：①正确列出表格。②计算理论频数。③根据样本量和理论频数选择统计公式，计算检验统计量 χ^2 值。④根据检验水准 α、自由度和 χ^2 界值(可查表)，确定 P 值，作出推断。若检验统计量 $\chi^2<\chi^2_{\alpha,v}$，$P>\alpha$；$\chi^2\geqslant\chi^2_{\alpha,v}$，$P\leqslant\alpha$。

2. 四格表 χ^2 检验

如果资料经整理后形成四格表(fourfold table)，则可应用四格表专用公式或其校正公式，从而简化计算过程。四格表是指由四个基本数据组成的表，表内其余数据均由此推算出来。四格表基本形式如表 10－12。

表 10－12 四格表基本形式

组别	发生数	未发生数	合计
A 组	A	B	$A+B$
B 组	C	D	$C+D$
合计	$A+C$	$B+D$	N

四格表 χ^2 检验专用公式：

$$\chi^2=\frac{(AD-BC)^2\cdot N}{(A+B)(A+C)(B+D)(B+C)} \qquad \text{式(10－35)}$$

其中 A 为四格表内 A、B、C、D 各格实际频数；T 为四格表内各格实际数字所对应的理论频数。当 $N\geqslant40$，四格中任一格理论数介于 1 与 5 之间，即 $1<T\leqslant5$，则需使用相应的校正公式：

$$\chi^2=\frac{(|AD-BC|-N/2)^2\cdot N}{(A+B)(A+C)(B+D)(B+C)} \qquad \text{式(10－36)}$$

四格表 χ^2 检验的自由度为 1。因此在进行统计推断时，若检验统计量 $\chi^2<3.84$，则 $P>0.05$；若 $\chi^2\geqslant3.84$，则 $P\leqslant0.05$；若 $\chi^2\geqslant6.63$，则 $P\leqslant0.01$。

【例 10－22】 某护士研究退出留置针针芯时避免血液外溢的方法，用甲乙两种方法观察了 240 例患者，结果见表 10－13，问：两种方法避免血液外溢的效果有无差别？

表 10－13 两种退出留置针针芯方法避免血液外溢的效果比较

方法	有血液外溢	无血液外溢	合计
甲	11	187	198
乙	6	36	42
合计	17	223	240

上述表格中 11、6、187、36 四个数据分别对应于 χ^2 检验的实际频数 A、B、C、D。总例数 $N=A+B+C+D=240$。从该资料算出的两种方法血液外溢率分别为 5.56％和14.29％，

两者的差别可能是抽样误差所致，亦可能是两种方法血液外溢率（总体率）确实有所不同。可通过 χ^2 检验来区别其差异有无统计学意义。

(1)建立检验假设：

H_0：两种方法血液外溢率无差别，即 $\pi_1=\pi_2$

H_1：两种方法血液外溢率有差别，即 $\pi_1\neq\pi_2$

$\alpha=0.05$

(2)计算 χ^2 值：

因四格表内最小理论频数 $T_{\min}=17\times42/240=2.975$，故需用校正公式计算 χ^2 值：

$$\chi^2=\frac{(|187\times6-11\times36|-240/2)^2\times240}{198\times42\times223\times17}=2.796$$

(3)确定 P 值，推断结论：

本题自由度 $v=$(行数-1)(列数-1)$=(2-1)(2-1)=1$。因 $\chi^2=2.796<3.84$，故 $P>0.05$。按 $\alpha=0.05$ 检验水准，不拒绝 H_0，根据此资料还不能认为两种方法的血液外溢率有差别。

3. 行×列表的卡方检验(χ^2 test for $R\times C$ table)

对于两组以上的率或百分构成比差别的显著性检验，可应用下述公式：

$$\chi^2=n(\sum\frac{A^2}{n_Rn_C}-1) \qquad \text{式(10-37)}$$

上式中 n 为总例数；A 为各观察值实际频数；n_R、n_C 分别为各观察值相对应的行合计和列合计；$v=(R-1)(C-1)$。

【例 10-23】 某医师研究血型与胃、十二指肠溃疡间的关联性，比较两组病人的血型构成比是否一致，结果如表 10-14。试作统计分析。

表 10-14 两种病人的血型分布

病名	O型	A型	B型	AB型	合计
胃溃疡	25	11	13	4	53
十二指肠溃疡	63	71	57	9	200
合计	88	82	70	13	253

(1)建立检验假设：

H_0：两组病人的血型构成比一致，即 $\pi_1=\pi_2$

H_1：两组病人的血型构成比不一致，即 $\pi_1\neq\pi_2$

$\alpha=0.05$

(2)计算 χ^2 值：

$$\chi^2=253\times(\frac{25^2}{53\times88}+\frac{11^2}{53\times82}+\frac{13^2}{53\times70}+\frac{4^2}{53\times13}+\frac{63^2}{200\times88}+\frac{71^2}{200\times82}+\frac{57^2}{200\times70}+\frac{9^2}{200\times13}-1)=6.83$$

(3)确定 P 值，推断结论：

$$v = (R-1)(C-1) = (2-1)(4-1) = 3$$

查 χ^2 界值表，得 $\chi^2_{0.05,3} = 7.81$，因 $\chi^2 = 6.77 < 7.81$，$P > 0.05$，按 $\alpha = 0.05$ 检验水准，不拒绝 H_0，故可认为这两种病人的血型分布无显著性差异。

需要注意的是对于有序列联表，如按临床治愈、显效、缓解和无效进行两种或以上药物疗效的比较，不宜做行×列表的卡方检验，应选用秩和检验或 Ridit 分析等方法。

表 10－15　χ^2 界值表

自由度 v	$P=0.05$	$P=0.01$	自由度 v	$P=0.05$	$P=0.01$
1	3.84	6.63	11	19.68	24.72
2	5.99	9.21	12	21.03	26.22
3	7.81	11.34	13	22.36	27.69
4	9.49	13.28	14	23.68	29.14
5	11.07	15.09	15	25.00	30.58
6	12.59	16.81	16	26.30	32.00
7	14.07	18.48	17	27.59	33.41
8	15.51	20.09	18	28.87	34.81
9	16.92	21.67	19	30.14	36.19
10	18.31	23.21	20	31.41	37.57

4. 配对计数资料 χ^2 检验（χ^2 test of paired comparison of enumeration data）

配对计数资料的两个样本中，观察单位或实验单位被一一配对，观察暴露情况；或同一观察（实验）单位被先后给予不同处理。此时 χ^2 检验目的是推断两组暴露（或处理）有无差异。根据观察或实验结果的差异部分合计数的大小，分别选用下述 McNemar χ^2 检验公式进行计算（自由度均为 1）。

当 $b+c \geqslant 40$ 时，应用专用公式：

$$\chi^2 = \frac{(b-c)^2}{b+c} \qquad \text{式(10－38)}$$

当 $b+c < 40$ 时，应用校正公式：

$$\chi^2 = \frac{(|b-c|-1)^2}{b+c} \qquad \text{式(10－39)}$$

【例 10－24】 某护士护理小儿臀红，将同月龄、臀红程度相同的小儿配成对子，患儿每次便后用温水将其臀部冲洗干净后，用纱布轻轻吸干水分，暴露创面，分别用 40～60 W 鹅颈灯照射和 750 W 电吹风促使臀部干燥，4 天后观察臀红痊愈情况，得结果见表 10－16。问：两种护理方法效果有无差别？

表 10－16　两种护理臀红方法效果比较

电吹风	鹅颈灯		合计
	痊愈	未痊愈	
痊愈	18(a)	26(b)	44
未痊愈	19(c)	15(d)	34
合计	37	41	78

1. 建立检验假设

H_0:两种护理方法效果无差别,即 $b=c$

H_1:两种护理方法效果有差别,即 $b\neq c$

$\alpha=0.05$

2. 计算 χ^2 值

$$\chi^2=\frac{(26-19)^2}{26+19}=1.09$$

3. 确定 P 值,推断结论　配对资料 $v=1$,$\chi^2_{0.05,1}=3.84$。因 $\chi^2<\chi^2_{0.05,1}$,故 $P>0.05$。按 $\alpha=0.05$水准,不拒绝 H_0,可以认为两种护理臀红方法效果相同。

第四节　统计表和统计图

统计表和统计图是将已整理的资料用简明的表格或图形表达出来,使人获得明晰而直观的印象,避免冗长的文字叙述,便于比较分析。

一、统计表

统计表(statistical table)是以表格的形式,表达被研究对象的特征、内部构成及研究项目分组之间的数量关系。将统计调查所得到的资料,按照一定的项目和顺序,填写在纵横交叉的线条所绘制的表格中,便形成广义的统计表。

统计表是整理和汇总统计资料的一种重要形式。其主要作用是弥补文字说明的不足,能把作者的思想表达得更直观;可以简明扼要地显示调查研究结果,从中发现事物之间的相互关系;使大量数据系统化、条理化,便于阅读和比较。原始的统计资料如果不通过表格形式进行整理和展示,通常只是一堆杂乱无章的数字。统计表由于主要被用来直接展示研究结果的各项指标,故不宜用于罗列每一试验对象的各种测定值或统计过程中产生的间接数据。

(一)统计表的制作原则

统计表的制作原则:

1. 重点突出　让人阅后能明白表格所要传达的主要信息,不要包罗万象。

2. 层次分明　标目的层次不宜太多(通常1至2层)。最好一事一表,避免层次过多或结构混乱。

统计表的基本结构如下:

表号　　　　标题(含时间、地点和事件)

总横标目	纵标目1	纵标目2(统计指标及单位)	纵标目3
横标目1	××	××.××	××.××
横标目2	××	××.××	××.××
(被研究事物)	××	××.××	××.××
合计	××	××.××	××.××

例如：

表 10-17　281 例孕妇弓形虫感染与家养宠物关系

养宠物	调查人数	弓形虫抗体阳性数	阳性率(%)
家养宠物	49	5	10.20
不养宠物	232	3	1.29
合计	281	8	2.85

(二)统计表的制作要求

1. 标题　是表格的总名称。原则上应具备时间、地点和事物三要素，并且简练，用词确切，能表达中心内容，字数一般不超过 15 字。左侧应有表的序号以备查考(必要时还应标明资料来源和时间)，并按文中出现的先后顺序编码。表号一律用阿拉伯数字表示，如表 1、表 2，表 2-1，表 2-2。不宜写成表一、表二、或表Ⅰ、表Ⅱ等。

2. 标目　分为横标目和纵标目。横标目说明横行数字的属性，要求位于表内左侧；纵标目常为统计指标，说明每一列中数字的属性，位于表格的第一横行，列在表内上方。横标目或纵标目有时根据分类需要各设总标目。横、纵标目连起来应可以形成对一个指标的完整叙述。

3. 线条　力求简洁，制作方便。一般统计表有 3～4 条横线(三线或四线表)，包括顶线、底线以及必要的分割线。表的形状以长方形为宜，采用不封闭的“开口”式，即左右两端不画纵线，且表格内无竖线和斜线。基层实际工作中为追求效果，不完全拘泥于本要求。一些出版物统计表仅用不同颜色区分标目和数字而无线条。

4. 数字　一律用阿拉伯数字。同一列的小数位数应一致，且位次对齐。如果某格无须填写数据，可用“—”表示；暂缺资料用“…”来表示。两种情况下均不能填“0”。对于统计表内数据的表达也应遵循统计学基本要求，如当调查例数较少且低于 20 时，一般不计算率，而直接用绝对数表示。

5. 内容编排　一般按事物发生的频率大小、等级顺序排列标目。要合理安排纵横标目。表内各指标均应有计量单位；统计符号或代码的含义应明确；如有统计学处理则所采用的方法应交代清楚，并且关键的统计量应列全以便核实。在做表时不能简单地照搬统计软件输出结果，应根据需要将关键的统计信息、必要的项目列入。

6. 正文说明　应有对应于每张表的叙述，但不是简单地重复表格中的数据，应归纳表中所说明的问题或重点，并对特别之处加以解释。注意文字表达结果与表格内容不能相互矛盾，在文中相应位置应有类似“见表 X”的标志。

7. 补充资料　在表的下方简要地说明。包括资料来源、某些指标的计算方法、数值的保留位数等。

(三)统计表的种类

统计表的种类有多种划分标准。广义的统计表包括调查表、登记表、过渡表、综合整理表、定期报表、分析表及表达最后结果的统计表在内。从应用角度看，统计工作各个阶段中所用的一切表格均为统计表。狭义的统计表是指表达统计结果的统计表，一般分为简单表、复合表和相关表三类。

1. 简单表　将统计结果仅按某一属性、标志或程度的大小分组。常用于下述情况：比较一种标志经分组后的统计指标，如比较不同部位抽血某项化验指标的差异；观察不同保健措施对疾病康复产生的影响；描述某种疾病出现的各类症状和体征的频率；显示多因素分析不同变量的统计结果。表 10－18、表 10－19 即属简单表。

表 10－18　2002 年某医院 1 402 例孕妇分娩结果

分娩结果	例数	构成比(%)
过期产	21	1.50
死产	21	1.50
早产	212	15.12
足月产	1 148	81.88
总计	1 402	100.00

表 10－19　SLE 检验指标与治疗结局 logistic 回归分析

变　量	β值	P 值	OR 值(95%CI)
SLE 复发	0.68	0.049	1.98(1.03～3.81)
器质性脑损害	1.72	＜0.001	5.56(2.42～12.76)
补体 C_3 降低	0.88	0.006	2.42(1.29～4.52)
抗 ds-DNA 阳性	0.90	0.003	2.47(1.36～4.48)
心率＞100 次/分	0.83	0.006	2.28(1.26～4.12)
舒张压＞90 mmHg	0.85	0.011	2.34(1.22～4.51)

2. 复合表　将统计结果按两个或两个以上标志分组。如分析某药物对不同病型与病情的疗效；观察疾病与病人年龄、性别的关系。复合表反映的信息量较多，可能既有计量统计信息，又有计数统计信息，以及统计推断信息(表 10－20)。目前这种表在论文中越来越多。

表 10－20　某年某地不同病型及不同病情流脑病死率比较

病型	轻			中			重		
	例数	死亡人数	病死率(%)	例数	死亡人数	病死率(%)	例数	死亡人数	病死率(%)
菌血型	25	0	0.00	27	0	0.00	7	4	57.14
脑 型	428	2	0.47	224	11	4.91	126	35	27.78
混合型	373	1	0.27	241	7	2.90	170	31	18.24
合 计	826	3	0.36	492	3	0.61	303	70	23.10

3. 相关表　该表是复合表的一种形式，能展示行变量与列变量之间的内在联系。常用于配对计数资料及诊断实验的比较。

(四)统计表常见错误

1. 内容杂乱　表内希望表达的内容或项目过多，主题不突出，轻重不分。

2. 标题含糊　标题内容未能明确交代三要素，或过于简练，应交代的基本信息未列出。

3. 缺少关键信息　如未给出指标的基本单位，未交代统计分析所用方法，基本统计指标未列出。数据及其处理的真实性值得怀疑。

4. 逻辑关系错误　如构成比合计不足 100%；分类中相互包含，如纵标目年龄分组中有“＞50 岁、＞60 岁、＞70 岁”的写法。

5. 交叉排列　横标目和纵标目摆放位置不妥当，纵标目被放置在表的左侧；表内绝对数和相对数未分开排列，小数点位数未统一、对齐，采用了括弧形式表示相对数。

二、统计图

统计图(statistical diagram)是根据统计表的资料，通过点、线、面或立体形式形象化地表达其数量特征或变化动态的一组图形。卫生保健实践中常用的统计图有普通线图、直条图、直方图、构成比图和统计地图等。

(一)统计图绘制的基本要求

1. 根据资料性质和分析目的正确选用图形。医学论文中，最常遇到的统计资料可分为两大类，即间断性资料和连续性资料。

(1)间断性资料：是指各个相互独立的、非连续的、不存在变量关系的资料，如比较某学校1～10班冻疮发生情况，班级与班级之间不存在连续的或变量的关系，即其他班级发病的高或低与班级排列无关。这类资料需要选用直条图或构成图。

(2)连续性资料：是指相互之间是连续的、存在变量关系的资料，如1～12月，2000～2005年，期间的资料是连续的、相互有联系的。这类资料则需选用线图或直方图。

此外，对于地域性资料，则可选用统计地图。

2. 要有确切的标题和编号，其位置通常安排在图的下方。图号要求用阿拉伯数字表示。

3. 在同一图内比较几种不同的事物时，可用不同的线条、图案或颜色表示，并附图例说明。在不影响美观的情况下，最好图内能标明各点或各部分数字的大小。

4. 有纵轴和横轴为坐标的图形，一般在第一象限内作图，以两轴交点为起点，纵、横轴都应有标目，并注明尺度的数量单位。

(二)常用统计图及绘制方法

对统计图的绘制过去一直采用手工方法，目前已有许多软件如Excel软件或SPSS软件可用于快速制图。这里介绍绘制的基本方法。

1. 普通线图(line diagram)

(1)以线段的上升或下降来表示事物在时间上的发展变化趋势或一种现象随另一种现象变迁的情况。适用于连续型变量资料。

(2)横轴常用以表示某事物的连续变量，纵轴多表示率、频率或均数。

(3)纵轴采用算术尺度，从零开始。纵横轴长度之比以5∶7为宜。如果图形的最低点与零点差距很大，则可在纵轴基部作折断口，使线段降低以求美观。横轴可以不从零开始。如果以组段为单位，则每组均以组段下限为起点，但绘图的坐标点则应以组段中点为宜。

(4)数据点画在组段中间位置。相邻的点用直线连接，不要用平滑的曲线连接。无数据的组段用虚线连接。直线不能任意外延(图10-4)。

(5)同一图内不宜有太多曲线，以免混淆不清。如有几条线作对比，则用不同线形或不同颜色或不同的图形形式加以区分，并有图例说明。不同指标不宜共用同一个纵轴或横轴。

2. 直方图(histogram)

(1)直方图是以各矩形的面积来代表各组频数的多少，适用于表达连续性资料的频数或频率分布(图10-5)。

(2)横轴表示变量，尺度可以不从零开始。同一轴上的尺度必须相等。

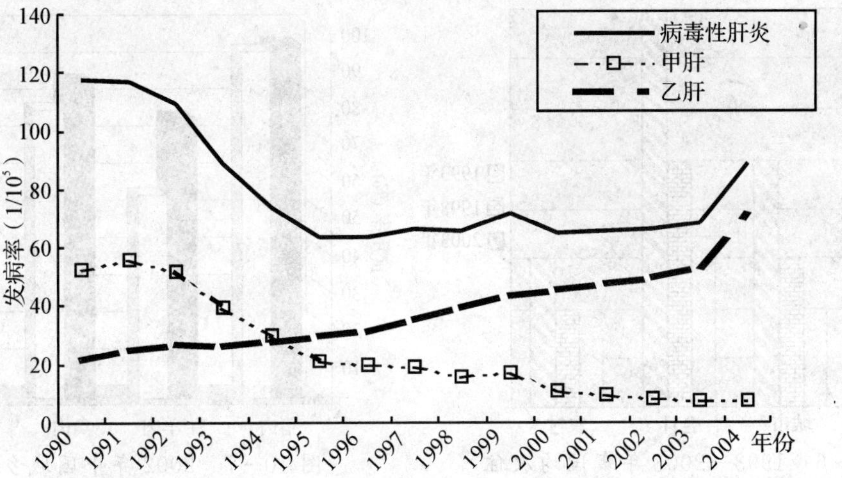

图 10-4　1990—2004 年全国病毒性肝炎流行状况

(3)作图时各直条的宽度应等于组距，高度应等于该组的频数或频率。组距相等的分组资料才能作图，否则应先换算成相等组距。

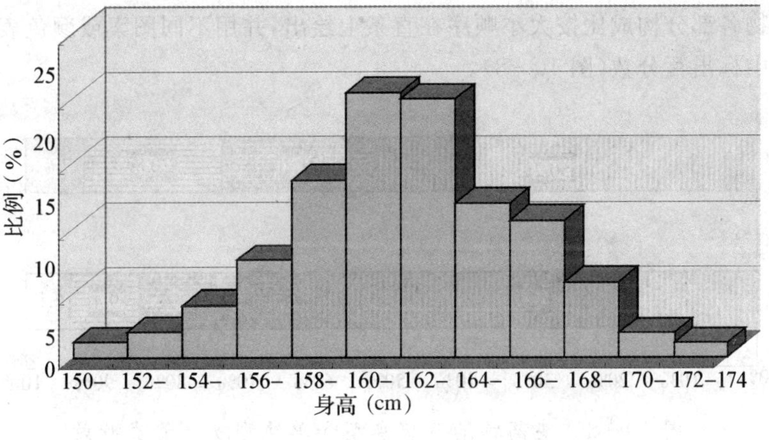

图 10-5　某大学一年级女生身高分布图

3. 直条图(bar chart)

(1)直条图是用等宽直条的长短来表示相互独立(资料有明确分组，不连续)的各指标值的大小，有单式和复式两种。单式适用于只有一组观察资料，复式适用于有若干组观察资料(图 10-6，图 10-7)。

(2)作图时，一般是以横轴为直条图的基线，纵轴表示频数或频度，从零开始；直条间的距离一般以条宽的 1/2 为宜。一般按自然顺序排列，或者按数值从大到小(或从小到大)，或按时间顺序排列，以便于比较。

(3)复式直条图的制图要求与单式相同，但每组的直条最好不要过多，同组直条间不留空隙，组内各直条排列次序要前后一致。复式直条图在同一观察项目的各组之间无间距。

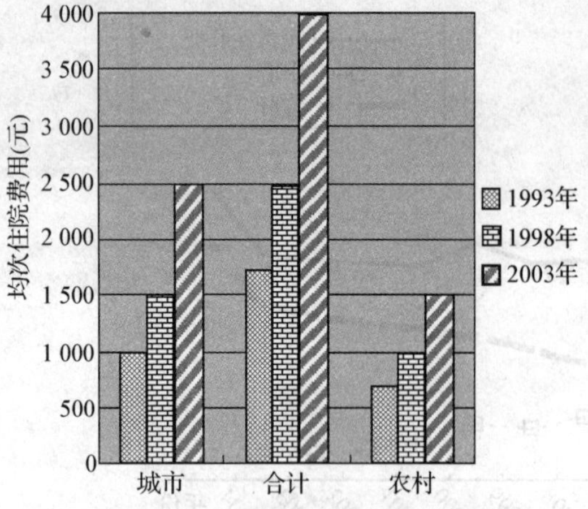

图 10-6　1993—2003 年我国均次住院费用及其变化情况

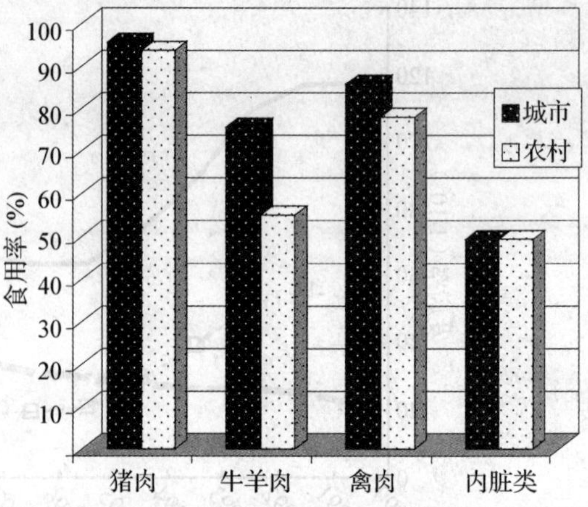

图 10-7　2002 年中国城乡居民肉类食物消费行为

4. 构成图　构成图包括百分条图和圆图两种情况。百分条图是用矩形面积的大小表示某事物内部各组成部分的构成比。绘制时先画出一等宽的矩形直条代表构成比总和(100%),然后在直条的上方或下方画一条等长平行且与直线两端对齐的线段作标尺。再根据标尺将事物各部分构成比按大小顺序在直条上绘出,并用不同图案或颜色表示不同部分,在每一部分中标出百分数(图 10-8)。

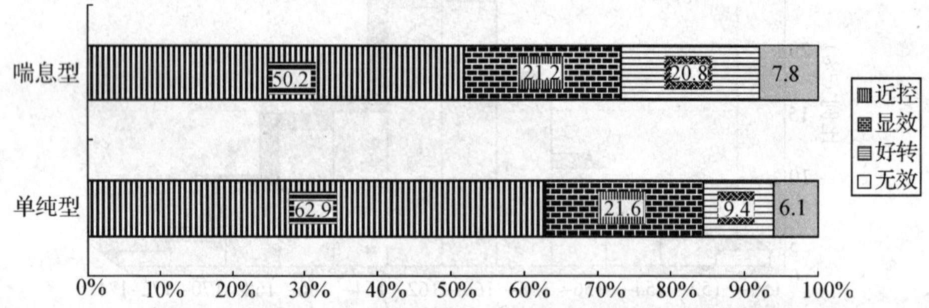

图 10-8　某药物治疗喘息型和单纯型支气管炎疗效

圆图用途同百分条图,是以圆的半径将圆面分割成多个大小不等的扇形来表达构成比。作图方法是每 3.6°为 1%,用 3.6 乘以百分数即为扇形所占的度数。用量角器获得圆心角度数,按其大小排列,从相当于时钟 12 点或 9 点的位置开始顺时针方向绘图。各组成部分可用不同图案或颜色表示,数值也应标在图中(图 10-9)。

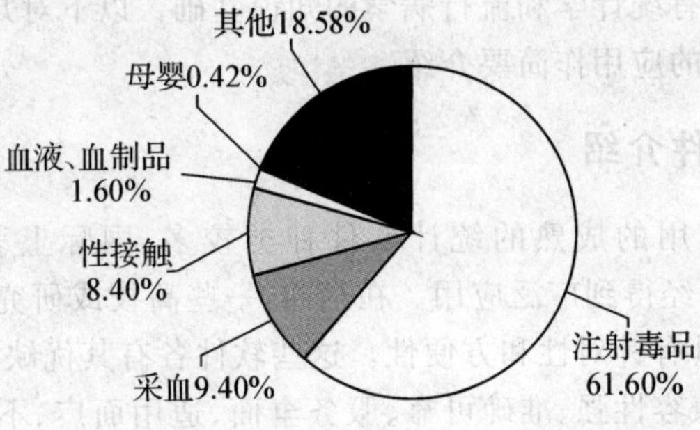

图 10－9　我国报告的艾滋病病毒感染者感染途径构成

5. 统计地图　表示某现象的数量在地域上的分布，可用不同的点、线、颜色等在地图上表现出来。用于描述疾病、健康状态或卫生保健状况的分布情况、疾病流行线路。如 2004 年我国 HIV 感染者数量分布(图 10－10)。目前统计地图在传染性非典型肺炎、禽流感防制工作中已得到广泛应用。

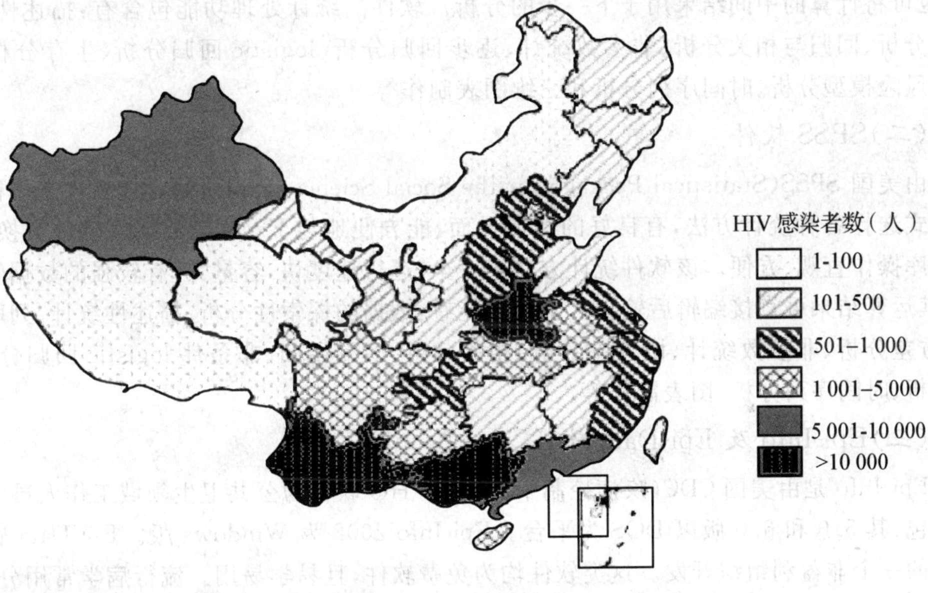

图 10－10　2004 年我国 HIV 感染者数量分布

第五节　统计软件应用简介

随着科学技术水平的提高、卫生信息化步伐的加快，计算机技术已从过去仅仅局限在科研机构专业人员使用逐步走向社会，进入学校和家庭。卫生保健工作离不开计算机及其应用软件。常用的应用分析软件包括通用软件、统计软件和流行病学软件三类，习惯上通称统计软件。统计软件多以统计软件包(即能对数据进行处理、统计分析的一系列程序的组合)的形式出现。越来越多的单位和个人依托于统计软件进行数据管理和处理。根据资料的性质和分析目的，应用时可以选用不同的统计软件。部分软件可以直接输出一般性描述结果，但更高层次的分析需要有统计学和流行病学的知识基础。以下对几种常用的医学统计软件及其在卫生保健领域中的应用作简要介绍。

一、常用统计软件介绍

目前市场上可供选用的成熟的统计软件种类较多，国际上著名的三大通用软件包SAS、SPSS和BMDP已经得到广泛应用。在国内，一些高校或研究机构也开发出了不少实用统计软件，其应用更具有针对性和方便性。这些软件各有其优缺点，其中一些软件在实际应用中具有易学易用、兼容性强、准确可靠、服务全面、适用面广、不断更新的特点。基层工作可结合实用性、易操作性和可获得性三方面选用相应软件。

(一)SAS软件

由美国SAS(Statistics Analysis System)软件有限公司研制并发行，尤其适合于统计专业人员使用。该软件能与FoxBASE、Excel等数据库软件方便地交换数据，具有很强的数据管理和报表编制功能。其最大优点是数据预处理功能强，能进行数据的检索、整理、修改等，也可将计算的中间结果用于下一步的分析。软件的统计处理功能包含有：描述性统计、方差分析、回归与相关分析、非参数统计、逐步回归分析、logistic回归分析、生存分析、Cox比例风险模型分析、时间序列分析和三维图表制作等。

(二)SPSS软件

由美国SPSS(Statistical Package for the Social Science)公司研制。该软件采用窗口菜单方式选择各种统计方法，有良好的图形界面，能方便地与Excel等数据库软件交换数据，数据库操作直观、方便。该软件统计方法较齐全，运行速度快，容量大，有较强的数据管理能力，其运算结果可直接编辑后输出。主要功能有：数据的探索性分析、描述性统计、列联表分析、方差分析、非参数统计、协方差分析、相关分析、多元回归、非条件logistic回归分析、生存分析、时间序列分析、图表制作等。

(三)Epi-Info及Epi-Data软件

Epi-Info是由美国CDC(疾病控制中心)和WHO联合为公共卫生领域工作人员开发的软件包，其5.0和6.0版以DOS为平台。Epi-Info 2002为Windows版。Epi-Data软件为丹麦的一个非盈利组织开发。这类软件均为免费软件，且易学易用。流行病学常用分析、表格、统计图、疾病分布地图等只需使用该软件一些简单的命令如FREQ、TABLES、GRAPH和MAP就可以完成。

Epi-Info及Epi-Data软件在建立调查表、管理数据库方面具有独特功能，十分方便录入，直观性很强，能直接将问卷调查表数据过录到数据库；并可对录入字段的性质、范围和逻辑关系作限定以减少录入差错。该软件能与多种数据库进行转换。统计功能包括：t检验、方差分析、四格表的假设检验、回归分析、病例对照研究和队列研究资料的数据处理、分层分析和趋势分析等。

(四)Excel软件

Excel是美国微软(Microsoft)公司的一种办公系列软件，对广大非统计专业人员是一个易学、易用、廉价、高效的好助手。Excel有友好的用户界面，卓越的数据处理和数据分析能力。Excel提供了一个分析工具库，包括19个模块，通过简单的对话框操作就可调用这些工具完成相应的统计分析。采用其预装的统计函数作分析时，工作表中的原始数据与统计分析计算结果存在着动态的联系，当原始数据修改后，统计分析的结果也自动更新。用户还可以自行编辑各种公式，或将各个函数组合使用。Excel 软件提供有丰富的电子表格模板，可做出各类美观实用的统计表格，依据表格中的数据可生成不同类型直观、实用的统计图。

在卫生保健工作中该软件可提供以下统计功能：统计描述、直线回归和相关分析、数据排序、分类和汇总功能、制作常用的统计图表、进行假设检验等。

二、统计软件的应用步骤

专业统计软件均有专门的操作手册供使用时参考。应用统计软件处理卫生保健资料的一般步骤如下：

（一）建立数据库

采用统计软件对卫生保健相关资料进行统计学方面的分析处理，需要先建立基本的数据库。该数据库可以通过新建形成，也可以通过外来数据库转换得到。若已有数据库的类型不能直接被所选用的统计软件所利用，此时需要将数据库作适当的转换，以使其能被所选用的统计软件所识别。多数统计软件如 SPSS、Epi-Info 都自带有数据的转换功能，方便用户直观操作。

（二）数据预处理

为便于统计分析，通常需要对数据库进行变量值的重新编码、变量值等级的合并、变量类型的转换；有时还需要完成数据库的分割或合并等处理。例如，对居民血红蛋白的检验资料，可按贫血与否分类，也可按正常、轻度贫血、中度贫血、重度贫血进行分组。数据预处理常与尝试性分析交替进行，以保证研究结果的稳定性和统计效力。

（三）统计描述

对于卫生保健资料的统计分析一般包括统计描述和统计推断。统计描述是用统计指标、统计表、统计图等方法，对资料的数量特征及其分布规律进行测定和描述。如果对数据的基本特征缺乏了解和描述性分析，易导致选用的统计软件或统计方法出现错误。例如，计算算术均数要求资料呈正态分布，当资料呈偏态分布时要选用四分位数间距或百分位数。对资料进行统计描述是统计分析的第一步，直接决定下一步统计分析方法的选择。

基层对卫生保健资料的统计描述通常可以借助 Excel 软件和 EPI 软件来完成。

（四）统计推断

统计推断包括参数估计和假设检验。进行统计推断前，需要根据研究目的选择合适的分析变量，并设计相应的分析表格，有计划地进行统计分析。统计软件包含的统计程序种类很多，不同的统计方法各有其相应的应用条件和对数据格式的要求。应按照软件分析的程序进行操作。统计分析过程中软件自动分析可能会给出不同的统计结果，此时需要参照资料分布的特点，作出相应的选择。对最终的统计处理结果，应结合专业知识，作出合理的解释，应注意统计学上的关联并不代表因果关系一定成立。

如何选择和安装统计软件、利用统计软件建立调查表形成自身的数据库、进行数据分布特征的统计描述、绘制统计图表、进行假设检验和多元分析等，涉及具体的操作性应用，请参见相关统计学专业书籍或软件说明书。

复习思考题

1. 说出标准差和标准误的区别和联系。
2. 简述正态分布和 t 分布的特点。
3. 如何描述一组统计数据的分布特点？
4. 计量资料和计数资料常用的假设检验方法有哪些？
5. 列出四格表卡方检验和配对计数资料卡方检验的应用条件。
6. 常见统计图有哪几种类型？分别适用于何种资料？
7. 应用统计软件进行数据处理的基本步骤有哪些？

（王万荣）

第十一章 流行病学在卫生保健中的应用

流行病学(epidemiology)是研究特定人群中与健康有关的状态或事件的分布及决定分布的影响因素,并应用于解决健康问题的一门科学。作为现代医学的基础方法和预防医学的领头学科,流行病学的核心内容由原理、方法和应用三部分组成,强调以人群为基本研究对象;研究范围包括疾病、伤害、健康状态和卫生事件。目前流行病学的主要任务是描述疾病或健康状态的分布、探讨疾病的病因和影响流行的因素、研究疾病的自然史、开展疾病的监测,制定疾病的控制对策及卫生保健规划,评价疾病诊断、预防、控制、治疗以及干预措施的效果。

第一节 疾病的分布

任何疾病、健康状态或卫生事件都有一定的外部特征,在时间、空间和人群三个方面都会以一定的形式表现出来。疾病所呈现出来的姿态在流行病学上称作疾病的分布(distribution of disease)。疾病的分布特点经常受到致病因子、环境、宿主等自然因素和社会因素的影响。尽管如此,疾病的分布并非杂乱无章,而是有规律可循的,正确进行疾病分布描述,是研究疾病流行规律和病因的基础,有助于获得病因线索、提出防治重点、验证防治效果,进而提出防治保健对策和措施。中外很多传染病、非传染病等流行病学的成就,正是基于疾病分布特点的仔细研究而获得成功的。

一、疾病频率的测量指标

对一种原因不明的疾病的防治或者突发公共卫生事件的应急处理,首先要计算该疾病或事件在不同地区、不同时间和不同人群中发生的频率,然后才能进行逐步的深入的综合分析。常用的流行病学测量指标有:

1. 发病率(incidence rate) 表示一定期间内(一般为一年),某人群中发生某病新病例的频率。

$$某病发病率=\frac{某人群某年(期)内某病新发病例数}{该人群同年(期)平均人口数}\times K$$

式中 K 可为100%、1 000‰(或100 000/10^5),一般以保留两位小数点为宜。

发病率是一项重要而又常用的指标。主要用来描述疾病的分布,探讨发病因素,提出病因假设和评价保健措施效果。

计算发病率时，那些发病时间清楚的疾病，如急性心脑血管疾病之类，容易判定是否为新病例。但是恶性肿瘤或精神病之类，其发病时间很难确定，这时可将初次诊断时间作为发病时间。

发病率若按疾病种类、年龄、性别、职业、地区及不同人群而分别统计计算，得到的为发病专率。不同地区之间进行比较，要求首先消除内部构成不同所导致的差异，此时需进行率的标准化处理。标准化的方法不同所得到具体数值是不同的，它反映的是相对水平，而不反映实际水平。某地实际的发病率仍是未进行调整的原来的率。

累积发病率、发病密度和罹患率属于发病率计算的特例。其中累积发病率、发病密度是队列研究中 2 个重要的概念，主要用于疾病相对危险度分析。累积发病率适用于在观察期内人口比较稳定的情况下使用，以一个完整的观察期为时间计算单位。发病密度适用在人口流动较大的情况下使用，是以观察人年为分母，以同期新发生的病例数作分子，计算观察期内人群总的发病频率。罹患率主要用于衡量小范围人群或较短时间内某病新发病例的发生频率，观察时间可以周、日为单位，也可以一个流行期为阶段，使用比较灵活。

$$\text{罹患率}=\frac{\text{某人群观察期间某病新发病例数}}{\text{该人群同期暴露人口数}}\times 100\%\text{或}1\,000‰$$

此率的计算应注意暴露人口的实质含义应是同期受该病威胁的人口数，故不应包括非易感者以及上年度患病后获得永久免疫力者。在探讨暴发流行的病因时经常用到罹患率指标。

2. 患病率(disease rate)　又称现患率或流行率，是指某特定时间内某病的现患(新、旧)病例数与同期平均人口数之比。

$$\text{患病率}=\frac{\text{某病观察期内现患(新、旧)病例数}}{\text{同期平均人口数}}\times 100\%\text{或}1\,000‰$$

* 当暴露人口可以精确计算时，分母应包括上一年度已患病且存活者

患病率一般通过横断面调查得到，故调查时间不宜太长，一般应在一至数月内完成。当调查是在较短时间内完成时，所计算的患病率称为“时点患病率”，时点的长短通常以不超过一个月为度。按一段时间(通常为年)计算的患病率称为“期间患病率”。

患病率对病程长的慢性病，如心血管病、血吸虫病及癌症等，能反映出有价值信息。如全国卫生服务调查中两周患病率调查，可为地方合理制订卫生资源规划提供一定的科学依据。也常用来研究疾病流行因素、防治效果等。

患病率受两种因素影响，一是发病率，二是病程。慢性病由于病程长，病例数会年复一年地积累。急性病则因在较短时间里迅速治愈或导致死亡，患病率会相对降低。

3. 死亡率(death rate)　是指某人群在一定期间内(一般以年为单位)总死亡人数与该人群同期平均人口数之比。

$$\text{死亡率}=\frac{\text{某人群某年死亡总人数}}{\text{该人群同年平均人口数}}\times 1\,000‰\text{ 或 }100\,000/10^5$$

上式分母中年平均人口数一般使用年中人口数，可采用：①该年 6 月 30 日 24 时(或 7 月 1 日 0 时)人口；②(年初人口数加年终人口数)/2。

死亡率反映一个人群总死亡水平，综合反映一个地区卫生保健总体状况，是衡量人群因

病伤等各种原因导致的死亡危险性大小的重要指标，一般均以年为时间计算单位。在人口学研究中常用千分率，便于与出生率相比较。

在疾病研究中，多采用10万分率，便于地区间对比。上述方法计算的结果实际上是普通死亡率或粗死亡率(crude death rate)。由于不同国家(或地区)、不同年代人口的年龄、性别等构成不同，粗死亡率不能进行相互之间的直接比较，必须进行年龄或性别的调整，以排除因年龄或性别构成不同所造成的假象，此时需要进行率的标准化处理。

死亡率若按疾病的种类、年龄、性别、职业、种族等分类计算，得到的率为死亡专率。

$$某病死亡专率=\frac{某人群某病某年死亡总人数}{该人群同年平均人口数}\times 1\ 000‰ 或 100\ 000/10^5$$

超额死亡率(excess death rate)在实际工作中也经常用到，特别适合于短期波动情况下使用。它一方面显示某种因素或事件的独立作用，如某大气污染时间段内总死亡率减去历年同期人群总死亡率，其差说明大气污染造成的影响。另一方面也说明某病的流行强度，如某地区本年肺炎流行严重。已知既往肺炎年平均死亡率，又知本年肺炎死亡率，用本年肺炎死亡率减去既往肺炎年平均死亡率，即为今年肺炎超额死亡率。

4. 病死率(fatality rate)　表示一定时期内(一般为一年)，患某种疾病的人群中，因该病而死亡的概率。

$$某病病死率=\frac{某时期某人群某病死亡人数}{同时期该人群患该病人数}\times 100\%$$

病死率受疾病的严重程度、诊断水平和治疗水平的影响，常用来说明疾病对人群的健康威胁程度或医院的医疗水平。

当某种疾病的死亡专率和发病专率相当稳定时，病死率可由二者推算出来：

$$某病病死率=\frac{某病死亡专率}{同时期该病发病专率}\times 100\%$$

5. 感染率(infection rate)　反映某种传染病人群感染的概率。

$$某病感染率=\frac{受检者中阳性人数}{受检人数}\times 100\%$$

某些传染病感染后不一定发病，但可以通过微生物学、血清学及皮肤试验等方法测定其是否感染。

感染率这一指标用途广泛，特别是对隐性感染率高的疾病如乙型病毒性肝炎、脊髓灰质炎、流行性乙型脑炎等，常用本指标推论疾病流行态势，监测医院感染情况，为制订防制计划提供依据。

6. 续发率(secondary attack rate，SAR)　家庭、医院病房或学校内发生传染病时，第一例病例(一般称作原发病例或指示病例)发生后，受其感染在最短潜伏期至最长潜伏期之间发生的病人称为续发病例(又称二代病例)。以续发病例为分子，以一个集体单位内易感接触者总数为分母计算的频率称为续发率。

$$续发率=\frac{易感接触者的续发病例数}{易感接触者总人数}\times 100\%$$

续发率是分析流行因素及评价防疫措施的重要指标，可用以比较不同传染病的续发率，了解条件相似的两种疾病相对传染力的大小。

7. 生存率(survival rate) 适合于对某些慢性病如癌症、心血管疾病等的远期疗效的评价。

$$n\text{年生存率}=\frac{\text{随访}n\text{年生存的病例数}}{\text{随访满}n\text{年病例数}}\times 100\%$$

研究生存率须建立有完善的随访制度，并确定好起止时间。一般以确诊日期、手术日期、住院日期为起算时间。结算时间通常以1、3、5年为一个计算单位，得到相应年度的生存率(表11-1)。

表11-1 某医院乳腺癌术后n年生存率

术后年数	期初病例数	随访病历数	期末生存病例数	生存率(%)
5	379	376	286	76.1
10	286	283	165	58.3
15	164	160	75	46.9

二、疾病的地区分布

(一)研究方法

疾病的发生往往受地区的自然环境和社会因素的影响。研究疾病地区分布的方法，需根据实际情况确定，如可作出疾病标点地图、地区分布图、传播蔓延图；也可按不同地区计算其发病率、死亡率、患病率等。关于地区的划分，可按国家的行政区域划分，这时比较容易获得统计所需要的完整的人口资料、发病与死亡资料；也可按自然环境划分，依山区、平原、湖泊、河流、森林和草原为单位，以显示自然条件的影响。

(二)分布特征

不同的疾病在各地的分布特征存在差异。血吸虫病曾在我国长江以南地区广泛流行，目前流行态势也比较严峻，但年等温线13℃以北则未见此病，这是因为北方干燥、寒冷，缺乏钉螺孳生繁殖条件。当前肺结核已成为全球范围的一大健康危害，其发病由多种因素造成，如营养状况、文化卫生水平、居住密度、生活习惯、医疗保障等。

疾病的地区分布是相对的。传染病可通过现代化交通工具迅速波及相关国家和地区，如EL-Tor型霍乱，本局限在印度尼西亚的苏拉威西岛，但1961年后该病逐渐向外蔓延，5年间席卷西太平洋，并深入亚洲内陆，还向地中海沿岸国家发展。农村出现的乡镇企业，在带动经济发展的同时，由于相关环保措施未跟上，加之卫生设施落后，部分农民遭受了环境污染的危害。

(三)疾病的地方性

由于自然环境和社会因素的影响，一些疾病包括传染病和非传染病，常在某一地区呈现发病率增高或只在该地区存在，这种状况称为疾病的地方性(endemic)。疾病的地方性可分为三种情况：第一，自然疫源性，如钩端螺旋体病、流行性出血热、森林脑炎等，主要由于该地区存在本病的动物传染源等，当人类进入这些地区时便容易受感染；第二，统计地方性，如伤寒、痢疾、库鲁病(Kuru)等，与居民健康意识比较低、当地卫生基础设施条件差或存在一些特殊的风俗习惯有关；第三，自然地方性疾病(又称地方性疾病)，如疟疾、血吸虫病、丝虫病等传染病或大骨节病、地方性甲状腺肿、地方性氟中毒等非传染病，前者与环境中存在相应的传播媒介及适合病原体生存的条件有关，后者是由于该地区的自然地理环境中缺乏或过多存在一些微量元素造成的。

判断地方性疾病，应依据该病在当地居住的各人群组中发病率均高，并一般随年龄增长而上升；在其他地区居住的相似人群组，该病的发病率均低，甚至不发病；外来的健康人，到达当地一定时间后发病，其发病率和当地居民相似；迁出该地区的居民，该病的发病率下降，患者症状减轻或呈自愈趋向；当地对该病易感的动物可能发生类似的疾病。

三、疾病的人群分布

性别、年龄、职业、种族、行为生活方式等人群生物学或社会学特征可影响疾病的分布特点，针对其中的可控制因素采取措施将有助于控制疾病的流行。

1. 性别　癌症死亡率除乳腺癌、宫颈癌外，膀胱癌、胃癌、肝癌一般是男性明显多于女性，可能与男性接触致癌因子机会较多有关。地方病如地方性甲状腺肿女多于男，其原因与女性生理性需碘较多，但又供给不足有关。

2. 年龄　疾病的发生与年龄的关系相当密切，大多数疾病在不同年龄组的发病率各不相同。学龄前儿童容易患呼吸道传染病，如麻疹、百日咳、结核，与儿童免疫力低下有关，实施计划免疫是降低易感性的有效措施。心脑血管疾病、恶性肿瘤等疾病的发病率，一般均随年龄的增长而增高，但白血病则在儿童期和老年期均较多见。

3. 种族　不同种族人群的遗传背景、宗教信仰、生活习惯及居住地地理环境等各有不同，导致所患疾病的种类存在差异。如马来西亚居住有三种民族，马来西亚人患淋巴瘤较多，印度人患口腔癌多，而中国人以患鼻咽癌和肝癌较多。美国黑人多死于高血压性心脏病、脑血管意外、结核、梅毒、犯罪和意外事故，而白人血管硬化性心脏病、自杀和白血病的死亡率比较高。我国新疆察布查尔病(肉毒杆菌引起的肉毒中毒)只限于锡伯族发病，1958 年通过现场调查发现该病与该民族食用或尝试“米送乎乎”(面酱半成品)有关，当地采取对应措施后该病被控制。

4. 职业　职业影响与致病因子的接触机会。如从事矿山开采和井下作业的工人易患尘肺，脑力劳动者易患冠心病，伏案作业的办公室人员易患颈椎病，皮毛加工工人易患炭疽病，养禽场人员患动物源性疾病机会较高。因此需要加强职业防护。

5. 行为生活方式　人类的行为和生活方式受经济、文化和传统习俗等多因素的影响，并直接影响自身和群体的患病状况。例如：①新几内亚东部高地 Fore 人所居住的 160 多个村落历史上曾经有过 25～35 年 Kuru 流行史，受该病威胁人群约 35 000 人，该病病死率为 100%，颇有使 Fore 人濒于种族灭绝的悲惨境地，后经美国医学家 Gajdusek 使用流行病学方法发现该病的产生是由于当地食人俗葬仪所导致。②研究表明，吸烟者的全癌、肺癌、喉癌、咽癌、食管癌、胃癌、肝癌、膀胱癌的死亡率均高于不吸烟者，而且均存在剂量反应关系；被动吸烟会导致婴儿和儿童的生长发育迟缓。③超重人群的糖尿病、高血压、心脑血管病等病的发病率均高于一般人群，而超重者日渐增多。

随着经济发展，慢性非传染性疾病目前已成为影响人类健康的重要因素，据研究，这些疾病 60%～70% 是由社会因素、不健康的生活方式与不良行为习惯造成的。常见的不良行为有经常吸烟、过度饮酒、吸毒、不安全的性行为、长时间静坐、精神压抑等。这些因素许多是属于可控制的,应列入卫生干预的重要内容。

四、疾病的时间分布

疾病的流行随时间的推移而变化。一些疾病已被消灭,如天花;一些正在消除过程中,如脊髓灰质炎、碘缺乏病。与此同时,一些新的传染病正在威胁人类的健康,如艾滋病、人禽流感、传染性非典型肺炎等,其中,艾滋病已呈现出全球性的蔓延势态。1985 年我国发现首例艾滋病病例,其后 15 年间,中国累计报告的发病人数和死亡人数分别为 880 例和 496 例。2001 年和 2002 年两年合计报告的艾滋病发病人数和死亡人数分别为 1 742 例和 716 例,2002 年全年报告艾滋病病例数比 2001 年增长 44%。2003 年 12 月 1 日,《中国艾滋病防治联合评估报告》显示,我国艾滋病病人分布在全国各省、自治区、直辖市,遍布社会各阶层;截至 2005 年 9 月底,中国内地累计报告艾滋病病毒感染者 135 630 例,其中艾滋病病人 31 143 例,累计死亡 7 773例。

疾病随时间变化而变化的表现形式有短期波动、季节性、周期性、长期变异等。

1. 短期波动　疾病在一个集体单位或一定规模的人群中,短期内出现大量同类病例的现象,称为短期波动,有时又称暴发。前者用于较大数量的人群。常见有急性中毒、痢疾、空气污染等。短期波动出现多因许多人短期内暴露于同一致病因子而引起。大多数病例发生日期往往在最短和最长潜伏期之间,即常见潜伏期,发病高峰与该病的常见潜伏期基本一致。因此可从发病高峰推算暴露日期,从而找出引起短期波动的原因。各种疾病均可发生短期波动,应根据短期波动特点,尽快查明传染源、传播途径或流行因素,及时阻断其蔓延。

食物中毒暴发常在数小时或数十小时内发生,多因共同食入某种食物所致。病人人数突然增加,很快达到高峰,而后下降。病人常集中发生在同一潜伏期内,流行曲线呈单峰型。

当水源或水体受肠道传染病病原体污染后易出现水型暴发。发病人数在 1～2 周内迅速增加,以后逐渐减少;病例分布于一个最长潜伏期内;病人地区分布与水源供给范围一致;暴发后因日常生活接触常可见到拖长的流行波。

非传染性疾病也可出现暴发。例如,1984 年我国南方某农场发生一起皮炎暴发,发生皮炎病例 183 例,罹患率高达 56.63%。经采取综合防治措施后,暴发平息。经调查研究证实是由于缺乏核黄素(维生素 B_2)所致,膳食中核黄素供给量不足,加工烹调方法不够合理是引起暴发流行的主要原因。

2. 季节性　疾病在一年中有稳定的月份发病率升高的现象,称为疾病的季节性。流行性乙型脑炎、疟疾等传染病有严格的季节性。乙脑在我省 7、8、9 三个月为发病高峰季节,主要原因与乙型脑炎病毒在媒介昆虫体内繁殖特性及蚊虫孳生条件有关,也与猪的病毒血症时间密切相关。有些传染病有明显的季节性,如血吸虫病,每年夏季和秋季可有两个流行高峰,与人们集中从事生产、救灾活动和钉螺生存环境等有关。还有些传染病如乙型病毒性肝炎、结核、麻风、梅毒等发病则无明显的季节性。

非传染性疾病的发生也具有季节性特点,如慢性支气管炎、克山病、脑出血多发生于冬季;糙皮病常于春季高发;黑色素瘤常在夏季多发,与强烈阳光照射有关。

季节性高峰的原因颇为复杂,受各种气象因素、媒介昆虫、野生动物、家畜等生长繁殖等因素影响,也受风俗习惯、生产、生活、卫生水平等因素的影响。

3. 周期性　疾病依规律性的时间间隔发生流行，称为周期性。呈现周期性流行的大多数是呼吸道传染病。原因与易感人口增多或病原体变异等有关。如历史上我国流行性脑脊髓膜炎曾出现 5 次流行高峰，8～10 年全国流行一次。计划免疫工作的有效开展可有效阻断针对性疾病的周期性流行规律。疾病的周期性能否被打破，也是验证干预手段是否有效的重要评价内容。

4. 长期变异　许多疾病在一个相当长时间内，其感染类型、病原体种类、病情严重程度及宿主等会发生显著变化，这称为长期变异。如发达国家主要健康问题是慢性非传染性疾病，我国尚处在应对传染病和非传染病双重挑战阶段。长期变异的结果是双向的。一些疾病病情的严重程度、残疾程度、死亡率均明显下降，如心脑血管疾病；一些细菌的抗药性则不断增强，抗原结构发生改变，从而导致治疗上的困难。

五、疾病流行的强度

疾病流行的强度是指某病在某地区某人群中发病数量的变化及其病例间的联系程度。通常用散发、暴发、流行和大流行等术语表示。

1. 散发(sporadic)　是指某病在一定地区的发病率呈历年的一般水平，各病例间在发病时间和地点方面无明显的联系，表现为散在发生。不同病种、不同时期散发标准可以不同。确定某病在某地区是否属于散发，可参照当地前 3 年该病的发病率，如当年发病率未显著超过既往的一般发病率，则视为散发。发病人数不多，病例间无明显传播关系的情况也称散发。导致散发的原因，与易感人群减少、隐性感染为主、传播机制难以实现及潜伏期较长等有关。

2. 暴发(outbreak)　是指在一个局部地区或集体单位中，短时间内突然有显著性增多的病人出现，这些人多有相同的传染源或传播途径。大多数人出现在该病的最长潜伏期内。如食物中毒、流行性脑脊髓膜炎等的暴发。

3. 流行(epidemic)　是指某病在某地区的发病率显著超过历年的散发发病率水平(3～10倍)，称为流行。发生流行时各病例之间往往存在一定的时间或空间联系。流行与散发是相对的，各地根据不同时期、不同病种和国家标准等作出判断。

有些传染病隐性感染占大多数。当它流行时临床症状明显病例可能不多，而实际感染率却很高，这种现象称为隐性流行。如流行性乙型脑炎和脊髓灰质炎常具有这种现象。

如某地出现已消灭的疾病或发生过去从未有过的疾病时也可称作流行。

3. 大流行(pandemic)　是指在一定时间内某病发病率大大超过了该地区的流行水平，疾病蔓延迅速，涉及地域广，往往在比较短的期间内越过省界、国界甚至洲界。如鼠疫、甲型流感、埃尔托型霍乱，历史上曾发生过多次世界性大流行。

第二节　病因分析

病因是指与疾病发生有关的所有因素。病因分析的目的是要指导人们树立正确的病因观，科学、高效、低成本地控制疾病、促进健康。人类对病因的认识经历了古代的唯心主义、19世纪上半叶的唯物主义到当代的辩证唯物主义三个阶段。以下介绍在医学发展史上几种重要的病因观，并对病因的种类作简要分析。

一、传统病因观

(一)特异病因学说

该学说建立在对传染病病原体发现的基础上。19世纪末,由于微生物学的发展,巴斯德(L. Pasteur)和科赫(R. Koch)证实人和动物的某些疾病是由微生物引起的。由此人们普遍认为凡是疾病必然存在一个特异性的病原体,正是由于这种因素的作用才导致人类患相应的疾病。如霍乱是由霍乱弧菌引起的;结核是由结核杆菌引起的;伤寒是由伤寒杆菌引起的等等。在上述思想指导下,人们逐渐形成一种观点,认为每一种疾病都有其发生的唯一的致病因素,这些因素可以归纳为以下之一:①生物因素,主要是各种病原微生物;②物理因素,如光、电、声、热、放射线等;③化学因素,如农药、化学药品、各种营养要素等。

特异病因学说属于单病因观点,早期对于发现一大批病原微生物致病因子、有效预防和控制传染病起到过极大的推进作用。但随着医学的发展,人们注意到很多疾病发生的原因不能单纯用特异病因学说来解释。如有科学家亲自饮用含霍乱弧菌的混悬液后并未发病;很多慢性病、精神疾病无法找到特异性的病原因子。

(二)多病因学说

随着社会的进步,人们认识到多种慢性病或非传染病,甚至急性疾病和传染病的病因并不是单一的。如结核病,由于缺乏营养、居住拥挤、贫穷和遗传因素等可使身体对结核杆菌的易感性增高,此时暴露于结核杆菌,才受到感染,此后结核杆菌侵袭组织才发生结核病。霍乱弧菌对于霍乱的发生也类似。这两种传染病的发生都不仅仅是细菌这一个因素所能引起的,由此产生多病因学说。该学说通过不同的病因模式表达,但都认为疾病的发生是至少三种或以上的因素所致,各种因素在疾病发生中所起的作用和地位也存在差异。

1. 流行病学三角模式　流行病学认为除致病因素外,宿主因素(如性别、年龄、遗传因素、免疫等)和环境因素(如自然环境、社会环境等)也是影响疾病发生的重要因素,致病因素、宿主与环境因素三者之间构成三角,三者处于平衡状态机体表现为健康,失去平衡则引起疾病,分三种情况:①致病因素增强引起疾病,如甲型流感病毒变异,流感流行;②宿主的易感性增强引起疾病,如身体虚弱、营养不良容易得结核病;③环境因素变化加重病因的作用,如夏季到来,蚊虫孳生,疟疾流行。

三角模式特别强调致病因素的作用,最适合解释由生物学病原体引起的各种疾病。但对人类危害较大的非传染性疾病,例如肿瘤、心血管疾病等,它们的发病原因是多方面的,并无单一的致病因素,三角模式很难对此作出解释。

2. 轮状模式　疾病的发生和流行,既有环境方面的复杂因素,又有机体方面的内在因素。即使对传染病来说,特异性病原体也并非是致病的唯一条件,需视各种具体情况而定。分子生物学研究结果说明,伤寒病的致病因素是由伤寒杆菌中的某个X蛋白所引起的。有些遗传性疾病和出生缺陷等的发生也常受环境因素的作用。作为致病因素的特异性病原体来自于环境,它只是环境因素之一。于是形成另一观点,即人的机体因素与环境因素协同作用,致使疾病的发生与流行,此即轮状模式。

轮状模式由机体与环境两方面组成,人的机体为轮轴,它包括年龄、性别、种族、营养状况、免疫力、遗传等内在因素,其中以遗传和免疫状态的作用最为重要。轮轴四周被环境包围着。

环境包括四个方面：①生物环境（病毒、细菌、其他微生物、动物传染源、生物群落等）。②物理环境（气温、气压、湿度、温度、光、声、电等）。③化学环境（铅、苯、汞、农药污染、保健品和药物滥用等）。④社会环境（社会经济水平、文化水平、政治制度、职业、居住条件、精神因素、卫生保健设施等）。这四方面在疾病发生中所起作用的大小视病种而异，由此阐明疾病发生中机体与环境的关系。

3. 病因网络模型　从轮状模式可以看出，绝大多数疾病都是由多种因素引起，而且病因与病因之间、病因与疾病之间的联系十分复杂。这些病因按时间顺序先后连接起来就构成了病因链。多个病因链交错连接起来就构成一张病因网，这就是病因网络模型。该模型同时反映出病因与疾病之间复杂的因果关系（图 11－1）。

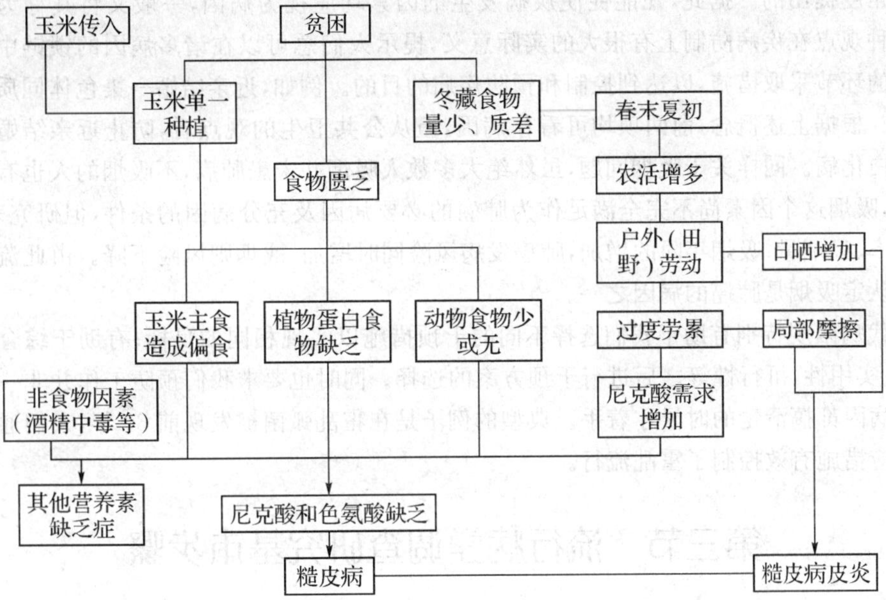

图 11－1　糙皮病病因网示意图

在病因网络模型中，多种因素对机体的作用，可能的方式是分别作用各自引发疾病；联合作用共同引发疾病；连续顺次作用然后发病等。

病因网络模型提示，因素与结局之间的关系是复杂的，可能存在的情况有：一种因素可引起一种疾病（单因单果，如触电死亡）；一种因素又可与多种疾病的发生有关（单因多果，如乙肝病毒与病毒性肝炎、肝癌、肝硬化；吸烟与肺癌、支气管炎、膀胱癌、冠心病等）；多种因素共同作用可引起一种疾病（多因一果，如吸烟、高血压、高胆固醇血症与冠心病）。因此对于疾病的预防控制，我们必须多视角去进行理性分析。

决定论因果观认为，如果某因素独立作用或一组因素联合作用后一定引起某种疾病，则该因素或该组因素的联合构成充分病因。当缺乏某因素一定不会引起该病，则这个因素被称为必要病因。每个充分病因必然包含有必要病因，如没有 SARS 病毒就不会发生传染性非典型肺炎，没有 HIV 病毒感染就不会引起艾滋病，SARS 病毒和 HIV 病毒就分别是传染性非典型肺炎和艾滋病的必要病因。但绝大多数疾病几乎找不到充分病因，只有不充分且不必要的病因是实际存在的。例如，吸烟（或被动吸烟）的人有些发生肺癌，但多数吸烟的人吸烟数十年并未发生肺癌；不吸烟者也可能患肺癌。根据前述条件，吸烟既不是肺癌的必要病因，又不是其充分病因。

二、现代病因观

伴随科技的进步，人们对病因的认识不断发展。不同学科由于研究的出发点及观察对象水平的不同，对病因的理解也不完全一致。从控制疾病、增进健康的策略出发，流行病学专家提出了概率论的因果观。该观点认为原因就是使结果发生概率升高的事件或特征。美国约翰·霍普金斯大学流行病学教授 Lilienfeld 认为，那些使人群发病概率升高的因素就可认为是病因，其中某个或多个因素不存在时，人群疾病频率就会下降。这个概念主要是从公共卫生和预防医学角度提出的。据此，凡能促使疾病发生的因素均应视为病因，一般又将其称为流行因素。这种观点在疾病防制上有很大的实际意义，提示人们总可以在诸多病因的锁链中选择实际可行的环节采取措施，以达到控制和预防疾病的目的。例如，近亲结婚→染色体同质结合→白化病。根据上述概念，前两项均可看作病因，但从公共卫生的观点看，防止近亲结婚可以大大减少白化病。同样关于吸烟问题，虽然绝大多数人吸烟并未患肺癌，不吸烟的人也有患肺癌的可能，吸烟这个因素尚不完全满足作为肺癌的必要病因及充分病因的条件，但研究表明，随着吸烟率、吸烟量、吸烟年限的增加，肺癌发病风险同时增加，戒烟则风险下降。由此流行病学足可以认定吸烟是肺癌的病因之一。

现代病因观特别有助于我们选择不同的干预措施以实现相同的目标；有助于综合考虑实施成本、实用性、可行性等之后进行干预方案的选择。同时也要求我们预防工作并非一定要等到所有病因都搞清楚的时候才着手。典型的例子是在霍乱弧菌被发现前 30 年，人们通过改善饮水供应措施有效控制了霍乱流行。

第三节　流行病学调查研究基本步骤

开展以保护和增进人群健康为目的的流行病学调查研究是临床和社区卫生工作者应具备的基本功。例如，当领导指派我们去处理一起突发公共卫生事件时，我们面临的任务即如何进行现场流行病学调查。目前，流行病学调查研究已广泛应用于预防医学及临床医学的各个领域中，其基本步骤介绍如下。

一、明确调查研究目的

任何一项调查均应明确其目的。例如，2003 年 1 月开始，在某省发生不明原因的肺炎暴发流行，重点感染对象是医护人员，并有死亡病例出现，在人群中引起较大恐慌。这是一起突发公共卫生事件。此时调查的主要目的是查清发生流行或致病的原因，从而迅速控制和扑灭疫情。一般而言，流行病学调查研究的目的主要是描述人群的健康状况、研究疾病的病因、寻找高危人群、研究疾病的自然史、评价各种防治和保健措施的效果等。

当前现场流行病学调查普遍受到重视，该调查的主要目的，一是要查明病因或寻找病因线索及危险因素，为进一步调查研究提供依据；二是要控制疾病进一步发展，终止疾病暴发或流行；三是要预测疾病暴发或流行的发展趋势；四是评价控制措施的效果；五是进一步加强已有监测系统或为建立新的监测系统提供依据。

二、选择合适的调查研究方法

调查目的不同,采用的调查研究方法也会不同。例如,研究吸烟与肺癌关系时,可采用病例对照研究或定群研究,前者说明"肺癌病例是否有较大的吸烟史频率";后者是证明"吸烟的人群中是否有较高的患肺癌概率"。此两种方法的调查目的是一致的,它们分别用来检验吸烟为肺癌病因的假设。

流行病学调查研究方法按干预与否可划分为观察法和实验法两大类,以观察法为基本方法。观察法包括横断面调查、病例对照研究和队列研究。对过去知之不多的疾病往往首先进行描述性研究,然后再进行分析性研究,最后才考虑是否进行实验性研究。

三、确定调查研究对象

为保证研究结果的可重复性和经济上的不浪费,要求被调查的对象有代表性,样本量符合统计学要求。

(一)对象的选择

流行病学调查对象可以是病人或健康人,依据研究目的而确定。这些对象可以从社区中选择,或从医院病人中选择。在选择对照或非暴露人群时常需进行抽样调查,以保证对照组或非暴露组人群具有代表性。

除收集被调查人群的有关信息外,有时还需调查生物群,包括动、植物群。生物群落与自然疫源性疾病或人类某些疾病有关。例如,调查传染性非典型肺炎、血吸虫病、钩端螺旋体病等,均需调查病例所在地区病原微生物在动物群中的感染频度、变异情况等。一些非传染性疾病也需调查动、植物群,从而了解它们与人类疾病的关系。例如,在肝癌的高发区调查鸭肝癌的发生率等。

(二)样本大小

流行病学调查中样本太大或太小均不合适。太小则研究结果不稳定;太大则又浪费人力、物力等。开展一次专项调查所需样本量与研究方法有关。病例对照研究方法样本需要数量不大;而定群研究需要样本量则较大。影响样本的大小的因素主要有以下几方面:

(1)允许误差的大小,允许误差大则样本可小些。

(2)对调查结果的精确度要求,要求精确度高,则样本要大。

(3)调查对象的总体中,如各单位间差异大,则样本应大;如各单位间齐性高,则样本可小。

(4)所调查疾病的预期患病率高,则样本可小;反之则样本应大。

(三)偏倚的预防

流行病学调查方式有多种。当对选定的研究对象进行调查时,经常出现找不到人、不愿配合、拒绝调查或回答的问题不真实,或对象神志不清不能准确回答问题等等情况,这些被称为"无应答",这样会导致研究的结果产生系统误差,即偏倚。当一项调查的"无应答率"很高时,这项调查就没有代表性,其所得的结论是不可靠的。因此,设计时需要适当考虑增加样本量,一般增加10%。

遇到"无应答"时应分析原因,是否由于调查项目与调查方法不适当或其他原因,以便及时加以弥补。如果有相当多的"无应答"者,则应将这群人的基本特征与应答者进行均衡性比较,如两者无显著差异，则对“无应答”者可不再介意。

四、设计流行病学调查表

在开展流行病学调查研究时，可利用现成的常规报表信息。但实施专题调查时，调查表是收集信息的主要载体。设计调查表时应遵循以下基本原则。

（一）突出所调查疾病的特征

在设计某病的流行病学个案调查表时一定要反映出该病的特征，包括临床特征、流行病学特征等。

（二）调查项目合理

根据调查目的和最后报告中需要的结果，考虑调查表中应包括哪些信息。根据所需信息来设计调查问题。每一个调查项目必须有明确的目的，不是可有可无的。表的项目不要盲目贪多，不需要的项目一个不要，需要的项目一个不能少。随意增加不必要的调查项目，不仅增加工作量，而且更严重的会影响必需调查项目的质量。

（三）问题的编写要求

1. 用词要简洁易懂　所调查问题应易为应答者理解，且不宜过长或包含过多的知识。要避免使用专业术语；避免出现模棱两可的问题、可能被误解的问题、反感问题和双重问题和诱导性问题。

2. 合理设计问题类型　调查表内可出现封闭式、开放式和复合式三类回答问题的方式。一般封闭式问题使用较多，应注意设计选择或是非题时，答案应全面，但不宜太多；选择的答案应相互独立，不交叉。开放式问题不限制答案，自由作答，适合于调查者对应答内容一无所知、不完全掌握或答案过多时使用。开放式问题不利于统计分析，易出现低应答率，但好处是可全面掌握有关信息。

3. 尽量用客观和定量的指标　如用“好”、“较好”或“差”等，被调查者难以掌握和回答。如非调查不可，至少要有进一步的说明。最理想的调查是选用定量指标，如吸烟按支数、年限等填写。问题要适合所有应答者回答，否则影响应答率或造成缺项。

4. 问题的编写顺序要合理　先问过去，再问现在和将来；一般性问题在前，特殊问题在后；易回答问题在前，难回答问题在后；熟悉问题在前，生疏问题在后。

关于敏感问题，一般放在靠后的位置或穿插在表内，防止影响继续答题。对敏感问题的调查，为获得真实信息，需注意询问技巧。一般采用对象转移法，如“对青少年吸毒问题，有人认为无所谓，有人认为不应该，你认为如何？”；或采用假定法，如“假如国家对富裕家庭不限制生育，你希望有几个孩子？”。

5. 征求有关业务人员意见，防止问题被遗漏或出现错误。

6. 注意尊重被调查人的尊严和隐私。

7. 调查表应适应数据录入　尽量采用能适应电子计算机录入整理分析的流行病学调查表。

除主体调查内容外，调查表还应介绍组织该调查的负责机构，强调该调查的保密性，感谢被调查人的合作，记载调查完成情况等。

五、预调查

预调查，指在正式实施一项调查之前，完全按照原设计的要求进行一次小规模的调查，其目的是使调查者通过实践，来衡量原拟订计划的操作可行性，亦可发现原设计中存在的细节问题等。例如，调查对象能否理解所提出的问题，是否存在漏项情况，调查表中是否有含混不清的项目或过于敏感的话题，使被调查者难以回答，调查的项目是否过多而使被调查者感到厌烦等。

六、资料收集

流行病学调查研究的现场第一步工作，是按照设计要求搜集数据资料，为此需要制订好现场实施的组织计划、做好调查员的培训、落实调查经费、准备交通工具和检查设备、协调好各类人员活动的具体时间和场所。资料收集必须完整，否则直接影响下一步工作的开展。资料的主要来源可归纳为以下三个方面。

（一）各种常规记录

常规记录包括各级医疗卫生机构疾病报告资料；社区卫生服务健康档案；人口统计、出生报告及迁移资料；相关部门的气象、水文、地理、风俗习惯、污染监测等资料；流动人口疾病监测资料；职工、学生缺勤、缺席记录；特定药品、保健品、水产品销售量；农药使用量及使用范围；某些食品的供应记录；各人寿保险公司客户体检记录等。

（二）专题调查

常规记录资料存在不系统、时效性差等缺点，但通过专题调查可予以弥补。专题调查主要通过调查员现场观察、询问或被访者自填两种方式获得信息。

（三）环境因素的调查

当发生突发事件或疾病暴发流行时，除关注病人外，必须注意现场环境的观察，以便了解疾病发生的经过和有关致病因素等。不同疾病有不同的调查重点，例如，肠道传染病应着重调查供水系统、市场粮食或水产品销售动态、食堂或餐馆饮食卫生、粪便卫生管理、气象变化等。对非传染性疾病应了解工作环境、劳动环境中是否有致病因素存在。如条件许可，对外环境污染情况应进行必要的检测。

七、资料处理及分析

在整理数据之前，首先对每一份原始资料通过手工进行复核，不符合要求的调查表或数据要剔除，但不要轻易放弃有价值的信息，有些数据可供计算机处理使用。

目前计算机技术已经普及，调查者应根据需要选择有关的应用软件，如 SPSS 软件、Excel 软件、EPI 软件或 SAS 软件等等，建立计算机数据库。在操作过程中，应特别注意将数据录入文本调查表内并非建立了数据库。在此基础上可对原始资料库再次进行清理、审核，然后进行统计分析，形成疾病的三间分布描述。如果资料为流行病学分析性研究，则可依照各自的原理，进行专业化的数据处理，包括开展单因素或多因素的统计分析，最后结合专业知识作出合理解释。

第四节　常用流行病学调查研究方法

在卫生保健工作中，经常需要开展专题调查。例如，当社区短期内出现大量同类病例时，作为医护人员，仅关注个体治疗护理问题是不足的，正确的处理应是设计调查方案，对病例的三间分布特征进行描述，有计划地实施深入的调查分析，最后提出防治措施并加以验证。方法学是流行病学的核心内容。流行病学研究方法按设计类型，目前分为四大类，即描述性研究、分析性研究、实验性研究和理论性研究，其中描述性研究和分析性研究属于观察性研究。基层医护实践常用以下调查研究方法。

一、个案调查

个案调查是指对个别发生的新病例及其家庭和周围环境进行的调查。病例一般为传染病病人，也可以是非传染病病人、病因未明的病例或健康人。对于传染病，由于每个病例都形成一个疫源地，故又称个例疫源地调查。

1．调查目的　查明病例发生的原因，从而采取相应的措施，防止或减少类似病例的发生；核实诊断并进行保健指导；掌握当地疫情，为疾病监测提供资料。

2．调查内容　个案调查内容通常由专用的调查表规定，其内容根据病种的不同而异，但应包括下列六个基本项目。

(1)一般项目：姓名、性别、年龄、籍贯、职业、住址、工作单位等。

(2)临床资料：就诊、入院的时间和地点；主要症状、体征；检验结果；诊断与治疗经过等。

(3)流行病学资料：对传染病着重调查其受到感染的日期、时间、地点和方式；传染源、传播途径和接触者。对非传染病则着重调查有关发病因素，包括对病例生产、生活环境的调查等。

(4)预防控制措施：对传染源、传播途径及易感人群所采取的各项措施及其效果等。

(5)调查结论：包括病人转归、发病原因的结论以及疫源地状况等。

(6)调查者及调查日期。

3．调查方法

(1)询问：是流行病学调查最基本的获得信息的方法。通过询问病人或与知情人座谈，可获得个体生物学、社会学特征和各项暴露信息及其他相关信息。为取得第一手资料，首先应向患者本人询问，其次才询问与病人最接近的人。此外还须通过询问病人周围的健康人了解有关情况。询问前应做好宣传、动员和解释工作，取得被调查者的合作，询问时切忌诱导、提示，以避免资料偏差。

(2)现场观察：对病例发生的环境进行有目的的实地察看，可补充问卷调查的不足。应着重观察环境条件、饮食卫生、生活习惯、社会交往等有关情况。并根据不同病种确定现场观察的重点内容。

(3)检验检测：通常建立在对病人、接触者体检的基础上。为核实诊断，追查传染源和传播途径，以及确定接触者是否已感染，需要采集相关标本，进行病原学、血清学和卫生学等方面的检验。

4．分析处理与结论　个案调查应当是边调查、边分析并及时处理，最后作出结论。以传染病个案调查为例，应分析和解决下列问题。

(1)核实诊断：准确的诊断是制订防治措施和深入调查的依据。对来自各单位的病例报告应对照诊断标准逐一加以核实。病种不同，调查内容和防治措施会有很大差异。核实工作可从临床、检验和流行病学三个方面进行，若发现诊断错误应及时予以更正。

(2)追查传染源和传播途径：个案调查也是暴发调查的基础，通过病人的发病日期统计可追查暴发时间和传染来源。

①感染时间的确定：认真细致地核查病人的确切发病日期。从发病时间向前推一个常见潜伏期或最长、最短潜伏期，即为病人可能的感染时间范围。了解该段时间内病人的饮食起居、活动范围，有助于推断传染源和传播途径。

②传染源的确定：传染源是确诊的患者或病原携带者。在接触时传染源正处于该病的传染期，且为有效的接触；从接触到发病的间隔时间系在该病的最短和最长潜伏期之间；继发病例与传染源的病原一致。人畜共患的自然疫源性疾病，传染源可以是动物。

③传播途径的确定：可根据病人在可能受染时间内与传染源接触的方式来判断，如肠道传染病通过共同进餐或共用食具等传播。当传染源不明确时，可根据病人可能受染时间内的活动情况来推断传播途径，如有无疫水接触、节肢动物叮咬史等。

(3)查明接触者：经接触传播的传染病，凡与正处在传染期的病人有过接触的人均应做好记录与随访监测工作，目的是发现他们中的新病例，尽早采取措施，以控制疾病蔓延。随访日期从与病例末次接触时算起至该病的最长潜伏期为止。

(4)疫源地调查：根据病人在传染期的活动范围，环境卫生状况及其排出病原体可能污染的物品和场所等，确定疫源地范围。当采取干预措施后，要做好疫源地有关传染源管理、接触者处理以及消毒、杀虫、灭鼠情况的记录。

(5)调查结论：调查结束时应对被调查个案的传染源、传播途径、防疫措施及其效果、疫情发展趋势等作出结论，并给出启示与建议。

个案调查是流行病学调查分析最基本的工作之一，同时是暴发调查、疫情监测的重要组成部分。对于原因未明确的非传染性疾病，该调查往往是现况调查、回顾性调查或前瞻性调查整体中的一个单位和进行综合分析的基础。某些特殊病例如遗传病，有时虽然只有1～2例，也应该进行个案调查，以便积累资料供深入研究。

二、暴发调查

暴发调查是对局部地区或集体单位，在较短时间内突然发生较多同类疾病的事件所进行的调查。当发生传染病和非传染性疾病暴发流行时，应立即组织有关人员前往调查，迅速查明暴发原因，采取有效的预防措施，尽早控制疫情发展，并总结经验教训，防止类似事件再次发生。

暴发调查总的思路和步骤大致为：核实诊断→判断是否暴发流行→初步调查→提出初步假设及措施→资料分析及进一步深入细致地调查→检验假设→采取防治措施→效果评价及总结。分述如下：

(一)核实诊断与证实暴发

首先根据发生的病例的临床表现、实验室检验结果及流行病学资料作出临床诊断，判断所有病例是否为同种疾病，再结合病例发生的地区范围、时间分布和人群分布特点，判断是否为一次暴发流行。根据包括病原体在内的致病因素、暴露途径、传染源及传播方式，暴发可分三种类型：

1. 同源暴发　是指易感人群暴露于共同的致病因素(包括生物、物理、化学因素)、污染源或传染来源而引起的暴发。按暴露次数划分可分为一次暴露(如聚餐引起的食物中毒)、多次暴露(如连降暴雨导致涉水农民可出现多次钩端螺旋体病暴发)和持续暴露等多种情况。

2. 连续传播性暴发　是指病原微生物和寄生虫等致病因素在传染源与易感人群之间连续传播形成的暴发。常见的传播途径有经空气传播、接触传播和媒介节肢动物传播等。

3. 混合型暴发　通常是先发生一次同源暴发，然后通过人与人的传播继续流行(如经食物传播的甲型病毒性肝炎)。

在作出临床诊断的同时，还可以采集生物标本，应用微生物学、免疫学和分子生物学等方法进行病原体的培养、分离、鉴定，确定本次暴发的病原体及其类别，所有病例是否由同种病原体引起。

(二)全面考察疫情，形成初步假设，推断暴发原因

首先初步了解此次暴发的地点、时间和人群分布特点，既往该病发病及流行情况，此次暴发的地区范围，各局部地区的病例分布状况；暴发的时间期限及各单位时间的发病数，并推算可能的暴露时间。对于已知病原体的同源暴发，可先用该病常见潜伏期推断暴露时间，最后再根据确切的暴露时间计算本次暴发的平均潜伏期；若病原体暂未查明，则可根据病例的时间分析，先计算平均潜伏期，然后推算共同的暴露时间。人群的疾病潜伏期一般呈偏态分布，可用中位数或几何均数法计算。注意分析不同特征、不同暴露人群的发病有无差异，发病者有无共同的暴露因素或经历等。根据初步调查结果，可以综合提出关于暴发原因(传染源、传播途径)的初步假设。

(三)开展深入调查分析，验证暴发原因假设

根据有关暴发原因的假设，设计专门调查表，进一步收集发病者及未发病者在可疑暴露时间段的有关暴露情况，主要是关于可疑传播因素的暴露情况，然后采用病例对照研究等研究方法分析各种可疑暴露因素与发病的联系，结合实验室检查结果，判断此次暴发的原因。分析可依据下述资料：

1. 疾病的分布特征　根据疾病的时间分布特征，推算出本次暴发的潜伏期和可能的暴露日期；绘制暴发过程的流行曲线，结合地区分布判断暴发类型；以地区或地点分布结合人群分布特征判断可能的传播因子和传播方式。在上述综合分析基础上，对其病因假设(暴发或流行因素)作出初步验证。

2. 对比调查和分析　采用横断面研究、病例对照研究等方法，收集暴露人群、非暴露人群、病例和对照相关资料，然后进行对比分析，以进一步验证病因假设。对可疑的传染源要进行体检，并采样进行病原学检查，如果此次暴发的病原体类别一致，则很可能是引起此次暴发的传染源。

3. 采取措施控制暴发　暴发调查中应坚持边调查边分析边采取措施的原则。采取措施越早越好，以便尽早控制疫情发展，不能等到完全确认暴发原因或找到直接原因后再采取措施。常见措施有：开展有针对性的健康教育；隔离可疑传染源；对可疑传播途径采取消毒、杀虫措施等。对突发公共卫生事件应按国家有关管理办法进行相关操作。对防治措施的效果要作出科学评价，一般在采取措施后，经过一个常见潜伏期，发病数开始下降，可以认为措施有效。

4. 总结报告 调查结束应作出调查分析结论，写出总结报告。主要内容应包括：本次暴发的经过及基本情况，调查过程、结果及原因分析，采取的措施及其效果评价，主要的经验和教训，对防止再次发生类似事件的建议等。

【案例】 一起O157:H7大肠杆菌感染性腹泻暴发调查

1999年6月中旬，某市卫生防疫站报告当地医疗部门收治了一批病死率极高的腹泻伴急性肾功能衰竭患者，该省卫生厅迅即组织人员赶赴现场协助当地调查处理，在较短时间内查明了病因，扑灭了疫情。

（一）初步调查

这项工作于6月上旬由当地卫生防疫站开始进行，6月中旬继续补充。其主要内容包括：全面了解发病情况；制订报告病例的标准，进行个案调查；采集标本进行病原学分离。

（二）建立病因假设，提出控制对策

1. 通过第一阶段的调查，排除了霍乱、副溶血性弧菌腹泻、肾综合征出血热、钩端螺旋体病所致的急性肾功能衰竭。

2. 从患者粪便标本中分离到O157:H7大肠杆菌。

3. 通过分析病例的三间分布特征，得出两方面的病因假设：①氨基苷类抗生素所致的急性肾功能衰竭；②O157:H7大肠杆菌感染伴发急性肾功能衰竭。

4. 根据病因假设，提出了两方面的控制对策：①对腹泻患者一律禁用氨基苷类抗生素；②大力开展以“三管一灭”为中心内容的夏季爱国卫生运动，控制肠道传染病。

（三）验证假设

1. 病例对照研究 根据初步调查得出的病因线索，设计开展了两类1:2病例对照研究：①病例为重症患者，对照为一般腹泻患者。结果显示其OR值高达11.80，P值为0.02。根据病因的推断标准，判定庆大霉素等氨基苷类药物的使用是促成肾功能衰竭的重要危险因素。②病例为重症病例，对照为健康人群。单因素分析结果显示，有意义的危险因素有9个，分别为：生食习惯、饭前不洗手、厨房卫生条件差、不饮自来水、家庭卫生差、苍蝇多、无防蝇设备、喝过期豆奶、吃剩饭菜，主要涉及饮食卫生、家庭卫生和个人卫生等。将单因素分析中有显著性联系的变量纳入多因素模型进行分析，发现生食习惯、饭前不洗手、厨房卫生条件差、不饮自来水、吃剩饭菜5个变量进入最后的回归模型。

2. O157:H7外环境污染情况和宿主动物调查 调查结果表明当地家禽、家畜粪便标本中O157:H7的检出率较高，对外环境的污染比较严重。

3. 通过这一阶段的调查研究，得出的结论 本次流行的腹泻伴急性肾功能衰竭是由肠出血性大肠杆菌O157:H7引起，当地的家禽、家畜为主要传染源，主要通过消化道途径传播，氨基苷类抗生素起推波助澜的作用。

（四）强化措施，深入调查

这一阶段一方面继续强化“三管一灭”等防制措施，另一方面深入开展了2项调查。

1. 感染谱的研究

(1)腹泻病患病率调查：根据调查获得的校正系数推算，甲、乙两县1999年5～6月的腹泻病罹患率应分别为7.68%和18.20%（原报告为3.14%和7.18%）。

(2)不同人群的O157:H7溶血素抗体检测：不同人群血清抗O157:H7溶血素抗体的阳性率，肾功能衰竭者为48.57%，腹泻患者为32.99%，正常人群为16.40%。

2. 全省O157:H7大肠杆菌宿主动物带菌情况及毒力研究 8月份在6个监测点共采集猪、鸡、羊、牛等各种家禽、家畜粪便标本1 767份，共检出O157:H7菌株170株，总阳性率为9.62%，各监测点均有检出。说明该病的传染源在该省广泛存在，同时菌株的毒力基因检出率高低排序为高发地区＞低发地区＞非流行区。

（五）结论和建议

本次调查结果表明，由 O157∶H7 引起的腹泻在该省流行趋势是严峻的。为此，省卫生厅着眼全省立足长远，制定了该病的预防控制预案。

（摘自《中华预防医学杂志》2004 年 3 月第 38 卷第 2 期）

三、现况调查

现况调查又称现患调查或横断面调查，是指在较短时间内在特定人群中针对疾病或健康状态及有关因素而进行的调查。该调查可反映当时人群的健康状况、疾病分布与某些特征的关系。较短时间通常指 1～2 天或 1～2 周，大规模调查可达数周或数月。现况调查主要适用于慢性非传染性疾病或慢性损害的调查。

（一）现况调查的用途

1. 描述疾病的分布　通过调查可描述疾病或健康状况于特定时间内在某地区人群中的分布状况及影响分布的因素。

2. 了解社区卫生状况　包括社区人口与资源、社区医疗卫生机构、卫生服务状况、人群营养水平、健康意识及行为危险因素等。

3. 提供病因线索　通过描述疾病的分布特征及与相关因素的关系，可提供某病的病因线索。例如，通过普查发现某病高危人群，研究病因时可将其作为研究对象进行深入探讨。

4. 早期发现病人　通过普查、筛检等手段，可以早期发现病人，达到早期诊断和早期治疗的目的。例如采用宫颈刮片，早期发现宫颈癌患者，可使其及早得到治疗。

5. 评价防治措施的效果　例如调查乙肝疫苗接种前后人群乙型肝炎患病率变化情况，可评价这一干预措施对人群的保护作用。

6. 建立医学参考值范围　如基于临床实践，着眼于个体制订临床参考值范围；基于预防医学实践，着眼于人群制订生理发育等级标准。

（二）现况调查的设计类型

现况调查一般分为普查和抽样调查两种类型。

1. 普查　是指在特定时间内对特定范围人群中每个成员进行的调查。特定时间可以是以日、周、月为单位，大规模的普查宜控制在 2～3 个月内完成。普查的优点是能发现全部病例，较全面地描述疾病的分布与特征，并可迅速普及医学知识等。其不足之处是调查时间短，工作量大，易漏查，"无应答"比例较高，不适用于患病率低或无简便诊断手段的疾病的调查，只能获得患病率或感染率而得不到发病率。

2. 抽样调查　是指从研究对象的总体中随机抽取有代表性的个体进行调查，用样本的信息来推断总体的特征。抽样调查较普查更节省人力、物力和时间，且调查范围小，调查工作容易做得细致。但抽样调查的设计实施和资料分析较为复杂，不适用于发病率很低的疾病。当样本含量达到总体的 75％以上时，不如进行普查。

（1）抽样方法：抽样调查时，应遵循随机化原则对所研究的人群进行随机抽样，以保证所有个体被抽取的机会相等。常用的抽样方法见表 11－2。实际工作中还对这些方法进行了延伸，形成新的抽样技术。

表 11－2　四种常用的抽样方法

名称	抽样要求	应用举例
单纯随机抽样	总体中各观察单位选入样本机会相等,可采用随机数字表法、抽签法	从400名观察对象中随机抽100名。先将观察单位编号,再用随机数字表或计算机产生随机数方法确定具体观察单位
系统抽样	按一定比例或一定间隔机械地抽取观察单位	从300名观察对象中随机抽取50名。先将观察单位按1～300编号,再通过计算机软件如Excel等在1～6产生一个随机数如3,然后每隔6名抽一个,即样本由3、9、15等组成
分层抽样	先将调查总体按不同特征分层(如年龄或性别),再在每层中进行随机抽样	从某校有3 000名学生,其中男生1 400名,女生1 600名,欲抽取300名学生进行调查。可按10%分别从男生中随机抽取140名、女生中随机抽取160名组成样本
整群抽样	从总体中随机抽取若干个群体,对被抽到的群体内所有个体进行普查或抽样调查	某中学有20个毕业班,共有毕业生800名,欲了解该中学毕业班近视眼流行率,可从20个班中随机抽取4个班,然后对被抽到的班所有学生进行调查

(2)估计样本含量大小:样本量过大浪费人力、物力、财力,而且工作量大调查不容易做得细致;样本量过小,抽样误差增大,使样本的代表性差。样本大小主要取决于以下因素:预期现患率,低则样本量要大;精确度,若允许误差小,样本量要大些;总体内各变量差异大小,若变异越大,样本量要求越多。

计量资料抽样调查和计数资料抽样调查均有专门的样本含量计算公式。以计数资料抽样调查为例,样本量计算可参照以下公式:

$$n=K\times\frac{Q}{P}$$

上式中 n 为样本量;P 为预期现患率;$Q=1-P$;当容许误差为 $0.1P$ 时,$K=400$,容许误差为 $0.1P$ 时,$K=178$。例如为评估学校驱虫实施效果,需要调查驱虫前后中学生蛔虫感染情况。驱虫前根据以往资料估计蛔虫感染率为30%,要求 $\alpha=0.05$,$d=0.1\ P$,问需要调查多少人?

$$n=400\times\frac{0.7}{0.3}=933(\text{人})$$

(三)资料收集

现况调查获取调查对象有无某种疾病或特征的信息时,应尽可能分级或定量。另外还需要收集一些其他的数据,以便说明健康或疾病的分布状况。同时还需要调查某些可疑危险因子的暴露情况。不论哪一种调查类型,其调查表的内容通常都包括以下内容:人口资料;环境资料;个人基本情况;职业情况;生活习惯和保健状况;临床情况,包括症状和体征;实验室检查情况,包括常规检查和特殊检查;流行病学情况,包括危险因素和行为情况;卫生服务需求、供给和利用情况;调查人员和调查时间。

资料收集时应注意普查率一般应在95%以上,否则需要对失访人群特征进行分析以控制误差。

(四)资料整理和分析

现况调查所得资料可按下列步骤进行整理和分析：

1. 及时检查、核对原始资料，以保证资料的准确和完整。一般在调查当天完成现场核查。

2. 根据研究目的设计整理表，合理分组(表 11－3)。可采用手工或计算机方式实现。

表 11－3　现况调查基本分析表

因素	暴露有	暴露无	合计
事件有	A	B	N_1
事件无	C	D	N_2
合计	M_1	M_2	T

3. 对资料基本情况进行分析，如列出被调查对象居住地、年龄构成、职业构成及文化程度等。

4. 按时间、地区、人群特征分别计算疾病患病率、感染率等指标，并进行统计推断。

【实例】 Ferris 和 Anderson(1962 年)进行了一项关于慢性呼吸道疾病与吸烟、空气污染的现况研究，资料整理如表 11－4。

表 11－4　吸烟与慢性呼吸道疾病的现况调查表

慢性呼吸道疾病状态	吸烟组	不吸烟组	合计
现患病人	142	38	180
非病人	12 000	13 100	25 100
合计	12 142	13 138	25 280

按疾病状态分组，慢性呼吸道疾病病人吸烟率为 142/180＝78.89%；非病人吸烟率为 12 000/25 100＝44.62%，患病组暴露于吸烟的机会明显为高。按吸烟与否分组，吸烟组慢性呼吸道疾病现患率为 142/12 142＝11.69‰；非吸烟组慢性呼吸道疾病现患率为 38/13 138＝2.89‰，现患优势比(POR)为：

$$POR=\frac{142/12\,142}{38/13\,138}=11.69‰/2.89‰=4.04$$

由此可以认为，吸烟者慢性呼吸道疾病现患率要比不吸烟组高出 3.04 倍。

需要注意的是，该现患研究中吸烟与慢性呼吸道疾病发生之间的时间顺序并不清晰，故不能断然作出吸烟是导致慢性呼吸道疾病的原因的结论；同时上述比较还需要进行显著性检验。

四、筛检

筛检(screening)是指运用快速、简便的试验、检查或其他方法，对未被识别的疾病或缺陷作出推断性鉴定，发现那些未被识别的病人、可疑病人或有缺陷的人。为达到筛检目的而采用的方法称筛检试验，该试验不是诊断试验，对筛检试验阳性者还应进一步应用诊断试验予以确诊。

(一)目的和意义

筛检在卫生保健工作中应用十分广泛。伴随社区卫生服务的发展及新型农村合作医疗的扩展，社区健康档案或家庭健康档案将逐步被建立起来，其首要的工作通常是由卫生机构主动在人群中开展筛检(体检)活动。通过筛检，不但可早期发现病人，早期治疗，还可早期识别高危人群且发现潜在的病人，并可以了解疾病的自然史。通过对高危人群实施第一级及第二级预防，包括健康教育，既符合卫生服务的成本效益原则，使社区卫生资源的分配和使用更加合理，又可以起到改变和降低危险因素的暴露水平，从而减缓或阻止疾病的发生和发展，降低疾病的发病率的作用。

(二)方法与评价

任何筛检都必须确定具体的筛检试验。对一项筛检试验的评价主要从真实性和可靠性两个方面进行(表 11-5)。

表 11-5　筛检试验评价整理表

筛检试验	金标准		合计
	患者	非患者	
阳性	A(真阳性)	B(假阳性)	$A+B$
阴性	C(假阴性)	D(真阴性)	$C+D$
合计	$A+C$	$B+D$	N

1. 真实性　测量值与实际值相符合的程度，称真实性。对于真实性的评价，需要事先建立诊断目标疾病的标准方法"金标准"，然后将待评的筛检试验与之进行同步盲法比较，再行判定。所谓"金标准"是指当前临床医学界公认的筛检疾病的最可靠的方法，也称标准试验，包括：活检；手术发现；微生物培养；尸检；特殊检查和影像诊断；长期随访的结果等。

评价筛检试验真实性的指标主要有：

(1)灵敏度(sensitivity)：又称真阳性率，即实际有病而按该筛检标准被正确地判为有病的百分率。

$$灵敏度=\frac{A}{A+C}\times 100\%$$

(2)假阴性率(false negative rate)：又称漏诊率，即实际有病但根据该筛检标准被定为无病的百分率。

$$假灵敏度=\frac{C}{A+C}\times 100\%$$

(3)特异度(specificity)：又称真阴性率，即实际无病按该诊断标准被正确地判为无病的百分率。

$$特异度=\frac{D}{B+D}\times 100\%$$

(4)假阳性率(false positive rate)：又称误诊率，即实际无病但根据该诊断标准被定为有病的百分率。

$$假阳性度=\frac{B}{B+D}\times 100\%$$

(5)符合率(consistency rate)：又称一致率，是筛检试验判定的结果与标准诊断的结果相同的人数占总受检人数的比例。

$$符合率=\frac{A+D}{A+B+C+D}\times 100\%$$

对于一项筛检试验来说，灵敏度和特异度是相互矛盾的，提高灵敏度必然降低特异度，反之亦然。

【实例】 针对某病的筛检试验结果如表11-6。请对该筛检试验的真实性进行评价。计算结果：

表11-6 某病患病状况与筛检结果的关系

筛检试验	患病状况		合计
	患者	非患者	
+	165	80	245
−	45	730	775
合计	210	810	1 020

灵敏度＝165/(165＋45)×100％＝78.6％

特异度＝730/(80＋730)×100％＝90.1％

漏诊率＝45/(165＋45)×100％＝21.4％

误诊率＝80/(80＋730)×100％＝9.9％

符合率＝(165＋730)/1 020×100％＝87.7％

2. 可靠性(reliability) 指某一筛检方法在相同条件下重复测量同一受试者获得相同结果的一致性，其大小可用变异系数和Kapp值等指标衡量。影响可靠性的因素有：受试对象生物学变异；观察者间(内)差异；实验室条件、方法上的差异等。为了提高可靠性，检查方法和实验条件应标准化，观察者应经过严格的训练，尽可能不要引起被观察者疼痛或不适等。

(三)筛检应用的原则

1. 被筛检的疾病是该社区当前的重大公共卫生问题。

2. 被筛检的疾病有可识别的早期症状和体征。

3. 所筛检的疾病应该能够进一步被确诊、治疗。

4. 被筛检的疾病的自然史清楚。

5. 筛检试验必须具有快速、简单、易进行、价廉、安全、可靠、灵敏、特异、有效、能被受试者接受。

6. 还应考虑筛检、诊断和治疗等的经济消耗和收益问题。

(四)筛检试验的截断值

对于一项筛检试验，必须界定一个具体数值，即截断值，以便作为初筛病人和非病人的标准。截断值定在何处为宜，需要综合考虑，全面衡量后最后加以确定。一般按下列原则选定：①当假阳性及假阴性的重要性相等时，可把筛选标准定在"特异度＝灵敏度"的分界线处(图11-2中C处)。②有些严重疾病，如早期被诊断则可获得较好的治疗效果，否则后果严重，此时应选择灵敏度高的数值(图11-2中A处)，保证所有病人尽可能被筛检出来。此时特异度会同时降低，假阳性增多，需要进一步确诊的可疑病例增多，从而增加检查成本。③治疗效果不理想或确诊及治疗费用较贵时，则可选择特异度较高的筛选标准(图11-2中B处)。

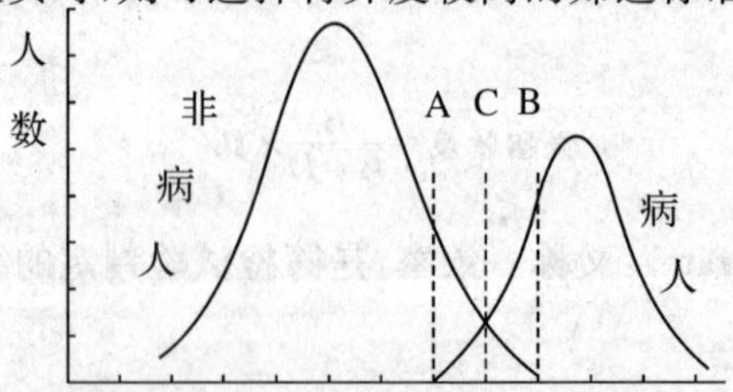

图11-2 筛检试验截断值示意图

(五)联合试验

实际工作中为提高筛检试验的灵敏度或特异度,常将多种试验联合起来进行,如:

1. 并联试验　当各项试验结果中有一项为阳性,联合判断结果为阳性。此法提高了灵敏度,减少了漏诊率,但特异度有一定程度的降低。当漏掉一个病人后果严重时或再进行筛检费人力、物力时,要尽量减少漏诊率,则可采取平行试验。诊断下肢深静脉血栓形式的"金标准"是静脉造影,但该法既贵又有危险,此时可以考虑用两种安全、方便但灵敏度稍差的方法进行平行试验。

2. 串联试验　当各项试验结果均为阳性,联合判断结果才判为阳性。如糖尿病筛检时可以先用尿糖试验,阳性时再进行血糖耐量试验。二者均为阳性才诊断为糖尿病。

联合试验可提高特异度,减少误诊率,但却增加了漏诊率。当误诊能造成严重后果时,应该用串联试验。

(六)预测值

预测值是指应用筛检的结果来估计受检者患病和不患病可能性的大小,包括阳性预测值和阴性预测值两种情况。阳性预测值是指筛检试验阳性者患目标疾病的可能性,阴性预测值是指筛检试验阴性者不患目标疾病的可能性。社区整群筛检预测值的大小受患病率、灵敏度和特异度的共同影响。一般筛检试验在患病率高的人群中进行才能取得较好的效果。

$$\text{阳性预测值}=\frac{\text{灵敏度}\times\text{患病率}}{\text{灵敏度}\times\text{患病率}+(1-\text{患病率})(1-\text{特异度})}$$

$$\text{阴性预测值}=\frac{\text{特异度}\times(1-\text{患病率})}{\text{特异度}\times(1-\text{患病率})+\text{患病率}\times(1-\text{灵敏度})}$$

五、病例对照研究

有人调查了腹泻婴儿和正常婴儿(即对照婴儿)的喂养方式,以探讨喂养方式与腹泻发生的关系,结果发现人工喂养是婴儿腹泻发生的危险因素,见表 11-7。

表 11-7　喂养方式与腹泻发生的关系

婴儿	喂养方式		合计
	人工喂养	母乳喂养	
腹泻婴儿	59	28	87
正常婴儿	8	33	41
合计	67	61	128

上述研究方法属于流行病学的病例对照研究,该法在暴发调查和罕见病病因研究经常用到。其研究技术路线见图 11-3。

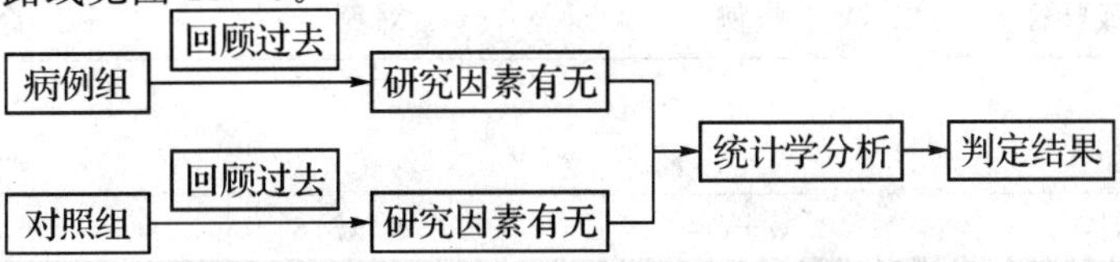

图 11-3　病例对照研究技术路线图

（一）基本原理

病例对照研究是将研究对象分为患某病的病例组和不患某病的对照组，比较两组人群过去对可疑病因的暴露情况，分析暴露于某因素与患某病之间是否有联系及联系强度。它是一种由果索因的分析性研究方法。

暴露是分析流行病学所使用的术语，是指曾经处于某种环境、接触某种因素或具有某种生物学或社会学特征，如生产过某种化学制剂，食用过某种食物、饮料或服过某种药品，经历过某种重大精神创伤，个体的性别、年龄、职业、身高、体重等生理特征、遗传特征和社会心理特征，以及保护因素的有无等。

（二）用途

病例对照研究主要用于：广泛筛选疾病的可疑危险因素；检验各种来源形成的病因初步假设，为进一步进行队列研究提供明确的线索。

（三）设计要求

病例对照研究按设计类型一般可分为成组病例对照研究和配比病例对照研究两种。为确保研究结果的真实可靠，在设计时需遵循下述原则：第一，采用某些限制性方法使病例和对照有良好的可比性，但若应用配比方法控制时配比因素一般不宜过多（3～4 个以内）。第二，病例必须符合公认的诊断标准；对照一定无所调查的疾病，即非隐性病例或处在潜伏期的病例，或用作对照的病例的病因和欲研究疾病的病因不能相同或有联系。第三，研究的样本量应足够。样本的大小可借助有关的专用公式确定，一般 100～200 对，少则几十对。第四，应注意在设计、实施和分析阶段控制可能产生的各类偏倚。第五，对照应是可以产生病例的源人群，即代表那些潜在的病例；病例的来源决定对照的来源。第六，病例一般首选新发病例，其次是现患病例和死亡病例。

（四）调查数据的分析

1. 描述性分析

（1）一般资料描述：首先对病例组与对照组的一般特征如年龄、性别、职业、诊断标准和就诊医院等进行描述，用以说明本次研究样本的基本情况。

（2）均衡性比较：整理资料时，应先对两组人群进行可比性分析，即除所研究的因素外，其余特征是否相近。方法是检查组间年龄、性别、住地等分布是否大致相同，有差异要进行调整或标准化。

2. 资料分析

（1）成组病例对照研究（表 11－8）：

表 11－8　成组病例对照研究资料整理表

暴露史或特征	病例	对照	合计
有	a	b	$a+b$
无	c	d	$c+d$
合计	$a+c$	$b+d$	n

统计学假设检验采用四格表 χ^2 检验公式进行。

$$\chi^2=\frac{(ad-bc)^2 n}{(a+b)(a+c)(b+d)(b+c)} \text{或} \chi^2_{修正}=\frac{(|ad-bc|-n/2)^2 n}{(a+b)(a+c)(b+d)(b+c)}$$

如两组暴露率差异有统计学意义，则可进一步计算暴露与疾病的关联强度，采用比值比(odds ratio，OR)来估计。

$$\mathrm{OR}=\frac{ad}{bc}$$

OR 值的 95%可信限＝$\mathrm{OR}^{(1\pm1.96/\sqrt{\chi^2})}$

如 OR 值可信区间包括 1，则暴露与疾病无关联；当 OR 值下限＞1 时，说明暴露是疾病的危险因素；当 OR 值上限＜1 时，说明暴露是疾病的保护性因素。

【实例】 为研究子宫内膜癌患者与过去使用雌激素史的关系，用病例对照研究方法，共调查了 188 例内膜癌，另调查 188 例同年出生未患内膜癌的妇女作为对照，了解发病与过去使用雌激素史的关系，其结果见表 11－9。

表 11－9　子宫内膜癌与雌激素暴露史的关系

暴露史	患癌组	对照组	合计
有	108(a)	29(b)	137
无	80(c)	159(d)	239
合计	188	188	376

$$\chi^2=\frac{(108\times159-80\times29)^2\times376}{188\times188\times137\times239}=71.67$$

$$v=1, \chi^2>3.84, P<0.05$$

$$\mathrm{OR}=\frac{108\times159}{80\times29}=7.4$$

即 95%可信限＝$\mathrm{OR}^{(1\pm1.96/\sqrt{\chi^2})}=4.7\sim11.70$

通过 χ^2 检验，$P<0.05$，说明病例组和对照组的暴露史的差异有统计学意义，估计过去暴露于雌激素以后发生子宫内膜癌的相对危险度为 7.4，95%可信限为 4.7～11.7。

(2)配比病例对照研究：

表 11－10　1∶1 配比病历对照研究资料整理表

对照	病例		合计
	有暴露史	无暴露史	
有暴露史	a	b	$a+b$
无暴露史	c	d	$c+d$
合计	$a+c$	$b+d$	n

先对组间暴露史的一致性进行显著性检验，采用 McNemar χ^2 检验公式计算。当组间暴露史比例不一致时，计算 OR 值：

$$OR=\frac{c}{b}(b\neq 0)$$

OR 值的 95%可信限$=OR^{(1\pm 1.96/\sqrt{\chi^2})}$

【实例】 1976 年 Mack 等报告了在洛杉矶所做的外源性雌激素与子宫内膜癌关系的 1∶1 匹配病例对照研究，作者从 1971～1975 年退休妇女中共收集 63 名子宫内膜癌的新发病例；选择对照妇女时要求与病例处于同一居住地，具有同样的婚姻状况，居住时间类似，同时要求对照妇女在病例被诊断以前未做过子宫切除术。药物史的资料查自每个病例和对照的医院病历。调查结果见表 11－11。

表 11－11 外源性雌激素与子宫内膜癌关系的 1∶1 匹配病例对照

对照	病例		合计
	有用药史	无用药史	
有用药史	27(*a*)	3(*b*)	30
无用药史	29(*c*)	4(*d*)	33
合计	56	7	63

$$\chi^2=\frac{(|b-c|-1)^2}{(b+c)}=\frac{(|3-29|-1)^2}{(3+29)}=19.53$$

$$v=1,\chi^2>3.84,P<0.05$$

$$OR=c/b=29/3=9.67$$

95%可信限$=9.67^{(1\pm 1.96/\sqrt{19.53})}=3.53\sim 26.48$。

以上结果提示外源性雌激素和妇女患子宫内膜癌有联系，且联系强度较大，为进一步研究外源性雌激素和子宫内膜癌之间的病因关系提供了线索。

上述成组和配比病例对照研究分析仅系单因素分析。实际工作中若存在混杂因素，还需要进行分层分析，以控制混杂因素对研究结果的影响。疾病的发生通常是多种因素共同作用的结果。在应用病例对照研究时一次调查总是获得较多的可疑因素，因此还需要我们了解各单项因素的独立贡献，探讨交互作用，控制混杂因素，并从中筛选主要的危险因素（按设定的检验水准确定）。此时需要借助计算机专业统计软件进行多因素分析，典型的分析技术如 Logistic 回归分析，可参照有关书籍。

（五）病例对照研究的优缺点

1．优点　组织调查比较容易，能很快出结果，经济省时；所需样本量少，尤其适合罕见病病因研究；可同时调查多个因素与疾病的关系，适合于对多项可疑因素的筛选。

2．缺点　调查主要靠回忆，容易产生回忆偏倚；是一种由果索因的研究方法，不能直接确定因果关系。

六、队列研究

为研究乙型肝炎病毒感染与肝癌的关系，有学者随访了乙型病毒携带者和非携带者，结果为乙肝病毒携带者肝癌发病率为 $100/10^5$，非携带者肝癌发病率为 $10/10^5$，已知全人群肝癌发病率为 $20/10^5$。从以上研究信息中我们能否推论乙肝病毒感染是肝癌的病因？乙肝病毒感染与肝癌之间的联系强度有多大？

上述研究为典型的流行病学队列研究。其研究技术路线见图 11－4。

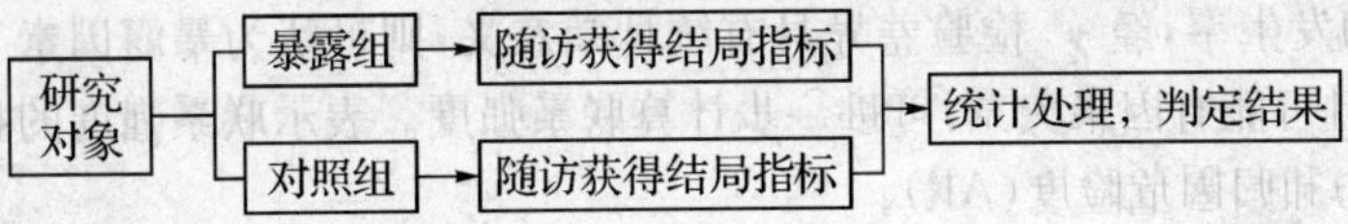

图 11－4　队列研究技术路线图

（一）基本原理

队列研究是选定暴露和未暴露于某种因素的两组人群，追踪其各自的结局（发病、死亡），比较两组结局的差异，以验证该暴露因素与疾病之间的因果关系。这是一种由因索果的研究方法。

（二）用途

1. 检验病因假设　如可用于研究吸烟与肺癌、慢性支气管炎等疾病的关联假设。

2. 描述疾病的自然史　即疾病在人群中从发病、发展到结局的自然过程。

3. 评价自然实验的预防效果　如吸烟与肺癌的关系研究中，有部分吸烟者自动戒烟，且结果表明戒烟人群比不戒烟人群的肺癌发生率有所降低，显示出预防效应。

（三）设计要求

1. 确定暴露因素　依据研究目的确定，并规定具体的定性或定量测量标准和方法。

2. 结局的确定　如研究乙肝病毒与肝癌的关联时，观察人群中发生了肝癌或因肝癌死亡，即出现了结局。

3. 调查对象的选择及样本大小　暴露组可来自职业暴露人群或暴露于特殊因素的人群；一个地区的全部人群或其随机样本中的暴露人群；有组织的人群、团体中的暴露人群。非暴露组可为全部人群、有组织的人群或团体中未暴露于所研究因素的对象组成。研究样本量可通过有关公式进行测算，以满足统计学处理要求。

4. 随访　对于暴露组和非暴露组的研究对象应以同等时间和同样观测要求进行随访。

（四）资料分析

队列研究中基本的统计指标为发病率或发病密度。当随访观察期较短、观察人群人口比较稳定、资料比较整齐时，结局可采用发病率衡量：

发病率（I）＝观察期内发病的病例数（D）/随访期开始时研究的人数（N）

当随访观察期较长、观察对象由于各种原因变动很大时，观察结局时需要计算发病密度。发病密度以观察期内各个体贡献的观察人时（如人年）为分母，其余计算同发病率。

队列研究资料基本数据可整理成下表 11－12。

表 11－12　队列研究资料整理表格式

研究起点暴露状态	发生数	未发生数	合计	发生率
暴露组	a	b	$a+b$	$I_e=a/(a+b)$
非暴露组	c	d	$c+d$	$I_u=c/(c+d)$
合计	$a+c$	$b+d$	N	

表中暴露组的发生率为 $a/(a+b)$，非暴露组的发生率为 $c/(c+d)$。如果暴露组的发生率高于非暴露组的发生率，经 χ^2 检验差异具有统计学意义，则可认为暴露因素与所研究疾病存在统计学联系，且可能有因果关系，可进一步计算联系强度。表示联系强度的指标最常用的是相对危险度(RR)和归因危险度(AR)。

(1)相对危险度(relative risk，RR)：是指暴露组发病(死亡)率(I_e)与非暴露组发病(死亡)率(I_u)之比。

$$RR=I_e/I_u$$

RR 的 95%可信区间$=RR^{(1\pm1.96/\sqrt{\chi^2})}$

相对危险度说明暴露组的发病率或死亡率是非暴露组的多少倍，它表示的是暴露因素与疾病联系的强度，其值越大，则该暴露因素作为病因的意义越大。

(2)归因危险度(attributable risk，AR)：也称特异危险度或率差(RD)，是指暴露组发病(死亡)率(I_e)与非暴露组发病(死亡)率(I_u)之差。

$$AR=I_e-I_u$$

AR 表明暴露组与非暴露组发病危险相差的绝对值。

(3)归因危险度百分比(AR%)：也称病因分值(EF)，表示暴露组中因暴露所致的发病(死亡)率占暴露组发病(死亡)率的百分比。

$$AR\%=(I_e-I_u)/I_e\times100\%$$

(4)人群归因危险度(population attributable risk，PAR)：表示人群中暴露于某因素所致的发病(死亡)率。

$$PAR=I_t-I_u$$

上式中 I_t 为全人群某病发病率或死亡率。

(5)人群归因危险度百分比(population attributable risk percent，PARP 或 PAR%)：又称人群病因分值，它表示人群中暴露于某因素所致发病(死亡)率占人群发病(死亡)率的百分比。

$$PAR\%=(I_t-I_u)/I_t\times100\%$$

(五)优缺点

1. 优点　直接获得研究人群的发病率或死亡率；可以计算 RR 和 AR 等反映疾病危险度的指标；可充分而直接地分析病因的作用；研究一种因素与多种结局之间的关系。

2. 缺点　不适合发病率很低的疾病的病因研究；观察时间较长，容易产生各种各样的失访偏倚；研究费时间、费人力、费财力。

【实例】 Strom 和 Carson 用队列研究方法研究了非甾体类抗炎药物(NSAID)和上消化道出血(UGI)的关系。在这类药物上市前的研究中已知这类药物可引起亚临床上消化道出血症状，但未进行这类药和临床上明显的上消化道出血之间关联的研究。1980 年他们进行了回顾队列研究，结果 47 136 例服药者中有 155 例出现上消化道出血，44 634 例未服药者 96 例出现上消化道出血，详见表 11-13。

表 11-13　服用非甾体类抗炎药与上消化道出血的关系

抗炎药分组	上消化道出血例数	未出血例数	合计	发病率($1/10^4$)
服用	155(a)	46 981(b)	47 136($a+b$)	33
未用	96(c)	44 538(d)	44 634($c+d$)	22
合计	251($a+c$)	91 519($b+d$)	91 770(N)	

$$\chi^2=\frac{(ad-bc)^2\times N}{(a+c)(b+d)(a+b)(c+d)}=\frac{(155\times 44\ 538-96\times 46\ 981)^2\times 91\ 770}{251\times 91\ 519\times 47\ 136\times 44\ 634}=10.85$$

该结果说明服用 NSAID 组上消化道出血发病率显著高于未服药组，差异有显著意义。

服用 NSAID 引起上消化道出血的相对危险性为：

$$RR=33/22=1.5$$

$$95\%RR\ 可信区间=1.5^{(1\pm 1.96/\sqrt{10.85})}=1.12\sim 1.91$$

即服用 NSAID 引起上消化道出血比未服药者高 1.5 倍，其 95%可信区间在 1.12～1.91。

$$AR=33/10^4-22/10^4=11/10^4$$

服用 NSAID 后，使得上消化道出血的发病率比未服用此药者增加 $11/10^4$。

$$AR\%=(33/10\ 000-22/10\ 000)/(33/10\ 000)=33.33\%$$

即服药组上消化道出血发病率中，33.33%是由于服用 NSAID 引起。若该群人不服用该药，则出血发病人数减少 1/3。

七、流行病学实验(Experimental Epidemiology)

18 世纪时，坏血病病例不断发生，人们不知道如何医治这类病例。James Lind 开展了一项坏血病的防治实验。将 12 个坏血病病人分成 6 组，2 名一组，每组除共同的膳食外，另对各组分别加入橘子、柠檬、苹果汁、芳香硫酸、醋、海水等，结果发现以服用橘子、柠檬这两组，获得最快最好的疗效，从而发现多食用水果对坏血病有防治效果，之后证明维生素 C 缺乏是坏血病的病因。这是一项经典的流行病学实验。该研究技术路线见图 11-5。

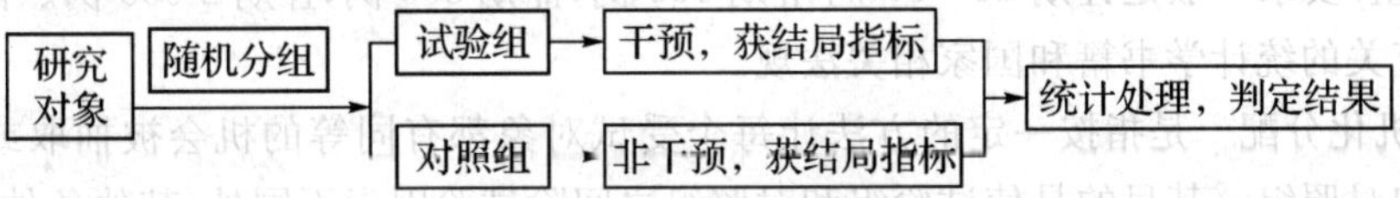

图 11-5　流行病学实验技术路线图

(一)基本原理

按照随机分配原则，将人群分为两组，人为地给一组以某种因素、措施或新药作为实验组，另一组不给某种因素、措施或给予安慰剂作为对照组，然后随访观察一定时间，比较两组的发病率或死亡率。这种有计划地在医院或社区进行的现场实验称为流行病学实验。通过流行病学实验可有效验证病因和危险因素的假设。但该研究存在耗时间、耗人力、耗物力和医德问题等不足之处。

(二)应用

流行病学实验一般可分为临床试验(clinical trial)和现场试验(field trial)。

1. 临床试验　是以病人为研究对象的实验,以个体为实验单位随机化分组,目的是评价某种新药或新疗法对某种疾病的疗效以及能否防止复发或延长寿命等。常以治愈率、病死率、复发率和存活率等指标进行评价。例如,新药上市前必须完成三期临床试验。

2. 现场试验　又称干预实验,一般以健康人(尚未患此病)尤其是高危人群为实验对象,多用于在人群中观察某项防疫或预防措施效果,如考核预防接种、药物预防的效果等。通常仅针对发病广泛或危害严重的疾病开展干预,以便获得预期效果。

现场试验可用于考核防治措施的效果。此时一般以发病率及经济效益等作为评价指标。例如,选择在地理环境、社会经济文化和宗教信仰等相似的两个地区开展慢性病防治对比观察。一个地区针对可疑的危险因素加以干预,如开展戒烟大赛、35 岁以上首诊病人查血压、倡导平衡膳食等,另一个地区任其自然发展,此后同等随访观察,逐年比较两个地区居民的吸烟、膳食的改变情况,高血压患者的就医率、总死亡率,冠心病、心肌梗死、脑卒中等病的发病率及死亡率,可以对群防群治措施的效果及经济效益进行评价。

现场试验同时用于验证病因假设。如针对实验人群人为地消除某项可疑因素,若发病率随之下降,则该因素就可视作病因。

(三)研究步骤

1. 确定实验目的　判断是病因验证还是考核疗效。

2. 确定研究人群和试验现场　确定研究人群时,应制定出明确的标准,包括纳入标准和排除标准,其目的是为避免某些外来因子的影响。

临床试验中要明确并统一病例的诊断标准,同时对病人的年龄、性别、病情轻重、有无并发症等均应有严格的规定。

干预试验多选择有易感性的人群或高危人群进行。对现场的要求是:①人口比较稳定、流动性小;②最好有较高而稳定的发病率,以便在试验结束时,能得到足够的病人;③评价疫苗效果时应选择近期未发生该病流行的地区;④现场应有较好的医疗卫生条件;⑤该地区领导重视,群众支持和接受。

3. 确定样本含量　实验组和对照组的人数应能满足统计学要求。药品临床试验的最低例数(试验组)要求一般是:Ⅰ期 20～30 例,Ⅱ期 100 例,Ⅲ期 300 例,Ⅳ期 2 000 例。样本量的测算请参照有关的统计学书籍和国家相关法规。

4. 随机化分配　是指按一定的方法让每个受试对象都有同等的机会被抽取或分到不同的实验组和对照组。其目的是使试验组和对照组之间除试验因素不同外,其他条件均一致(如年龄、性别、病情轻重、易患因素等),从而消除实验误差。

由于种种原因,现场试验通常难以获得随机对照,此时可采用非随机对照的方法。如对某社区实施心理危机干预措施时,可将条件相似未实施该项措施的社区作为对照,这种情况称作准试验或类实验。

5. 确定观察期限　观察期限根据研究目的确定,例如避孕药Ⅲ期临床实验至少需要 12 个月经周期。一旦得到结果就可停止试验。

6. 资料收集　资料收集由观察者完成。应事先开展对各组的基线调查,并比较两组开始时的状态是否均衡。在试验中,应尽可能随访到所有对象;对试验组和对照组资料的收集应同等地进行。按资料收集方式,临床试验又可分为开放式试验和盲法试验两种。对于前者,参加试验的不同人员均知道研究对象(即受试者)的分组,此时试验结果易受心理因素等干扰。后者是参加试验的不同人员(包括受试者和观察者)都不知道受试者的分组,这样做可有效避免信息偏倚的干扰。盲法可分单盲、双盲和三盲(表 11-14)。单盲是观察者知道受试者的分组,而受试者不知道自己属于哪一组。双盲是观察者和受试者双方都不知道受试者属于哪一组。如果连资料分析者也不知道分组情况,则称“三盲”试验。为了保证盲法的实现,可给对照组服用在外观形态上与试验组的药物相同而实际上无作用的“安慰剂”,以避免心理上的主观因素产生偏倚。

表 11-14 盲法试验资料收集方式示意图

对 象	单盲	双盲	三盲
受试者	×	×	×
观察者		×	×
资料分析者			×

7. 资料分析 资料整理及分析方法与定群研究基本相同,可用 χ^2 检验、u 检验等进行统计分析。频率指标有发病率、保护率、有效率、治愈率等,计量指标可用试验前后指标数据的差异表示。

(四)应关注的问题

流行病学实验研究的对象都是人(病人、高危人群或健康人)。因此,试验研究首先应注意医疗道德问题,特别是临床试验中使用某种新药或新疗法时,不能强迫病人或欺骗病人接受实验。不使用增加病人痛苦或对健康有损害的药物与疗法。未经毒性试验及“三致”试验(即致突变、致畸形、致癌实验)的药物或疗法不得用于临床和社区。

(五)研究实例

以往曾认为门静脉分流手术比非手术可以减少死亡并延长肝硬化病人的寿命。波士顿医院肝病组为此进行了临床试验。研究中,将伴有食管静脉曲张而无出血史的 93 名肝硬化病人随机分为两组,一组接受外科手术,一组接受内科治疗,结果手术组上消化道出血明显少于内科治疗组,出血比例分别为 1/48 和 2/45,但是随访观察两组的病死率却是相似的。仔细分析,手术组虽然死于出血的比较少,但发生危及生命的肝肾综合征和肝性脑病的较多。据此表明,门静脉分流术并不能减少死亡并延长肝硬化病人的寿命。

复习思考题

1. 如何对群体卫生保健状况进行描述?
2. 决定论的病因观和概率论的病因观的含义是什么?
3. 流行病学调查研究的基本步骤有哪些?
4. 图示分析性研究和实验性研究的技术路线。
5. 护理实践中如何充分发挥流行病学的作用?

(王万荣)

第十二章 传染性疾病的防制

传染病是指由特异病原体(或它们的毒性产物)所引起并可通过感染的人、动物或储存宿主直接或间接传染给易感宿主的一类感染性疾病。近年来由于生物体的变异、自然环境和社会环境的变化以及人们生活方式的改变,传染病的发病发生了显著变化,一方面,一些基本控制的传染病死灰复燃;另一方面,许多新的传染病不断出现。据统计自20世纪70年代以来,全球新发现的传染病有35种以上,因此在今后相当长的时间内,传染病的预防和控制仍然是摆在我们面前的重大课题。

第一节 传染病的流行过程

传染病的流行过程是指一系列相互联系相继发生的疫源地的形成过程。传染病在人群中发生流行必须具备三个环节,即传染源、传播途径和易感人群。三者之间相互依赖、相互联系,缺少其中任何一个环节,传染病的流行就不会发生。与此同时,流行过程又受自然因素和社会因素两方面的影响。

一、传染源

传染源是指体内有病原体生长、繁殖,并能排出病原体的人和动物。传染源的种类有两种。

1. 人 包括病人和病原携带者。

(1)病人:不同传染病在潜伏期、临床症状期及恢复期的传染性大小有区别,一般情况下临床症状期是主要的传染期。

(2)病原携带者:指的是没有任何临床症状而能排出病原体的人。可分为三类,即:潜伏期病原携带者、恢复期病原携带者和健康病原携带者。其作为传染源意义大小除取决于携带类型、排出病原体数量和持续时间外,更取决于携带者的职业、个人卫生习惯及社会活动范围等。

2. 动物 很多动物传染病可以传染给人,主要有人畜共患病和野生动物之间传播的自然疫源性疾病。

二、传播途径

传播途径是指病原体从传染源体内排出后,侵入另一宿主之前,在外环境中停留和转移的全过程。常见的传播途径有:

1. 经空气传播 包括经空气、飞沫和尘埃传播三种。

(1)经飞沫传播：当感染者咳嗽、打喷嚏、大声说话甚至呼气时，含有病原体的唾液、黏液释放到空气中，被易感者吸入，造成短时间近距离感染。

(2)经空气传播：飞沫表层水分蒸发后干燥的残余部分，可长时间悬浮于空气中，造成较长时间远距离感染。

(3)经尘埃传播：指飞沫及痰液等混入尘土干燥后，重新飞扬悬浮在空气中，造成长时间远距离感染。

经空气传播的传染病主要是呼吸道疾病，其流行特点是：传播途径易实现、传播广泛、发病季节性明显，多见于冬春季节；发病与居住环境条件及人口密度相关等。

2. 经水传播　主要有饮用被污染饮用水和接触疫水两种方式。

(1)经饮用水传播：饮用水被病原体污染后，可传播肠道传染病，如霍乱、伤寒、细菌性痢疾、甲型肝炎等。此类传染病的流行特点是：病例分布与供水范围相一致；除哺乳婴儿外，发病没有年龄、性别、职业的差异；停用被污染的水源或采取净化消毒措施后该病的暴发或流行即平息。

(2)经疫水传播：接触疫水后病原体经皮肤黏膜进入体内。如血吸虫病、钩端螺旋体病等。此类传染病的流行特点是：患者均有接触疫水的历史；发病有季节性和地区性；对疫水或人采取有效措施可控制新病例出现。

3. 经食物传播　因进食病原体污染食品而造成。主要病种是肠道传染病及个别呼吸道传染病，如流行性出血热。其流行特点主要有：患者均有食用某种被污染食品的历史，不食者不发病；易形成暴发；停食被污染食品后，暴发即可平息。

4. 经接触传播　包括直接接触和间接接触两种方式。如性传播疾病、狂犬病和体表传染病等。其流行特点为：病例多为散发，无明显季节性，与个人卫生习惯及卫生条件差直接相关。

5. 经媒介节肢动物传播　指的是因苍蝇、蚊子、蟑螂等叮咬或携带而传播。其病种广泛，如伤寒、菌痢、鼠疫、疟疾、丝虫病、乙型脑膜炎等。主要特点有：发病的地区性和季节性突出；病例分布与媒介昆虫、节肢动物分布相一致；发病年龄有差别，有些病种职业特征明显。

6. 医源性传播　指在医疗、预防工作中，未能严格执行相应的规章制度和操作规程，而人为地造成的某些传染病的传播。如因医疗器械消毒不严或输血引起艾滋病等。

7. 母婴传播　指病原体通过母体传给婴儿。主要方式有：经胎盘传播、上行性传播和分娩时传播。

三、易感人群

易感人群是指有可能感染传染病的人群。人群作为一个整体对传染病的易感程度受多种因素的影响。当出现新生儿增多、有易感人口迁入、人群免疫力自然消退及免疫人口迁出或死亡等情况时，人群易感性升高，易出现疾病流行；而在计划免疫实施后、疫情发生后、隐性感染后，人群易感性降低。实施预防接种是防制传染病流行的极为重要的措施之一。

四、影响传染病流行过程的因素

传染病在人群中传播流行时同时受到自然因素和社会因素的双重影响。

1. 自然因素　主要包括气候和地理环境等。如历史上大灾之后多次出现大疫。

2. 社会因素　主要包括法律制度、文化水平、卫生习惯、经济发展水平、医疗水平、居住环境、人口数量、社会的稳定性、宗教、风俗习惯等等。

五、疫源地及其消灭条件

在一定条件下，传染源向其周围传播病原体所能波及的范围称为疫源地。可分为疫点和疫区，范围小的疫源地称为疫点，如只有一个传染源时。范围较大的疫源地称为疫区。疫源地范围的大小取决于：传染源存在的时间、传染源活动的范围、疾病的传播方式、周围人群的免疫状况等。

判断疫源地消灭的条件是：①传染源被移走或不再排出病原体；②传播途径不复存在；③所有易感接触者经疾病最长潜伏期后未出现新发病例。

六、传染病的特征

传染病与其他疾病的不同之处在于具有如下一些基本特征：

1. 有病原体　每一种传染病都由相应的特异性病原体引起，包括各种微生物和寄生虫等，人类历史上对很多传染病人们是先认识其临床及流行特征，然后才找出病原体。

2. 有传染性　这是传染病的主要特征，它意味着病原体能通过某种途径感染他人，对他人造成危害，这也是我们为什么要隔离传染源的原因。

3. 有流行病学特点　传染病在流行过程中可表现出一系列特征。规模可分为散发、流行、大流行；有外来侵入性和本地原发性差别；发病率在三间分布（时间、地点、人群）上也有明显差别。

4. 有感染后免疫　人感染病原体后，无论显性或隐性感染，都能产生针对病原体及其产物（如毒素）的特异性免疫。其持续时间在不同传染病差异很大，一般表现为病毒感染持续时间长，细菌、螺旋体、原虫性感染持续时间短，但也不是绝对的。

另外，由于生物体的变异、长期药物的应用、自然环境条件的改变，以及人口流动、交往增多，全球传染病不断出现新的情况，如新发传染病艾滋病、传染性非典型肺炎、人感染高致病性禽流感等的肆虐；某些传染病显性感染时，典型病例少了，使其传播更迅速，传播范围及跨度更大。

第二节　传染病的预防和控制

传染病是严重危害人类健康的疾病，但人类消灭天花、控制烈性传染病的事实和应对2003年全球传染性非典型肺炎危机的经验表明，防制传染病，必须讲究策略和措施。

一、传染病预防控制策略

国家对传染病防制实行预防为主的方针，防制结合、分类管理、依靠科学、依靠群众。

（一）贯彻预防为主方针

预防为主是我国一贯的卫生工作指导方针之一。坚持预防为主的方针就是要群策群力，因地制宜，建立健全城乡卫生服务网络，加强医疗卫生机构监管，开展全民健康教育和健康促进，增强易感人群的体质和抗病能力，树立防患于未然的思想。全社会参与是贯彻“预防为主”方针的关键，新闻媒体应当提供传染病防制和公共卫生教育的公益宣传；疾病预防控制机构、医疗机构使用血液和血液制品，必须遵守国家有关规定，防止因输入血液、使用血液制品引起经血液传播疾病的发生。

（二）依法防制传染病

《中华人民共和国传染病防制法》等相关法律法规规定了在传染病防制中各级政府及有关部门的职责，传染病防制已纳入法制化轨道。县级以上地方人民政府应当制定传染病预防、控制预案，预案应当包括以下主要内容：

1. 传染病预防控制指挥部的组成和相关部门的职责。

2. 传染病的监测、信息收集、分析、报告、通报制度。

3. 疾病预防控制机构、医疗机构在发生传染病疫情时的任务与职责。

4. 传染病暴发、流行情况的分级以及相应的应急工作方案。

5. 传染病预防、疫点疫区现场控制，应急设施、设备、救治药品和医疗器械以及其他物资和技术的储备与调用。

一切单位和个人，必须接受疾病预防控制机构、医疗机构有关传染病的调查、检验、采集样本、隔离治疗等预防、控制措施，如实提供有关情况。

（三）充分发挥专业机构的作用

各级疾病预防控制机构承担传染病监测、预测、流行病学调查、疫情报告以及其他预防、控制工作。医疗机构承担与医疗救治有关的传染病防制工作和责任区域内的传染病预防工作。城市社区和农村基层医疗机构在疾病预防控制机构的指导下，承担城市社区、农村基层相应的传染病防制工作。

（四）加强协作与国际合作

经济全球化和一体化、人口世界性流动及交通运输业的发达加速了传染病的流行速度，因此加强地区之间协作、国际间合作，共同研究和防制传染病十分重要。

二、传染病的预防控制措施

（一）预防性措施

1. 改善卫生条件　包括饮水消毒、粪便无害化、加强医院及公共场所卫生管理、环境杀虫、灭鼠等预防传染病发生的基本措施。

2. 预防接种　是利用生物制品，使机体获得特异性免疫、降低易感性的特效措施。

(1)分类：

①人工自动免疫：接种各类菌苗、疫苗，使被接种者自身产生相对应的特异性抗体而获得对该疾病的自动免疫。主要品种有疫苗(死、活)、菌苗(死、活)、类毒素及基因工程疫苗等。其优点是接种剂量小、次数少、效果好、维持时间长等。

②人工被动免疫：以特异性免疫球蛋白作应急接种，以产生对易感者的临时保护或应急对付可能发生的感染。

③自动、被动免疫相结合。

(2)接种对象、剂量和方法：

①接种对象：按生物制品使用说明书规定的年龄、范围执行。

②接种剂量、方法：均按接种制剂明确规定严格执行。

③建立冷链系统：生物制剂从生产单位经贮存、运输，最后到达使用基层单位，均应按规定冷藏，以保持其效价。

(3)计划免疫：是根据社区传染病疫情监测和人群免疫状况分析，按科学免疫程序，有组织、有计划地使用疫苗，对特定人群所进行的预防接种，其目的在于提高人群免疫水平，达到预防控制并最终消灭相应传染病的目的。列入我国计划免疫范畴的生物制剂有卡介苗、麻疹疫苗、脊髓灰质炎活疫苗、乙肝疫苗、百白破混合制剂。

免疫程序主要包括初种、间隔、加强等，其具体程序如表 12－1 所示。

表 12－1　我国现行儿童基础免疫程序

接种对象	卡介苗	脊髓灰质炎活疫苗	百白破三联疫苗	麻疹疫苗	乙型肝炎疫苗
新生儿	初种				第 1 次
1 月龄					第 2 次
2 月龄		第 1 次			
3 月龄		第 2 次	第 1 次		
4 月龄		第 3 次	第 2 次		
5 月龄			第 3 次		
6 月龄					第 3 次
7 月龄					
8 月龄			加强	初种	
1.5～2 周岁	复种	*	第 4 次		
4 岁	复种	复服			加强
7 岁			白破加强	加强	
12 岁					

* 部分地区对 18～24 月龄儿童作第一次复服，4 岁作第二次复服。

(4)预防接种注意事项：一般禁忌证包括发热及各种传染病患者，各种器质性疾病患者，有过敏史者，妊娠及哺乳期妇女，年老体弱者等。接种时必须使用一次性注射器，无条件时亦应做到“一人一针一管”，杜绝接种过程中引起交叉感染。预防接种反应有两种情况：

①正常反应：有局部和全身之分，局部炎症样反应和全身发热多见，一般无需特殊处理，注意观察变化。

②异常反应：比较少见，主要有局部无菌性脓疡、全身变态反应性疾病、晕厥及群体性心因反应。应注意区别情况及时应急处理。

3. 健康教育　让人们了解传染病传播、消毒、杀虫、灭鼠、预防接种等方面知识，培养良好的卫生习惯，提高自我保健意识。

4. 国境卫生检疫　是防止传染病由国外传入和由国内传出的措施。现各国都设有国境检疫部门，凡来自国外的人及船舶、飞机、火车等交通工具及运载的物品都必须依法接受检查。

(二)落实传染病报告制度

传染病报告是传染病监测的重要手段，同时也是控制和消除传染病的重要措施。

1. 报告病种　根据 2004 年 8 月 28 日修订的《传染病防制法》规定，法定报告传染病分三类共 37 种，它们分别是：

(1)甲类：鼠疫、霍乱两种。

(2)乙类：传染性非典型肺炎、艾滋病、病毒性肝炎、脊髓灰质炎、人感染高致病性禽流感、麻疹、流行性出血热、狂犬病、流行性乙型脑炎、登革热、炭疽、细菌性和阿米巴性痢疾、肺结核、伤寒和副伤寒、流行性脑脊髓膜炎、百日咳、白喉、新生儿破伤风、猩红热、布鲁氏菌病、淋病、梅毒、钩端螺旋体病、血吸虫病、疟疾，共25种。

(3)丙类：流行性感冒、流行性腮腺炎、风疹、急性出血性结膜炎、麻风病、流行性和地方性斑疹伤寒、黑热病、包虫病、丝虫病，除霍乱、细菌性和阿米巴性痢疾、伤寒和副伤寒以外的感染性腹泻病，共10种。

对乙类传染病中传染性非典型肺炎、炭疽中的肺炭疽和人感染高致病性禽流感，应采取甲类传染病的预防、控制措施。

2. 传染病报告的责任者　含两个层面——责任报告单位与责任报告人，即疾病预防控制机构，医疗机构和采供血机构及其执行职务的人员。其中执行职务的人员为医护人员、检疫人员、疾病预防控制人员、乡村医生、个体开业医生等，报告疫情是上述机构与人员履行法律规定的义务。其中乡(镇、地段)级以上的责任报告单位必须建立疫情管理组织，指定专职疫情管理人员，负责本单位或所辖区域内的疫情报告工作。县(市、区)级以上责任报告单位必须实行计算机网络直报。乡(镇、地段)级责任报告单位应创造条件实现计算机网络直报。

3. 传染病报告的时限要求　责任报告人在首次诊断传染病以后应立即填写传染病报告卡，其卡由录卡单位保留三年。责任报告单位对甲类传染病、传染性非典型肺炎和乙类传染病中的艾滋病、肺炭疽、脊髓灰质炎的病人、病原携带者或疑似病人，城镇应于2小时内、农村应于6小时内通过传染病疫情监测信息系统进行报告。

对其他乙类传染病病人，疑似病人和伤寒、副伤寒、痢疾、梅毒、淋病、乙型肝炎、白喉、疟疾的病原携带者，城镇应于6小时内、农村应于12小时内，通过传染病疫情监测信息系统进行报告。

对丙类传染病和其他传染病，应当在24小时内通过传染病疫情监测信息系统进行报告。

4. 传染病报告的属地原则　这一原则对人口流动性较大的地区及不同级别单位较多的城镇地区尤其重要。任何单位发现重大传染病疫情时，应当在2小时内向所在地县级人民政府卫生行政部门报告。接到报告的卫生行政部门应当在2小时内向本级人民政府报告，并同时通过突发公共卫生事件信息报告管理系统向卫生部报告。卫生部对可能造成重大社会影响的突发公共卫生事件应当立即向国务院报告。军队的传染病防制由军队系统负责，但传染病报告也应遵照这一原则，当军队的医疗机构向社会公众开放，提供医疗卫生服务时，发现传染病疫情时应与地方机构一样应执行这一原则。

(三)加强对传染源的管理

对传染源的早期发现、早期报告、早期诊断、早期隔离、早期处理是防止疫情传播蔓延的有效方法，也是减少慢性病原携带者的重要措施。不同种类的传染源，其处理有所区别。

1. 实施医学观察和隔离治疗　对传染源尤其是甲类传染病病人与密切接触者及其污染物，必须严格按照传染病防制法要求进行规范管理。通常的要求是：

(1)对感染者实施隔离治疗。

(2)对接触者、疑似病人，实行隔离，在给予医学观察的同时，限制其行动自由，并在指定地点进行留验或采取其他必要的预防措施。隔离期限为传染病的最长潜伏期。

(3)拒绝隔离治疗或隔离期未满，擅自脱离隔离治疗的，可由公安机关协助医疗机构，采取强制隔离治疗措施。隔离期间，实施隔离措施的地方政府应当对被隔离人员提供生活保障；被隔离人员有工作单位的，所在单位不得停止支付其隔离期间的工作报酬。

(4)医疗机构对本单位内被传染病病原体污染的场所、物品以及医疗废物，必须实施消毒和无害化处理；患甲类传染病、炭疽死亡的尸体应当立即进行卫生处理，就近火化。

2. 采取紧急措施　传染病暴发流行时，县级以上人民政府除组织力量，按照预防控制预案进行防制，切断传染病传播途径外，必要时报请上一级人民政府决定是否要采取以下紧急措施并予以公布：

(1)限制或停止集市、影剧院演出或其他人群集聚的活动。

(2)停工、停业、停课。

(3)封闭或者封存被传染病病原体污染的公共饮水水源、食品及相关物品。

(4)控制或捕杀染疫野生动物、家禽家畜。

(5)封闭可能造成传染病扩散的场所。

3. 实施交通卫生检疫　是为了阻止传染病通过交通工具传播。

4. 被病原体污染的物品应适时处理，其环境应进行消毒和无害化处置。

5. 妥善处理乙类或丙类传染病病人　根据病情轻重、传染的危险性及当地实际情况决定处理措施，防止病情恶化及疫情传播。

(四)切断传播途径

不同传染病，传播途径各异，控制传染病必须重视消毒、杀虫和灭鼠工作。

消毒是指为了防止感染和预防传染病的传播流行，而利用物理、化学或生物的方法，杀灭或清除人体体表及各种传播媒介上存活的病原体的医学措施。卫生部颁布的《消毒管理办法》对我国的消毒管理提出了规范化的要求。不同环境、不同的被污染物品消毒方法有所不同，流行病学通常将消毒分为预防性消毒、疫源地消毒两大类。对可能受到病原体污染的物品或场所施行消毒，以防止可能的疾病传播称之为预防性消毒，如对自来水等饮用水消毒及对乳制品出厂前的消毒等。对所有或曾经有传染源存在的场所进行的消毒称为疫源地消毒。当传染源还存在于疫源地中所进行的消毒称随时消毒，如病房中的空气消毒，门把手、地面的消毒等；当传染源离开、痊愈或死亡后对环境所作的一次性彻底消毒称之终末消毒，这类消毒可以彻底清除环境中的病原体，往往是针对那些对外界环境有较强抵抗力的病原体而言，如鼠疫、霍乱、结核、炭疽、白喉、伤寒等，而对外界环境抵抗力弱的病原体，如麻疹、水痘等一般不需进行这类消毒。

肠道传染病通过粪便等污染环境，应对病人粪便及其污染物品和周围环境进行有效消毒；呼吸道传染病通过咳嗽、痰液、飞沫等污染空气，应加强环境通风换气及必要的空气消毒；艾滋病可通过不洁注射器及性活动传播，应大力提倡使用安全套，杜绝吸毒及共用注射器。

由于媒介生物可传播传染病，因此需要针对环境中可传播疾病的媒介生物或昆虫采取相应的杀灭措施，这项措施称作杀虫。杀灭媒介生物通常选用各类杀虫剂。由于鼠类可传播鼠疫、钩端螺旋体、流行性出血热等疾病，也需要组织大规模灭鼠。

(五)保护易感人群

1. 加强安全防护教育　面向公众开展有针对性的健康教育，普及传染病流行病学知识，提高群众自我防护意识；在呼吸道传染病流行期间要加强室内通风换气；减少或禁止集会；在医务人员中落实标准防护原则，穿戴好防护衣、帽、口罩、胶靴和防护眼镜等。

2. 应急预防接种　对潜伏期较长的传染病接触者，可进行自动或被动免疫接种，如在麻疹暴发时对儿童接触者注射麻疹疫苗，对体弱者、小儿可注射丙种球蛋白或胎盘球蛋白。

3. 药物预防　某种传染病流行时给易感者服用某种针对这种病原体的药物作为应急措施，可减少感染或防止发病，有时能收到一定效果，但往往产生耐药性，一般情况下不提倡。

4. 个人防护　对可能暴露于传染病危险因素或传播媒介的个体采用必要的防护措施，往往可以阻止病原体的入侵、防止或减轻感染，如下水前涂防护油、穿防护袜裤等可预防血吸虫感染；在疟区居住使用蚊帐或驱蚊剂，防止蚊虫叮咬可预防疟疾；接触传染病的医护人员及实验室工作人员严格遵循操作规程，正确使用个人防护用品等可防止职业暴露感染。

5. 医学观察　对某些危害严重的传染病的接触者，每日应进行检查、测量体温，注意发现早期症状。

（六）做好传染病监测工作

传染病监测是疾病监测的一部分。疾病监测又称流行病学监测，它是指卫生机构长期、连续、系统地收集疾病及其影响因素的资料，经过处理分析，将信息及时上报和反馈，指导采取干预措施并评价其效果的过程。传染病监测只是手段，是传染病预测预报的基础性工作，其最终目的是预防和控制疾病流行。

传染病监测可分为主动监测与被动监测两大类。现行的法定传染病均为监测的病种，其报告属于被动监测，由卫生行政部门自上而下布置的对某些疾病的调查及资料的收集也属于疾病主动监测的范畴，如疫情漏报率调查等。主动监测可面向门诊、住院和社区进行，我国目前已在全国建立了上百个疾病监测点，分别对传染病、慢性病、出生缺陷等实施监测。

第三节　重要传染性疾病的防制

当前性传播疾病、艾滋病、病毒性肝炎、传染性非典型肺炎、禽流感病毒感染、血吸虫病和结核病是威胁人群健康的重要传染病。以下重点从病因、流行病学和预防控制措施三方面作简要介绍。

一、性传播疾病

性病病种很多，在我国较为重要并被列为重点监测的性病有 8 种，即梅毒、淋病、艾滋病、非淋菌性尿道炎、尖锐湿疣、生殖器疱疹、软下疳、性病性淋巴肉芽等。性病的主要传染源是带有病原体的患者与感染者，特别是早期患者往往有较强的传染性。

（一）病因及临床表现

1. 梅毒　是由苍白螺旋体感染人体而引起的一种系统性、慢性性传播疾病，临床表现为多种多样，可累积多个组织、器官，也可长期处于潜伏状态，容易被误诊、漏诊。梅毒病原体可通过人的破损皮肤黏膜由感染者传染给性伴侣，在 2～4 周潜伏期内大量繁殖，通过免疫反应引起侵入部位的破溃即硬下疳。螺旋体在局部大量繁殖后，侵入附近的淋巴结，再由血液播散到全身其他组织器官，病人表现为二期梅毒，如不治疗可发展为三期梅毒，发生心血管及神经系统损害以及皮肤、骨骼与内脏的树胶样损害。临床上分早期梅毒(含一期、二期梅毒)、潜伏期梅毒、三期梅毒及先天梅毒等类型。

梅毒是一种古老的疾病,曾在我国流行猖獗。新中国成立后随着"灭梅"工作的深入开展,1969 年该病基本消灭,但是近年来又与其他性病一样严重流行。

2. 淋病　是由淋病奈瑟菌引起的泌尿生殖系统化脓性感染。也包括眼、咽、直肠、盆腔和播散性淋球菌感染。患者是主要传染源,也可通过接触患者的分泌物等非性接触途径而感染。临床上病变可累及以下部位:泌尿生殖器、眼部、直肠肛门部,并且可发生播散性淋球菌感染。

淋病可发生于任何年龄,但以性活跃人群为多。

3. 尖锐湿疣　这是由某些类型的人类乳头状瘤病毒所引起的增殖性疾病。本病潜伏期 3 周至 8 个月,平均 3 个月。好发于温暖潮湿的部位。多见于男性阴茎系带,冠状沟龟头、包皮等处及女性的大小阴唇、阴蒂、宫颈、阴道及肛周。典型病损为针尖状、绿豆大小及菜花状、乳头状肉质赘生物,患者多无不适,少数有局部压迫感及瘙痒。

4. 非淋病性尿道炎　这是指由性接触传染的一类尿道疾病,而尿道分泌物中却查不到淋球菌。包括淋病后尿道炎及女性子宫颈等非特异性生殖道感染。本病 40%～50%由沙眼衣原体引起,20%～30%为解脲支原体,有 10%～20%由阴道毛滴虫、白色念球菌、单纯性疱疹病毒、生殖支原体、腺病毒和类杆菌等微生物所致。

5. 生殖器疱疹　它是由单纯疱疹病毒侵犯人体生殖器皮肤黏膜引起炎症、水疱、糜烂、溃疡性病变的一类性传播疾病。患者和无症状病毒携带者是传染源。该病毒主要存在于男性阴茎、尿道及女性的宫颈、尿道和外阴,通过性交时直接接触传播。潜伏期 2～30 天(平均 6 天)。典型病损为多发性痛性小水疱。其新发感染者中约有 40%的男性和 70%的女性发生全身性症状,表现为发热、头痛、畏光、不适及肌痛等,极少数患者可并发无菌性脑膜炎。

6. 软下疳　它是由杜克雷嗜血杆菌引起的,表现为生殖器部位的痛性溃疡合并近位淋巴结化脓性变化的性传播疾病。性接触是唯一传播途径,潜伏期短,通常为 1 周(3～7 天)。病损主要发生于性交部位,初发时为痛性、多发性或单发小丘疹,周边有红晕,1～2 天后形成脓性溃疡,其底部污秽、边缘不整。触之疼痛以及出血,半数以上患者伴淋巴结肿大、疼痛等。

7. 性病性淋巴肉芽肿　这是由沙眼衣原体 L_1～L_2 引起的一种慢性性传播疾病。表现为外生殖器溃疡、腹股沟淋巴结肿大、坏死和破溃。晚期常伴发外生殖器橡皮肿或直肠狭窄。主要由性接触传播,极少数可由接触患者分泌物而感染。其潜伏期 5～21 天,平均 10 天。常分早、中、晚三期。

(二)防制措施

性传播疾病主要由性接触传播。防制措施主要是:对高危人群尤其是年轻人实施进行性传播疾病健康教育,包括要求高危人群使用安全套等;洁身自好是防止性传播疾病流行的关键;尽早发现及早治疗也是防止传播的重要措施。

二、艾滋病

艾滋病(AIDS)的全称是获得性免疫缺陷综合征。它是由人免疫缺陷病毒(HIV)所引起的一类严重的新发传染病。艾滋病发病缓慢,有 2～10 年潜伏期,临床主要表现为继发其他病原体感染或肿瘤,症状体征多种多样,常表现在肺部、胃、肠、神经、皮肤黏膜、眼部改变,结合免疫学检查有助于确诊。

(一)流行特征

我国自1985年发现首例病人以来,艾滋病已由传入期、扩散期进入快速增长期,疫情呈上升趋势,流行范围广,地区差异大。卫生部2006年1月公布我国现有艾滋病感染者和病人65万,其中病人有7.5万;世界范围内约有4 000万以上感染者,非洲大陆最多。艾滋病病毒可通过以下三种方式传播:

1. 经血传播　输入被HIV污染了的血液及其制品、静脉注射吸毒分别是导致某些流行区HIV感染的主要途径。医疗过程中器具消毒不严格、使用被污染的文身工具等可导致医源性艾滋病病毒感染。

2. 性接触传播　在世界范围内,无保护的性接触是艾滋病最主要的传播途径。在我国新发生感染的地区以性传播方式为主。

3. 母婴传播　是指感染HIV的母亲将HIV传给胎儿或婴儿,这种方式可发生在妊娠期间、分娩过程、产后哺乳等阶段。

(二)防制措施

到目前为止,临床上对艾滋病尚无特别有效的治疗方法。预防措施显得尤为重要。通常采取的措施包括:

1. 开展艾滋病咨询和教育　帮助人们了解HIV感染途径和导致感染的危险因素,促使人们减少和避免不安全的行为。

2. 控制血源性传播　依法献血,杜绝贩血、卖血,采取严格措施保证输血和医疗安全;远离毒品;不共用可能受血液污染的生活用品。

3. 预防性接触传播　加强性安全行为教育;洁身自爱,对伴侣忠诚;及时治疗生殖器感染。

4. 避免母婴传播　一旦发现母亲感染HIV应避免怀孕或采用相应措施阻断母婴传播。

三、病毒性肝炎

病毒性肝炎是由多种肝炎病毒引发肝脏受损伤为主的一组全身性疾病,主要分为甲型、乙型、丙型、丁型、戊型等,此外还有8%～15%的肝炎病因不明。总体上看各型肝炎临床表现相仿,以疲乏、食欲下降、厌油、肝肿大、肝功能异常为主,有的患者出现黄疸。下面重点介绍甲型和乙型病毒性肝炎。

(一)甲型病毒性肝炎

甲型肝炎病毒由HAV病毒引起,其传染源为病人和带毒者,但无持续带毒者,主要通过日常生活接触而经粪-口途径传播,水产品或食物污染可造成暴发流行。卫生条件差是引起甲肝流行的主要原因。1988年发生在上海市的食用未煮熟的毛蚶引起建国以来最大一次甲肝流行,在4个月以内共发生31万例患者。甲型肝炎平时多呈散发;流行的季节性比较明显,秋冬季多见,2～10岁儿童为发病的主要人群。

甲型肝炎的预防以切断传播途径为主。对现患者主要采取隔离治疗以控制传播机会;对病人自发病开始隔离三周;对接触者医学观察45天。要搞好环境及个人卫生,加强粪便、水源管理;做好托幼及学校等机构食品卫生监督管理,防止"病从口入";同时对甲型肝炎适宜对象可注射甲肝减毒活疫苗来获得主动免疫。

(二)乙型病毒性肝炎

乙型病毒性肝炎由 HBV 病毒引起，其传染源为急、慢性乙型肝炎患者和病毒携带者，其中慢性患者和病毒携带者作为传染源意义较大。

1. 乙型病毒性肝炎的传播途径主要有三种：

(1)医源性传播：主要通过输血或血制品，或被病人的血、体液污染的医疗器械、生活用品等，使 HBV 病毒经皮肤或黏膜进入人体。

(2)母婴传播：主要为分娩时经产道传染。

(3)性接触传播：乙肝是性传播疾病之一，男性同性恋者、与异性有性接触者感染乙型病毒性肝炎机会高，女性发生异性性接触是乙型病毒性肝炎传播的重要途径。

2. 乙型病毒性肝炎的预防和控制最有效的手段和根本途径是接种乙肝疫苗。同时还需注重注重以下方面：

(1)管理好传染源：早期发现感染者，防止感染者献血；对被发现的病人进行住院隔离治疗；对其物品做好消毒管理工作。

(2)切断传播途径：如提倡使用一次性注射用具；各种医疗器械一用一消毒；加强血制品管理，严格消毒处理带血及体液的污染物等。

(3)保护易感人群：为预防病毒性感染，国家已将乙肝免疫纳入计划免疫体系管理，认真做好乙肝疫苗接种。

四、血吸虫病

血吸虫病是由血吸虫寄生在人体中所致寄生虫病。我国只有日本血吸虫，主要分布在长江流域的江苏、浙江、安徽、江西、湖北、湖南、广东、广西、福建、四川、重庆、云南及上海等地，原因是与钉螺的分布有关。经过多年来的防制，我国血吸虫病的感染率呈大幅度下降趋势，临床治疗效果也很好，但在我国局部地区仍不断有血吸虫病的再燃复发现象。

血吸虫病的传播必须具备三方面条件：①含有虫卵的粪便污染水体。②水体中有钉螺存在和孳生。③人、动物有接触疫水机会。

防制血吸虫的策略和措施主要有以下几个方面。

(一)认真抓好查螺、灭螺、灭蚴等基础性工作

传统的防制措施是消灭钉螺，其中在山丘型及水网型流行区获得了很大成功。但费用大，尤其是药物灭螺污染环境，在水位难以控制的地区效果差。当前需要巩固山丘型防制效果；在江湖洲滩地区积极治疗病人、病畜。发展生态，综合治理滩地，压缩疫区范围。

(二)扎实开展血吸虫病健康教育

各种健康教育材料要及时派送到疫区居民家中。在易感环境树立或更新血防警示牌，张贴血防醒目的宣传标语。广泛深入地宣传急性血吸虫病的危害、急性血吸虫病的预防知识，增强疫区居民的血防意识和自我保护意识。

(三)重点做好高危易感人群的防护

1. 尽量减少在疫区组织各种水上集体活动。

2. 在人畜活动频繁的高危地带，设立“血吸虫病防护哨卡”。

3. 制作与发放防护药膏，防护血吸虫感染药膏要直接发放到接触疫水高危人群手中，并告知其使用方法。

4. 加强个人防护、改水改厕、以机代牛等，减少反复感染。

(四)反复排查，及时化疗

建立排查责任制；早期预防性服药(如有疫水接触史者，在首次接触疫水后第 22～28 天，进行早期预防性化疗)；规范急性血吸虫病诊疗行为。

五、结核病

结核病是由结核杆菌引起的慢性传染病，可累及全身多个脏器，以肺结核最为常见。它危害人类健康已有几千年历史，未进入化学治疗时代以前，人们仍对结核束手无策。自从有效抗结核药问世后，无论总治疗率或死亡率都取得明显成效，结核病疫情得到明显控制。但是 20 世纪 90 年代以来，由于人们放松了对结核病的警惕，加之不规则的治疗管理，使慢性传染源及难治性肺结核病人不断增多，结核病又重新严重威胁人类健康。WHO 指出："全球的结核病流行是世界上最忽视的健康危机，结核病已是单一致病菌致死的最大死因。除非发起一场全球性的以短程督导化疗为基础的抗结核斗争，否则将在 21 世纪每年死于结核病的人数增至 400 万，而受到感染者将超过 20 亿。"

20 世纪 90 年代，我国结核病疫情位居世界第二位，其流行特点为：高患病率，高耐药率，高死亡率，高感染率，低递降率；农村高于城市；青壮年的患病死亡比例增高等特点。

目前结核病的防制策略应关注以下三点：

(一)控制传染源

这是控制结核病流行的重要对策。要求及时发现隐匿在人群中的有传染性的病人，并给予治疗。

(二)治愈结核病人

这是目前控制结核病蔓延和防止耐药结核病人产生的最有效的方法。现代化学疗法几乎可以治愈所有新发现的肺结核病人，并迅速恢复病人日常生活、工作能力。例如采用 DOTS 疗法，即在直接面视下的短程化学疗法，其初治菌阳治愈率达到 90%以上，复治菌阳治愈率达到 80%以上。具体做法是病人每一剂抗结核药物均在医务人员面视下服用，做到"送药到手，看服到口，服下再走"。若病人因故未及时服药也及时采取补救措施，并督促病人定期复诊、定期取药、定期查痰。

(三)开展健康教育

面向公众广泛宣传结核病防制知识，改变陈规陋俗，建立文明的生活行为。

(四)接种卡介苗

我国儿童计划免疫中，卡介苗接种列为出生后 24 小时必须实施的两类疫苗之一，并在以后的 7 岁和 12 岁(农村)进行复种，这对于预防儿童期感染发病，有效控制结核病起到了积极的预防效果。

(五)加强结核病的监测

结核病的防制跟其他传染病一样，加强监测工作十分重要，目前通过分布于全国各地的结核病监测点进行长年连续性观察，了解结核的流行变化及趋势，对不断修订防制规划和采取相应措施，考核防制效果起到了很好作用。监测工作中常用指标有年感染率、活动性肺结核病人的登记率、肺结核阳性病人登记率。新登记率、0～14 岁结核性脑膜炎发病率及肺结核死亡率等均作为衡量一个地区结核防制成效的重要指标。

六、传染性非典型肺炎

传染性非典型肺炎(SARS)是由一种新的冠状病毒引起的急性呼吸系统传染病，又称为严重急性呼吸窘迫综合征。2002 年冬季在我国南方地区首次出现，2003 年上半年在全国范围内迅速蔓延到山西、北京、内蒙等 31 个省市区，同时还波及香港、越南、加拿大、新加坡、中国台湾等国家和地区。

SARS 病毒主要通过短距离飞沫、接触患者呼吸道分泌物等密切接触传播。临床上以发热、头痛、肌肉酸痛、乏力、干咳少痰、呼吸窘迫为特征，X 线检查有肺部浸润性阴影等典型改变。

目前，人们普遍认为 SARS 的传播方式主要有两种，一是近距离飞沫传播，二是接触传播。SARS 主要由有症状的病人(如发热或呼吸道症状者)，通过人与人密切接触的方式传播。当 SARS 病人咳嗽、打喷嚏时，会把液滴喷到自己或他人身上以及附近的物体表面上。人们接触被传染性唾液污染了的皮肤或其他物体，然后又触摸自己的眼睛、鼻子和嘴巴，这样就可能发生感染。

针对 SARS 的传播方式，可能接触 SARS 病人的医务人员关键要做好几方面的防护工作：①正确选择使用保护性器具：包括口罩，做好口、鼻、眼睛防护，穿好防护服。②加强卫生行为的培养：医务人员手的清洗与消毒是预防和控制医院感染的重要环节，也是预防和控制 SARS 医院感染必不可少的措施。个人防护用具可以减少而不是完全消除感染的可能；只有在使用正确时才有效；不能取代洗手等基本卫生措施。

七、人感染高致病性禽流感

人感染高致病性禽流感是由禽流感病毒引起的一种禽类疾病，病原体是甲型流感病毒，对禽类具有高度致病性，其中 H_5N_1 等为高致病性病毒，有人类感染并致死的报告。2003 年在东南亚、越南、泰国及我国南方部分地区出现了高致病性禽流感的流行，引起了全世界的高度关注，2005 年波及范围较大，对世界经济带来一定影响。

1. 人感染高致病性禽流感的基本条件

(1)传染源：主要为鸡、鸭、鹅等家禽，特别是鸡。迁徙的候鸟是家禽的重要传染源，已为世人所公认。但目前尚无感染了高致病性禽流感的病人作为传染源感染人的报道。

(2)传播途径：主要为接触传播，即通过密切接触受感染的家禽及其分泌物、排泄物，受病毒污染的水，以及直接接触毒株而传染。

(3)易感人群：一般认为任何年龄均具有易感性，但 12 岁以下儿童感染多见，病情较重。从事家禽养殖业或在发病前 1 周内去过家禽饲养、销售及宰杀等场所的人为高危人群。

2. 防止人感染高致病性禽流感传播蔓延的主要措施

(1)对疫区严格进行封锁，禁止一般人员随便出入。严禁疫区活禽进入市场。

(2)对发现疫情的地区，实施一定范围的家禽捕杀、深埋处理，消灭传染源。

(3)对禽舍和周围环境进行彻底消毒。

(4)严禁儿童与病禽接触，严禁吃半生不熟的禽肉和禽蛋。

(5)早期发现病人，并立即隔离、积极治疗。

复习思考题

1. 传染病是怎样传播的？

2. 传染病的主要传播途径有哪些，各有什么传播特点？

3. 预防接种所使用的生物制剂种类有哪些？接种方式又有哪些？接种时应注意哪些问题？

4. 怎样有效遏制艾滋病、高致病性禽流感等传染病的传播？

（吴艾鸣）

第十三章 慢性非传染性疾病的防制

20世纪中叶以来，随着社会经济发展，人民生活水平的提高和人口老龄化进程的加快，慢性非传染性疾病(noncommunicable diseases，NCDs)在疾病谱和死亡谱中的位置逐年上升，严重危害人群健康，成为重要的公共卫生问题。

第一节 概 述

一、慢性非传染性疾病的概念、分类与危害

(一)慢性非传染性疾病的概念

慢性非传染性疾病简称“慢病”，是针对急性传染病而言，在人与人之间不存在相互传播特性的一组疾病，主要是指以恶性肿瘤、心脑血管疾病、慢性阻塞性肺部疾病、糖尿病等为代表的起病隐匿、病因复杂或病因尚未完全确认，具病程长、健康损害和社会危害严重，且病情迁延不愈、病后常留下功能障碍等特点的疾病的总称。

1987年，美国慢病委员会首先提出，具有以下一种或一种以上的特征的疾病可视为慢病。

1. 患病时间是长期的。
2. 病后常留下功能障碍。
3. 疾病的原因常可引起不可逆的病理变化。
4. 因病情不同，需要不同的医疗处置。
5. 因病情差异需要不同的康复训练。

(二)慢性非传染性疾病的分类

1. 根据国际疾病系统分类法(ICD-10)标准分类：

(1)精神和行为障碍：如老年性痴呆、精神分裂症、神经衰弱、神经症(焦虑、强迫、抑郁)。

(2)呼吸系统疾病：慢性支气管炎、肺气肿、慢性阻塞性肺部疾病。

(3)循环系统疾病：高血压、动脉粥样硬化、冠心病、肺心病、脑血管病。

(4)分泌、营养代谢疾病：血脂紊乱、糖尿病、痛风、肥胖、营养缺乏性疾病。

(5)肌肉骨骼系统和结缔组织疾病：骨关节病、骨质疏松症。

(6)恶性肿瘤：肺癌、肝癌、胃癌、食管癌、结肠癌、乳腺癌、胰腺癌、子宫癌、前列腺癌、舌癌、白血病。

上述分类方法主要是按照系统进行分类，取得国际统一编号，适合于疾病统计工作。

2. 根据疾病影响与进展的程度分类

(1)A类：由于生活习惯、遗传及环境改变，在人体较早出现的一类疾病。如高血压、肥胖、血脂紊乱、营养缺乏等。

(2)B类：由A类疾病长期得不到控制而逐步发展或遗传形成，但通过专项防制能够控制疾病的进一步发展而影响寿命的一类疾病。如糖尿病、心血管病、动脉粥样硬化、肺气肿、神经症(焦虑、强迫、抑郁)等。

(3)C类：由A、B类疾病长期得不到控制而逐步发展形成，严重危及生命或者无法减轻症状的一类疾病。如脑血管病、白血病、恶性肿瘤、老年性痴呆、精神分裂症、肺心病等。

这种分类是按照疾病发生发展的大致过程进行的分类，有利于社区综合防制。

慢病还可根据防制机构及当地具体情况进行分类，以便于疾病的信息管理与防制。

(三)慢性非传染性疾病的危害

1. 慢病严重危害人群健康　20世纪，医学在防制传染性疾病方面取得了重大成就。然而，随着社会经济的发展，人类寿命的延长，生活行为方式及城市化、工业化等因素的变化，许多导致慢病上升的危险因素迅速增加，使得各种慢病的发病和死亡呈不断上升趋势，给人民群众的生命健康造成巨大的威胁，已成为一个十分突出的公共卫生问题。在全球范围内，每年因慢病致死者达1 500万，预计到2020年全球因慢病死亡的人数将达到4 790万。

在我国，慢性非传染性疾病已成为城市居民的主导疾病。调查结果表明，年龄每增加10岁，慢病患病率增加50%以上，慢病将随着城市居民生活水平提高和老龄化进程加快，进一步上升。据统计，目前我国每天约1.3万人死于慢病，慢病死亡人数已占全部死亡人数的70%以上。2002年卫生部采用ICD-10疾病分类标准对30个市和78个县进行死因统计，显示城市和农村居民的前五位死因相同，依次为恶性肿瘤、脑血管疾病、呼吸系统疾病、心脏病、损伤和中毒(表13-1)。根据2002年卫生部组织的全国高血压普查，我国高血压患病率已高达18.8%，与1991年全国普查的数字相比较增长了31%，以此推断我国高血压患者已经超过了1.6亿人。

表13-1　2002年我国部分地区城乡居民主要死亡原因

城市居民			农村居民		
顺位	死亡原因	死亡率($1/10^5$)	顺位	死亡原因	死亡率($1/10^5$)
1	恶性肿瘤	135.4	1	恶性肿瘤	84.3
2	脑血管病	100.6	2	脑血管病	70.6
3	呼吸系病	89.9	3	呼吸系病	63.8
4	心脏病	84.1	4	心脏病	58.5
5	损伤和中毒	50.4	5	损伤和中毒	41.5
6	消化系病	19.6	6	消化系病	14.5
7	内分泌、营养和代谢及免疫疾病	14.1	7	泌尿、生殖系病	5.9

续表 13-1

	城市居民			农村居民	
8	泌尿、生殖系病	9.7	8	内分泌、营养和代谢及免疫疾病	4.9
9	神经系病	5.2	9	围生期病	4.4
10	围生期病	4.9	10	肺结核	4.3

资料来源:《2002 年全国卫生事业发展情况统计公报》(卫生部卫生统计信息中心)。

2. 慢病加重疾病经济负担　慢病发病率的上升,患病人数增加,带来居民卫生服务需求增长和卫生服务利用率上升,成为卫生费用过快增长的主要原因,给社会带来了沉重的经济负担。据估计,在 2001 年全球 5 650 万总死亡中,约 60%是死于慢病;全球疾病总负担的 46%是由慢病所致;预计到 2020 年,全球总死亡的 75%,全球疾病总负担的 57%将由慢性非传染性疾病所致。

我国城市及县医院中因慢病住院的病人占全部住院病人的比例呈上升趋势。1996 年,城市医院中恶性肿瘤、心脑血管疾病的住院病人比例比 1990 年上升了 31.6%。卫生部卫生经济研究所《城市卫生资源配置适应疾病模式转变研究报告》中指出,慢病医疗费用上升主要与慢病病人人均治疗费用增加和患病率上升有关,1994 年全国慢病的治疗费用为 419 亿元,占同年卫生总费用的 28.9%,年均递增 17.72%,预计到 2030 年慢病治疗费用将高达 148 947 亿元。2000 年卫生总费用占国内生产总值(GDP)的比重已由 1994 年的 3.2%提高到 5.3%,到 2030 年预计这一比例将达到 24%,慢病已经开始对我国国民经济产生沉重的负担。

二、慢性非传染性疾病流行的主要危险因素

慢性非传染性疾病的危险因素有上百种,且交互作用。主要的危险因素包括生活方式和行为习惯、生物遗传因素、生态环境因素等多方面。

(一)生活方式和行为习惯

影响慢病发病的行为生活方式因素主要包括膳食因素、吸烟、酗酒、缺乏体力活动和社会心理等。

1. 膳食因素　高盐与低钾、低钙膳食被证实与高血压密切相关,而高血压是心脑血管系统疾病的独立危险因素,因此高盐饮食也是心脑血管疾病的间接危险因素。食盐与胃癌的发病也有密切关系,可能有促癌作用。

高脂肪、高胆固醇、低膳食纤维饮食是多种慢病的危险因素。高动物脂肪、低膳食纤维可以增加胃癌、乳腺癌、结肠癌、直肠癌和前列腺癌的患病危险。高脂肪、高胆固醇膳食引起的血清总胆固醇和低密度脂蛋白升高是动脉粥样硬化及冠心病和缺血性脑卒中的危险因素。膳食中高脂肪摄入增加糖尿病发病的危险性。

食物中长期缺乏微量元素和维生素 C,是食管癌和胃癌的危险因素。研究证实,经常食霉变、腌制和烟熏食物可导致各种癌症的危险性增加。

2. 超重、肥胖　2005 世界卫生组织公布:全世界 60 多亿人中,有 10 多亿人体重过高,而且肥胖已经不仅仅是发达国家的“专利”社会病,在欠发达国家,超重和肥胖的人群比例正在急剧升高。WHO 认为,如果按现在的趋势发展下去,到 2015 年,全世界将有 15 亿人体

重超重。而体重过重、肥胖将对一个人的健康造成极大影响，研究表明，肥胖是高血压发病的危险因素，同时也是冠心病和脑卒中发病的独立危险因素。体重的改变与血压的变化呈正相关，肥胖使高血压的危险增加2～6倍。肥胖还与糖尿病发生的危险呈正相关。

3. 缺乏体力活动　是造成超重、肥胖的重要原因，也是多种慢性病的危险因素。流行病学研究表明，缺乏活动组人群高血压、冠心病、脑卒中、糖尿病患病率明显高于经常体育锻炼小组。从事脑力劳动职业的人群体力活动较少，也是该组职业人群慢病患病率显著高于其他职业的重要原因。

4. 吸烟　吸烟危害健康是许多国家的科学工作者经过半个多世纪的深入研究，得出的科学结论。研究表明，包括肺癌和其他癌症、心脑血管疾病及肺部疾患在内的25种危及生命和健康的疾病与吸烟有关，通过戒烟可以预防这些疾病或降低这些疾病的患病危险性。据研究资料表明，吸烟的人与不吸烟者相比，发生肺癌的危险性高10倍，喉癌的危险性高8倍，食管癌的危险性高6倍，膀胱癌的危险性高4倍。吸烟者冠状动脉易于痉挛，使心血管病发病率增加。研究还证明重度被动吸烟者吸入尼古丁的量相当于每天吸入0.5～3支香烟，同样是多种慢性病的危险因素。

5. 酗酒　长期酗酒和脂肪肝、肝硬化、肝癌及口腔癌等恶性肿瘤有关。酒精可使血液中血小板数量增加，脑血管调节不良，可导致高血压、心律失常与高血压，无论是一次醉酒或长期酗酒，都会增加出血性脑卒中的危险。

6. 心理因素　情绪与生活事件可以直接作为慢病的致病因素，也可以是慢病发生的诱发或促发因素。如社会、家庭生活引起的精神紧张、人际关系不协调、亲密家属死亡、挫折等导致的长期消极情绪会引发抑郁症，也是癌症、心脑血管疾病发病的重要心理因素。

（二）生物遗传因素

生物遗传因素包括病毒、细菌长期感染、家族遗传史、个体体质等。

慢性阻塞性肺气肿（COPD）的起病与感冒有着密切联系，且呼吸道反复病毒感染和继发性细菌感染是导致COPD病变发展和加重的重要原因。人类肝细胞肝癌发病与感染HBV及HCV密切相关。

不同病种之间生物遗传因素存在较大差异，有些慢病受生物遗传的影响较大，如心脑血管疾病、糖尿病等，而恶性肿瘤受生物遗传的因素较小。

同一家族的不同成员，生活在相同的环境，具有相似的遗传背景，接受同样危险因素的刺激，但只是个别成员发病，这就与个体素质有关。

（三）生态环境因素

生态环境因素包括生物以外的物理、化学、社会、经济、文化等因素。城市化与工业化使人们的生活环境和生活方式发生了巨大的变化，导致各种慢病的危险因素在人群中的暴露比例增加。社会老年人口增加、人口老龄化，也使慢病患病人群迅速上升。环境污染与职业危害导致人群长期接触各种有害物质，也是慢病的危险因素。

（四）慢病之间互为危险因素

大量前瞻性调查表明，多种慢病之间互为危险因素，可能与它们具有共同的危险因素有关。如高血压与心血管疾病和糖尿病、肥胖与胰岛素抵抗、胰岛素抵抗与糖尿病和心血管疾病等可以互为危险因素。临床上也发现肥胖、高脂血症、高血压、冠心病、脑卒中与糖尿病等慢病同时存在。

三、慢性非传染性疾病的防制措施

慢性非传染性疾病的防制不仅仅是指阻止疾病的发生，还包括疾病发生后阻止或延缓其发展，最大限度地减少疾病的危害。根据慢病的主要危险因素，按疾病自然史的各阶段，在生物-心理-社会医学模式指导下实施三级预防，才能有效地防制慢病。

（一）一级预防

慢病一级预防的目的是消除疾病的危险因素，预防疾病的发生和促进健康。其具体内容包括：认识和收集慢病危险因素；针对慢病危险因素进行健康行为的培养、不良行为的纠正；中老年精神心理卫生辅导；适度体力运动，控制体重；合理营养与膳食；保护环境、改善居住条件；开展中老年保健和妇幼保健。

（二）二级预防

二级预防是为了阻止或延缓疾病的发展而采取的措施，包括早期发现、早期诊断和早期治疗，其核心是早期诊断，早期诊断的基础是早期发现。早期发现的措施包括疾病筛查、定期健康体检、设立专科门诊，如高血压的筛查、糖尿病专科门诊等，也可以通过自我检查早期发现。早期诊断可以做到早期治疗，从而改善预后。

（三）三级预防

三级预防是为了减少疾病的危害而采取的措施，其目的是防止伤残和促进功能恢复，延长寿命，降低病死率。慢病的三级预防一般由对症治疗和康复治疗两个阶段组成。对症治疗的目的在于积极治疗慢病、促进康复，防止病情恶化，减少并发症，防止伤残。康复阶段是在病情控制后，促使患者身体、心理进一步康复，争取残而不废，延长寿命。

第二节　心脑血管疾病的防制

心脑血管疾病包括高血压、脑血管病和各型心脏病，是心脏和动脉血管硬化而引起心脏与脑缺血或出血性疾病，是当今严重危害人类健康和生命的一组疾病。在心脑血管疾病中，对健康危害最为严重的是脑卒中和冠心病，而高血压是两者的基础。

一、心脑血管疾病的流行特征

（一）地区分布

不同国家之间和同一国家的不同地区之间，心脑血管疾病的病种分布有所差别，如美国、荷兰、芬兰、澳大利亚、新西兰等国以冠心病的死亡率最高，在日本及我国脑卒中的病死率高于冠心病。

在国内，心脑血管疾病的发病率和死亡率具有明显的地区差异，呈现北方高于南方的特征。根据我国 1997 年 WHO-MONICA 检测研究结果，脑卒中发病率和死亡率最高者为黑龙江省大庆市，最低为安徽省滁县；冠心病发病率最高的地区为山东，最低为安徽。而且城市人群的发病率、死亡率显著高于农村。心脑血管病的病死率在各地亦不尽相同，有的以脑血管病为第一位，有的则以肺源性心脏病为首位死因。而作为心脑血管疾病主要危险因素的高血压，我国东北、华北地区的现患率较南方各省、市、自治区为高。此外，我国城市高血压现患率高于农村。

（二）人群分布

1. 性别　冠心病发病率和死亡率男性明显高于女性，女性发病多为心绞痛，而男性以心肌梗死和猝死多见。脑卒中的发病率在性别上差异不很明显，一般男性高于女性，但在75岁以后，女性的发病率明显上升，甚至超过男性。

2. 年龄　心脑血管疾病好发于中老年人，且其发病率与死亡率均随年龄增长而上升，在冠心病发病年龄上，女性较男性晚10年左右。近年来年轻人发生心脑血管疾病的报道越来越多，应引起关注。

3. 民族　种族也与常见心血管病的发病危险有明显关系。国家间对比，冠心病现患率中国、日本等国远比欧美国家低；在我国，哈萨克族、藏族、蒙古等民族较同地区汉族的冠心病现患率高，而贵州苗族、布依族的冠心病现患率明显低于当地汉族。

4. 职业　心脑血管疾病和高血压较多地发生在从事高度精神紧张的职业人群中。有资料提到，冠心病病人中脑力劳动与体力劳动者的比例是2∶1，脑卒中的发病率脑力劳动者较体力劳动者高。

（三）时间趋势

心脑血管疾病的发病率和死亡率随着时间的推移而不断发生着变化。如从20世纪70年代中期起，美国、加拿大、日本和瑞士等国家，心脑血管疾病死亡率呈下降趋势，这些变化与脑血管疾病危险因素的降低有关。而某些东欧国家如波兰、捷克斯洛伐克心脑血管病死亡率呈上升趋势。

流行病学统计资料显示，我国冠心病的发病和死亡率近年来逐步升高，且随着我国人均期望寿命延长，老龄人口的增加，我国脑血管病的发病率、死亡率还会继续上升。

脑血管疾病的发病还有明显的季节性，冬季发病率高于夏季，且天气骤冷更易发作。

二、心脑血管疾病的主要危险因素

（一）高血压

高血压是公认的心脑血管疾病的最重要的危险因素，无论收缩压、舒张压升高，均会增加心血管疾病患病危险，而且两者联系十分密切。高血压患者动脉粥样硬化程度较血压正常者明显，且血压水平越高动脉硬化越重。美国一项对高血压患者随访18年的研究，发现血压高于160/95 mmHg者发生脑卒中的危险性是正常血压者的7倍。我国21省农村及少数民族地区调查亦显示有高血压病史者发生脑卒中的危险性增加13～24倍。

（二）高脂血症

研究证实，高脂血症是心脑血管疾病发生的危险因素。血清总胆固醇致动脉硬化作用取决于高密度脂蛋白胆固醇和低密度脂蛋白胆固醇之比。高密度脂蛋白和心血管疾病的危险呈负相关。成人高密度脂蛋白低于35 mg/dl是冠心病的危险因素。低密度脂蛋白与心血管疾病的发生呈正相关。血清三酰甘油是心血管疾病的危险因素。血清胆固醇水平升高的年龄越早，发生冠心病的机会也越大。

(三)糖尿病

糖尿病是心脑血管疾病的重要危险因素之一。研究显示,男性糖尿病患者冠心病的发病率是非糖尿病患者的2倍;女性糖尿病患者冠心病发病率几乎是非糖尿病患者的4倍。Abbott等对690例糖尿病患者及6 908名非糖尿病患者观察12年,结果发现糖尿病患者脑卒中发病率为6 230/10^5,而非糖尿病患者为3 270/10^5。

(四)行为生活方式

吸烟是心脑血管疾病的主要诱因。吸烟量与心血管疾病风险呈正相关。若有其他因素如高血压、高脂血症或糖尿病等存在,吸烟对心血管系统的危害更大。吸烟是较重要的冠心病危险因素。美国弗雷明汉地区统计,吸烟者的冠心病患病率较不吸烟者高3.5倍,冠心病的病死率前者较后者高6倍。Stamler报道,吸烟者心肌梗死的发病率较不吸烟者高2～6倍。

体力活动可以改善脂肪代谢,使血液中的高密度脂蛋白含量增加,降低三酰甘油和胆固醇的含量;激发中枢神经活动,使大脑血流量增加;可增强心脏的泵血功能等等。缺乏体力活动可使心血管代偿功能减退,热量消耗减退,脂肪过剩,从而促进动脉粥样硬化,增加心脑血管疾病的危险。调查资料表明,冠心病发病率,一般为脑力劳动者高于体力劳动者,轻体力劳动者高于重体力劳动者。一个中等运动量的人,每天通过锻炼消耗2 000～3 000 kcal的热能,与每周通过锻炼能量消耗低于500 kcal的人相比,其发生冠心病的危险少2～3倍。

高热能、高胆固醇、高动物脂肪和高饱和脂肪酸摄入过多,而体力活动较少者,冠心病发病率增高。饮食中能量过剩可以导致超重和肥胖,而它们是高血压和冠心病的危险因素,后者又是脑血管疾病的重要危险因素。高钠盐是高血压的危险因素,膳食中高钠低钙低钾摄入可引发脑卒中。

少量饮酒对人体有益,而长期大量饮酒者,患心脑血管疾病的危险性也增加。在动脉硬化的基础上,大量饮酒伴情绪激动,往往可导致脑卒中。

(五)其他危险因素

除年龄、性别、时间季节、遗传因素等这些不可改变的因素与心脑血管疾病的发生有关外,一些社会心理的诱发因素也不能忽视。如情绪激动能诱发心绞痛和心肌梗死。统计资料表明,至少有20%的心绞痛是由情绪刺激作为诱因,其中有不少病人竟是在看电视时因过度兴奋或紧张而发病的。过度紧张、激动、兴奋、愤怒及疲劳均可导致脑卒中的发生。长期居于噪声、烟雾环境中,可使血压升高、血小板聚积极性增强、血黏度升高,易导致脑血栓形成。

三、心脑血管疾病的预防控制

据世界卫生组织2000年统计,全世界每年有1 670万人死于心脑血管疾病,占总死亡人数的30%。而心脑血管疾病的大多数危险因素是可以通过各种有效的措施进行预防和控制的。采取全人群和高危人群相结合的策略,以一级预防为主,二、三级预防并重为原则,成为降低心脑血管疾病发病率和死亡率的根本措施。

(一)第一级预防

第一级预防是针对全人群采取的预防措施,主要是防止并减少种种危险因素的发生,增加自身的抵抗力，以健康教育和健康促进为主要手段，采取行为干预，改变不良的行为生活方式，做到合理膳食、戒烟限酒、适量运动和心理平衡。

1. 健康教育　加强健康和卫生宣传教育，普及动脉粥样硬化、高血压、冠心病、脑卒中的预防知识，使人们充分认识到心脑血管疾病的危害和危险因素，充分调动人的主观能动性，树立心脑血管疾病可以防制的信念，主动约束和调控自己，克服和避免危险行为因素，坚持和增加有利于健康的行为因素，自觉地实施和坚持行为干预活动。

2. 行为干预

(1)饮食干预：不合理的膳食如高钠盐饮食与高血压有关，高脂肪、高能量饮食不仅造成超重与肥胖，而且也是心脑血管疾病的危险因素。因此应通过干预不良的饮食行为，达到合理膳食，降低心脑血管疾病的危险因素，包括限制食盐摄入量，按照 WHO 建议每人每天食盐不超过 6 g；限制脂肪类食品的摄入，膳食脂肪控制在总热量的 25%为宜，减少动物性食物数量，增加含蛋白质较高而脂肪较少的禽类和鱼类；控制胆固醇的摄入量，每日胆固醇摄入应低于 300 mg；增加含钾多含钙高的食物，如绿叶类蔬菜、鲜奶、豆类制品；多吃蔬菜和水果，达到中国营养学会推荐成人每日应吃新鲜蔬菜 400～500 g，水果 30～50 g 的标准。

(2)戒烟：吸烟有百害而无一益，吸烟可引起小动脉痉挛，减少心脑血管流量，损伤血管内皮细胞，促进和加重动脉粥样硬化。吸烟与被动吸烟明显增加个体的心脑血管疾病的风险，而戒烟者的心脑血管疾病的风险也明显下降。目前全世界约有 11 亿吸烟者，其中 70%以上的烟民分布在发展中国家。我国是烟草大国，吸烟率在 37%以上。有资料统计，世界上的吸烟人数正在下降，而中国的烟民队伍却在不断扩大，因此，在我国要加强吸烟有害的知识传播，干预吸烟行为，要动员社区中的街道、学校、机关、厂矿等机构和社会团体，使用多种媒介开展戒烟禁烟活动，特别是开展拒吸第一支烟和禁止未成年人吸烟活动。同时可以通过提高烟草税、在指定区域制定禁烟的制度法规等策略和措施来控制吸烟。

(3)限制饮酒：许多研究表明，饮酒与健康之间呈“U”型关系，即适度饮酒比不饮酒及酗酒者患心脑血管疾病的机会少，但过量饮酒能促使血压上升，情绪激动，还可造成心肌收缩力降低，是导致心脑血管疾病的重要危险因素。因此应提倡少饮酒或不饮酒，若饮酒，其量每日不超过 50 g(白酒)为宜。

(4)加强体育锻炼：缺乏体力活动同时又进食高脂肪膳食，最直接的后果就是体重增加及代谢紊乱，进而导致肥胖、血胆固醇及血糖水平升高，增加发生心脑血管疾病的危险。而经常性参加适当的体力活动和锻炼不仅可以控制体重和减轻体重，增强身体机能及免疫力，而且能预防和控制高血压，降低心脑血管疾病的发病率和死亡率。因此应根据个人的情况选择适宜的锻炼方式，常见的体力活动形式有跳舞、快走、慢跑、散步、骑自行车、游泳、划船及各种球类运动等。

(二)第二级预防

心脑血管疾病的第二级预防主要是针对高危人群的策略和措施，通过各种途径对心脑血管疾病患者早期检出和诊断，并采用药物和非药物的手段，预防病情发展和并发症的发生。第二级预防的手段有普查、筛查、定期健康检查、高危人群重点项目检查以及设立专科门诊。为早期发现病人，必须建立并完善信息监测系统，做好疾病监测工作，并对高危人群进行筛查。高危人群的早期检出，有利于早期发现心脑血管疾病，早期治疗，有利于防止病情发展及减少死亡。

(三)第三级预防

第三级预防主要是针对发病后期的心脑血管病患者进行合理、适当的康复治疗措施，防止病情恶化，预防严重并发症，防止伤残的发生，提高患者的生活质量与延长寿命。

心脑血管疾病的分级预防是按疾病自然史阶段划分的，这种划分是相对的，作为卫生服务供给者，应提供全方位的卫生保健服务，加强心脑血管疾病的防制工作。

第三节　恶性肿瘤的防制

恶性肿瘤是一组严重危害人群生命和健康的疾病，一般统称为癌症，由 100 多种不同部位肿瘤组成。2002 年 7 月 1 日世界卫生组织报告，目前全球癌症新患者每年增加 1 000 万人，今后 20 年将增加到每年新增 1 500 万，因癌症死亡的人数也将由每年 600 万增至每年 1 000万。2002 年无论在城市还是农村，恶性肿瘤均在死因谱中占首位(表 13－1)，因此，恶性肿瘤的危害，已成为突出的世界性公共卫生问题。

一、恶性肿瘤的流行特征

(一)地区分布

恶性肿瘤在世界各国总体上呈上升趋势，但不同国家、地区和民族间各类恶性肿瘤的发病率和死亡率也有很大差别。据世界卫生组织报道，肺癌标准化发病率在北美高达 $73.6/10^5$，而西非仅为 $2.5/10^5$。大部分癌症在高、低发生区的差别可达 10 倍左右，我国则以胃癌、肝癌、肺癌最为高发。此外，恶性肿瘤的分布在城乡之间也有差别，2000 年我国部分城市和农村肺癌的死亡率分别为 $42.1/10^5$ 和 $21.1/10^5$；肝癌为 $22.2/10^5$ 和 $26.1/10^5$；城乡间恶性肿瘤死因顺位的病种不同，城市以肺癌居首位，农村占首位的是胃癌。

(二)人群分布

1. 年龄　恶性肿瘤可发生于任何年龄，但各种恶性肿瘤的高发年龄不同。一般说来，随着年龄的增长，癌症病死率上升，老年人发生癌症的危险性最高。各年龄中高发的恶性肿瘤也不同。儿童时期致死亡最多的是白血病，其次是脑瘤、恶性淋巴瘤。青壮年时期最常见的是肝癌和白血病。中年和老年期则以胃癌、食管癌、肺癌、肝癌和宫颈癌为主。乳腺癌的两个发病高峰是青春期和更年期。

2. 性别　除女性特有的肿瘤外，多数恶性肿瘤的发病率是男性高于女性，其中尤以消化道癌症及肺癌、膀胱癌为甚。肺癌的男女性别比为在高发区为 3∶1，低发区为 1.5∶1。女性明显高于男性的有乳腺癌、甲状腺癌、胆囊癌及生殖器癌。

3. 种族　恶性肿瘤发生率的民族差异十分明显，如印度人口腔癌高发，鼻咽癌以中国广东人发病率最高，非洲班图族原发性肝癌高发，以色列犹太人子宫颈癌发病率特别低。癌症的种族差异提示可能与人群的生活习惯和遗传特征有关。

4. 职业　恶性肿瘤的职业因素早就为人们所注意。如职业性皮肤癌与职业的关系很早就已明确，其致癌原主要为煤焦油和石油产品，它们中间所含的致癌物质主要是苯并芘及其他多环芳烃类物质。

（三）时间分布

从世界范围来看，恶性肿瘤发病率和死亡率逐年上升，除了宫颈癌和食管癌外，所有恶性肿瘤都呈上升趋势。2000 年全球新发癌症病人 1 010 万，死亡 620 万。据世界卫生组织专家预测，2020 年全球人口 80 亿，癌症新发病例将达到 2 000 万，死亡 1 200 万，癌症将是新世纪人类的第一杀手。在各类恶性肿瘤中，肺癌已成为全球最主要的癌症，其发病与死亡顺位均排在首位。

新中国成立以来，我国肿瘤的粗发病率、粗死亡率（即绝对数）有持续上升的趋势。根据我国卫生统计年报资料，1991—2000 年城市居民癌症死亡率由 $123.92/10^5$ 上升至 $146.61/10^5$，增加了 18.31%；农村居民癌症死亡率由 $101.39/10^5$ 上升至 $112.57/10^5$，增加了 11.03%。

二、恶性肿瘤的主要危害因素

（一）环境因素

环境因素中，研究最多的是化学因素，其次是物理因素、病毒及细菌感染和慢性炎症的刺激。

1. 化学致癌物　200 多年以前，英国医生 Pott 就发现扫烟囱工人的阴囊癌与多年接触煤烟灰和沥青有关。20 世纪初期，日本人山极和市川用煤焦油涂抹兔子的耳朵，成功地诱发了局部的皮肤癌，引起了对化学致癌物进行实验研究的重视。此后，多环芳烃化合物如苯并芘从煤焦油中分离出来，并证明它是致癌的。接着相继发现 1 000 多种化学物质能诱发动物肿瘤，这些化学物质可归类为：①烷化剂，共同特点是具有烷化性能及活泼的化学反应性；②多环芳烃化合物，小剂量就能引起局部组织的恶变。燃烧的香烟，不完全燃烧的脂肪、煤炭、石油以及用烟直接熏制鱼、肉时，均能生成多环芳烃。3,4-苯并芘是这类化合物的代表；③芳香胺类化合物；④氨基偶氮染料；⑤亚硝基化合物，可以引起 40 多种动物的肿瘤，是研究最多的化学致癌物；⑥植物毒素；⑦金属致癌物；⑧真菌毒素。

2. 物理致癌因素　以电离辐射为代表。高剂量电磁辐射是指由于人为的因素偶然造成放射性物质的大量释放，如日本广岛原子弹爆炸、前苏联切尔诺贝利核泄漏事故等。低剂量辐射致癌大致可分为紫外线辐射、射频微波辐射、低频非电离辐射和电离辐射四种类型。电离辐射通过射线的直接作用或自由基的间接作用造成 DNA 损伤进而产生畸变、突变和癌变。长期受强烈日光照射的人群在身体暴露部分可能发生皮肤癌。

3. 生物致癌因素　由病毒引起的肿瘤称为病毒性肿瘤（viral tumor），但许多肿瘤是由多种因素引起的，如果病毒也参与其中，且为一重要发病因素，则称这种肿瘤为病毒相关性肿瘤（virus associated tumor）。有人估计约 15%的人类肿瘤与肿瘤病毒有关。在人类肿瘤中，鼻咽癌与 EB 病毒的关系比较肯定，乙型肝炎病毒和丙型肝炎病毒是原发性肝细胞癌的原因。近年，国际癌症研究中心（IARC）和世界卫生组织认为，人类乳头状病毒为发生宫颈癌的主要原因。幽门螺杆菌是胃癌的致病因子。

（二）行为生活方式因素

1. 吸烟　研究表明吸烟者发生多种恶性肿瘤的危险性显著高于不吸烟者。与吸烟关系最大的肿瘤是肺癌。有统计表明，每日吸烟 15～24 支者比不吸烟者的肺癌病死率高 31

倍。吸烟者影响自身健康,也危害他人健康,其周围的人包括他的妻儿,由于长期被动吸烟,肺癌的发病率也明显高于一般人。

2. 饮酒　与口腔癌、咽癌、喉癌、食管癌、直肠癌有关系。长期饮酒可形成肝硬化继而导致肝癌的发生。酒中的致癌物主要是亚硝胺,其与癌症的关系极为密切。酒还可成为其他致癌物质的溶剂协同致癌物作用于人体。

3. 膳食因素　膳食结构的不合理以及与食物有关的各种致癌因素,可以增加癌症发生的危险性。当食物过于精细、缺少膳食纤维、含大量脂肪尤其是胆固醇时,肠中菌群的代谢产物可能直接作用于肠壁,致使发生结肠癌的机会显著高于食物中含大量膳食纤维及较少胆固醇者。多次吃或长时间使用过热油脂可增加恶性肿瘤发生的危险;长期缺铁和营养不足时发生食管癌和胃癌的危险增加;长期缺碘或碘过多与甲状腺癌的发生有关;维生素 A 缺乏与上皮细胞癌发生有关;核黄素与肝癌发生有关。粮油类食物受霉菌污染可产生黄曲霉毒素,导致癌症的发生。食物烹调不当,如烟熏、腌制、油炸食品,可促发胃癌。

(三)社会心理因素

精神刺激和心理过度紧张因素在癌症的发生中起着不可忽视的促进作用。如丧失亲人,家庭纠纷,人际关系紧张,事业失败,工作、学习紧张过度等,常常伴随着发生一系列强烈的或持久的消极情绪而促进癌症的发生,尤其是生活中巨大精神刺激引起的恶劣情绪往往是癌细胞的“激活剂”。调查发现,癌症发生之前,大多数患者常有焦虑、失望、抑郁、压抑和愤怒等心理经历。性格表现为比较内向,惯于自我克制,情绪比较压抑而得不到释放,过度地压抑消极情绪如愤怒、怨恨的人,恶性肿瘤发病率较高。

(四)遗传因素

机体的遗传因素与癌症有一定关系。肿瘤遗传易感性的生物机制可能与抑癌基因、DNA 修复基因和影响致癌剂代谢的基因缺陷有关。欧美国家妇女中最常见的乳腺癌有 10%～30%的病例有遗传倾向。我国多见的鼻咽癌的遗传倾向比较明显。在我国肝癌、食管癌高发地区发现了一定数量的高发家族可能与遗传因素存在着一定关联。

三、恶性肿瘤的预防与控制

(一)第一级预防

恶性肿瘤的第一级预防是指控制或消除肿瘤的危险因素,预防肿瘤的发生和促进健康,目标是减少癌症的发病率。它包括针对环境的措施和针对机体的措施。

1. 健康教育　加强防癌健康教育,增加人群对恶性肿瘤危害因素认识,提高自我保护能力,在生产和生活中自觉避免和减少与危害因素的接触,改变不良的行为生活方式,包括通过吸烟者个人戒烟和创造不利于吸烟的环境来控烟;严格控制过量饮酒;合理膳食,多食富含维生素的蔬菜和水果及粗粮,以植物性食物为主的膳食,少食油炸、烟熏、腌制品,不食变质食物;加强运动,保持正常体重避免过度肥胖;减少太阳曝晒;多参与社会活动,保持一个良好的心态。

2. 改善环境,消除环境致癌因素　防止和消除环境污染,保护和改善环境是预防肿瘤的重要措施之一。例如,近年来肺癌的增加被认为与吸烟、大气污染和室内空气污染有关。为保护大气,有些国家限制致癌物的排放,并制定了大气和车间空气最高容许浓度。为使空气清洁，保障健康，在医院、会场、剧院、幼儿园、公共汽车等公共场所禁止吸烟。积极采取措施消除职业性致癌因素，对可能接触到有害气体及物质的工厂应在严格控制下，加强自动化和密闭化措施，尽最大努力防止工人接触。对接触致癌因素的职工，应定期体检，随时发现问题，及时解决。对于存在致癌物或可疑致癌物的地点，应定期做好监测，尽力防止其污染环境并且有完善的防污应急预案。

（二）第二级预防

肿瘤的第二级预防是对高危人群进行筛查，对肿瘤进行早期发现、早期诊断及早期治疗，阻断疾病向更严重的方向发展，提高肿瘤的治愈率及生存率。普遍认为，不少肿瘤如能早期发现，现有的医疗水平就能做到大幅度提高疗效，局限于胃黏膜层的胃癌，手术切除后5年生存率为92.5%。宫颈原位癌和Ⅰ期宫颈癌手术放射结合治疗后的5年生存率高达99.1%。如果发现较晚，它们则难以治愈。在癌症病因及发病机制难以明确的背景下，做好肿瘤第二级预防可能是提高癌症治愈率最现实的选择。

要加强健康教育，进行自我监护，便于及早发现，应注意常见肿瘤的十大症状：①身体任何部位如乳腺、颈部或腹部的肿块，尤其是逐渐增大者。②身体任何部位外伤的溃疡，特别是经久不愈的。③不正常的出血或分泌物，如中年以上妇女出现不规则阴道流血或分泌物增多。④进食时有胸骨后闷胀、灼痛、异物感或进行性加重的吞咽困难。⑤久治不愈的干咳，声音嘶哑或痰中带血。⑥长期消化不良，进行性食欲减退，消瘦，又未找出明确原因的。⑦大便习惯改变或有便血。⑧鼻堵、鼻出血，单侧头痛或伴有复视时。⑨赘生物或黑痣的突然增大或有破溃、出血，或原来有的毛发脱落时。⑩无痛性血尿。

（三）第三级预防

第三级预防是尽量提高癌症病人的治愈率、生存率和生活质量，注重综合治疗、术后康复、体能支持、临终关怀等，并进行生理、心理、营养和锻炼指导。对已病的患者进行适当、有效的处理，加速其生理和心理方面的康复，减少并发症的发生，避免因病致残，促使其重返社会；对于治愈无望的患者则应该运用一切可用的治疗手段，努力提高其生存质量及减轻痛苦、延长生命，这些均是肿瘤第三级预防的内容。

复习思考题

1. 简述慢性非传染性疾病的危险因素与预防控制措施。
2. 简述心脑血管疾病的危险因素与预防控制措施。
3. 简述恶性肿瘤的危险因素与预防控制措施。

（吴晓红）

第十四章 医源性疾病的防制

医源性疾病在世界各国越来越普遍，并且也越来越受到人们的重视。早在19世纪，就出现因过产褥热导致大批产妇死亡的记录。目前全球有超过8.7%的住院病人发生医源性疾病。在美国，医源性感染已成为第三位死因，导致每年250 000病人死亡。

第一节　医源性疾病概述

一、医源性疾病的概念

医源性疾病(iatrogenic disease)是指由于医护人员的诊断、治疗或预防措施不当而引起的不利于身心健康的疾病。如医院获得性感染、药物所致的药源性疾病、长期或大量使用某些药物所致的营养缺乏症、医疗服务不当的不良影响或疾病等。此外，医护人员在医疗服务中本身受到各种职业因素影响，也属于医源性疾病。

近年来，我国的医源性疾病有增长的趋势，因医德医术不佳和医院管理混乱而引发的医疗事故和误诊误治屡见不鲜；滥用抗生素等药物，滥施各种有创性检查给病人带来的伤害或后遗症现象层出不穷；病人因轻信虚假医药广告，受伪劣失效药品坑害，或盲目胡乱服用药物引发的疾病也在大幅攀升。医源性疾病已成为危害民众健康的常见疾病。

医源性疾病的发生取决于三个因素：①医护人员的医疗水平和医德修养；②诊疗技术本身的安全性和使用的合理性；③病人的精神状态和原患疾病的轻重。

从目前医学发展水平来看，多数医源性疾病是可以防制的，或经努力可以减少发生。要防制医源性疾病，必须采取综合治理。首要的是卫生部门要重视并切实加强对医源性疾病的研究，建立起医源性疾病医学和对医源性疾病的管理机制，病人自己在防制医源性疾病中要全面如实反映病情和自己的体质等情况；要严格按照医师的要求接受诊治和服药，发现异常要及时向医师反映；避免因盲目无知而罹患医源性疾病。

二、医源性疾病的发病因素

(一)生物因素

生物因素所致医源性疾病以病原微生物引起的医院内感染为主。医院内感染主要为肺部感染，其次为尿路感染、伤口感染。近年来，国内外时有医院感染军团菌的报道。如美国一个拥有710张病床的医疗中心，3年中平均每月发生45例住院病人的军团菌感染。我国台湾台大医院对近两年出院的院内感染肺炎病例进行军团菌调查，发现这两起感染都与医院的空调系统被污染有关，即在空调系统冷却塔内发现了军团菌。最为典型的医源性感染为2003年SARS流行期间内地医院收治的SARS病例中有18%的病例系院内感染。

（二）物理因素

国外报道，用放射疗法治疗乳腺炎，结果乳腺癌发病增加。1912年我国曾有用注射大量镭的方法治疗妇女关节炎，引起急性放射病而致死的报道。当今，在广泛应用放射性核素、X线、γ射线等进行诊断和治疗疾病中，引起急、慢性放射病的情况时有发生，医护人员因职业而受到照射后罹患放射病的例子更是屡见不鲜。

（三）化学因素

化学因素所致医源性疾病中，最为常见的是药源性疾病。在20世纪40年代以前，临床用药以对症治疗和短程疗法为主，因此，很少出现严重的药物不良反应。自从青霉素问世以来，药物治疗进入了一个新纪元，合并用药和长期疗法的使用不断增加，从而使药物不良反应的发生率和严重性日益突出，但并未引起人们的重视。直到20世纪60年代初，在西欧一些国家出现万余例海豹样短肢畸形婴儿，经流行病学调查确认是这些国家为治疗妊娠反应，出售一种叫反应停的镇静药物的结果，从而使人们对不良反应的认识发生了新的转折。在我国，药物中含有害化学物质的问题，随着执行《中华人民共和国药品管理法》的不断深入，这种情况已基本得到控制。然而，因服用含有化学物质的偏方来治疗疾病，而造成中毒的情况时有发生。

（四）医疗服务因素

医疗服务因素所致医源性疾病是经常发生，因为医务人员的不慎言行都可能影响病人的情绪，以至于造成病人心理或生理上的损害。如有些医务人员在和病人交谈中，不注意措辞、语音、语调，语言中缺乏艺术性和灵活性，甚至粗俗、莽撞，使病人难以接受；有些医务人员不能准确、科学、严谨地向病人传递疾病信息，导致病人对诊断和护理方面的误解、恐惧、不配合以及情绪反常，加重疾病负担；个别医务人员由于工作不负责任、态度不够严谨，造成医疗差错或事故时有发生，给病人既带来心理创伤，又造成身体痛苦，甚至危及生命。知识型病人外表上看起来似乎相当沉着，实际上内心也是怀着不安和焦虑，他们随时都在注视着医生和护士的言行，甚至从医生的每个细微表情中探索“蛛丝马迹”，因此医务人员在任何情况下都不能忽视病人的各种心理变化，注意防止医源性疾病的发生。

（五）机体因素

一般认为，健康的人能经常调节自己的身心状态，以适应社会环境的变化。一旦患病了，即从社会角色转变为病人角色，其心理和行为也随之发生变化，表现为情绪不稳定、猜疑性加重、孤独感加重，自尊性增强、适应性降低及主观感觉异常等。更有甚者对自身躯体过分关注，总感觉这儿不好，那儿也不好；对声、光、温及周围环境特别容易出现感觉过敏，所有上些都是机体因素的作用。

（六）生理因素

一些弱势人群，如老年病人和幼儿在医院内感染的危险性大，且对有害的化学物质和不良的物理因素作用较为敏感。此外，长期接受某些诊疗技术和患有某种疾病的人，对医院内感染的易感性增高。孕妇对某些药物的敏感性高，用药稍有不慎，即可发生药物不良反应，甚至对胎儿造成伤害。

第二节　医源性感染

一、医源性感染的概念及分类

(一)医源性感染的概念

医源性感染指病人在住院期间获得的感染，简称医院内感染或院内感染。它包括在住院期间获得，出院后才发病的感染，以及医护人员或来访者在院内获得的感染。而住院前获得的感染，入院时正值潜伏期，住院后发病者不应作为院内感染。院内感染可根据推算潜伏期、流行病学调查和同源性测定方法确定。

医源性感染是一个全球性问题，其发生率随国家经济情况和医学水平而异。我国住院病人院内感染率为10%左右，其病死率为1.7%。估计每年约有500万被感染的病人，直接经济损失达5亿元。有专家曾对我国21家医院11 295名患者调查表明，医源性感染平均发生率为8.4%，见表14－1。

表14－1　我国部分医院院内感染情况调查

科室	病房数	病人数	院内感染率(%)
产科	20	1 279	8.1
妇科	20	925	7.4
儿科	19	1 017	9.1
内科	20	2 908	7.2
外科	20	2 128	13.2
骨科	19	981	10.3
急诊科	13	331	8.5
耳鼻喉科	19	548	4.0
眼科	16	397	0.8
其他	8	781	5.2
合计	174	11 295	8.4

(二)医源性感染的种类

医源性感染主要分为以下三种：

1. 交叉感染　是在医院内引起的病原微生物感染。传播途径可分为从病人传给病人、病人传给医务人员、医务人员传给病人、病人家属作为带菌者传给病人。

2. 环境感染　指接触到被污染过的物品所获得的微生物感染，例如尿布、被单、床架、床头柜、擦桌布、病历卡、门把手、拖把、食具、玩具等。

3. 内源性感染　指来自病人自身的感染，病人本身是病原体携带者。长期使用抗生素、免疫制剂或激素后，全身抵抗力低下可引起自身感染。

二、医源性感染的影响因素

医院的环境在很多方面不同于其他公共场所。大多数院内感染是由于存在于一般人群中的微生物引起，这类微生物在健康人群中并不会引起疾病或仅出现轻微症状，因此院内感染发生包括以下三个特定条件。

(一)机体因素

病人一般均处于抵抗力低下状况，几乎所有传染因子均可引起院内感染。条件致病菌可以转给其他病人，尤其是新生儿免疫机制尚未成熟，老年人随年龄增长发生生理改变，危险性更大。患某些疾病的人，院内感染易感性增高，例如，恶性肿瘤(尤其是涉及造血系统的肿瘤)、粒细胞缺乏症、免疫缺陷综合征、严重烧伤和某些皮肤病、严重营养不良、昏迷、糖尿病、支气管肺部疾病、尿毒症、肝硬化等。

(二)某些诊断或治疗手段

应用某些诊断或治疗手段的人往往对院内感染易感性增加。例如，外科手术后保留导管(尤其是静脉内和膀胱内)、气管插管或切开、输血、麻醉、使用免疫抑制药物和抗生素等。

(三)病人集聚的特殊环境因素

医院内各类病人密集程度和相互接触机会多决定了院内感染发生的可能性大，加上医院内耐药菌株多，一般卫生状况不良，这些特殊的环境条件均为院内感染创造条件。

三、医源性感染的预防与控制

(一)医院合理布局

在医院建筑设计时就应考虑到防止交叉感染，兼顾方便病人就诊和治疗，妥善处理各种废弃物，以免污染环境。例如，传染病科应设在单独建筑物内；医院的出入口、走廊、楼梯、电梯等应注意有效地防止交叉感染；病室中两排床之间最小间距应为 1 m；每床占用横宽最好为 2 m；传染病房污水应有消毒处理设施。候诊室最易发生交叉感染，应分科设立，尤其是儿科，应设预检查，发现有传染可疑时，即送隔离诊断室诊察，并有专用出口。我国公共场所卫生标准(GB-9071-88)对医院候诊室提出了卫生标准，其中细菌总数要求不超过 4 000 个/m^3。

(二)建立健全的规章制度

建立健全的规章制度如严格的隔离消毒制度、无菌操作规程、家属探望制度、病区清扫制度、污物处理制度、合理使用抗生素及限制性使用抗生素制度、高危病人定时巡视制度、高危病区(如手术室、新生儿室、术后监护室)严格消毒制度等。2003 年在东南亚和我国南方地区发生 SARS 病毒流行被证实为患者分泌物通过空气传播后，临床采取了隔离患者、对患者使用过的用品及分泌物分别进行彻底灭菌消毒和销毁，使得 SARS 的传播从根本上得到了控制。同样，发生在我国部分地区的艾滋病经证实为血液传播后，加强了血液采供管理后，这类地区的艾滋病传播很快得到了控制。

隔离包括传染源隔离和反隔离(将非传染病病人与有传染可能的人隔开，以免遭病原体侵袭)。入院时已确诊为传染病者均应进行分类，进入相应的传染病病区。隔离时间和长短视疾病传染期长短和药物治疗效果而定。而对大面积烧伤、粒细胞缺乏症或严重免疫缺陷病人"反隔离"更为重要，这类病人往往由于自身免疫力下降而容易引起感染。当隔离一旦失败或发现有病人已患某些可引起院内感染的疾病并可危及医务人员和其他高危病人时，应采取积极措施预防病情扩大和疾病播散。

（三）加强监测控制

监测控制是控制感染的关键。自 1990 年起全国已全面开展院内感染的监测控制工作，每个医院都建立院内感染管理委员会，执行院内感染监测制度。各临床科室有专（兼）职人员负责日常工作和统计院内感染病例，及时发现危险因素、病原菌及其耐药性问题，为采取有效控制措施提供依据。

院内感染监测制度要求：①各科医务人员应严格掌握、正确使用院内感染诊断标准，做好院内感染病例登记工作；②各科住院医师必须在住院病人病历上认真记录感染疾病的详细情况；③管理委员会按月准确统计全院院内感染病例数和感染率，并按科室和感染部位分别统计分析；④对院内感染监测资料进行定期或不定期核查，以统计漏报率和监测中存在的问题；⑤定期进行抗生素敏感试验。

第三节　药源性疾病

药源性疾病(drug-induced disease)又称药物诱发性疾病，是医源性疾病的最主要组成部分。近年来，药源性疾病有明显增多趋势，因此，医务人员一定要重视各类药物可能产生的药源性疾病，合理使用药物，争取把药源性疾病的发生率减少到最低限度。

一、药源性疾病的概念及分类

（一）药源性疾病的概念

药源性疾病是指在防治或诊断疾病过程中，由于使用药物而产生不利于患者的健康引起的不良反应。几乎所有药物都可能引起不良反应，只是反应程度和频度有所不同而已。随着医药工业中大量合成药物不断问世，药物不良反应的发生率有所增加。据国外报道，由于药物不良反应而急症入院的病例占住院病人的 3%左右，且有 15%～30%的患者在住院期间因产生药物不良反应而延长住院期或死亡。

在 20 世纪 40 年代，临床用药以对症治疗和短程疗法为主，因此很少出现严重的药物不良反应。青霉素问世后，合并用药和长期疗法不断增加，药物不良反应的发生率和严重性日益突出，还未引起人们的重视。60 年代初反应停事件的发生，是人们认识药物不良反应问题的转折点。但药物从其投入使用到认识它的危险性之间，常常要经过一段漫长的时间。例如，早年使用氯仿作为吸入麻醉剂，引起突然死亡，但从认识这个危险性到以氟烷取代它，却经历了 100 多年。WHO 于 1970 年开始实施国际药物监察制度，我国卫生部于 1989 年建立了药品不良反应监测中心，制定和推行药物不良反应监察报告制度。据报道，我国住院病人药物不良反应的发生率在 1%～28%，药物引起的死亡人数占住院病人的 0.02%～2.9%。

（二）药源性疾病分类

1. 与药物的药理特性和剂量有关　药物在常用剂量时，除治疗作用外，常出现一些与治疗作用无关的副作用，如使用阿托品时出现的口干和视觉模糊。有时在用药剂量过大或用药时间过长后产生毒性反应，这些毒性反应一般很轻，如恶心、呕吐、头晕、目眩、失眠、耳鸣等，有时不易与副作用区别。严重毒性反应常对肝、肾、心血管系统或造血系统造成损害，如在连续使用苯妥英钠治疗癫痫过程中如不定期检查血象，会因白细胞明显减少或肝损害，造成死亡。皮质激素用于防治炎症，但同时也延缓伤口愈合。药物不良反应在儿童中常见，这是由于根据体重计算剂量不准确所致。

在正常情况下，肝脏能使类固醇激素分解灭能，但长期应用类固醇激素不仅能使肝功能发生障碍，还可使肝脏发生变性、增生、坏死以致诱发肝细胞癌变；前列腺癌患者长期应用雄激素治疗，可引起男性乳癌；更年期综合征患者用雌激素治疗，会导致子宫内膜癌变，这些情况常称为医源性药物致癌作用。

2. 极少数具有过敏体质或特异体质的病人，在服用常用量或低于常用量药物时发生的过敏反应　这些反应与药物的药理作用无关，在正规药物筛选过程中也不易发现，一旦发生常很严重，往往在大量研究或在一些医疗事件记载中看到。例如，青霉素注射引起休克反应；链霉素引起第Ⅷ对脑神经损伤等。

3. 药物治疗后的继发反应　如长期使用广谱抗生素后，敏感的菌群被消灭，而不敏感的菌群或真菌大量繁殖，导致继发感染，如念珠菌病、葡萄球菌肠炎等。

4. 药物相互作用　两种以上药物同时并用或先后使用所产生的效应称为药物相互作用。相互作用可以是有益的，也可以是有害的。有害相互作用有两类：一类为药物之间药理作用不同，以致使其中某一种药物作用改变。例如，噻嗪类利尿剂与洋地黄同用，前者引起低血钾，以致在服用洋地黄维持量时有出现心律失常的潜在危险；另一类为两种或两种以上药物具有同样药理作用，以致引起累积反应。常见于中枢神经系统抑制药物。联合使用液体药物时，须考虑配伍禁忌。

5. 药物的戒断症状　又称药物依赖性。某些药物如吗啡若较长时间使用，一旦停用，会出现精神上、生理上的痛苦，表现为焦虑不安、精神过敏、头痛等。

二、药源性疾病的影响因素

(一)药物方面的因素

1. 药理作用　很多药物在应用一段时间后，由于其药理作用可导致一些不良反应，例如，长期大量使用糖皮质激素能使毛细血管变性出血，以致皮肤、黏膜出现瘀点、瘀斑，同时出现类肾上腺皮质功能亢进症。

2. 药物的杂质　药物生产中可能混入微量高分子杂质，亦常渗入赋形剂等，如胶囊的染料常会引起固定性皮疹。青霉素过敏反应是因制品中含微量青霉素烯酸、青霉素噻唑酸及青霉素聚合物等物质引起的。

3. 药物的污染　由于生产或保管不当，使药物污染，常可引起严重反应。

4. 药物的剂量　用药量过大，可发生中毒反应，甚至死亡。

5. 药物的剂型　同一药物剂型不同，由于制造工艺和用药方法的不同，往往影响药物的吸收与血中的药物浓度，亦即生物利用度有所不同，如不注意掌握，便会引起不良反应。

6. 药物的质量　同一组成的药物，可因厂家不同，制剂技术差别、杂质的除去率不同，而影响其不良反应的发生率。如冠心平中的不纯物对氯苯酚则是发生皮炎的原因，氨苄青霉素中的蛋白质则是发生药疹的原因等。

(二)机体方面的因素

1. 种族　白色人种与有色人种对药的感受有相当的差别。甲基多巴所诱发的溶血性贫血在不同种族间的发生率不同，如进行直接抗球蛋白试验时，服用此药的高加索人有15%出现阳性，而服用此药的印第安人和非洲人以及中国人都未发现阳性；解热消炎剂异丁苯酸在英国则多出现损伤，而在日本则比较少见等。

2. 性别　在药物性皮炎中，男性发病者多于女性，其比例约为3∶2。西咪替丁可引起男性乳房发育。保泰松导致的粒细胞缺乏症，女性比男性高3倍，氯霉素引起的再生障碍性贫血，女性是男性的2倍。

3. 年龄　老年人及少年儿童对药物的反应与成年人不同，如青霉素。成年人青霉素的半衰期为0.55小时，而老年人则为1小时；老年人的血浆蛋白浓度降低，与药物结合能力下降，苯妥英钠与血浆蛋白的结合率较45岁以下的人低26%；小儿对中枢抑制药，影响水盐代谢及酸碱平衡的药物均较敏感。一般地说，乳幼儿较成人易发生不良反应，其原因有药物代谢速度较成人慢，肾排泄较差，药物作用的感受性较高，且易透过血-脑屏障等。

4. 个体差异　不同个体对同一剂量的相同药物有不同反应，这是正常的“生物学差异”现象。例如，对水杨酸钠的不良反应存在个体差异。300例男性病人用水杨酸钠治疗，约有2/3的病人在总量为6.5～13.0 g时发生不良反应，但有不少病人在总量仅为3.25 g时即出现了反应，个别病人却在总量达30.0 g左右时才出现反应，引起反应的剂量在不同个体中相差竟达10倍。有时，个体差异也影响到药物作用的性质，例如，巴比妥类药物在一般催眠剂量时，对大多数人可产生催眠作用，但对个别人不但不催眠甚至引起焦躁不安、不能入睡。吗啡也有类似情况，对个别人不表现抑制作用，而是兴奋作用。对药物的过敏反应和特异质即是个体差异的表现。

5. 病理状态　病理状态能影响机体各种功能，因而也能影响药物作用。例如腹泻时，口服药的吸收差，作用小。肝肾功能减退时，可以显著延缓或加强许多药物的作用，甚至引起中毒。

6. 血型　据报告，女性口服避孕药引起血栓症，A型血较O型血者多。

7. 营养状态　饮食的不平衡亦可影响药物的作用，如异烟肼引起的神经损伤，当处于维生素B_6缺乏状态时则较正常情况更严重。对缺乏烟酸饲养的动物，当用硫喷妥钠麻醉时，作用增强。

(三)给药方法的影响因素

1. 误用、滥用药物　医护人员处方配伍不当，病人滥用药物等均可发生不良反应。

2. 用药途径　给药途径不同，关系到药的吸收、分布，也影响药物发挥作用的快慢强弱及持续时间，例如静脉给药直接进入血液循环，立即发生效应，较易发生不良反应，口服刺激性药物可引起恶心、呕吐等。

3. 用药持续时间　长期用药易发生不良反应，甚至发生蓄积作用而中毒。

4. 药物相互作用　联合用药不当，由于药物的相互作用，不良反应的发生率亦随之增高，据报告5种药并用的发生率为4.2%，6～10种为7.4%，11～15种为24.2%，16～20种为40%，21种以上达45%。

5. 减药或停药　也可引起不良反应，例如治疗严重皮疹，若停用糖皮质激素或减药过速时，会产生反跳现象。

三、药源性疾病的预防与控制

(一)充分重视药源性疾病的危害性

随着药物的广泛应用,药源性疾病的发生率不断增加,已给人民的健康带来了很大危害。要充分认识药物不单是治疗的一种手段,也是一种致病的因素,如果对其致病作用认识不足,不加以科学管理,它将成为社会的公害,可以给人类带来严重危害。

(二)做到合理用药

滥用和误用药物是引起药源性疾病的主要原因,如能合理用药则大多数药源性疾病可以避免。如何做到合理用药,必须考虑下列几点:

1. 选药要有明确的指征　选药不仅要对适应证,还要排除禁忌证。要充分认识滥用药物的危害性,勿用疗效不确切的药物。

2. 要有目的地联合用药　可用可不用的药物尽量不用,争取能用最少品种的药物达到有效的治疗的目的。联合药时要排除药物之间相互作用可能引起的不良反应。

3. 充分考虑根据所选药物的药理作用特点　用药时要根据药物药效学与药物动力学规律,制订合理的用药方案。

4. 勿盲目使用新药　应用新药须预先熟悉其药效学与药动力学知识,切忌盲目使用。

(三)加强药源性疾病的监督

药源性疾病监督的主要目的是保证病人使用药物安全有效,但目前对于药源性疾病的监督还没有统一的标准和要求,综合有关资料,大致包括下列三方面:

1. 新药研制过程毒理学监督　根据《中华人民共和国药品管理法》规定,任何一种新药在作为商品投入市场前均应经过新药审批。新药系指我国未生产过的药品,已生产的药品但增加了新的适用证、改变了给药途径和改变了剂型者。一个新药的研究,应根据国家有关法令进行,要包括工艺路线、质量标准、临床前药理和临床研究等内容。

2. 病人用药的安全监护。

3. 新药上市后安全性监督　新药上市后的监督工作即Ⅲ期临床试验,是临床药理研究的一个重要组成部分,有利于深入评价药物的有效性和安全性。

一方面,从防止药源性疾病考虑,这项工作往往可以发现原先没有预料到的新的不良反应。新药上市后的安全性监督中,医务人员有责任报告所遇到的药物不良反应,在医务人员提供不良反应资料的基础上,编成"药物不良反应专辑"供临床应用。如 1967 年报告氯霉素可引起致命的再生障碍性贫血,1969 年报告口服避孕药与血栓栓塞病的关系,1975 年报告心得宁可引起眼-黏膜-皮肤综合征,1979 年报告林可霉素与史林霉素可致出血性肠炎等等。新药上市后的监督是对新产品毒性的继续观察,也是对老药的质量监测和再评价。这一工作在我国尚未开展,有待加强。

复习思考题

1. 说出医源性疾病、医源性感染、药源性疾病的概念。
2. 谈谈如何防制医源性感染和药源性疾病。

（李济平）

第十五章 心身疾病的防制

早在2000多年前，我国《内经》中就记载了“恐则气下……惊则气乱，思则气结”。这些论述都强调了情绪、心理状态的安定与平衡在保健中的重要作用。随着科学技术的不断发展，医学科学正在由“生物医学模式”向“生物-心理-社会医学模式”转变，心理和社会因素对健康的影响也相应地得到重视。现代医学和心理学的研究证明，很多疾病都能找到其致病的心理因素，即个体在心理活动中所产生的冲突、紧张、不良习惯和人格特征等。这些因素与人们熟知的病毒、细菌、遗传一样也能引起躯体疾病。

第一节 心身疾病概述

一、心身疾病的概念

心身疾病(psychosomatic diseases)是指一组与心理社会因素有关的躯体疾病或病理生理过程。心身疾病包括逐步演进的三个阶段：心身反应、心身紊乱、心身疾病。

1. 心身反应　当人们心理情绪发生激烈变化时，伴随而来的机体内部反应，称之为心身反应。例如，情绪激动时的面红耳赤、恐惧时的毛骨悚然、悲痛时的涕泪纵横等。心身反应属于正常的生理反应。情绪反应结束后，躯体反应很快恢复正常。如果躯体反应持久不退，或反应激烈过度，就会造成躯体的伤害。

2. 心身紊乱　严重的、持久的心身反应如不能很快消退，相反却进一步造成生理功能的紊乱和心理活动的异常，则称之为心身紊乱。心身紊乱属于病态的躯体反应。

3. 心身疾病　由于长期的心身紊乱、心理生理功能发生异常，从而导致代谢失调、内分泌紊乱、植物神经功能失去平衡，继而就会引起机体组织的器质性损害，发生了病理性的疾病。这种伴有心理情绪异常的躯体器质性疾病，称为心身疾病，又称心理生理疾病。它们的发病、发展、预后、转归以及预防和治疗都与社会-心理因素密切相关。比如，原发性高血压是最典型的心身疾病，它的祸害起因是心理情绪的激烈变化，由此可以产生冠心病、脑血管疾病。

二、心身疾病的特点

1. 发病原因主要是心理社会因素的刺激，或者心理社会因素在其发病中是重要诱因，情绪通常起引发作用。

2. 心理社会因素的存在与心身疾病的发生有时间上的相关性，病程的发展和转归与心理社会刺激因素成平行关系。

3. 多具有由心理因素引起的躯体症状和体征，该躯体症状有明确的器质性病理改变，或具有已知的病理生理变化。

4. 通常涉及的是植物神经系统所支配的系统或器官或内分泌系统支配的器官。

5. 在发生上和遗传、个性特征因素有一定的联系。

6. 有反复发作的倾向。

7. 不是神经症、精神病及心因性精神障碍。

三、心身疾病的范围

心身疾病包括人体以下各个系统内的一些疾病：

1. 心血管系统 ①原发性高血压：最终可能导致心脏、肾脏或脑血管损害。②偏头痛：剧烈的一侧性头痛，并伴有呕吐。③心绞痛（冠心病）：由于冠状动脉血管暂时不能充分地供应心肌以含氧的血液，引起突然的胸部剧烈疼痛。④雷诺氏病：由于上肢端手掌与手指等部位小血管痉挛收缩，造成发凉或麻木。⑤心动过速：心率骤然地加快且无节律（每分钟100次以上）。

2. 胃肠系统 ①消化性溃疡：在十二指肠或胃壁上产生溃疡病灶，严重时造成出血。②溃疡性结肠炎：结肠或大肠上出现炎症，造成腹泻、便秘、疼痛，严重时造成出血、贫血。③神经性厌食症：进食不足，消瘦，严重时可导致死亡。

3. 泌尿生殖系统 ①排尿障碍：遗尿、尿频、尿痛或尿失禁。②阳痿：男性阴茎不能勃起或勃起时间过短。③阴冷：女性缺乏性欲或不能达到性高潮。④月经失调或痛经：月经来潮的周期紊乱或失去规律性，以及行经时疼痛。

4. 内分泌系统 ①甲状腺机能障碍：甲状腺激素分泌过多（即甲亢），引起易激动、烦躁和消瘦、眼球外突等；甲状腺激素分泌不足则引起呆滞、肥胖和疲乏无力等。②糖尿病：糖代谢障碍，血糖和尿糖含量均增高，引起过分口渴、虚弱无力和体重减轻等。

5. 呼吸系统 ①支气管哮喘：发作性呼吸过深和喘息，严重时造成眩晕和昏厥。②过度换气综合征：呼吸过分地加快、加深，胸部憋闷、头痛、恶心和心悸。③慢性呃逆：横膈肌痉挛发作，可造成呕吐或失眠和疲惫。

6. 皮肤 ①荨麻疹：发红、发痒、隆起的和条状的皮肤病变，通常成批地出现。②斑秃（俗称鬼剃头）：头发部分地（一撮一撮地）或全部地脱落，通常是突然发生。③神经性皮炎：身体某些部位的皮肤发生炎症，出现发红斑块。

四、心身疾病的分布

心身疾病在人群中的分布较广，在综合性医院的初诊病人中，略高于1/3为躯体疾病，不到1/3为神经官能症，其余1/3即为心身疾病。美国一个有1 600名居民的社区中，曾患溃疡病者占居民总数中的7%，支气管哮喘者3%，高血压者8.6%，神经性胃病者6%，消化不良症状者8%。这个调查尚未包括冠心病和经前期紧张症等其他常见的心理生理疾病。

心身疾病性别分布呈现女性一般高于男性。但有些病种如溃疡病、冠心病、支气管哮喘则以男性患病率为高，而甲状腺功能亢进仍以女性为多。

年龄分布方面，65岁以上的老人和15岁以下的少年患病率较低，青年人略高，患病率高峰为更年期。

总之，心身疾病的分布呈现为城市高于农村，脑力劳动者高于体力劳动者，经济发达地区高于不发达地区，工业化的社会高于工业不发达的社会。流行病学研究还表明，近年来心身疾病的患病率有逐年增高的趋势。

第二节 心身疾病的危险因素

心身疾病是多种因素共同作用的结果，对不同的个体和群体，其面临的主要危险因素存在较大差异。了解这些危险因素特别是其中的可控制性因素将有助于我们更有针对性地开展社区卫生干预，提高卫生保健指导的有效性。

一、社会因素

社会因素包括工作和居住条件、生活节奏、经济收入、工作变动、人际关系等。

50年前，溃疡病和高血压病患病呈男性高于女性，约为4∶1，而近年来男女患病比例已逐渐接近，溃疡病约为3∶2，高血压病已接近1∶1。据分析可能是由于愈来愈多的妇女参加了工作和社会活动，因而增加了社会心理刺激的结果。另一项流行病学调查表明，发病机会最多者是中层社会中经济状况偏低者，为了竞争以获得较好的生活条件，他们要付出较多的努力，但他们的个人要求和需要并非经常可以得到满足，因而这种个人需求和社会压力之间的冲突就可能引起心身疾病。

人们对社会因素的应激可使血浆肾上腺素活性升高，如焦虑、紧张、陌生情况可增加肾上腺素分泌，恐惧、愤怒、挫折均可使血压升高，对有高血压体质（生理始基）者，血压持续增高的倾向更强。愤怒似乎与收缩压增高有关，如果愤怒被阻抑，或对自己的行为感到内疚，则可引起交感神经功能亢进，延续下去可发展为以血浆肾上腺素和去甲肾上腺素含量增高为特征的原发性高血压。

二、心理因素

人的心理活动通常与某种情绪活动相关联，如愤怒、恐惧、焦虑、忧愁、悲伤、痛苦等情绪虽然是适应环境的一种必要反应，但强度过大或时间过久，都会使人的心理活动失去平衡，导致神经系统功能失调，对健康产生不良影响。如果这些消极情绪经常反复出现，引起长期或过度的精神紧张，还可产生如神经功能紊乱、内分泌失调、血压持续升高等病变，从而导致某些器官、系统的疾病。如心脏病患者情绪紧张时可出现心律失常；愤怒、激动、焦虑、恐惧都能使胃液分泌和酸度升高，而抑郁、悲伤则可使胃液分泌减少和胃肠蠕动减慢，长期焦虑还可使充血的胃黏膜糜烂。流行病学调查表明，伴有心理上损失感的刺激，对健康的危害最大。

根据对居丧的903名男女长达6年的追踪观察，发现居丧第一年的死亡率高达12%，第二年为7%，第三年为3%，而对照组分别只有1%、3%和2%。另一调查表明，中年丧偶者更为严重，比较他们与同年龄组的死因，以8种疾病的差异最为显著，脑血管病为对照组的6.2倍，冠心病为4.6倍，非风湿性心脏病为3.4倍，高血压性心脏病为8.2倍，全身动脉硬化为7.1倍，肺结核为7.8倍，肺炎和流感为5.5倍。

三、生理因素

(一)生理始基

生理始基即心身疾病患者在患病前的生理特点。为什么同样的心理社会刺激,如地震、洪水、战祸、灾荒等波及大量人口的刺激,其中只有少数人得了心身疾病?为什么这些患者的心身疾病又不都是一种病?如有人患溃疡病,有人患高血压,有人却患冠心病,这主要是由于患者的生理特点不同所致,因而使他们具有对不同心身疾病有着不同的易患性。如胃蛋白酶原的增高为溃疡病的生理始基,高三酰甘油血症是冠心病的生理始基,高尿酸血症是痛风症的生理始基,高蛋白结合碘者则为甲状腺机能亢进的生理始基。对生理始基的研究不仅对了解心身疾病的发病机制有重要意义,而且对这些疾病的预防也提供了极为重要的线索。

(二)中介机制

心理-社会因素以各种信息影响大脑皮层的功能,而大脑皮层则通过植物神经系统、内分泌系统、神经递质系统和免疫系统这些重要的生理中介机制,影响内环境的平衡,使靶器官产生病变。如当植物神经系统的功能发生过于急剧或持久的改变时,即可能造成心、肺、胃、肠、血管、腺体、皮肤、肌肉等器官和组织持久的活动过度或不足,导致器质性病变。心理因素或情绪状态与内分泌功能状态之间的相互影响在心身疾病的发生发展过程中也起着重要作用。神经递质系统方面,在情绪应激时都伴有中枢儿茶酚胺浓度的升高,5-羟色胺的水平下降,从而继发地导致植物神经功能和内分泌腺活动的改变,在心身疾病的发生发展过程中都起到一定的作用。在社会心理应激情况下,还可影响到T细胞的功能,导致免疫功能的紊乱或减退。

四、情感障碍

常见的情感障碍焦虑、忧郁、愤怒、恐惧、敌对等都是导致心身疾病的危险因素。在人的精神活动中,情感有极其重要的作用,情绪良好使人精神振奋、干劲倍增、思考敏捷、效率提高,反之则使人精神萎靡、思考迟钝、效率下降。

五、人格类型

近代的研究资料支持这样一种观点,即有些心身疾病具有特殊的人格特征。对癌症的医学心理学研究表明,长期处于孤独、矛盾、抑郁和失望情境下的人易患癌症。如有人对1 337名医学生进行追踪观察,发现有48名癌症患者都具有共同的人格特点,即内向、抑郁、隐藏着愤怒和失望。

有一学者在对100多名企业人员作长期观察中发现,约有75%的人,其冠心病发作的主要原因是过度操劳和精力消耗,他们在紧张工作期间血中脂质水平明显升高。还发现大多数病人属于A型行为模式或称为"冠心病易患行为模式"。其特征为:①为取得成就而努力奋斗;②富有极大的竞争性;③很易引起不耐烦;④有时间紧迫感;⑤语言和举止粗鲁;⑥对工作和职务提出过多的保证;⑦有旺盛的精力和过度的敌意。

六、遗传

患心身疾病如冠心病的家族中，患同类疾病的几率比一般人群高 10 倍，他们往往具有共同的性格和生理素质。此外，冠心病家庭成员多有高脂肪膳食、吸烟、饮酒、缺少体力活动等相似的生活方式。

第三节　心身疾病的防制

心身疾病是困扰人类健康的一类重要疾病，对其进行有效防制需要依托临床医学、预防医学、行为医学、社会学和心理学等学科背景。目前主要的防制措施可分为预防和治疗两类。

一、心身疾病的预防

心身疾病是心理因素和生物因素综合作用的结果，因而心身疾病的预防也应同时兼顾心、身两方面。心理社会因素大多需要相当长的时间作用才会引起心身疾病（也有例外），故心身疾病的心理学预防应从早做起。

具体的预防工作包括：①对那些具有明显心理素质上弱点的人，例如有易暴怒、抑郁、孤僻及多疑倾向者应及早通过心理指导加强其健全个性的培养；②对于那些有明显行为问题者，如吸烟、酗酒、多食、缺少运动及 A 型行为等，应利用心理学技术指导其进行矫正；③对于那些工作和生活环境里存在明显应激原的人，应及时帮助其进行适当的调整，以减少不必要的心理刺激；④对于那些出现情绪危机的正常人，应及时帮助加以疏导；⑤对于某些具有心身疾病遗传倾向，如高血压家族史或已经有心身疾病的先兆征象（如血压偏高）等情况者，则更应注意加强心理预防工作。

总之，心身疾病的心理社会方面的预防工作是多层次、多侧面的，这其实也是心理卫生工作的重要内容。

（一）第一级预防

第一级预防是防止社会-心理因素长时期反复刺激并导致心理失衡的主要措施。培养比较完整的健康心埋素质，提高应付危险因素的能力是预防心身疾病的基础。《内经》素问篇中提出的"精神内守，病安从来"的著名论点即反映了祖国医学很早就阐明了讲究心理卫生，加强自我保健的深刻意义，即在社会-心理因素刺激的情况下不断进行自我调适，保持心理平衡，增强对社会的适应能力，即不仅注意躯体健康，还应保持心身健康和社会适应能力的统一。

培养健康的心理素质应从儿童时期开始。家长和老师应注意培养、教育儿童乐观向上，关心他人，互相爱护等健康心理，耐心纠正可能产生的偏离心理，对防止儿童时期情绪障碍和成人期的心身疾病都有重要意义。

（二）第二级预防

第二级预防是防止社会-心理因素导致的心理失衡阶段发展成为功能失调阶段的重要措施，因而早期诊断、早期治疗是第二级预防的核心。祖国医学重视对心身疾病的早期诊断和治疗。在华佗的《青囊秘录》中早有记载“医者先医其心,而后医其身,其次医其病”的论述。

接受心身疾病患者就诊的第一位医生往往不是心理医生,因此要求现代临床医生必须了解社会-心理因素可以引致心理失衡,进而导致功能失调,最后发展为躯体疾病的心身疾病规律,积极采取第二级预防措施。通过心理咨询和治疗,及早帮助和指导患者恢复失衡的心理,及早调整患者的功能失调,阻断病情向躯体疾病方向转化。

(三)第三级预防

第三级预防是针对患者在经历心理失衡、功能失调进入躯体疾病阶段情况下防止病情恶化的重要措施。这个阶段不仅依靠有效的药物,还应充分估计心理咨询和心理治疗的作用。心理咨询和心理治疗工作要求医生有较高的医德修养,较广博的医学知识,较娴熟的医学技能,医患之间建立起相互信任和相互合作的亲密关系。

二、心身疾病的治疗

心身疾病应采取心、身相结合的治疗原则,但对于具体病例,则应各有侧重。对于急性发病而又躯体症状严重的病人,应以躯体对症治疗为主,辅之以心理治疗。例如,对于急性心肌梗死病人,综合的生物性救助措施是解决问题的关键,同时也应对那些有严重焦虑和恐惧反应的病人实施床前心理指导;又如对于过度换气综合征病人,在症状发作期必须及时给予对症处理,以阻断恶性循环,否则将会使症状进一步恶化,呼吸性碱中毒加重,出现头痛、恐惧甚至抽搐等。对于以心理症状为主、躯体症状为次,或虽然以躯体症状为主但已呈慢性经过的心身疾病,则可在实施常规躯体治疗的同时,重点安排好心理治疗。例如,更年期综合征和慢性消化性溃疡病人,除了给予适当的药物治疗,应重点做好心理和行为指导等各项工作。

(一)药物治疗

药物治疗是对心身疾病的基本治疗手段,但并不能根治。可用抗焦虑药,如苯二氮䓬类,能消除焦虑、紧张、有良好作用,可促进疾病的恢复。

(二)心理治疗

心理治疗应在比较充分了解病人的病史及心理状态下再对病人进行解释、指导和鼓励等,使病人逐渐树立信心,处理好心理刺激和心理矛盾。某些人格特征(如坚韧性格)能够减轻应激性生活事件对健康的有害影响。如患早期乳腺癌而后来未复发的存活妇女中,对疾病采取否认或斗争态度的明显多于默认事实。

对心身疾病实施心理治疗主要围绕以下三种目标:①消除心理社会刺激因素。②消除心理学病因。例如对冠心病病人,在其病情基本稳定后指导其对A型行为和其他冠心病危险因素进行综合行为矫正,帮助其改变认知模式,改变生活环境以减少心理刺激,从而从根本上消除心理病因学因素,逆转心身疾病的心理病理过程,使之向健康方面发展。这属于治本,但不容易。③消除生物学症状。这主要是通过心理学技术直接改变病人的生物学过程,提高身体素质,促进疾病的康复。例如采用长期松弛训练或生物反馈疗法治疗高血压病人,能改善循环系统功能,降低血压。

另外,还应根据具体病情使用以下方法:

1. 行为治疗　是以学习原理为基础的一种治疗方法。主要训练患者控制自己的行为，让患者学会和适应新的反应方式，消除或克服旧的病态的反应方式，以纠正、克服或消除病态症状。

2. 生物反馈治疗　借助于仪器，让患者能通过学习来改变自己的行为或矫正内脏的反应。使通常人们意识不到的生理活动如血压、心率、胃肠蠕动、皮肤温度等，通过灵敏的电子仪器予以显示，如此反复进行，使患者学会在某种程度下调节这些状态，以达到预防发作和治疗的目的。

3. 自我训练　内容有自我矫正、自我中和。自我矫正是自我训练的方法之一。如我国的气功疗法、印度的瑜伽疗法者是利用自己的意志去控制或调整内脏的活动以达到治疗强身的目的。有人对50例A型性格的冠心病患者进行10周有规律的运动训练，发现A型行为有明显的转变，体重、血压和血脂均有不同程度的下降。

自我训练控制自己的情绪，如每天有一定时间松弛紧张情绪，听轻音乐、练书法、画画、栽培花草等。

复习思考题

1. 何为心身疾病？其危险因素有哪些？
2. 谈谈如何防制心身疾病的发生。

（李济平）

第十六章 伤害的防制

伤害(injury)是全球各国面临的一个重要的公共卫生问题。据世界卫生组织统计,因伤害导致的伤残调整寿命年(DALY)损失占各类疾病总损失的12.4%,为大多数国家居民的前5位死亡原因之一。我国每年有70~80万人死于各种伤害,占死亡总数的11%,每年需急诊和住院治疗的伤害患者估计可能超过2 000万人。伤害由于其高发生率和高致残率消耗着大量的卫生资源,给国家、社会、家庭和个人带来了沉重的负担。

第一节 伤害的概念与分类

一、伤害的概念

伤害是由于能量(机械能、电能、化学能、热能、电离辐射等)突然或短暂地作用于人体,超过机体的耐受能力而导致的机体损伤,也包括窒息导致的缺氧和刺激引起的精神创伤。

1986年美国国家统计中心提出"所谓伤害指必须到医疗部门诊治或活动受限一天"。1998年,国内学者建议具有下列三种情况之一者即可作为伤害的统计对象:①到医疗机构诊治,诊断为某一种伤害;②由家人、老师或其他人做紧急处置或看护;③因伤请假半天以上。

二、伤害的分类

伤害的种类复杂,目前国内外关于伤害的分类方法也很繁多,根据研究目的的不同,伤害的分类方法主要有以下几种。

(一)按照造成伤害的意图分类

1. 意外伤害　是指无目的、无意识的伤害,主要包括交通伤害、跌落、烧烫伤、中毒、溺水、动物叮咬、医疗事故等。

2. 自杀与自伤　由受害人对自己的有意识的伤害,包括自杀、自虐、自残等。

3. 暴力与他杀　他人有意识地加害而造成的伤害,包括家庭暴力、虐待儿童、强奸、他杀、斗殴等。

(二)按照伤害发生的地点分类

1. 交通场所　由行驶中的机动车造成的伤害,是最常见的伤害,这类伤害造成的死亡占全部伤害死亡的25%以上。

2. 工作场所　指职业性伤害，主要出现在工作地点，或由于工作环境中某事件所造成。全球每年发生的例数在1亿以上。

3. 家庭　发生在家庭内的伤害。我国家庭伤害的发生在总伤害中占30%以上。跌倒是家庭伤害中最常见的死因。

4. 公共场所　指发生在公共场所的伤害，其中包括娱乐场所及自然灾害情况下所发生的伤害。我国中学生伤害的41.3%发生在公共场所，最常见的是跌伤和刀割伤。

（三）按照伤害的性质分类

1. 国际疾病分类　世界卫生组织于1993年发表的《国际疾病分类》第十次修订本(International Classification of Diseases，ICD-10)对伤害的分类有两种体系，一是根据伤害发生的部位进行分类(S00-T97，表16－1)，另一种根据伤害发生的外部原因或性质进行分类(V01-Y98，表16－2)。这一分类是目前国际上比较公认和客观的伤害分类方法。

表16－1　ICD-10伤害发生部位分类表

伤害发生部位	编码	伤害发生部位	编码
所有部位伤害	S00-T97	脊柱、皮肤、血管损伤及异物进入	T08-T19
头部损伤	S10-S09	烧伤、灼伤及冻伤	T20-T35
颈部、喉部及气管损伤	S10-S19	各类中毒、药物反应及过敏反应等	T36-T65、T88
胸部损伤	S20-S29	自然和环境引起的伤害	T66-T78
腹部、会阴、背及臀部损伤	S30-S39	伤害并发症、医疗意外及并发症	T79-T87
肩及上肢损伤	S40-S69	陈旧性骨折及损伤	T90-T96
下肢损伤	S70-S99	中毒后遗症	T97
多部位损伤	T00-T07		

(WHO ICD-10 Code，1993)

表16－2　ICD-10损伤与中毒发生外部原因分类表

损伤与中毒的外部原因分类	ICD-10编码
损伤与中毒的全部原因	V01-Y98
交通事故	V01-Y99
跌倒	W00-W19
砸伤、压伤、玻璃和刀刺割伤、机器事故	W20-W31、W77
火器伤及爆炸伤	W32-W40
异物进入眼或其他腔口、切割和穿刺器械损伤	W41-W49
体育运动中的拳击伤及敲击伤	W50-W52
动物咬伤或动、植物中毒	W53-W59、X20-X29
潜水或跳水意外、溺水	W65-W74
窒息	W75-W84
暴露于电流、辐射和极度环境气温及气压	W85-W99
火灾与烫伤	X00-X19
暴露于自然力量下(中暑、冻伤、雷击等)	X30-X39
有毒物质的意外中毒	X40-X49
过度劳累、旅行及贫困	X50-X57
暴露于其他和未特指的因素	X58-X59

续表 16-2

损伤与中毒的外部原因分类	ICD-10 编码
自杀及自残	X60-X84
他人加害	X85-X09
意图不确定的事件	Y10-Y34
刑罚与战争	Y35-Y36
药物反应、医疗意外、手术及医疗并发症	Y40-Y84
意外损伤后遗症及晚期效应	Y85-Y89
其他补充因素	Y90-Y98

(WHO ICD-10 Code,1993)

2. 中国疾病分类　我国卫生部于 1987 年参照 ICD-9 分类的标准,并结合我国实际情况制定了中国疾病分类(Chinese Classification of Diseases,CCD),该分类为损伤与中毒的外部原因分类(表 16-3)。

表 16-3　CCD 损伤与中毒发生外部原因分类

内　容	CCD-87 编码
损伤和中毒的全部原因	E1
机动车交通事故	E2
机动车以外交通事故	E3
意外中毒	E4
意外跌落	E5
火灾	E6
由自然与环境因素所致的意外事故	E7
溺水	E8
意外的机械性窒息	E9
砸死	E10
由机器切割和穿刺工具所致的意外事件	E11
触电	E12
其他意外效应和有害效应	E13
自杀	E14
他杀	E15

第二节　伤害的流行概况与危害性

一、伤害的流行概况

根据 1996 年世界卫生组织的报告,全球死亡的 1/10 是伤害致死,死亡的高发年龄为 15～59 岁,死亡中男性占 2/3,死亡原因主要是交通事故、自杀、战争、火灾与烧伤、暴力、职业伤害和溺水等,儿童、青少年伤害死亡呈上升趋势。

在我国,死亡人口的 11%是伤害死亡。据世界银行估测,到 2010 年我国每年将有 140 万人因伤害致死。2002 年我国部分城市与农村的伤害死亡均排在死因顺位的第五位。男性伤害死亡的水平是女性的1.43倍，女性自杀率高居首位。不同年龄段，伤害致死的原因各异，溺水是0～14岁年龄段死亡的首要因素；15～59岁劳动人口是伤害死亡的高发人群；而自杀是15～34岁女性的首位伤害死因。伤害死亡的变化趋势主要表现在交通事故和他杀的持续上升。

二、伤害的危害性

伤害是一个严重威胁人群健康的世界性公共卫生问题，而且随着社会经济的发展，城市化和工业化进程的加快，以及人口数量的增加，伤害的威胁将持续上升。伤害的危害性主要有：

（一）伤害是威胁劳动力人口健康与生命的主要原因

全球每年死于伤害的人数达500多万，在各国的死因顺位排列中伤害位居第4～5位。研究证实，伤害主要威胁生产力最活跃的15～44岁人群的生命及其生存质量，因此它严重影响了社会生产力与经济的发展，是威胁劳动力人口健康与生命的主要原因。

（二）伤害具有常见、多发、死亡率高、致残率高的特点

不论在发达国家还是发展中国家，伤害的发生都非常普遍，发达国家由伤害导致的死亡占全部年龄调整死亡的7.6%，在发展中国家达到10.7%。其实这类死亡只占伤害发生总数的极小部分，而由伤害导致的后遗伤残则更多，因此伤害不仅给个人、家庭带来痛苦与损失，也给社会带来了沉重的经济负担。

（三）伤害所造成的直接和间接经济损失巨大

据估计，我国一年内伤害的医疗费用为271亿～455亿元人民币，国际上，伤害的医疗费用一般占总体社会损失的20%，其直接与间接损失非常巨大的，以美国1996年的统计数字为例，1996年美国伤害虽然在死因构成中居第4位，但是潜在寿命损失年数（YPLL）和经济损失却远远大于肿瘤、心脏病和其他慢性病位而居首位。伤害所造成的经济损失为2 600亿美元，等于恶性肿瘤和心脏病两项经济损失的总和。

当前摆在我们面前的任务是如何解决危害最大和最突出的伤害，如车祸、自杀、溺水、跌倒；同时，对一些熟视无睹的伤害应加以重视。例如，与衣食住行密切相关的消费品无时无刻不在制造明显或潜在的伤害：过期变质食品、毒酒、毒油和假药造成骇人听闻的中毒事件，劣质电器和燃气热水器造成死亡事故，娱乐场所因装备不符合要求和缺乏安全设备造成悲剧，儿童玩具、旅游、化妆品等都在威胁着消费者安全和带来不应有的健康损害。

第三节　伤害的预防干预

虽然从病因论的观点看伤害的发生包括致病因子、宿主和环境等三个方面的复杂原因，但是随着对伤害研究的逐渐深入，人们认识到伤害是可以预防的。伤害预防与控制的目的是最大限度地防止伤害的发生、死亡和残废，减少伤害造成的损失。伤害的预防和控制是一项复杂的生物-医学-社会学工程，需要政府支持和全社会的参与。

一、伤害的三级预防

(一)第一级预防

一级预防的主要目的是防止和减少伤害发生率,强调事前控制,采取事前防范措施,使伤害不发生或少发生。如交通法规中限制车速、司机系安全带、禁止酒后驾车等都是防止交通事故的措施,都属于一级预防。在一级预防中应强调主动预防与被动预防相结合的策略与措施。

主动预防是指个体采取一定措施或改变某种行为来主动避免伤害,如从小进行安全教育,培养安全意识;对成年人要结合法制教育,提高居民安全意识、伤害防制常识和自我救助能力等。被动预防是指通过改善外界环境的措施来减少伤害发生的风险,主要从环境、工程和产品的设计阶段开始,全过程充分考虑到预防伤害,确保安全,降低伤害的危险因素水平。

(二)第二级预防

第二级预防的主要目的是降低伤害死亡率和致残率,强调伤害发生后的自救互救、院前救护、院内抢救和治疗。伤害发生后,受伤者能在第一时间得到紧急医护处置,是提高生存机会和减少后遗残疾的关键。

(三)第三级预防

伤害发生后,对受伤者进行康复、治疗和照料,控制伤害的结果。主要目的是使受伤者恢复正常功能,使残疾者得到最大的功能恢复。

二、伤害预防的四项干预措施(四E干预)

(一)工程干预(engineering intervention)

工程干预是指通过干预措施影响媒介及物理环境对发生伤害的作用。如汽车安全气囊可减少车祸导致的伤亡。

(二)经济干预(economic intervention)

经济干预指通过用经济鼓励手段或罚款影响人们的行为。如对安装自动安全设施的汽车和家庭实施保险折扣。

(三)强制干预(enforcement intervention)

强制干预是指用法律及法规措施来影响人们的行为。如建立健全交通安全法规,加强交通管理。

(四)教育干预(educational intervention)

教育干预是指通过说理教育及普及安全知识来影响人们的行为。如广泛开展道路交通安全的健康教育工作,教育驾驶者、乘客和行人遵守交通规则。

三、哈登模型

在制订预防措施时,美国原国家公路交通安全局负责人 Haddon 提出“三因素、三阶段”理论,即哈登(Haddon)模型,根据伤害发生前、发生中和发生之后三个阶段和宿主、致伤因子、环境三个因素,对伤害进行针对性的预防。表 16-4 是一个针对车祸伤害预防的案例简表。

表 16-4　哈登针对车祸伤害预防模型

伤害发生时间阶段	伤害发生条件	伤害预防主要内容
发生之前	宿主	遴选合格司机
	致病因子	车辆安全检查
	环境	公路的状况及维修
发生之中	宿主	司机应变力及乘客的安全意识
	致病因子	车辆装备性能
	环境	路面状况与路边障碍物
发生之后	宿主	防止失血过多,处理骨折
	致病因子	防止油箱漏油
	环境	急救、消防、应急措施
结局	宿主	伤害严重度确定和预防死亡
	致病因子	车辆损坏度评价及修复
	环境	公路整治与社会、家庭经济负担

四、哈登伤害预防的十大策略

Haddon 还总结提出了伤害预防十大策略,对于伤害的控制具有较好的借鉴作用,值得参考。

1. 预防危险因素的形成和出现　如定点燃放烟花爆竹,预防其火灾隐患与人身伤害。

2. 减少危险因素的数量,以免潜在的危害变成真正的危害　如限制车速以减少交通事故发生的机会。

3. 预防已有危险因素的释放或减少其释放的可能性　如更换卫生间光滑地面或在光滑地面上铺上防滑垫,以防跌倒等。

4. 改变危险因素的释放率及其空间分布　可有效地将致伤的能量减少至非致伤水平,降低致伤程度,如机动车司机和乘客使用安全带。

5. 将危险因素从时间、空间上与被保护者分开　如机动车与自行车分道行驶,戴安全帽、穿防护服等。

6. 用屏障将危险因素与受保护者分开　如用绝缘物将电缆与人隔开。

7. 改变危险因素的基本性质　如将机动车内突出的尖锐器件换成钝角或软性器件,以防撞车和紧急制动时致伤。

8. 增加人体对危险因素的抵抗力　如预防和治疗老年人的骨质疏松症,可防止跌倒等引起的骨折损伤。

9. 对已造成的损伤提出针对性的预防与控制措施　如建立城市急救网络系统,提高急救反应能力,以减少伤残和死亡的发生。

10. 使伤害患者保持稳定,采取有效治疗及康复措施　如机动车伤害发生后应及时进行现场急救与治疗,防止伤者病情恶化,尽最大可能减少伤亡。

复习思考题

1. 试述伤害的概念、分类。
2. 伤害的预防干预措施有哪些?

（吴晓红）

实习指导

实习一　个体健康状况的评价

【实习目标】

1. 熟悉评价年龄和增长年龄的计算步骤。

2. 能运用评价年龄法对个体健康状况进行评价。

【实习方法】

个体健康状况的影响因素是多方面的。评价年龄通过综合分析这些因素，计算评价年龄和增长年龄，能直观显示个体当前面临的健康风险的大小，以及消除某些危险因素后对个体健康风险的变化程度。

一、评价年龄法的具体实施步骤

（一）收集年龄别、性别和疾病别的发病率或死亡率资料

通过死因报告、疾病监测或调查获得人群患病率和死亡率的资料。实习表 1－1 第(1)、(2)项列出了某地 40～44 岁男子前 10 位死亡原因及每 10^5 个人口发生的死亡数。合计为5 560/10^5。

实习表 1－1　个体健康状况评价举例(姓名:×××　性别:男　年龄:41 岁)

死亡原因 (1)	死亡率 ($1/10^5$) (2)	危险指标 (3)	指标值 (4)	危险分数 (5)	组合危险死亡分数 (6)	存在死亡危险 (7)	根据医生建议改变危险因素 (8)	新危险分数 (9)	新组合危险分数 (10)	新存在死亡危险 (11)
冠心病	1 877	血压 (mmHg)	120/70	0.4			—	0.4		
		胆固醇 (mmol/L)	5	0.6				0.6		
		糖尿病史	无	1.0				1.0		
		体力活动	坐着工作	2.5			定期锻炼	1.0		
		家族史	无	0.9			—	0.9		
		吸烟	不吸	0.5			—	0.5		
		体重	超重30％	1.3	1.91	3 585.07	降到平均体重	1.0	0.11	206.47

续实习表 1-1

死亡原因（1）	死亡率（1/10^5）（2）	危险指标（3）	指标值（4）	危险分数（5）	组合危险死亡分数（6）	存在死亡危险（7）	根据医生建议改变危险因素（8）	新危险分数（9）	新组合危险分数（10）	新存在死亡危险（11）
车祸	285	饮酒	不饮	0.5			—	0.5		
		驾车里程（千米/年）	25 000	2.5			—	2.5		
		安全带使用	90%	0.8	1.9	541.5	100%	0.8	1.9	541.5
自杀	264	抑郁	经常	2.5			治疗抑郁	1.5		
		家族史	无	1.0	2.5	660.0	—	1.0	1.5	396.0
肝硬化	222	饮酒	不饮	0.1	0.1	22.2	—	0.1	0.1	22.2
脑卒中	222	血压（mmHg）	120/70	0.4			—	0.4		
		胆固醇（mmol/L）	5	0.6			—	0.6		
		糖尿病史	无	1.0				1.0		
		吸烟	不吸	0.8	0.19	42.2	—	0.8	0.19	42.2
肺癌	202	吸烟	不吸	0.2	0.2	40.4	—	0.2	0.2	40.4
慢性风湿性心脏病	167	心脏杂音	无	1.0			—	1.0		
		风湿热	无	1.0			—	1.0		
		症状、体征	无	0.1	0.1	16.7	—	0.1	0.1	16.7
肺炎	111	饮酒	不饮	1.0			—	1.0		
		肺气肿	无	1.0			—	1.0		
		吸烟	不吸	1.0	1.0	111.0	—	1.0	1.0	111.0
肠癌	111	肠息肉	无	1.0			—	1.0		
		便血	无	1.0			—	1.0		
		肠炎	无	1.0			—	1.0		
		直肠镜检查	无	1.0	1.0	111.0	每年检查一次	0.3	0.3	33.3
高血压	56	血压（mmHg）	120/70	0.4				0.4		
心脏病		体重	超重 30%	1.3	0.7	39.2	降到平均体重	1.0	0.4	22.4
肺结核	56	X 线检查	阴性	0.2			—	0.2		
		结核活跃	无	1.0	0.2	11.2	—	1.0	0.2	11.2
其他	1 987					1 987				1 987
合计	5 560					7 167.47				3 430.37

注：评价年龄 43.5 岁，增长年龄 36 岁。

（二）收集个人危险因素资料

一般采用问卷调查方法有针对性地收集个体行为生活方式、环境危险因素、生物遗传因素和医疗卫生服务中的危险因素，通过询问疾病史、体格检查和实验室检查结果可以提供重要的资料。实习表 1-2 个体健康危险因素评价举例第（3）、（4）项列出了当地一名 41 岁男性前 10 位死因的相关危险因素及指标值。

（三）危险因素转换成危险分数

只有将危险因素转换成危险分数才能对危险因素进行定量分析。危险因素相当于平均水平时，危险分数定为1.0，即个体发生疾病死亡的概率相当于当地死亡率的平均水平。目前危险分数的转换采用危险分数转换表，如实习表1－2。

实习表1－2　健康危险分数转换表（男性40～44岁）

死亡原因	危险指标	测量值	危险分数
冠心病	收缩压（mmHg）	200	3.2
		180	2.2
		160	1.4
		140	0.8
		120	0.4
		106	3.7
		100	2.0
	舒张压（mmHg）	94	1.3
		88	0.8
		82	0.4
	胆固醇（mmol/L）	7.2	1.5
		5.7	1.0
		4.7	0.5
	糖尿病史	有	3.0
		已控制	2.5
		无	1.0
	运动情况	坐着工作和娱乐	2.5
		有些活动的工作	1.0
		中度锻炼	0.6
		较强度锻炼	0.5
		坐着工作，有定期锻炼	1.0
		其他工作，有定期锻炼	0.5
	家族史	父母二人60岁以前死于冠心病	1.4
		父母之一60岁以前死于冠心病	1.2
		父母健在（＜60岁）	1.0
		父母健在（≥60岁）	0.9
	吸烟	≥10支/日	1.5
		＜10支/日	1.1
		吸雪茄或烟斗	1.0
		戒烟（不足10年）	0.7
		不吸或戒烟10年以上	0.5
	体重	超重75％	2.5
		超重50％	1.5
		超重15％	1.0
		超重10％以下	0.8

续实习表 1-2

死亡原因	危险指标	测量值	危险分数
		降到平均体重	1.0
	饮酒	频繁社交，明显节制	5.0
		频繁社交，稍有节制	2.0
		适度和偶然社交	1.0
		不饮	0.5
车祸	安全带使用	＜10％的时间	1.1
		10％～24％	1.0
		25％～74％	0.9
		75％～100％	0.8
死亡原因	危险指标	测量值	危险分数
	行车里程（千米/年）	10 000	＝测量值
自杀	抑郁	经常	2.5
		偶尔或没有	1.0
	家族史	有	2.5
		无	1.0
肝硬化	饮酒	酗酒	12.5
		频繁社交，明显无节制	5.0
		频繁社交，稍有节制	2.0
		适度和偶然社交	1.0
		极少社交	0.2
		在症状出现之前戒酒	0.2
		不饮	0.1
脑卒中	收缩压（mmHg）	200	3.2
		180	2.2
		160	1.4
		140	0.8
		120	0.4
	舒张压（mmHg）	106	3.7
		100	2.0
		94	1.3
		88	0.8
		82	0.4
	胆固醇（mmol/L）	7.28	1.5
		5.70	1.0
		4.68	0.5
	糖尿病史	有	3.0
		已控制	2.5
		无	1.0
肺癌	吸烟	吸香烟	1.2
		吸雪茄或烟斗	1.0
		戒烟	1.0
		不吸	0.8

续实习表 1-2

死亡原因	危险指标	测量值	危险分数
	吸香烟程度	40 支/日	2.0
		20 支/日	1.5
		10 支/日	1.1
		<10 支/日	0.8
		不吸	0.2
	吸雪茄或烟斗程度	≥5 次/日,吸入	1.0
		≤5 次/日,不吸入	0.3
		戒烟	从原有危险分数中减去 0.2,再减去戒烟年数乘 0.1,但危险分数最小不能小于 0.2
慢性风湿性心脏病	心脏杂音	有	10
		已用药	1.0
		无	1.0
	风湿热	有	10
		已用药	1.0
		无	1.0
	症状或体征	无	0.1
肺炎	饮酒	频繁社交活动	3.0
		适度或不饮酒	1.0
	肺气肿	有	2.0
		无	1.0
	吸烟	≥10 支/日	1.2
		不吸	1.0
肠癌	肠息肉	有	2.5
		无	1.0
	原因不明便血	有	3.0
		无	1.0
	溃疡性结肠炎	≥10 年	4.0
		<10 年	2.0
		无	1.0
	每年直肠镜检	无	1.0
		有	0.3
高血压性心脏病	收缩压(mmHg)	200	3.2
		180	2.2
		160	1.4
		140	0.8
		120	0.4
	舒张压(mmHg)	106	3.7
		100	2.0
		94	1.3
		88	0.8
		82	0.4

续实习表 1-2

死亡原因	危险指标	测量值	危险分数
	体重	超重 75%	2.5
		超重 50%	1.5
		超重 15%	1.0
		超重 10%以下	0.8
		降到平均体重	1.0
肺结核	X 线检查	未做	1.0
		阴性	0.2
	结核活跃	是	5.0
		无	1.0

(四)计算组合危险分数

组合危险分数即将每一项危险因素对某病死亡率的影响进行综合。计算时将大于 1 的数值减去 1 后余数相加,将小于等于 1 的数值相乘,两项合计即为该病的组合危险分数。如实习表 1-1 第(6)项。

(五)计算存在死亡危险

存在死亡危险即实习表 1-1 中第(2)项乘以第(6)项,计算结果见第(7)项。

(六)计算评价年龄

评价年龄是依据年龄和死亡率之间的函数关系,按所存在的危险因素计算的总死亡率推算出的年龄值。

计算方法是将各种死亡原因的存在危险因素相加,得出总的死亡危险值,用合计存在死亡危险值查评价年龄表,可得出评价年龄值。实习表 1-3 为健康评价年龄表,可供参考。评价年龄表左边一列是男性合计的存在死亡危险值,右边一列是女性合计的存在死亡危险值;中间部分的上面一行数值是个体实际年龄的末位数,主体部分是评价年龄值。本例为 7 167.47,评价年龄为 43.5 岁。

实习表 1-3 健康危险因素评价年龄

男性存在死亡危险	实际年龄最末一位数 0/5	1/6	2/7	3/8	4/9	女性存在死亡危险	男性存在死亡危险	实际年龄最末一位数 0/5	1/6	2/7	3/8	4/9	女性存在死亡危险
530	5	6	7	8	9	350	1 500	16	17	18	19	20	570
570	6	7	8	9	10	350	1 540	17	18	19	20	21	600
630	7	8	9	10	11	350	1 560	18	19	20	21	22	620
710	8	9	10	11	12	360	1 570	19	20	21	22	23	640
790	9	10	11	12	13	380	1 580	20	21	22	23	24	660
880	10	11	12	13	14	410	1 590	21	22	23	24	25	690
990	11	12	13	14	15	430	1 590	22	23	24	25	26	720
1 110	12	13	14	15	16	460	1 590	23	24	25	26	27	750
1 230	13	14	15	16	17	490	1 600	24	25	26	27	28	790
1 350	14	15	16	17	18	520	1 620	25	26	27	28	29	840
1 440	15	16	17	18	19	550	1 660	26	27	28	29	30	900
1 730	27	28	29	30	31	970	13 230	49	50	51	52	53	6 330

续实习表 1-3

男性存在死亡危险	实际年龄最末一位数 0 5	1 6	2 7	3 8	4 9	女性存在死亡危险	男性存在死亡危险	实际年龄最末一位数 0 5	1 6	2 7	3 8	4 9	女性存在死亡危险
1 830	28	29	30	31	32	1 040	14 340	50	51	52	53	54	6 850
1 960	29	30	31	32	33	1 130	15 530	51	52	53	54	55	7 440
2 120	30	31	32	33	34	1 220	16 830	52	53	54	55	56	8 110
2 310	31	32	33	34	35	1 330	18 260	53	54	55	56	57	8 870
2 520	32	33	34	35	36	1 460	19 820	54	55	56	57	58	9 730
2 760	33	34	35	36	37	1 600	21 490	55	56	57	58	59	10 680
3 030	34	35	36	37	38	1 760	23 260	56	57	58	59	60	11 720
3 330	35	36	37	38	39	1 930	25 140	57	58	59	60	61	12 860
3 670	36	37	38	39	40	2 120	27 120	58	59	60	61	62	14 100
4 060	37	38	39	40	41	2 330	29 210	59	60	61	62	63	15 450
4 510	38	39	40	41	42	2 550	31 420	60	61	62	63	64	16 930
5 010	39	40	41	42	43	2 780	33 760	61	62	63	64	65	18 560
5 560	40	41	42	43	44	3 020	36 220	62	63	64	65	66	20 360
6 160	41	42	43	44	45	3 280	38 810	63	64	65	66	67	22 340
6 830	42	43	44	45	46	3 560	41 540	64	65	66	67	68	24 520
7 570	43	44	45	46	47	3 870	44 410	65	66	67	68	69	26 920
8 380	44	45	46	47	48	4 220	47 440	66	67	68	69	70	29 560
9 260	45	46	47	48	49	4 600	50 650	67	68	69	70	71	32 470
10 190	46	47	48	49	50	5 000	54 070	68	69	70	71	72	35 690
11 160	47	48	49	50	51	5 420	57 720	69	70	71	72	73	39 250
12 170	48	49	50	51	52	5 860	61 640	70	71	72	73	74	43 200

(七)计算增长年龄

增长年龄:通过努力降低危险因素后可能达到的预期年龄。

根据本人存在的危险因素,医生针对性地提出降低危险因素的建议。如被评价者采取这些建议如服降压药、参加体育锻炼、戒烟、减少饮酒等,危险因素将减少,危险分数将相应下降。实习表 1-1 第(8)项为医生建议,第(9)项为新危险分数。按上述计算评价年龄的方法,同理可以计算存在死亡危险为 3 430.37,查实习表 1-3 得出增长年龄为 36 岁。

(八)计算危险因素降低程度

危险因素降低程度表示被测试者接受医生建议降低危险因素的程度,用存在死亡危险降低的百分比表示。实习表 1-1 中用第(7)项存在死亡危险减去第(11)项新存在死亡危险,即得降低存在死亡危险的实际量。再用所得数除以第(7)项即为降低危险因素程度百分数。

二、个体健康危险因素评价

个体健康危险因素的评价可用于健康预测并为健康促进提供依据,指导个体改变不良的行为生活方式,控制并降低危险因素,减少疾病的发生和危害的可能性。

健康危险因素的个体评价,主要通比较实际年龄、评价年龄和增长年龄的差别,以便了解危险因素对寿命可能影响的程度及降低危险因素之后寿命可能增长的程度。

本例被评价者实际年龄为 41 岁，评价年龄为 43.5 岁，增长年龄为 36 岁，评价年龄大于实际年龄说明被评价者存在危险因素，死亡率高于当地死亡率水平，将具有当地 43.5 岁年龄组死亡率水平。增长年龄与评价年龄之差较大则说明危险因素属自创性，通过降低危险因素的措施，有可能延长预期寿命。

除了对危险因素的严重程度以及可能降低的程度分析可能出现三种年龄的关系外，还可以对某一种危险因素进行进一步分析。如减少吸烟的危险因素后用同样方法计算增长年龄，从评价年龄之差值大小，说明某一种危险因素对个体预期寿命可能影响的程度。

【实习内容】

某男，40 岁，在某机关工作，常吸烟(20 支/日)、饮酒(频繁社交，明显无节制)，主要坐着工作和娱乐。查体：体重超出 50%，血压 160/94 mmHg，胆固醇 7.2 mmol/L。既往史：曾有原因不明的肛门出血，但从未做过直肠镜检，无其他疾病史。家族史：父亲 58 岁时死于冠心病，其母健在。该男性后遵照医嘱，减少吸烟(<10 支/日)，饮酒稍有节制，并定期锻炼，减少体重(超重 15%)，血压 140/88 mmHg。已知某地 40～44 岁年龄组的死亡原因及死亡率(实习表 1-4)，试就该男性的健康危险因素进行评价。

实习表 1-4　个体健康状况评价表　姓名：　性别：　年龄：　评价年龄：　增长年龄：

疾病名称	10 万人口死亡人数	危险指标	测量结果	危险分数	组合危险分数	存在死亡危险	医生建议改变危险因素	新危险分数	新组合危险分数	新存在死亡危险
1	2	3	4	5	6	7	8	9	10	11
心脏病	1 920	收缩压								
		舒张压								
		胆固醇								
		糖尿病								
		体育运动								
		家族史								
		吸烟史								
		体重								
肺癌	451	吸烟史								
肝硬化	378	饮酒史								
		肝炎史								
		血吸虫病史								
自杀	278	压抑史								
		家庭史								
车祸	361	饮酒史								
		驾车历程								
		安全带使用								
脑卒中	412	收缩压								
		舒张压								
		胆固醇								
		糖尿病								
		吸烟史								

续实习表 1-4

疾病名称	10 万人口死亡人数	危险指标	测量结果	危险分数	组合危险分数	存在死亡危险	医生建议改变危险因素	新危险分数	新组合危险分数	新存在死亡危险
1	2	3	4	5	6	7	8	9	10	11
肠癌	89	肠息肉								
		原因不明便血								
		直肠镜检								
肺炎	151	吸烟史								
		过去史								
		肺气肿								
		饮酒史								
他杀	50	拘留史								
		武器								
糖尿病	67	体重								
		家庭史								
其他	2 357									
合计	6 514									

注:此项数值适用于 40～44 岁男性年龄组。

（吴晓红）

实习二　医院健康促进计划的设计

【实习目标】

1. 熟悉医院健康促进计划设计的原则、内容和方法。
2. 能结合实际设计一份医院健康促进计划。

【实习方法】

1. 了解医院健康教育与健康促进的相关知识。
2. 阅读案例材料,学习医院开展健康促进的对策与具体做法。
3. 提前 2 周布置同学收集某医院或卫生院有关背景资料,完成实习内容。

案例　健康促进医院

医院是卫生保健过程中的一个重要的结合点,是卫生事业的“前哨阵地”。随着健康观念的改变,医院实际上已成为社区健康促进的中心和健康教育的主要场所。1996 年以来,威海市文登医院打破医院单纯以疾病为中心的传统模式,向以健康为中心转变,由此开展了一系列创建健康促进医院试点活动。

一、背景

威海市文登医院是一所三级乙等医院,有医务人员 700 余名,床位 580 张,1996 年该市开展卫Ⅶ项目后被选定为干预示范点。在这之前,该院尚未开展系统的健康教育工作,仅仅开展一些一般性的卫生宣传活动。自开展健康促进工作后,健康教育及其投入被纳入医院总体管理工作中，有力地促进了医院各项事业的蓬勃发展。

二、目标

医院以健康为主导，加强疾病预防和治疗的结合，由单纯的医疗型向医疗、预防、保健相结合型转变，最终目标是建立一个新型的健康促进医院。

三、策略活动

(一)建立组织，制定相关政策，创造支持性环境

1. 开导院领导及医务人员，使其转变观念　健康促进工作者深入到医院，对领导进行劝说、开导，促使他们改变一些传统观念，尤其是健康观念和小卫生观念，使他们充分认识到医院是医疗保障的主阵地，高明的医生已不能再局限于手术做得好，而应从社会、心理的角度诊治病人，对病人开展行为干预和健康教育；同时经过努力，让医院认识到这是他们自己的义务和责任，协调医院自己主动参与，而不是被动接受，从而使医院领导对这项工作给予高度重视和大力支持。

2. 医院成立健康促进委员会　由业务院长任主任，医务科具体负责，成员包括门诊部、内科、外科、妇产科、儿科和传染科的主任和护士长。制定了健康教育规划、计划及相关的工作制度。

3. 将健康教育纳入医院的经济管理百分考核之中，真正做到医院每位医务人员都是健康教育工作者。

(二)自主开展院内和院外的健康教育工作

1. 候诊教育　医院在候诊大厅设立电子显示屏，每天滚动播出有关健康知识；在户外设立大型宣传栏两个，门诊病房走廊设置宣传刊板，科室内设置黑板报，每季度均更换一次；门诊输液大厅设置电教设备，每天播放各种卫生电教片，受到患者好评。

2. 门诊教育　门诊设立咨询台，负责宣传卫生保健知识、心理咨询，负责解答咨询者提出的有关保健、防病、疾病诊治过程的有关问题。门诊医务人员在诊疗过程中，对病人在疾病的预防、注意事项等方面进行面对面的教育和行为干预；同时对病人免费发放健康教育处方累计 81 种 5 万余份；在内科、外科、神经科、中医科、保健科、妇产科实行“35 岁以上首诊病人测血压”制度，并进行随访教育，对高血压病人进行登记、定期随访和科学管理。尤其是在门诊的各种宣传材料(包括小册子、折页、录像带、健康教育处方等)，均由医院兼职健康教育工作人员进行了试验，确定了关键讯息，从而产生很好的效果。

3. 病房教育　各病区负责对病人的入院教育、住院教育、出院教育。病区每周对病人及家属开座谈会，同时进行卫生宣教。住院病人的病历必须包括健康教育内容，并作为病历评审标准之一。每位病人均有统一印刷的标准教育计划及内容，在病房中开展整体化护理，健康教育为其中重要的一部分。强调病人自己了解病情及干预处理方案等，此项工作纳入科室工作百分考核之中，直接与科室经济效益挂钩。内科病房定期开展糖尿病、高血压等住院病人大课堂，由资深医务专家担任讲师，深入浅出地讲解有关预防保健知识，每半月一次，参加人员由最初的十几人发展到目前的几十人，受到广大患者的好评。

4. 院外教育　对出院的病人不定期地信访、电话联络和教育，对周围社区的居民开展义务医疗咨询及诊疗活动。

(三)加强学习培训，不断提高人员素质

1. 医务人员的教育　通过在岗、脱产学习及不定期举办培训班等形式，对医护人员进行健康教育相关知识的培训，使其逐步掌握相关学科的理论和沟通传播技巧。

2. 患者和家属的教育　从病人及家属一走进医院到诊疗活动结束，全过程有健康教育相伴，目的是使他们提高知识水平，改变不健康的行为习惯，通过向住院病人提供书籍、挂图、杂志和举办讲座等，对每一病人实施有效的教育，并将教育情况列入病史记录。

四、结果

1. 医院从观念和管理上有了深刻的改变，从单纯医疗型逐渐向医疗、预防、保健相结合的新型医院转变，并按照医疗社会化方向不断改善医疗服务。

2. 医院在每位病人出院时，均会征求意见，统计表明，医院对病人开展健康教育率达到98%以上，病人对自己相关疾病的知晓率达到80%，病人对医院满意率达到86%。

3. 通过对医务人员的调查显示，88.8%医务人员能主动参与到医院健康教育工作中，并对此项工作持赞同态度，医院职工参与健康教育的情况良好。

五、讨论

通过开展健康促进活动，发现医护人员大多未接受过健康教育和健康促进的正规教育，缺乏开展健康促进的能力。因此要创建健康促进医院，应首先面向全体医务人员开展健康促进动员和培训工作，提高他们的知识、技能，转变服务理念。

健康教育和健康促进应贯穿于医疗服务的全过程，包括家庭病床、巡回医疗、导医、康复指导、特殊护理、临终关怀等。尤其是对接受门诊服务的慢性病患者及其家属更应开展精炼、新颖、个性化的健康教育。

根据《卫生Ⅶ项目——健康促进子项目案例汇编》改编

【实习内容】

试设计一份针对某医院或卫生院的健康促进计划，目标是改变医院脏、乱、差的面貌和服务满意度低下的现状，促进医院和谐发展和卫生服务质量的提高。

（王万荣）

实习三　心理健康状况调查与分析
（A型性格调查）

【实习目标】

1. 通过实习了解A型性格特征，并进行自我性格类型分析。

2. 了解A型性格与健康的关系，并学会校正的方法。

【实习方法】

1. 教师讲解A型性格判定的意义及填写A型性格问卷的注意事项。

2. 学生自己阅读并填写性格问卷，然后，按评价标准作出性格类型的判定。

3. 教师讲解 A 型性格与健康的关系，师生共同讨论 A 型性格的特征与校正方法。

【实习内容】

1. A 型性格问卷　共 60 道题（实习表 3-1），可归为三大类：①时间紧迫感（TH）25 题；②敌意、竞争（CH）25 题；③谎言（L）10 题。

2. 评判标准　将你的结果与评判标准比较，相同处得分；不同处不得分，也不扣分。

3. 结果判定　首先，看 L 得分，若 L 得分≥7 分，则答卷无效，因谎言太多；若 L＜7 分，则看另 50 题总得分。

（1）总得分≥36 分，典型 A 型性格。

（2）总得分为 28～35 分，非典型 A 型性格。

（3）总得分为 27 分，中间型性格（M 型）。

（4）总得分为 19～26 分，非典型 B 型性格。

（5）总得分≤18 分，典型 B 型性格。

【附】A 型性格问卷

凡符合你的情况的就在“是”字这一列的对应题号○里打个对号，凡不符合你的情况的，就在“否”字这一列的对应题号○里打个对号。答案无所谓对与不对，好与不好。请尽快回答，不要在题目上进行过多思索。回答时不要考虑“应该怎样”，只回答你平时“是怎样”即可。

实习表 3-1　A 型性格问卷

问题	是	否
1. 我总是力图说服别人同意我的观点	○	○
2. 即使没有什么要紧的事，我走路也快	○	○
3. 我经常感到应该做的事太多，有压力	○	○
4. 我自己决定的事，别人很难让我改变主意	○	○
5. 有些人和事常常使我十分恼火	○	○
6. 在急需买东西但又要排长队时，我宁愿不买	○	○
7. 有些工作我根本安排不过来，只能临时挤时间去做	○	○
8. 上班或赴约会时，我从来不迟到	○	○
9. 当我正在做事，谁要是打扰我，不管有意无意，我总是感到恼火	○	○
10. 我总看惯不那些慢条斯理、不紧不慢的人	○	○
11. 我常常忙得透不过气来，因为该做的事情太多了	○	○
12. 即使跟别人合作，我也总想单独完成一些更重要的部分	○	○
13. 有时我真想骂人	○	○
14. 我做事总是喜欢慢慢来，而且思前想后，拿不定主意	○	○
15. 排队买东西，要是有人加塞，我就忍不住要指责他或出来干涉	○	○
16. 我觉得自己是一个无忧无虑、悠闲自在的人	○	○
17. 有时连我自己都觉得，我所操心的事远远超过我应该操心的范围	○	○
18. 无论做什么事，即使比别人差，我也无所谓	○	○
19. 做什么事我也不着急，着急也没有用，不着急也误不了事	○	○
20. 我从来没想过要按自己的想法办事	○	○

续实习表 3-1

问　题	是	否
21. 每天的事情都使我精神十分紧张	○	○
22. 就是逛公园、赏花、观鱼等,我也总是先看完,然后等着同来的人	○	○
23. 我常常不能宽容别人的缺点和毛病	○	○
24. 在我认识的人里,个个我都喜欢	○	○
25. 听到别人发表不正确的见解,我总想立即就去纠正他	○	○
26. 无论做什么事,我都比别人快一些	○	○
27. 当别人对我无礼时,我对他也不客气	○	○
28. 我总觉得我有能力把一切事情办好	○	○
29. 聊天时,我也总是急于说出自己的想法,甚至打断别人的话	○	○
30. 人们认为我是个安静、沉着、有耐性的人	○	○
31. 我觉得在我认识的人之中值得我信任和佩服的人实在不多	○	○
32. 对未来我有许多想法和打算,并总想都能尽快实现	○	○
33. 有时我也会说人家的闲话	○	○
34. 尽管时间很宽裕,我吃饭也快	○	○
35. 听人讲话或报告如讲得不好,我就非常着急,总想还不如我来讲哩	○	○
36. 即使有人欺侮了我,我也不在乎	○	○
37. 我有时会把今天该做的事拖到明天去做	○	○
38. 人们认为我是一个干脆、利落、高效率的人	○	○
39. 有人对我或我的工作吹毛求疵时,很容易挫伤我的积极性	○	○
40. 我常常感到时间已经晚了,可一看表还早呢	○	○
41. 我觉得我是一个非常敏感的人	○	○
42. 我做事总是匆匆忙忙的,力图用最少的时间办尽量多的事情	○	○
43. 如果犯有错误,不管大小,我全都主动承认	○	○
44. 坐公共汽车时,我常常感到车开得太慢	○	○
45. 无论做什么事,即使看着别人做不好我也不想拿来替他做	○	○
46. 我常常为工作没做完,一天又过去了而感到忧虑	○	○
47. 很多事情如果由我来负责,情况要比现在好得多	○	○
48. 有时我会想到一些说不出口的坏念头	○	○
49. 即使领导我的人能力差、水平低,我也能服从和合作	○	○
50. 必须等待什么的时候,我总是心急如焚,缺乏耐心	○	○
51. 我常常感到自己能力不够,所以在做事遇到不顺时就想放弃不干了	○	○
52. 我每天都看电视,也看电影,不然心里就不舒服	○	○
53. 别人托我办的事,只要答应了,我从不拖延	○	○
54. 人们都说我很有耐性,干什么事都不着急	○	○
55. 外出乘车跟人约定时间办事时我很少迟到,如果对方耽误,我就恼火	○	○
56. 偶尔我也会说一两句假话	○	○
57. 许多事本来可以大家分担,可我喜欢一个人去干	○	○
58. 我觉得别人对我的话理解太慢,甚至理解不了我的意思似的	○	○
59. 我是一个性子暴躁的人	○	○
60. 我常常容易看到别人的短处而忽视别人的长处	○	○

实习表 3-2　问卷结果评判标准

题号	归类	得分处 是	得分处 否	题号	归类	得分处 是	得分处 否	题号	归类	得分处 是	得分处 否	题号	归类	得分处 是	得分处 否
1.	CH	√		16.	TH		√	31.	CH	√		46.	TH	√	
2.	TH	√		17.	CH	√		32.	TH	√		47.	CH	√	
3.	TH	√		18.	CH		√	33.	L		√	48.	L		√
4.	CH	√		19.	TH		√	34.	TH	√		49.	CH		√
5.	CH	√		20.	TH	√		35.	CH	√		50.	TH	√	
6.	TH	√		21.	L	√		36.	CH		√	51.	CH		√
7.	TH	√		22.	TH	√		37.	L	√		52.	L	√	
8.	L		√	23.	CH	√		38.	TH	√		53.	TH	√	
9.	CH	√		24.	L	√		39.	CH	√		54.	TH		√
10.	TH	√		25.	CH	√		40.	TH	√		55.	TH	√	
11.	TH	√		26.	TH	√		41.	CH	√		56.	L		√
12.	CH	√		27.	CH	√		42.	TH	√		57.	CH	√	
13.	L	√		28.	CH	√		43.	L	√		58.	TH	√	
14.	TH		√	29.	CH	√		44.	TH	√		59.	CH	√	
15.	CH	√		30.	TH		√	45.	CH		√	60.	CH	√	

（张五七）

实习四　健康咨询模拟训练

【实习目标】

1. 通过健康咨询模拟训练，使学生实际体验健康咨询的基本过程。

2. 通过现场实习和案例讨论，学会利用常用的咨询技巧开展健康咨询工作。

【实习方法】

1. 分组进行，每组选择两名同学开展模拟训练，其中一名扮演咨询人员，另一名扮演咨询者。

2. 先与同组学生共同准备咨询问题的提纲，布置环境，制订咨询程序和内容。

3. 从健康咨询的基本过程开始，并注意充分运用各种沟通和交流的技巧。

4. 咨询过程结束后大家根据所学的理论知识，对模拟咨询中成功的表现和存在的问题进行讨论分析。并在两名同学模拟训练时加以巩固或改进。

5. 案例讨论，以小组为单位集中讨论，再由教师统一讲评。

【实习内容】

课题一　王某，女，沈阳市某中学初三学生，一天陪同其母亲去超市购物，其间被超市服务员怀疑盗窃超市物品，最后到了派出所后母女均被搜身，结果证明了她们的清白。但在其过程中王某受到很大的惊吓和刺激，从此不愿和别人接触，沉默寡言，最后发展到不愿到学校，严重时一听到超市两个字就浑身发抖，哭泣不止。家长意识到问题的严重性，遂求助于心理咨询师。

课题二　陈某，男，某重点大学一年级学生，该同学在高中阶段成绩一直名列前茅，各方面表现都很优秀，自己也有很大的优越感。但进入大学后，同学高手云集，他的成绩不再靠前了，为此，他感到闷闷不乐，几经努力，也没能达到他所理想的位次。焦急、失眠、逐渐产生自卑感，甚至怀疑自己的智力有问题，和同学也越来越疏远，总觉得自己低人一等，即使和同学交往时，也不敢正视对方，话也说不流利了。曾采取自我矫正措施，不见效果，前来求助咨询。

（李济平）

实习五　统计软件在医学上的应用

【实习目的】

1. 了解常用统计软件的应用步骤。
2. 掌握利用 Excel 软件进行统计描述的方法。
3. 能熟练应用 SPSS 软件进行 t 检验和 χ^2 检验。

【实习方法】

一、教师首先讲解常用统计软件的种类和应用要求。

二、Excel 软件应用演示

介绍 Excel 软件的安装、主要功能；展示并分别介绍 Excel 软件的主菜单，简介其应用。

（一）Excel 软件基本界面

Excel 软件是 Microsoft Office 软件的主要组成部分，因为它具有较强的数据处理和分析能力，目前在日常数据管理中应用十分普遍。通过程序“开始”菜单启动 Excel 或双击桌面 Excel 图标后，显示窗口界面（实习图 5－1）。菜单栏显示出文件、编辑、视图、插入、格式、工具、数据窗口和帮助 9 项菜单，每一项下又分别由系列下拉菜单组成。菜单栏下方为工具栏和编辑栏。窗口中间部分为工作表区，底行显示工作表标签，即每一张表的名称。

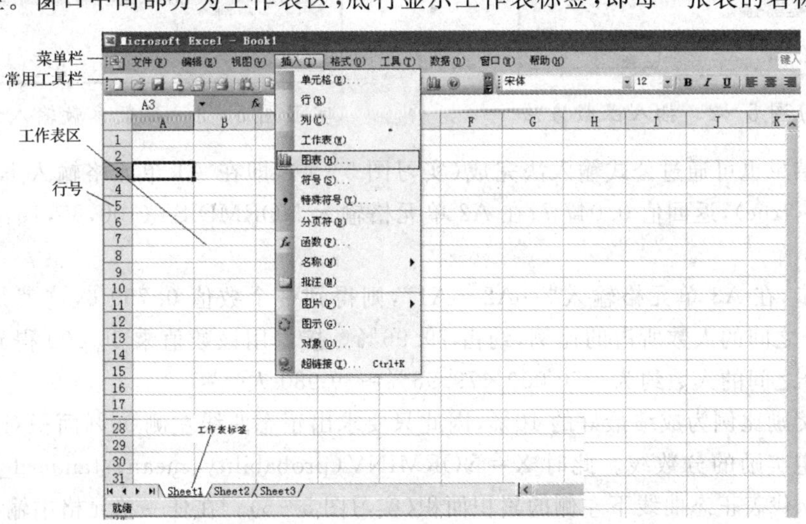

实习图 5－1　Excel 窗口界面

(二)Excel 软件应用举例

1. Excel 软件含有很多函数,利用这些函数可以快速获得某些统计结果。

【例】 某省 2005 年共有 50 000 名专科某专业毕业生。为掌握毕业生的综合素质,该省在学生实习上岗前组织了一次职业技能综合测评。测评由笔试和面试两部分组成,满分 120 分。已知测评成绩呈正态分布,其均数为 85 分,标准差 15 分。问综合测评成绩在 60~100 分之间的学生估计有多少人?如对成绩位于前 10%的同学进行表彰,则表彰的分数线应是多少?

本题需要应用正态分布知识进行分析。应用 Excel 软件进行分析的思路是:先求出成绩小于和等于 100 分的人数比例,再求出小于和等于 60 分的人数比例,二者相减可获得成绩在 60~100 分之间的人数比例,再以此比例乘以总人数就得到成绩在 60~100 分之间的人数。

为达到上述目的,可利用 Excel 中的函数完成上述运算:对应正态分布曲线左侧的累积面积 P=NORMDIST(X,mean,standard _dev,cumulative),式中 X 为指定的正态分布函数值,mean 为正态分布的算术均值,standard_dev 为正态分布的标准差,cumulative 使用"true"。

首先进入 Excel 工作表,选定一单元格 A1;点击"插入"下拉菜单中的"fx 函数",在"选择函数"中选定函数"NORMDIST"(实习图 5-2);在"NORMDIST"公式选项板中输入相应的数值及逻辑值:"X"框中输入 100。"Mean"中输入平均分 85,"Standard_dev"框中输入标准差 15;"Cumulative"框中输入逻辑值 true(实习图 5-3)。按"确定"按钮,返回值出现在单元格 A1 中,这就是小于等于 100 分的人数所占的比例。同理可得小于 60 分及以下的人数所占比例。

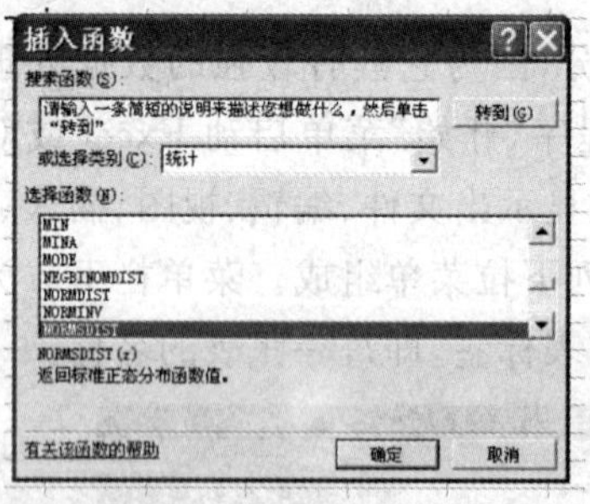

实习图 5-2 插入函数方法

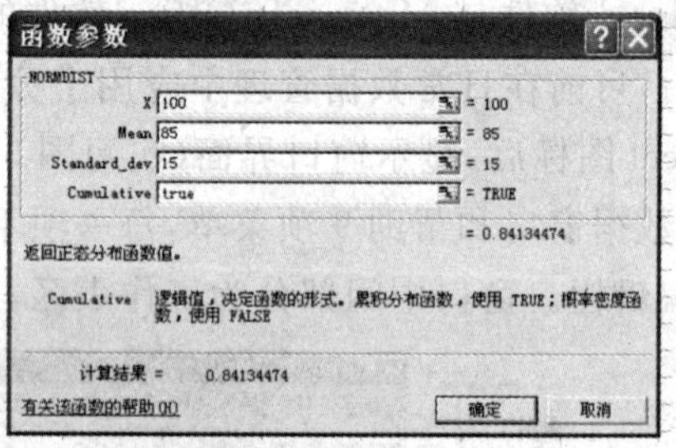

实习图 5-3 函数参数输入方法

上述结果也可通过公式输入法完成(实习图 5-4),即在 A1 单元格输入 NORMDIST(60,85,15,true),返回值 0.047 7;在 A2 单元格输入 NORMDIST(100,85,15,true),返回值 0.847 3。

下一步,在 A3 单元格输入"=A2-A1",则得到一个数值 0.799 6,这就是分数位于 60~100 分之间的人数所占的比例,约占 79.96%。接着用该数值乘 50 000 得到分数位于 60~100 分之间的人数约为=50 000×79.96%≈39 980 人。

由于奖励比例为成绩最好的 10%,因此只要求出正态曲线左侧 90%面积对应的 X 值,就可以划定奖励的分数线。此时 X=NORMINV(probability,mean,standard_dev),其中 probability 代表正态曲线下左侧的累积面积(实习图 5-5)。在任一单元格中输入公式:

=NORMINV(0.90,85,15)

其返回值 104.22 分就是所要求的表彰分数线。

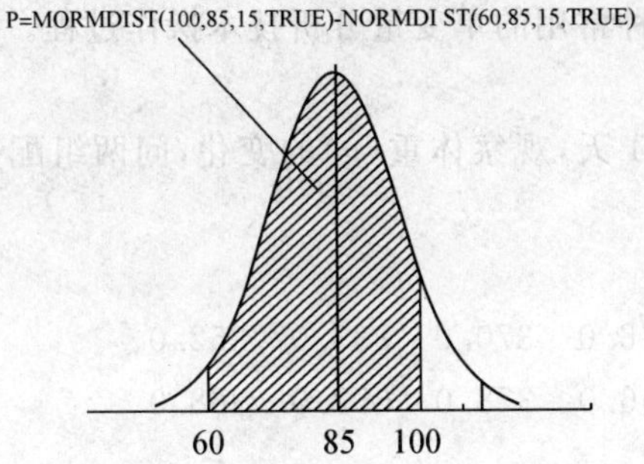

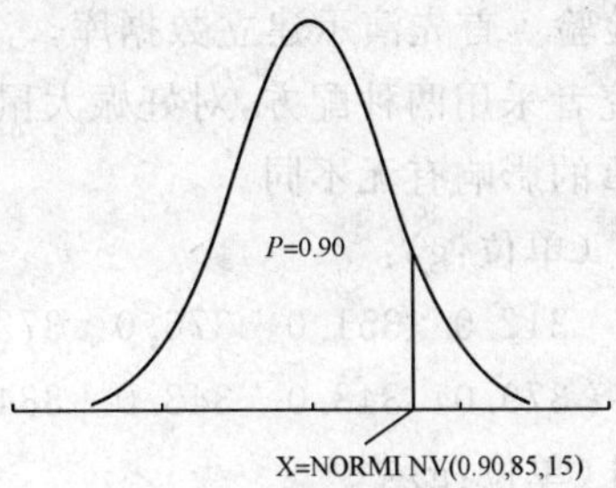

实习图 5-4　正态曲线左侧面积计算方法　实习图 5-5　正态曲线横轴函数值计算方法

2. Excel 软件提供了 80 个统计函数，50 个数学与三角函数，20 个查找与引用函数。这些函数可通过手工输入方式完成，或点击主菜单“插入”项下拉菜单“函数”进行。实际应用时应注意两点：①恰当地选择函数；②正确地提供参数。使用者可通过 Excel 的联机帮助查阅相关函数的专业信息。

三、SPSS 软件应用演示

介绍 SPSS 软件的安装、主要功能；展示并分别介绍 SPSS 软件的主菜单；简介其应用。

（一）SPSS 软件基本界面

SPSS 软件目前有不同版本，现以英文 SPSS 的 Windows 12.0 版为例进行介绍。双击 SPSS 图标，进入 SPSS 数据编辑器(Data Editor)界面(实习图 5-6)。SPSS 软件的主窗口从上到下为：

1. 10 个主要的下拉菜单，依次为：文件、编辑、视图、数据、转换、统计分析、作图、工具、窗口转换、帮助。

2. 快捷工具栏，用图标表示，如打开、存盘等。

3. 数据输入栏。

4. “数据视图”与“变量视图”转换按钮。

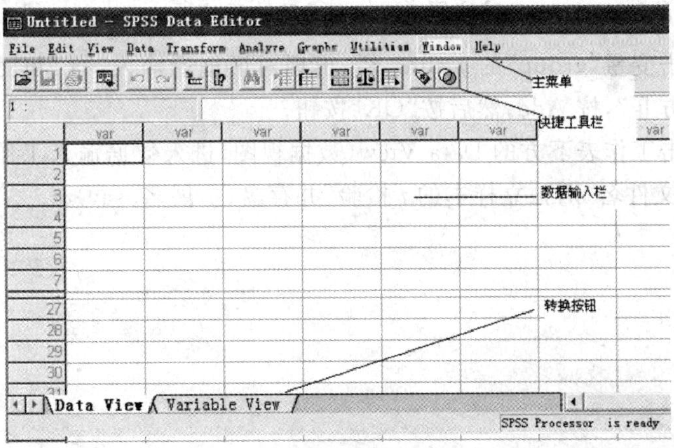

实习图 5-6　SPSS 窗口界面

(二)SPSS 软件应用举例

SPSS 软件的应用范围很广，在此仅介绍 2 种常用的单变量分析技术操作过程。

1. t 检验　首先演示建立数据库。

某研究者采用两种配方，对妊娠大鼠观察 14 天，观察体重(g)的变化，问两组配方对妊娠大鼠体重的影响有无不同。

配方Ⅰ(单位:g)：

385.0	312.0	351.0	376.0	372.0	376.0	370.0	333.0	352.0
394.0	379.0	348.0	343.0	334.0	356.0	378.0	352.0	368.0

配方Ⅱ(单位:g)：

353.0	362.0	353.0	314.0	330.0	318.0	325.0	330.0	328.0
372.0	348.0	331.0	368.0	338.0	355.0	372.0	315.0	327.0

操作如下：

(1)建立数据库：

①打开 SPSS 工作表，进入变量视图(Variable View)工作表，分别命名(Name)两变量："group"和"bw"，在各自的 Label 栏分别输入"组别"和"第 14 天体重"(实习图 5-7)。

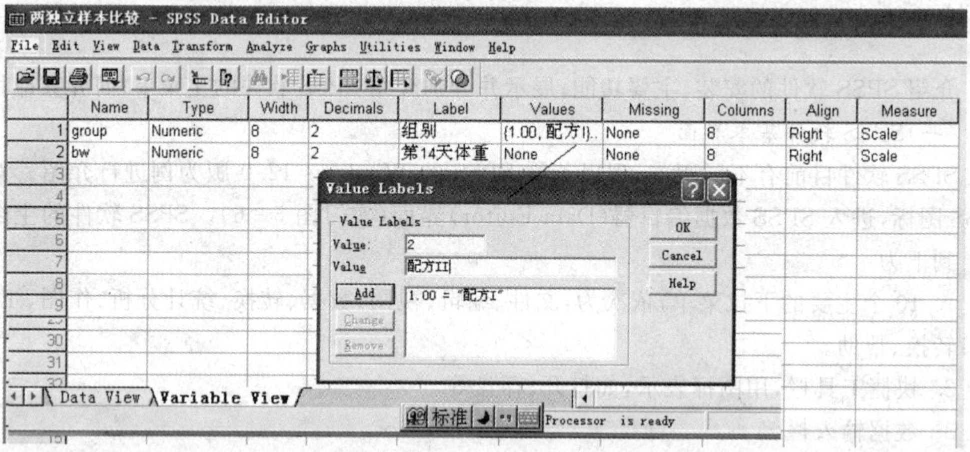

实习图 5-7　变量标签命名

②用鼠标点击变量"group"的 Values 栏，出现对话框后输入："1"和"配方Ⅰ"，按 Add，再输入"2"和"配方Ⅱ"，按 Add，然后按"OK"按钮。

③用鼠标点击工作表下方的 Data View(数据视图)进入数据输入工作表，输入数据(实习图 5-8)，命名文件名"两独立样本的 t 检验"并存盘(扩展名.sav)。

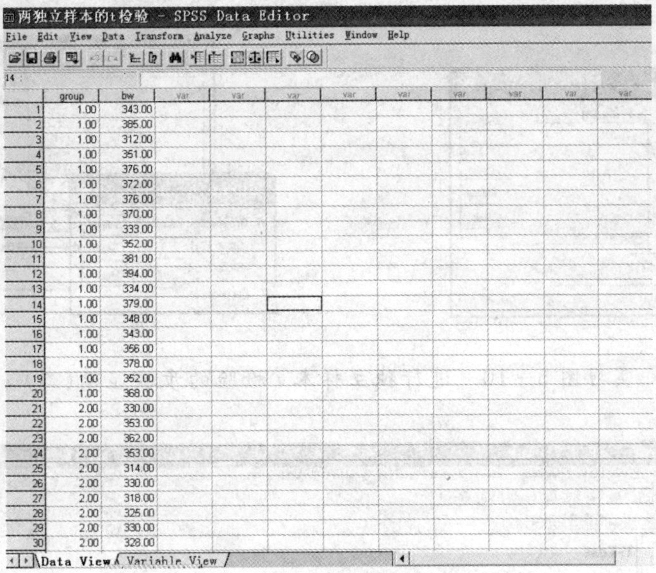

实习图 5-8 数据输入显示

(2)统计分析

①单击主菜单 Analyze→Compare Mean→Independent Samples T Test(独立样本 t 检验),则弹出对话框(实习图 5-9),选中“bw”变量,按三角按钮,使其置于 Test Variable(s)框内;再选中“Group”变量,将其置入“Grouping Variable”框内(实习图 5-10)。

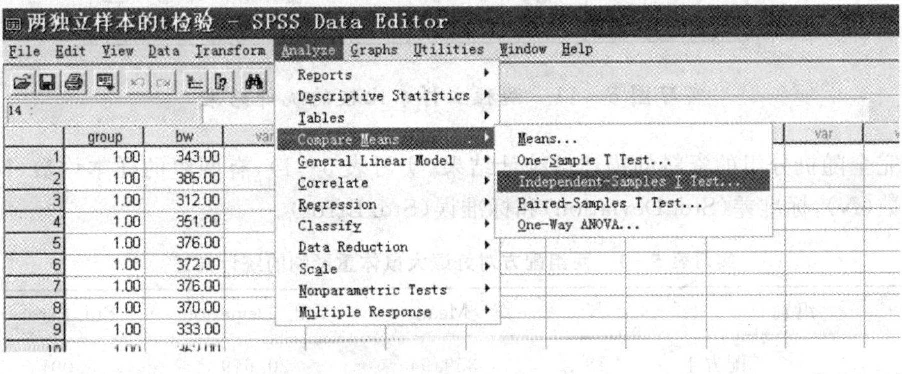

实习图 5-9 进行独立样本 t 检验的步骤显示(一)

②单击“Define Groups…”按钮,则弹出对话框,分别在 Group 1 和 Group 2 框内输入所要比较的组的代码:1 和 2(实习图 5-10)。按“Continue”按钮,再按图中“OK”按钮,则输出表 1 和表 2 所示结果(实习图 5-11)。

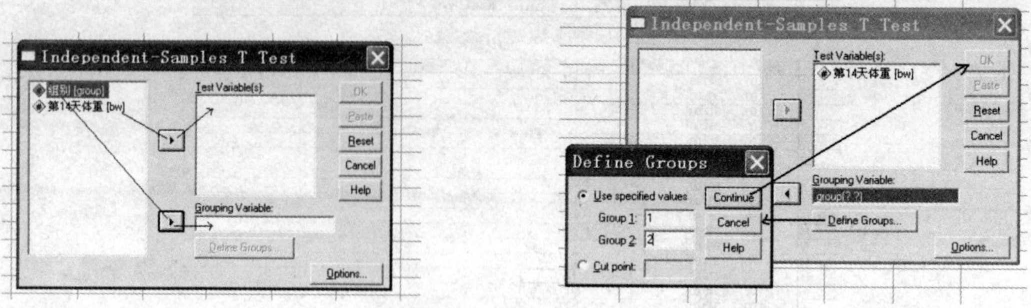

实习图 5-10　进行独立样本 t 检验的步骤显示(二)

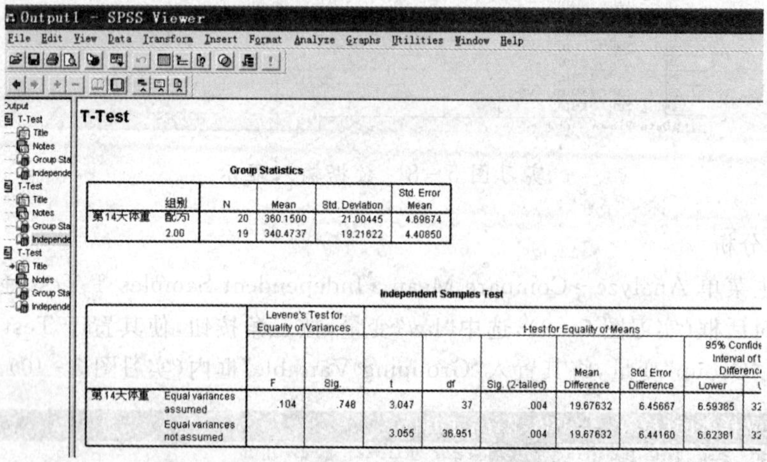

	组别	N	Mean	Std. Deviation	Std. Error Mean
第14天体重	配方1	20	360.1500	21.00445	4.69674
	2.00	19	340.4737	19.21622	4.40850

		F	Sig.	t	df	Sig. (2-tailed)	Mean Difference	Std. Error Difference	95% Confidence Interval of the Difference Lower
第14天体重	Equal variances assumed	.104	.748	3.047	37	.004	19.67632	6.45667	6.59385
	Equal variances not assumed			3.055	36.951	.004	19.67632	6.44160	6.62381

实习图 5-11　两独立样本比较的统计结果

③完全随机分组的资料的描述性统计结果(实习表 5-1),有两组的样本均数(Mean),样本例数(N),标准差(Std. Deviation)和标准误(Std. Error)。

实习表 5-1　两组配方对妊娠大鼠体重影响的统计描述

组别		N	Mean	Std. Deviation	Std. Error
第 14 天体重(g)	配方Ⅰ	18	359.94	20.619	5.001
	配方Ⅱ	18	341.06	19.048	4.619 8

实习表 5-2 为两独立样本的 t 检验结果。由于方差齐性检验(F 检验)结果为:$F=0.104$,Sig.(显著性)$=0.748$,即 P 值 $=0.748$,说明方差齐。此时取 Equal variance assumed 的结果:$t=3.047$,df(自由度)$=37$,$P=0.004$(双侧检验),按 $\alpha=0.05$ 的水准,拒绝无效假设,可以认为,配方Ⅰ和配方Ⅱ对妊娠大鼠的体重作用不同,配方Ⅰ的效果较好。

实习表 5－2　两组配方对妊娠大鼠体重影响的 t 检验结果

	Leven's Test for Equality of Variances		t-test for Equality of Means						
								95% Confidence Interval of the Difference	
	F	Sig	t	df	Sig・(2・tailed)	Mean Difference	Std. Error Difference	Lower	Upper
第 14 天体重(g)									
Equal variances assumed	.104	.748	3.047	37	.004	19.676 32	6.456 67	6.593 85	32.758 78
Equal variances not assumed			3.055	36.951	.004	19.676 32	6.441 60	6.623 81	32.728 82

2. χ^2 检验　胡氏等 1986 年在北京进行住宅建筑日照卫生标准的研究，对 214 幢楼房居民的婴幼儿 917 人体检，检出佝偻病 379 例，比较了居室朝向与患病率的关系。现将该资料归纳如表，试作 χ^2 检验，比较居室朝向对婴幼儿患佝偻病有无影响。

实习表 5－3　居室朝向与婴幼儿佝偻病患病情况

患病情况	居室朝向				
	南	西、西南	东、东南	北、东北、西北	合计
患病	180	14	120	65	379
无病	200	16	84	33	333
合计	380	30	204	98	712

(1)数据输入

①进入 Variable View 工作表后，分别用 Name 命令设置三个变量，分别为“患病情况”、“幼儿数”和“居室朝向”。

②用鼠标点击“患病情况”变量的相应的 Values 单元格，弹出对话框，对其进行标记，即用 1 表示“患病”，用 2 表示“无病”；同样对居室朝向进行标记，即用 1、2、3、4 分别表示“南”、“西、西南”、“东、东南”及“北、东北、西北”(实习图 5－12)。

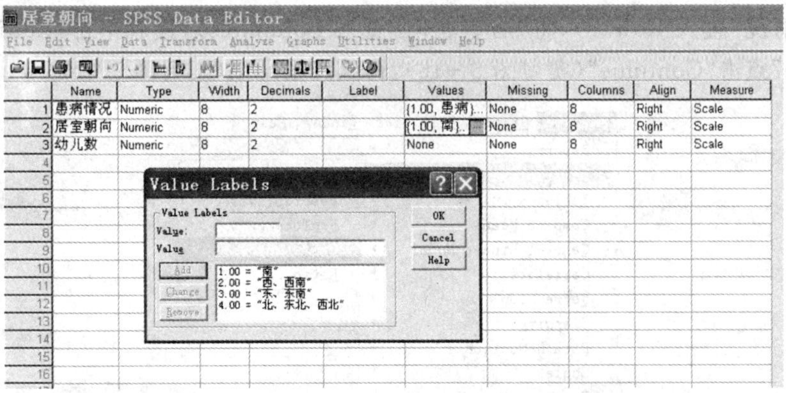

实习图 5－12　变量标签标记方法

③点击工作表下方的 Data View 命令，进入“数据视图”工作表，输入有关数据，得结果

(图 5－13)。

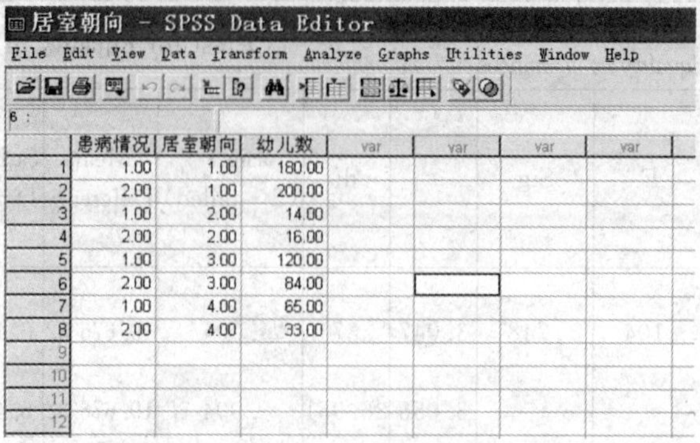

实习图 5－13　数据库录入结果

(2)操作与统计

①单击 Data→weight Cases 命令，将变量"幼儿数"置入 Frequency Variable 框内，然后按 OK 按钮(实习图 5－14)。

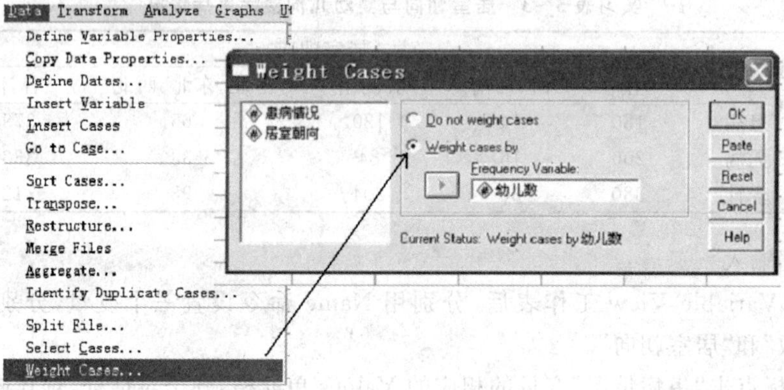

实习图 5－14　频率变量置入方法

②再单击 Analyze→Descriptive Statistics →Crosstabs，弹出对话框(实习图 5－15)，将变量"患病情况"置入 Row(s)，将"居室朝向"置入 Column(s)，接着单击"Statistics"，选中"Chi-square"点击"Continue"(实习图 5－16)，得到产出结果(实习图 5－17)。

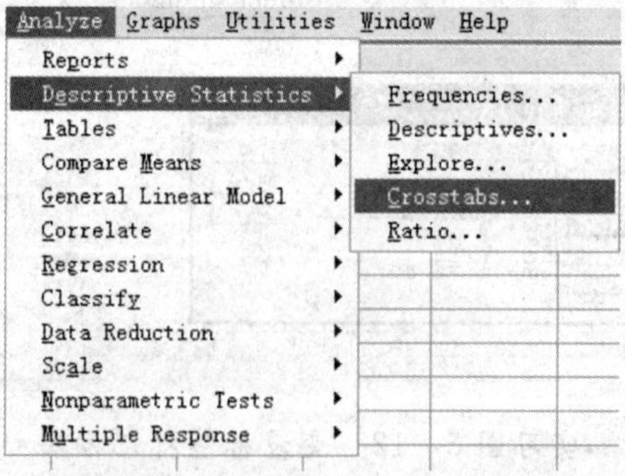

实习图 5－15　描述性分析变量置入步骤

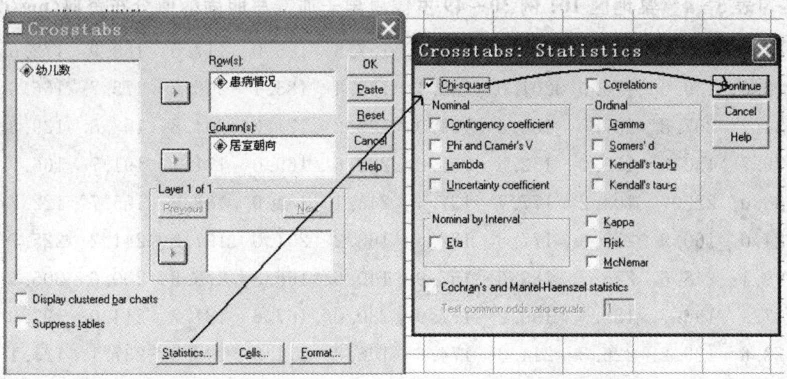

实习图 5－16　Chi-square test 步骤

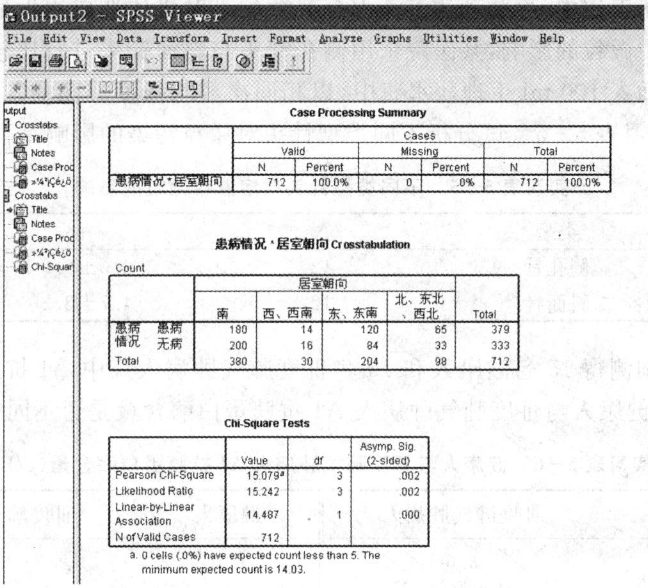

实习图 5－17　假设检验统计结果

由产出结果知，χ^2（Pearson Chi-Square）＝15.079，df（自由度）＝3，$P=0.002$，按 $\alpha=0.05$ 水准，拒绝无效假设，可认为居室朝向与佝偻病的发病有关。

【实习内容】

【例一】　现有某地区 101 例 30～49 岁健康男子血清总胆固醇值的资料。请据此完成以下工作：①建立样本总胆固醇值计算机数据库；②制作总胆固醇值频数分布表；③计算样本总胆固醇值的均数、标准差；④制定该地区 30～49 岁男子血清总胆固醇值参考值范围；⑤计算该地区 30～49 岁男子血清平均总胆固醇值的 95％可信区间是多少；⑥从该地区任意抽取一名 35 岁男子，测得血清总胆固醇值为 230 mg/dl，问能否怀疑他的血清总胆固醇值异常（检验水准 $\alpha=0.05$）？

实习表 5-4　某地区 101 例 30～49 岁健康男子血清总胆固醇值分布资料(mg/dl)

184.0	219.7	151.7	181.4	178.8	157.5	185.0	117.5	168.9	172.6
170.0	130.0	176.0	201.0	183.1	139.4	185.1	206.2	175.7	166.3
131.2	207.8	237.0	168.8	199.9	135.2	171.6	204.8	163.8	129.3
176.7	150.9	150.0	152.5	208.0	222.6	169.0	171.1	191.7	166.9
188.0	22.07	104.2	177.7	137.4	243.1	184.9	188.6	155.7	122.7
184.0	160.9	252.9	177.5	172.6	163.2	201.0	197.8	241.2	225.7
199.1	245.6	225.7	183.6	157.9	140.6	166.3	278.8	200.6	205.5
157.9	196.7	188.5	199.2	177.9	230.0	167.6	181.7	214.0	197.0
173.6	129.2	226.3	214.3	174.6	168.8	211.5	199.9	237.1	125.1
117.9	159.2	251.4	181.1	164.0	153.4	246.9	196.6	155.4	175.7
189.2									

【例二】　临床工作中，静脉滴注溶液中含有微粒可对机体造成很大危害。为研究不同类型针头对溶液中微粒的影响，某医院采用侧孔针头与斜面针头进行比较。其方法是将消毒灭菌后的针头插入 100 ml 生理盐水瓶中，以相同次数与强度震荡均匀，测定溶液中所含颗粒数，结果见实习表 5-5。试分析不同类型针头对微粒污染的影响是否不同。

实习表 5-5　不同类型针头对溶液中微粒的影响

类型	N	$\bar{x}+s$
侧孔针	12	6.0±6.9
斜面针	12	4.7±3.2

【例三】　分别测得 15 名健康人和 13 名Ⅲ度肺气肿病人痰中 A1 抗胰蛋白酶含量(g/L)如表 5-6。问健康人与Ⅲ度肺气肿病人 A1 抗胰蛋白酶含量是否不同？

实习表 5-6　健康人与Ⅲ度肺气肿病人 A1 抗胰蛋白酶含量(g/L)

健康人	Ⅲ度肺气肿病人	健康人	Ⅲ度肺气肿病人
2.7	3.6	0.6	2.9
2.2	3.4	1.9	4.8
4.1	3.7	1.3	5.6
4.3	5.4	1.5	4.1
2.6	3.6	1.7	3.3
1.9	6.8	1.3	
1.7	4.7	1.3	
1.9	4.3		

【例四】　某市重污染区、一般市区和农村出生婴儿的致畸情况如实习表 5-7，试问3 个地区出生婴儿的致畸率有无不同？

实习表 5-7　某市三个不同地区出生婴儿的致畸情况统计

地区	合计	畸形数	致畸率(‰)
重污染区	3 392	114	33.61
一般市区	40 547	404	9.96
农村	8 342	67	8.03
合计	52 281	585	11.19

（王万荣）

实习六　统计表与统计图的制作

【实习目的】

1. 能够识别统计表的制作缺陷并加以修改。
2. 能根据资料的性质合理选择统计图。
3. 能通过手工和计算机统计软件两种方式正确绘制统计图。

【实习方法】

1. 统计图表制作的基本规则。

(1)说出统计表的基本结构及其制作要求。

(2)常用统计图有哪些,通常适用什么类型的统计资料?

(3)制作统计表和统计图常见的问题有哪些?

2. 对照标准审查有关统计表存在的不足并加以完善。
3. 审查资料的性质,选择合适的统计图。
4. 应用手工或计算机软件进行统计图表的制作。

能够制作统计图或统计表的软件很多,这里仅介绍利用 Excel 软件制作统计图的基本步骤。

(1)打开 Excel 软件,进入基本界面,点击“插入—图表”(实习图 6-1)。

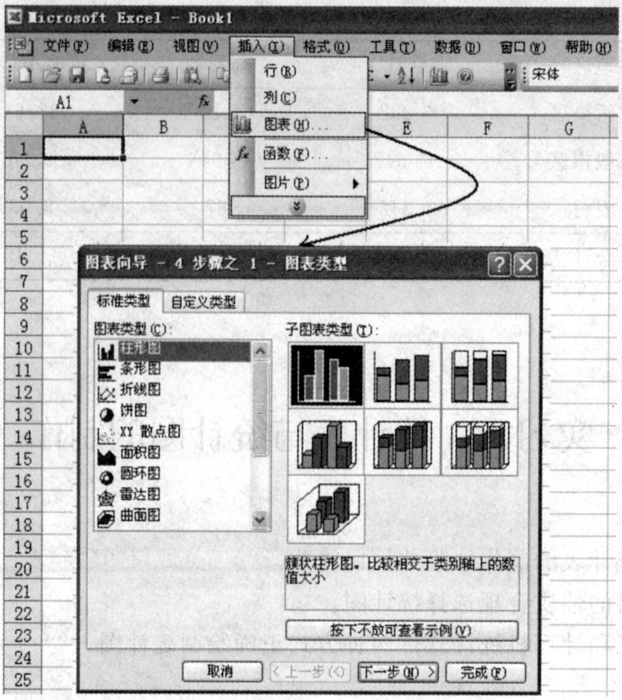

实习图 6-1　统计图制作步骤(一)

(2)根据资料的类型和作图要求，选中图表类型及相应的子图表类型，执行"下一步"，(实习图 6-1)。然后引入"图表源数据"，再点击"下一步"，得到"图表选项"(实习图 6-2)。

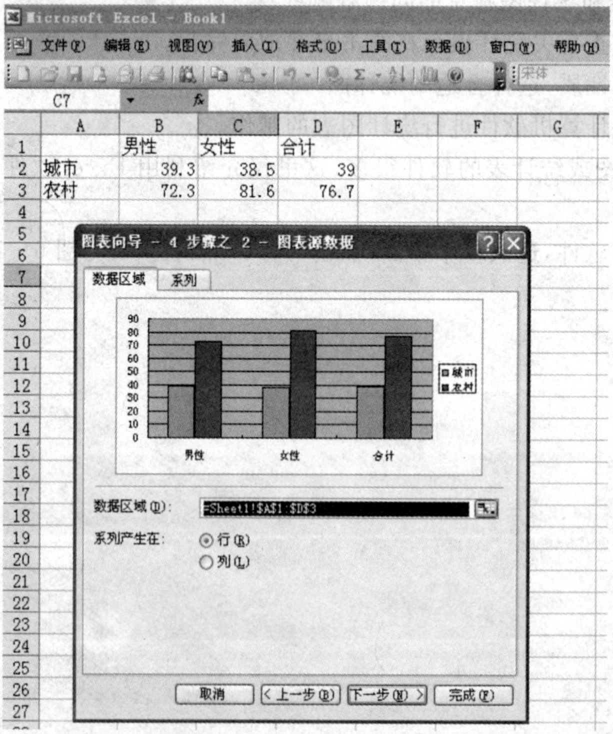

实习图 6-2　统计图制作步骤(二)

(3)按要求在“图表选项”内填入相关内容(实习图 6-3),再点击“完成”,得到初步的统计图(实习图 6-4)。Excel 软件的图表向导能逐步引导制图过程,初步的统计图制作完成后还需要进行精细调整。

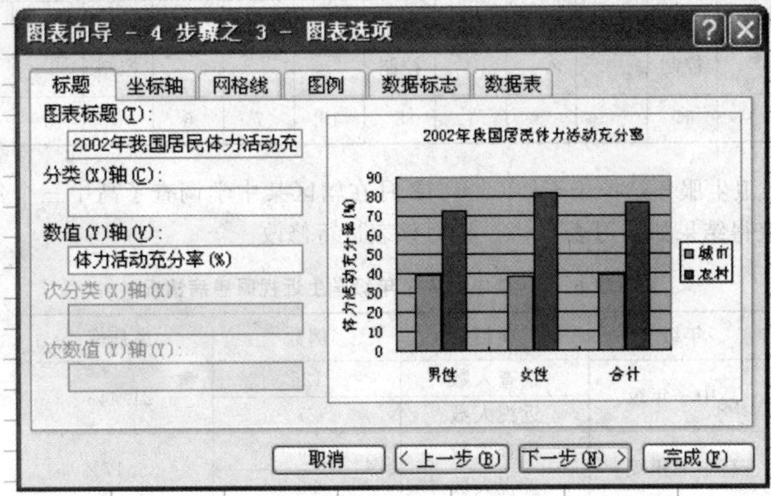

实习图 6-3　统计图制作步骤(三)

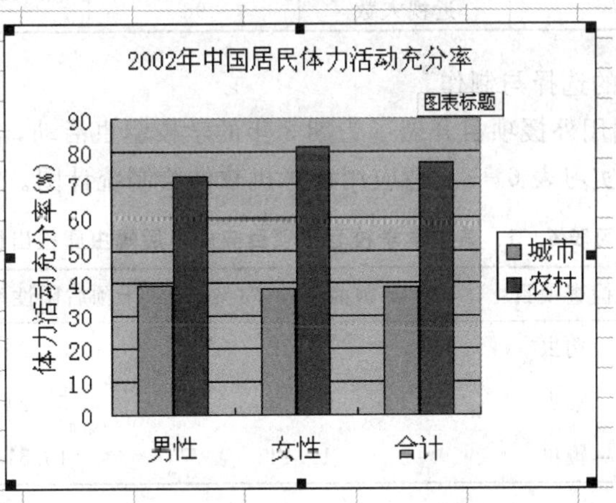

实习图 6-4　统计图制作步骤(四)

【实习内容】

【例一】 根据制表规则,指出统计表的不足,并进行修改

1. 某中医研究院对 77 例治疗有效的慢性气管炎患者,停药两周后做了随访,结果如实习表 6-1,试作修改。

实习表 6-1　77 例慢性气管炎患者停药两周后随访结果

疗效分类(随访前)	临床基本控制				显效				好转			
例数	20				36				21			
停药两周后疗效随访结果	基本控制	显效	好转	无效	基本控制	显效	好转	无效	基本控制	显效	好转	无效
例 数	15			1	8	15	7	6	6	5	7	3

2. 某社区卫生服务站护士于 2005 年 12 月在辖区某中学调查了高中三个年级学生近视流行情况，获得结果如实习表 6-2。试对该表进行修改。

实习表 6-2　某中学 3 个年级学生近视眼患病情况

年级	项目	例数	患病率
高中一年级	检查人数	126	21.4%
	近视人数	27	
高中二年级	检查人数	84	35.17%
	近视人数	30	
高中三年级	检查人数	84	46.4%
	近视人数	39	
合计	检查人数	294	32.7%
	近视人数	96	

【例二】　统计图的选择与制作

1. 某县中小学利用外援项目开展了为期 3 年的学校驱虫活动，干预前后学生粪便中蠕虫卵两次检查结果如实习表 6-3。请应用计算机软件绘制统计图。

实习表 6-3　某中学学校驱虫项目实施前后蠕虫卵检出情况

检查项目	干预前阳性率(%)	干预后阳性率(%)
钩虫	61.22	31.36
蛔虫	91.43	56.24
鞭虫	17.14	15.51

2. 某社区 2004 年各月儿童意外伤害人次如实习表 6-4，请绘制合适的统计图并描述其分布特征。

实习表 6-4　2004 年某社区儿童意外伤害统计表

月份	1	2	3	4	5	6	7	8	9	10	11	12	合计
意外伤害人次	3	4	7	14	9	14	17	104	58	12	5	2	249

3. 某社区护士应用随机抽样技术对当地 400 名居民的血型进行了调查，结果见实习表 6-5。请应用计算机软件制作合适的统计图。

实习表 6-5　某社区 400 名居民血型分布

血型	人数	构成比(%)
O 型	130	32.5
A 型	116	29.0
B 型	126	31.5
AB 型	28	7.0
合计	400	100.0

4. 据国家安全生产监督管理局发布的统计报告，2004 年 1～6 月全国共发生各类事故 426 283 起，死亡 63 735 人。同期全国煤矿企业共发生伤亡事故 1 797 起，死亡 2 668 人，其中原国有重点煤矿发生伤亡事故 231 起，死亡 282 人；原国有地方煤矿发生事故 303 起，死亡 434 人；乡镇煤矿发生事故 1 263 起，死亡 1 952 人。请根据以上信息制作合适的统计图表。

5. 小吕等研究在不同实验条件下杀虫丁浸泡钉螺后的杀螺效果，得到实验数据见实习表 6-6。请制作合适的统计图。

实习表 6-6　杀虫丁实验室杀螺效果

药物浓度(mg/L)	钉螺死亡率(%)					
	15℃			20℃		
	24 h	48 h	72 h	24 h	48 h	72 h
8.000	46.67	66.67	76.67	56.67	100.00	100.00
4.000	33.33	33.33	53.33	43.33	93.33	100.00
2.000	20.00	26.67	43.33	33.33	56.67	86.67
1.000	13.33	13.33	36.67	26.67	33.33	53.33
0.500	6.67	10.00	26.67	13.33	23.33	36.67
0.250	3.33	6.67	3.33	6.67	16.67	23.33
0.125	0.00	3.33	6.67	0.00	6.67	6.67

（王万荣）

实习七　流行病学暴发调查分析

【实习目的】

1. 熟悉疾病三间分布的描述方法和病因的概念。

2. 掌握疾病暴发调查的主要步骤。

【实习方法】

1. 复习疾病分布、病因探索基本知识和暴发调查的基本步骤。

2. 阅读所给资料，分析疾病流行的主要因素和特点，提出相应的防制对策。

【实习内容】

【例】 1996年10月28日，某地区卫生防疫站打电话向省卫生防疫站报告该市发生一起伤寒暴发流行。按照卫生厅指示，省站迅速行动，先后两次派出人员赴该市进行疫情处理。调查情况如下。

1. 疫情的发生　该市每年均有伤寒病例散在发生，当年1～9月，共报告伤寒病例48例，10月中旬以来发病明显上升，10月下旬达到高峰，10月份共发生病例268例，为1～9月份累计报告病例的5～6倍，由于短时间内出现大批病人，该地区卫生防疫站认为是一起伤寒暴发流行，随及向省卫生厅及省防疫站报告。

问题：①疾病暴发的判定标准是什么？

②如何确证伤寒暴发？应开展哪些现场工作？

③引起疾病暴发的原因通常有哪些？

2. 发病情况　这次疫情来势凶猛，截止11月12日，该市共报告伤寒病例294人，血培养伤寒杆菌阳性17例，肥达氏反应阳性179例(其中抗体滴度范围O为1∶80～1∶640；H为1∶260～1∶1 280)。其余为临床诊断，见实习表7-1，病人多为轻型，多无典型伤寒症状，无一例死亡。

实习表7-1　病人诊断依据

诊断方法	例数	%
病原学	17	5.8
肥达氏反应阳性	179	60.9
临床诊断	98	33.3
合计	294	100.00

病人中男性162人，占55.1%；女性132人，占44.9%；病人以青壮年为主，19～40岁病人占57.45%，最小年龄病人为2岁，最大为81岁，见实习表7-2。工人、学生在各职业人群中占多数，见实习表7-3。

实习表 7-2　病人年龄分布

年龄组	例数	%
≤7	9	3.06
8～12	34	11.56
13～18	47	15.99
19～30	115	39.12
31～40	48	16.33
41～50	34	11.56
51～60	5	1.70
>60	2	0.68
合计	294	100.00

实习表 7-3　病人职业分布

职业	例数	%
学生	86	29.25
工人	82	27.89
干部	46	15.65
农民	43	14.63
商业服务	7	2.38
医护人员	7	2.38
家中待业	9	3.06
渔民等	14	4.76
合计	294	100.00

对本次发病情况进行逐日统计，发现本次疫情发病高峰出现在 10 月 20 日左右，按伤寒平均潜伏期 14 天计算，暴露时间可能在 10 月 6 日左右。

这次伤寒暴发涉及面广，疫情波及该市 18 个街道、乡镇，且有明显的地域分布特征，以新淠河以东为最多，新淠河与梅山路之间次之，梅山路以西再次之。

问题：①伤寒流行一般有哪几种类型？病例在三间分布上各表现出哪些特点？

②疾病的人群分布特征受哪些因素的影响？

③为什么现场调查要收集病人确切的发病时间资料？

④伤寒暴发流行的可能传播途径有哪些？

3. 传播途径调查　短时间内突然出现大批伤寒病人，被确认是一次伤寒的暴发流行，在排除食源性污染及接触、媒介昆虫传播后，调查组认为是一次水型暴发流行。

该市有两个自来水厂，供应着全市市民用水。另有一些单位采用自备水供水，水源均取自新淠河。调查显示，大部分病例分布于一水厂供水区内，病例分布与水网分布一致。实习表 7-4 显示了一水厂与二水厂、自备水供水区居民患病情况。

实习表 7-4　某市不同供水区居民伤寒罹患率比较

供水单位	覆盖人数	发病人数
一水厂	50 000	137
二水厂	130 000	61
自备水	30 000	14
合计	210 000	212

该市政府宿舍区人民新村，分别由两个自来水厂供水，其中饮用一水厂供给水的居民 408 人，有 5 人发病；饮用二水厂供给水的居民有 504 人，无一人发病。

问题：①暴发调查资料的来源和收集方式一般有哪些？

②各供水单位与伤寒患病之间有无联系，如何判断？

③有哪些特殊证据可增强病因说服力？

4. 暴发原因深入分析　一水厂自10月初以来，由于加氯机改装而停止加氯。根据当地防疫站水质监测结果，9月30日出厂水余氯量为1.0 mg/L，大肠菌群<3个/L。根据10月28日水质检测结果，出厂水余氯量为0 mg/L，大肠菌群230个/L，超出国家标准77倍。

一水厂取水点附近住着上千名船民，生活污水及排泄物均倒入河内。河面上各类船只任意停放，两岸污物随意堆放，水体污染严重。11月4日，一水厂取水点处水源水培养出伤寒杆菌。二水厂取水点水质状况较好，上游1 000 m、下游100 m均无污染源存在。

根据当地气象局提供的气象资料分析，10月6、7日该市两次降水，降水量分别为31.4 mm和47.3 mm，由于雨水冲刷垃圾，粪便进入水源，使水体受到严重污染，一水厂水源水受到污染时间与病人暴露时间相吻合。

问题：①水质检测结果说明什么问题，与伤寒暴发有关系吗？

②造成本次伤寒暴发的环境因素与社会因素各有哪些？

③综合上述调查，系统阐述伤寒暴发的原因。

5. 结论与措施　该市10月份发生的伤寒暴发系一水厂水源受到严重污染，此时正在改装的加氯机又停止加氯消毒，致使一水厂供水区生活饮用水受到污染造成的。后经采取一系列措施控制了伤寒的流行。

问题：①针对水型伤寒暴发的特点，应采取哪些综合性防制措施？

②如何评价防制措施的效果？

（王万荣）

主要参考文献

1 叶葶葶主编.预防医学.第3版.北京:人民卫生出版社,2001
2 李德主编.预防医学.北京:人民卫生出版社,2001
3 黄吉武主编.预防医学.北京:人民卫生出版社,2002
4 陈锦治主编.卫生保健.北京:科学出版社,2003
5 李立明主编.流行病学.北京:人民卫生出版社,2003
6 秦前红主编.卫生保健.北京:人民卫生出版社,2002
7 顾秀英,黄一河主编.慢性非传染性疾病预防与控制. 北京:中国协和医科大学出版社,2003
8 龚幼龙主编.社会医学.北京:人民卫生出版社,2003
9 傅华主编.预防医学.北京:人民卫生出版社,2004
10 马骥主编.卫生保健学.北京:人民卫生出版社,2003
11 陈树芳主编.预防医学.北京:人民卫生出版社,2002
12 陈锦治主编.社区保健.北京:人民卫生出版社,2002
13 朱启星,杨永坚主编.预防保健学.合肥:安徽大学出版社,2002
14 陈炳卿主编.营养与食品卫生学.北京:人民卫生出版社,2001
15 叶广俊主编.儿童少年卫生学.北京:人民卫生出版社,2001
16 李胜利主编.保健学基础.北京:人民卫生出版社,2002
17 顾湲主编.全科医学概论.北京:人民卫生出版社,2005
18 傅华主编.社区预防与保健.北京:人民卫生出版社,2000
19 唐军主编.社区医学.北京:华夏出版社,2000
20 刘建芬主编.社区护理学.北京:中国协和医科大学出版社,2001
21 吴莉莉主编.社区护理.北京:高等教育出版社,2003
22 顾美皎主编.妇女保健学.北京:科学出版社,1997
23 吴丽文主编.老年护理.北京:科学出版社,2004
24 张爱珍主编.临床营养学.北京:人民卫生出版社,2006
25 周标主编.卫生统计基础与护理科研.郑州:郑州大学出版社,2004
26 马斌荣主编.医学统计学.第4版.北京:人民卫生出版社,2004
27 刘润幸主编.SPSS10.0 医学统计方法与应用.广州:广东人民出版社,2001
28 张翼翔等主编.预防医学.北京:人民军医出版社,2004
29 冯正仪,王珏主编.社区护理学.北京:中国中医药出版社,2005
30 李湘鸣,王劲松主编.SPSS 10.0 常用生物医学统计使用指导.南京:东南大学出版社,2005
31 胡书孝等主编.实用临床统计学.北京:军事医学科学出版社,2000
32 刘钢主编.Excel 在统计分析中的应用.北京:人民卫生出版社,2002
33 李定国,黄红主编.医院流行病学教程.北京:科学出版社,2003
34 耿贯一主编.流行病学.第2版.北京:人民卫生出版社,1995
35 曾光主编.现代流行病学方法与应用.北京:北京医科大学、中国协和医科大学联合出版社,1994
36 (日)重松逸造主编;刘瑞璋等译.流行病学方法论.北京:人民卫生出版社,1985
37 施榕主编.预防医学.北京:高等教育出版社,2004

38 王陇德主编.现场流行病学理论与实践.北京:人民卫生出版社,2004
39 彭文伟主编.传染病学.北京:人民卫生出版社,2004
40 吕姿之主编.健康教育与健康促进.北京医科大学出版社,2002
41 康晓慧主编.医学生物学.北京:人民卫生出版社,2003
42 陆培廉主编.预防医学.北京:人民卫生出版社,2003
43 马骁主编.健康教育学.北京:人民卫生出版社,2004
44 肖敬民主编.健康教育.北京:人民卫生出版社,2002
45 谭晓东主编.社会医学与健康促进学.北京:科学出版社,2000
46 左月燃主编.预防医学.第2版.北京:人民卫生出版社,2003